全国高职高专院校药学类与食品药品类专业"十三五"规划教材

生物药物检测技术

（供药品生产技术、药品生物技术专业用）

主　编　杨元娟

主　审　张　伟

副主编　朱宏阳　李　珂　黄　璇　韩　璐

编　者　（按姓氏笔画排序）

王丽娟（重庆医药高等专科学校）　　　王梦禅（重庆三峡医药高等专科学校）

史正文（山西药科职业学院）　　　　　朱宏阳（福建卫生职业技术学院）

李　珂（泰山医学院）　　　　　　　　杨元娟（重庆医药高等专科学校）

陈琳琳（泉州医学高等专科学校）　　　侯春玲（黑龙江农垦职业学院）

姜　源（辽宁医药职业学院）　　　　　黄　璇（云南技师学院）

崔润丽（河北化工医药职业技术学院）　梁　可（惠州卫生职业技术学院）

韩　璐（天津生物工程职业技术学院）　蔡晶晶（安徽医学高等专科学校）

中国医药科技出版社

内容提要

本书是全国高职高专院校药学类与食品药品类专业"十三五"规划教材之一，根据《生物药物检测技术》教学大纲的基本要求和课程特点编写而成，内容上涵盖生物药物检测基本概念、生物药物的检查、制剂分析、专项实训和综合实训，具有标准新、内容全面、理论知识与实践技能相结合、实用性强等特点。

本教材可供全国高职高专院校药品生产技术、药品生物技术专业使用，也可作为药品检验人员的参考用书。

图书在版编目（CIP）数据

生物药物检测技术/杨元娟主编．—北京：中国医药科技出版社，2017．1

全国高职高专院校药学类与食品药品类专业"十三五"规划教材

ISBN 978-7-5067-8797-0

Ⅰ．①生…　Ⅱ．①杨…　Ⅲ．①生物制品-药品检定-高等职业教育-教材

Ⅳ．①R392-33

中国版本图书馆 CIP 数据核字（2016）第 305409 号

美术编辑　陈君杞
版式设计　锋尚设计

出版　中国医药科技出版社
地址　北京市海淀区文慧园北路甲 22 号
邮编　100082
电话　发行：010-62227427　邮购：010-62236938
网址　www.cmstp.com
规格　787×1092mm $^1/_{16}$
印张　$21^3/_4$
字数　487 千字
版次　2017 年 1 月第 1 版
印次　2018 年 1 月第 2 次印刷
印刷　北京市密东印刷有限公司
经销　全国各地新华书店
书号　ISBN 978-7-5067-8797-0
定价　**49.00 元**

全国高职高专院校药学类与食品药品类专业"十三五"规划教材

出 版 说 明

全国高职高专院校药学类与食品药品类专业"十三五"规划教材（第三轮规划教材），是在教育部、国家食品药品监督管理总局领导下，在全国食品药品职业教育教学指导委员会和全国卫生职业教育教学指导委员会专家的指导下，在全国高职高专院校药学类与食品药品类专业"十三五"规划教材建设指导委员会的支持下，中国医药科技出版社在2013年修订出版"全国医药高等职业教育药学类规划教材"（第二轮规划教材）（共40门教材，其中24门为教育部"十二五"国家规划教材）的基础上，根据高等职业教育教改新精神和《普通高等学校高等职业教育（专科）专业目录（2015年）》（以下简称《专业目录（2015年）》）的新要求，于2016年4月组织全国70余所高职高专院校及相关单位和企业1000余名教学与实践经验丰富的专家、教师悉心编撰而成。

本套教材共计57种，其中19种教材配套"爱慕课"在线学习平台。主要供全国高职高专院校药学类、药品制造类、食品药品管理类、食品类有关专业〔即：药学专业、中药学专业、中药生产与加工专业、制药设备应用技术专业、药品生产技术专业（药物制剂、生物药物生产技术、化学药生产技术、中药生产技术方向）、药品质量与安全专业（药品质量检测、食品药品监督管理方向）、药品经营与管理专业（药品营销方向）、药品服务与管理专业（药品管理方向）、食品质量与安全专业、食品检测技术专业〕及其相关专业师生教学使用，也可供医药卫生行业从业人员继续教育和培训使用。

本套教材定位清晰，特点鲜明，主要体现在如下几个方面。

1.坚持职教改革精神，科学规划准确定位

编写教材，坚持现代职教改革方向，体现高职教育特色，根据新《专业目录》要求，以培养目标为依据，以岗位需求为导向，以学生就业创业能力培养为核心，以培养满足岗位需求、教学需求和社会需求的高素质技能型人才为根本。并做到衔接中职相应专业、接续本科相关专业。科学规划、准确定位教材。

2.体现行业准入要求，注重学生持续发展

紧密结合《中国药典》（2015年版）、国家执业药师资格考试、GSP（2016年）、《中华人民共和国职业分类大典》（2015年）等标准要求，按照行业用人要求，以职业资格准入为指导，做到教考、课证融合。同时注重职业素质教育和培养可持续发展能力，满足培养应用型、复合型、技能型人才的要求，为学生持续发展奠定扎实基础。

3.遵循教材编写规律，强化实践技能训练

遵循"三基、五性、三特定"的教材编写规律。准确把握教材理论知识的深浅度，做到理论知识"必需、够用"为度；坚持与时俱进，重视吸收新知识、新技术、新方法；注重实践技能训练，将实验实训类内容与主干教材贯穿一起。

4.注重教材科学架构，有机衔接前后内容

科学设计教材内容，既体现专业课程的培养目标与任务要求，又符合教学规律、循序渐进。使相关教材之间有机衔接，坚持上游课程教材为下游服务，专业课教材内容与学生就业岗位的知识和能力要求相对接。

5.工学结合产教对接，优化编者组建团队

专业技能课教材，吸纳具有丰富实践经验的医疗、食品药品监管与质量检测单位及食品药品生产与经营企业人员参与编写，保证教材内容与岗位实际密切衔接。

6.创新教材编写形式，设计模块便教易学

在保持教材主体内容基础上，设计了"案例导入""案例讨论""课堂互动""拓展阅读""岗位对接"等编写模块。通过"案例导入"或"案例讨论"模块，列举在专业岗位或现实生活中常见的问题，引导学生讨论与思考，提升教材的可读性，提高学生的学习兴趣和联系实际的能力。

7.纸质数字教材同步，多媒融合增值服务

在纸质教材建设的同时，本套教材的部分教材搭建了与纸质教材配套的"爱慕课"在线学习平台（如电子教材、课程PPT、试题、视频、动画等），使教材内容更加生动化、形象化。纸质教材与数字教材融合，提供师生多种形式的教学资源共享，以满足教学的需要。

8.教材大纲配套开发，方便教师开展教学

依据教改精神和行业要求，在科学、准确定位各门课程之后，研究起草了各门课程的《教学大纲》（《课程标准》），并以此为依据编写相应教材，使教材与《教学大纲》相配套。同时，有利于教师参考《教学大纲》开展教学。

编写出版本套高质量教材，得到了全国食品药品职业教育教学指导委员会和全国卫生职业教育教学指导委员会有关专家和全国各有关院校领导与编者的大力支持，在此一并表示衷心感谢。出版发行本套教材，希望受到广大师生欢迎，并在教学中积极使用本套教材和提出宝贵意见，以便修订完善，共同打造精品教材，为促进我国高职高专院校药学类与食品药品类相关专业教育教学改革和人才培养作出积极贡献。

中国医药科技出版社

2016年11月

教材目录

序号	书 名	主 编	适用专业
1	高等数学（第2版）	方媛璐 孙永霞	药学类、药品制造类、食品药品管理类、食品类专业
2	医药数理统计*（第3版）	高祖新 刘更新	药学类、药品制造类、食品药品管理类、食品类专业
3	计算机基础（第2版）	叶 青 刘中军	药学类、药品制造类、食品药品管理类、食品类专业
4	文献检索△	章新友	药学类、药品制造类、食品药品管理类、食品类专业
5	医药英语（第2版）	崔成红 李正亚	药学类、药品制造类、食品药品管理类、食品类专业
6	公共关系实务	李朝霞 李占文	药学类、药品制造类、食品药品管理类、食品类专业
7	医药应用文写作（第2版）	廖楚珍 梁建青	药学类、药品制造类、食品药品管理类、食品类专业
8	大学生就业创业指导△	贾 强 包有或	药学类、药品制造类、食品药品管理类、食品类专业
9	大学生心理健康	徐贤淑	药学类、药品制造类、食品药品管理类、食品类专业
10	人体解剖生理学*△（第3版）	唐晓伟 唐省三	药学类、药品制造类、食品药品管理类、食品类专业
11	无机化学△（第3版）	蔡自由 叶国华	药学类、药品制造类、食品药品管理类、食品类专业
12	有机化学△（第3版）	张雪昀 宋海南	药学类、药品制造类、食品药品管理类、食品类专业
13	分析化学*△（第3版）	舟启文 黄月君	药学类、药品制造类、食品药品管理类、食品类专业
14	生物化学*△（第3版）	毕见州 何文胜	药学类、药品制造类、食品药品管理类、食品类专业
15	药用微生物学基础（第3版）	陈明琪	药品制造类、药学类、食品药品管理类专业
16	病原生物与免疫学	甘晓玲 刘文辉	药学类、食品药品管理类专业
17	天然药物学△	祖炬雄 李本俊	药学、药品经营与管理、药品服务与管理、药品生产技术专业
18	药学服务实务	陈地龙 张 庆	药学类及药品经营与管理、药品服务与管理专业
19	天然药物化学△（第3版）	张雷红 杨 红	药学类及药品生产技术、药品质量与安全专业
20	药物化学*（第3版）	刘文娟 李群力	药学类、药品制造类专业
21	药理学*（第3版）	张 虹 秦红兵	药学类，食品药品管理类及药品服务与管理、药品质量与安全专业
22	临床药物治疗学	方士英 赵 文	药学类及药品经营与管理、药品服务与管理专业
23	药剂学	朱照静 张荷兰	药学、药品生产技术、药品质量与安全、药品经营与管理专业
24	仪器分析技术*△（第2版）	毛金银 杜学勤	药品质量与管理、药品生产技术、食品检测技术专业
25	药物分析*△（第3版）	欧阳卉 唐 倩	药学、药品质量与安全、药品生产技术专业
26	药品储存与养护技术（第3版）	秦泽平 张万隆	药学类与食品药品管理类专业
27	GMP实务教程*△（第3版）	何思煌 罗文华	药品制造类、生物技术类和食品药品管理类专业
28	GSP实用教程（第2版）	丛淑芹 丁 静	药学类与食品药品类专业

序号	书 名	主 编	适用专业
29	药事管理与法规*（第3版）	沈 力 吴美香	药学类、药品制造类、食品药品管理类专业
30	实用药物学基础	邸利芝 邓庆华	药品生产技术专业
31	药物制剂技术*（第3版）	胡 英 王晓娟	药品生产技术专业
32	药物检测技术	王文洁 张亚红	药品生产技术专业
33	药物制剂辅料与包装材料△	关志宇	药学、药品生产技术专业
34	药物制剂设备（第2版）	杨宗发 董天梅	药学、中药学、药品生产技术专业
35	化工制图技术	朱金艳	药学、中药学、药品生产技术专业
36	实用发酵工程技术	臧学丽 胡莉娟	药品生产技术、药品生物技术、药学专业
37	生物制药工艺技术	陈梁军	药品生产技术专业
38	生物药物检测技术	杨元娟	药品生产技术、药品生物技术专业
39	医药市场营销实务*△（第3版）	甘湘宁 周凤莲	药学类及药品经营与管理、药品服务与管理专业
40	实用医药商务礼仪（第3版）	张 丽 位汶军	药学类及药品经营与管理、药品服务与管理专业
41	药店经营与管理（第2版）	梁春贤 俞双燕	药学类及药品经营与管理、药品服务与管理专业
42	医药伦理学	周鸿艳 郝军燕	药学类、药品制造类、食品药品管理类、食品类专业
43	医药商品学*△（第2版）	王雁群	药品经营与管理、药学专业
44	制药过程原理与设备*（第2版）	姜爱霞 吴建明	药品生产技术、制药设备应用技术、药品质量与安全、药学专业
45	中医学基础△（第2版）	周少林 宋诚挚	中医药类专业
46	中药学（第3版）	陈信云 黄丽平	中药学专业
47	实用方剂与中成药△	赵宝林 陆鸿奎	药学、中药学、药品经营与管理、药品质量与安全、药品生产技术专业
48	中药调剂技术*（第2版）	黄欣碧 傅 红	中药学、药品生产技术及药品服务与管理专业
49	中药药剂学（第2版）	易东阳 刘 葵	中药学、药品生产技术、中药生产与加工专业
50	中药制剂检测技术*△（第2版）	卓 菊 宋金玉	药品制造类、药学类专业
51	中药鉴定技术*（第3版）	姚荣林 刘耀武	中药学专业
52	中药炮制技术（第3版）	陈秀瑷 吕桂凤	中药学、药品生产技术专业
53	中药药膳技术	梁 军 许慧艳	中药学专业
54	化学基础与分析技术	林 珍 潘志斌	食品药品类专业用
55	食品化学	马丽杰	食品营养与卫生、食品质量与安全、食品检测技术专业
56	公共营养学	周建军 詹 杰	食品与营养相关专业用
57	食品理化分析技术△	胡雪琴	食品质量与安全、食品检测技术专业

*为"十二五"职业教育国家规划教材，△为配备"爱慕课"在线学习平台的教材。

全国高职高专院校药学类与食品药品类专业 "十三五" 规划教材

建设指导委员会

曹庆旭（黔东南民族职业技术学院）

葛　虹（广东食品药品职业学院）

谭　工（重庆三峡医药高等专科学校）

潘树枫（辽宁医药职业学院）

委　　员（以姓氏笔画为序）

王　宁（盐城卫生职业技术学院）

王广珠（山东药品食品职业学院）

王仙芝（山西药科职业学院）

王海东（马应龙药业集团研究院）

韦　超（广西卫生职业技术学院）

向　敏（苏州卫生职业技术学院）

邬瑞斌（中国药科大学）

刘书华（黔东南民族职业技术学院）

许建新（曲靖医学高等专科学校）

孙　莹（长春医学高等专科学校）

李群力（金华职业技术学院）

杨　鑫（长春医学高等专科学校）

杨元娟（重庆医药高等专科学校）

杨先振（楚雄医药高等专科学校）

肖　兰（长沙卫生职业学院）

吴　勇（黔东南民族职业技术学院）

吴海侠（广东食品药品职业学院）

邹隆琼（重庆三峡云海药业股份有限公司）

沈　力（重庆三峡医药高等专科学校）

宋海南（安徽医学高等专科学校）

张　海（四川联成迅康医药股份有限公司）

张　建（天津生物工程职业技术学院）

张春强（长沙卫生职业学院）

张炳盛（山东中医药高等专科学校）

张健泓（广东食品药品职业学院）

范继业（河北化工医药职业技术学院）

明广奇（中国药科大学高等职业技术学院）

罗兴洪（先声药业集团政策事务部）

罗跃娥（天津医学高等专科学校）

郝晶晶（北京卫生职业学院）

贾　平（益阳医学高等专科学校）

徐宣富（江苏恒瑞医药股份有限公司）

黄丽平（安徽中医药高等专科学校）

黄家利（中国药科大学高等职业技术学院）

崔山风（浙江医药高等专科学校）

潘志斌（福建生物工程职业技术学院）

为深入贯彻落实《国务院关于加快发展现代职业教育的决定》以及《现代职业教育体系建设规划（2014—2020年）》精神，更好地适应我国高等职业教育教学改革的需求，促进教学质量和人才培养质量的不断提高编写本教材。本教材为全国高职高专院校药学类与食品药品类专业"十三五"规划教材之一，系在教育部2015年10月新颁布的《普通高等学校高等职业教育（专科）专业目录（2015年）》指导下，根据本套教材的编写总原则和要求以及《生物药物检测技术》教学大纲的基本要求、课程特点和药品生产、检验、使用等岗位职业能力要求编写而成。

生物药物检测技术为高职高专职业教育药品生产技术（生物制药方向）、药品生物技术专业及相关专业的一门重要专业核心课程。开设本课程的目的在于培养学生根据《中国药典》熟练完成各类生物药物安全性、有效性及卫生学检验等具体工作任务，掌握其相应的操作技能和理论知识，同时使学生树立全面控制药物质量的观念，培养严谨细致的学习态度，实事求是、认真负责的职业道德和工作作风。

本教材力求内容与工作岗位紧密结合，以理论知识"必需、够用、实用"为原则，突出知识和技能的实际应用，突出"工学结合"的教学思想，体现职业活动的真实性。以培养高素质技能型人才为核心，以就业为导向、能力为本位、学生为主体为原则，兼顾学科系统的完整性和实际岗位的实用性。以工作过程为主线编排教学内容，以常见生物药物为工作载体，体现了岗位需要、教学需要和社会需要，初步形成"理论-测试-实践"三位一体的高职高专职业教育教材体系。

本教材的特色在于：①采用新质量标准（《中国药典》2015年版）编写。②内容全面系统，除对相关基础理论知识进行详细讲解外，特别将近年来出现的新技术、新方法和新进展融入教材，拓宽了知识面。③结构合理，教材采取"模块式"编写思路，每章为一个相对独立的内容，按照工作任务把数个相关的章节组成一"篇"。④在内容的选择、深浅以及编排上体现"理论全面扎实、实践系统突出"的原则，使学生在动手操作中掌握生物药物检测的要领、操作程序、技能要点。⑤体现校企合作、工学结合，邀请药品检验行业的专家参与教材审稿，保证教材的科学性和严谨性。

本教材内容的选取与《中国药典》、国家职业技能鉴定考核标准、企业规范接轨，充分体现课程的职业性、实践性、开放性要求。

本教材由杨元娟任主编，朱宏阳、李珂、黄璇、韩璐任副主编。杨元娟编写第一章、第六章，王丽娟编写第二章、第八章，李珂编写第三章和综合实训一至综合实训三，侯春玲编写第四章、第十章，梁可编写第五章，黄璇编写第七章、第二十章，陈琳琳编写第九章、第十四章和综合实训六，史正文编写第十一章和综合实训七，朱宏阳编写第十二章，蔡晶晶编写第十三章、第十七章，姜源编写第十五章，崔润丽编写第十六章，韩璐编写第十八章、第十九章，王梦禅编写第二十一章和综合实训四、综合实训五。此外,我们邀请重庆市食品药品检验检测研究院的张伟主任药师对教材进行审阅,在此深表感谢!

本教材可供高职高专院校药品生产技术、药品生物技术专业使用,也可供行业培训使用。

在编写过程中我们参考了部分教材和有关著作,从中借鉴了许多有益的内容,在此向有关作者和出版社一并致谢。同时也得到了各参编院校领导的大力支持,在此表示诚挚的感谢。

由于编者水平有限,难免存在疏漏和不妥之处,恳请读者提出宝贵意见。

编　者

2016 年 8 月

第一篇 绪论

第二篇　生物药物的检查

第六章
无菌检查法

第三篇　各类生物药物的分析

第四篇　制剂分析

第五篇　综合实训

第一篇 绪　　论

第一章

生物药物

学习目标

知识要求　**1. 掌握**　生物药物的概念；生物药物的分类。
　　　　　　2. 熟悉　生物药物的特点；常见的生物药物种类。
　　　　　　3. 了解　生物药物的发展历程。
技能要求　学会判断哪些药品属于生物药物。

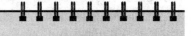

案例导入

案例：从宏观角度来说，生物药物是未来药品行业研发的重要发展领域。2015 年，全球 61 个抗体药物合计销售额达到 906 亿美元。在 2015 年全球销售额最高的 10 个药品中，有 5 个是单克隆抗体药物，其销售额共计 430 亿美元。排名第一的是治疗自身免疫疾病的阿达木单抗，其销售额更是达到了 140 亿美元。生物药物发展潜力巨大，是非常值得关注的药品研发方向。

——美中医药开发协会董事夏明德

讨论：1. 什么是生物药物？
　　　2. 生物药物有哪些种类？

第一节　生物药物的概念

一、生物药物的概念

　　生物药物是指从生物体、生物组织、细胞、体液等，综合利用生物学、医学、化学、生物化学、生物技术、药学等学科的原理和方法制造的一类用于预防、治疗和诊断疾病的制品。生物药物原料以天然的生物材料为主，其来源包括微生物、人、动物、植物、海洋生物等。

二、生物药物的发展

　　人类在长期的生活实践中，逐渐认识到这样一个规律，即患过某种传染病而幸存下来的人，一般不会再感染该种疾病。1798 年，英国医生爱德华·詹纳发明了世界上最早的生物制品——弱毒活病毒疫苗（即牛痘疫苗）。他的发现为人类预防和消灭天花做出了卓越的贡献。

19 世纪末，法国微生物学家巴斯德·路易斯发现将降低致病力（毒力）的鸡霍乱菌、炭疽菌给动物注射后，这些动物能获得对相应致病菌感染的免疫力。他把为预防传染病而接种的弱毒性微生物命名为"vaccine"，即沿用至今的"疫苗"。1884 年，美国人 Salmon 和 Smith 用加热灭活的猪霍乱菌死菌进行免疫接种，从而使死菌和灭活病毒成为一种新疫苗，此即为最早的灭活疫苗。数年后，Kitasato 和 Behring 用三氯化碘减毒处理的白喉及破伤风毒素进行免疫接种，减弱其毒性，制成抗毒素，建立了血清疗法，并为制备类毒素打下基础。法国科学家 Calmette 和 Guerin 在 20 世纪初从牛体分离到 1 株结核菌，经过十几年在牛胆汁中传代，最终获得 1 株减毒株，制成疫苗，这就是著名的卡介苗（BCG）。

20 世纪 50 年代，脊髓灰质炎疫苗研究获得成功。同时病毒学及细胞培养病毒技术迅速发展，病毒性疫苗也不断诞生，如麻疹减毒活疫苗、水痘减毒活疫苗、风疹减毒活疫苗等，极大地增强了人类抵抗传染病的能力。

我国早在宋代就有用人痘接种法预防天花的记录。1919 年，北京成立了我国第一所生物制品生产研究机构——中央防疫处（后称北京生物制品研究所）。1949 年以前，我国生物制品发展缓慢，规模很小。新中国成立后，国家以"预防为主"为方针，于 20 世纪 50 年代先后成立了北京、长春、成都、兰州、上海、武汉 6 所生物制品研究所以及中国医学科学院昆明生物医学研究所、成都输血研究所，研究和生产一些常用的预防性制品和血液制品。1961 年成立中国药品生物制品检定所，现名中国食品药品检定研究院，生物药物的质量检验是其主要工作之一。

20 世纪 80 年代后我国生物制品进入高速发展阶段。生物制品的种类、剂型快速增加，生物制品的质量大大提高，逐渐与国际接轨。国家提出生物制品企业要率先达到 GMP 要求，尤其是血液制品生产企业。生物技术产品生产车间或企业均按 GMP 要求设计、建设和验收，其他制品生产车间也逐步通过技术改进，达到 GMP 要求。

21 世纪将是生物制品进入大规模产业化、对人类做出更大贡献的时期，包括基因工程药物、疫苗和用于基因治疗的生物制品将会得到迅速发展。

三、生物药物的特点

1. 原料的特殊性　制备生物药物的原料大多来自各种生物体，杂质种类多且含量高，有效成分含量低，因此提取、分离、纯化等工艺比普通化学合成药品复杂。

2. 稳定性差　一般来说，生物药物的相对分子量较大，组成和结构复杂，有严格的空间构象，因此生物药物对热、酸、碱、重金属及 pH 变化都比较敏感。

3. 生物药物质量检测的特殊性　由于制备生物药物起始原料特殊、生产工艺复杂、产品本身性质特殊等因素，生物药物的质量控制非常严格，不仅要有理化检验指标，更要有生物活性检验指标。检验对象不仅包括最终产品，还要对基因的来源、菌种、原始细胞库、起始原料、半成品等进行质量控制。检验时需要综合运用生物化学、免疫学、微生物学、细胞生物学、分子生物学等多门学科的理论和技术。

第二节　生物药物的分类

生物药物可按照来源、制备方式、药物的化学本质、药物的生理学功能和临床应用等进行分类。常见的生物药物可分为生化药物、生物制品、抗生素等。

一、 生化药物

生化药物是从动物、植物或微生物等生物体分离纯化获得的生化活性物质，或者用化学合成、微生物合成及现代生物技术制得的生命基本物质及其衍生物、降解物、大分子结构修饰物等，还有来自生物体或构成生物体的一些基本成分。如氨基酸、多肽及蛋白质、酶及辅酶、激素、多糖、脂类、核酸类等。

机体维持正常状态依赖这类活性物质的调控作用，如果这类物质的生成、代谢或作用受到阻碍，就会发生与该物质有关的疾病，如胰岛素分泌减少或机体对胰岛素敏感性下降时就会使人患糖尿病。

二、 生物制品

生物制品一般指以微生物、细胞、动物或人源组织和体液等为起始原材料，用生物学技术制成，用于预防、治疗和诊断人类疾病的制剂，如疫苗、血液制品、生物技术药物、微生态制剂、免疫调节剂、诊断制品等。

1. 疫苗 疫苗是以病原微生物或其组成成分、代谢产物为起始材料，采用生物技术制备而成，用于预防、治疗人类相应疾病的生物制品。疫苗被接种人体后可刺激免疫系统产生特异性体液免疫和（或）细胞免疫应答，使人体获得对相应病原微生物的免疫力。疫苗按其组成成分和生产工艺可分为以下类型。

（1）灭活疫苗 是指病原微生物经培养、增殖，用理化方法灭活后制成的疫苗，如百日咳疫苗、甲型肝炎灭活疫苗等。

（2）减毒活疫苗 是指采用病原微生物的自然弱毒株或经培养传代等方法减毒处理后获得致病力减弱、免疫原性良好的病原微生物减毒株制成的疫苗，如皮内注射用卡介苗、麻疹减毒活疫苗等。

（3）亚单位疫苗 是指病原微生物经培养后，提取、纯化其主要保护性抗原成分制成的疫苗，如A群脑膜炎球菌多糖疫苗、流感亚单位疫苗等。

（4）基因工程重组蛋白疫苗 是指采用基因重组技术将编码病原微生物保护性抗原的基因重组到细菌（如大肠埃希菌）、酵母或细胞，经培养、增殖后，提取、纯化所表达的保护性抗原制成的疫苗，如重组乙型肝炎疫苗等。

（5）其他类疫苗 由不同病原微生物抗原混合制成的疫苗为联合疫苗，如吸附百白破联合疫苗、麻腮风联合减毒活疫苗；由同种病原微生物不同血清型的抗原混合制成的疫苗为多价疫苗，如A群C群脑膜炎球菌多糖疫苗、双价肾综合征出血热灭活疫苗；由病原微生物的保护性抗原组分与蛋白质载体结合制成的疫苗为结合疫苗，如A群C群脑膜炎球菌多糖结合疫苗。

2. 血液制品 系指健康人的血浆或特异免疫的人血浆经分离、提纯或由重组DNA技术制成的血浆蛋白组分以及血液细胞有形成分。血液制品这一大类产品主要包括人血白蛋白、免疫丙种球蛋白、凝血因子类、特殊因子类，生物胶和黏合剂等。

3. 人用重组DNA蛋白制品 系指采用重组DNA技术，对编码所需蛋白质的基因进行遗传修饰，利用质粒或病毒载体将目的基因导入适当的宿主细胞，表达并翻译成相应蛋白质，经过提取和纯化等步骤制备而成的具有生物学活性的蛋白质制品，用于疾病的预防和治疗。

4. 人用重组单克隆抗体制品 系指采用各种单克隆抗体筛选技术、重组DNA技术及细胞培养技术制备的单克隆抗体治疗药物，包括完整免疫球蛋白、具有特异性靶点的免疫球蛋白片段、基于抗体结构的融合蛋白、抗体偶联药物等。其作用机制是通过与相应抗原的特异性结合，从而直接发挥中和或阻断作用，或者间接通过 Fc 效应发挥包括抗体依赖和补体依赖细胞毒作用等生物学功能。

5. 微生态活菌制品　系指由人体内正常菌群或具有促进正常菌群生长和活性作用的无害外籍细菌，经培养、收集菌体、干燥成菌粉后，加入适宜辅料混合制成。用于预防和治疗因菌群失调引起的相关症状和疾病。

微生态活菌制品必须由非致病的、活的细菌组成，无论在生产过程、制品贮存还是使用期间均应保持稳定的活菌状态。它可由一株细菌制成单价制剂，也可由多株或几种细菌联合制成多价制剂。根据其使用途径和方法可制备成片剂、胶囊剂、颗粒剂或散剂等多种剂型。我国已经批准生产的微生态活菌制品有 22 种，大多用于防治肠道菌群失调。

拓展阅读

我国已批准上市的微生态活菌制品

序号	制品名称	细菌种类
1	双歧杆菌活菌胶囊	青春型双歧杆菌
2	双歧杆菌活菌散	青春型双歧杆菌
3	双歧杆菌三联活菌胶囊	长型双歧杆菌、嗜酸乳杆菌、粪肠球菌
4	双歧杆菌三联活菌散	长型双歧杆菌、嗜酸乳杆菌、粪肠球菌
5	双歧杆菌三联活菌肠溶胶囊	长型双歧杆菌、嗜酸乳杆菌、粪肠球菌
6	双歧杆菌乳杆菌三联活菌片	长型双歧杆菌、保加利亚乳杆菌、嗜热链球菌
7	地衣芽孢杆菌活菌胶囊	地衣芽孢杆菌
8	地衣芽孢杆菌活菌颗粒	地衣芽孢杆菌
9	地衣芽孢杆菌活菌片	地衣芽孢杆菌
10	蜡样芽孢杆菌活菌胶囊	蜡样芽孢杆菌
11	蜡样芽孢杆菌活菌片	蜡样芽孢杆菌
12	双歧杆菌四联活菌片	婴儿双歧杆菌、嗜酸乳杆菌、粪肠球菌、蜡样芽孢杆菌
13	酪酸梭菌活菌胶囊	酪酸梭状芽孢杆菌
14	酪酸梭菌活菌散	酪酸梭状芽孢杆菌
15	酪酸梭菌活菌片	酪酸梭状芽孢杆菌
16	凝结芽孢杆菌活菌片	凝结芽孢杆菌
17	酪酸梭菌二联活菌胶囊	酪酸梭状芽孢杆菌、婴儿型双歧杆菌
18	酪酸梭菌二联活菌散	酪酸梭状芽孢杆菌、婴儿型双歧杆菌
19	枯草杆菌活菌胶囊	枯草芽孢杆菌
20	枯草杆菌肠球菌二联活菌多维颗粒	枯草芽孢杆菌、屎肠球菌
21	枯草杆菌肠球菌二联活菌胶囊	枯草芽孢杆菌、屎肠球菌
22	阴道用乳杆菌活菌胶囊	德氏乳杆菌

6. 诊断试剂

（1）体外诊断制品　系指特定抗原、抗体或有关生物物质制成的免疫诊断用试剂或诊断用试剂盒，如人类免疫缺陷病毒抗体诊断试剂盒、抗 A 抗 B 血型定性试剂（单克隆抗体）、乙型肝炎表面抗原酶联免疫诊断试剂盒等。

（2）体内诊断制品　系指变态反应或有关抗原材料制成的免疫诊断试剂，如结核菌素纯蛋白衍生物、卡介菌纯蛋白衍生物、布氏菌纯蛋白衍生物、锡克试验毒素等。

7. 抗毒素及抗血清　由特定抗原免疫动物所得血浆制成的抗毒素或免疫血清，如破伤风抗毒素、抗狂犬病血清等，用于治疗或被动免疫预防。

三、 抗生素

抗生素的生产目前主要采用微生物发酵法进行生物合成，或者将生物合成的抗生素用化学或生化的方法进行分子结构改造而制成各种衍生物，如 β-内酰胺类、氨基糖苷类、大环内酯类、四环素类等。少数采用化学全合成方式生产的具有抗菌活性的物质称为合成抗菌药，不属于抗生素，如磺胺类、喹诺酮类、氯霉素等。

岗位对接

本章是药品生产技术专业（生物制药方向）、药品生物技术专业等各类相关专业学生必须掌握的基础知识。

要求学生掌握生物药物的概念和分类，熟悉常见的生物药物品种，对生物药物的发展充满信心。

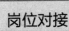

目标检测

一、名词解释

1. 生物药物
2. 生物制品

二、简答题

1. 生物药物有哪些种类？
2. 与普通化学合成药物相比，生物药物有哪些特点？

（杨元娟）

第二章

生物药物检测

学习目标

知识要求　**1. 掌握**　生物药物检测的基本程序；生物药物检测的主要内容和常用方法。

　　　　　2. 熟悉　生物药物检测的意义。

　　　　　3. 了解　生物药物的检验机构和职责。

技能要求　1. 熟练掌握生物药物检测的基本程序。

　　　　　2. 学会生物药物常用的定量分析方法（容量分析法、紫外-可见分光光度法、色谱法）。

案例导入

案例：小王是今年刚毕业的大学生，在一家制药企业的质量检验部门工作，他接到的第一个工作任务是对注射用胰蛋白酶进行质量分析，胰蛋白酶系自猪、羊或牛胰中提取的蛋白分解酶。经过查阅质量标准，小王制定了以下分析项目：①鉴别；②检查：酸度、溶液的颜色、干燥失重、无菌；③效价测定：酶的含量。

讨论：1. 小王制定的质量分析项目是否全面？

　　　　2. 生物药物的质量分析内容与化学合成药物相比有哪些不同？

　　　　生物药物检测是应用微生物学、分子生物学、免疫学、生物化学、有机化学、数学、分析化学、生化工程等学科的理论及其技术，检测和研究各种生物药物质量的一门综合性学科。

第一节　生物药物检测的基本程序

　　　　生物药物检测的根本目的就是保证生物药物使用时的安全性和有效性。生物药物检验工作者必须具备严谨求实和一丝不苟的工作态度，必须具有熟练、正确的操作技能以及良好的科学作风，从而保证药品检验工作的准确性和公正性。

一、检验机构

　　　　《中华人民共和国药品管理法》规定：药品监督管理部门设置或者确定的药品检验机构，承担依法实施药品审批和药品质量监督检查所需的药品检验工作。国家食品药品监督管理总局（CFDA）领导下的国家级药品检验机构是中国食品药品检定研究院/中国药品检验总所，各省、自治区、直辖市药品检验所分别承担各辖区内的药品检验工作。

　　　　药品监督管理部门及其设置的药品检验机构和确定的专业从事药品检验的机构不得参

与药品生产经营活动，不得以其名义推荐或者监制、销售药品。药品生产企业、经营企业和医疗机构的药品检验部门或者人员，应当接受当地药品监督管理部门设置的药品检验机构的业务指导，并承担起药品生产、经营和使用过程中的质量分析检验和控制任务，确保药品安全有效、质量合格。

二、检验程序

生物药物检测的基本程序一般为取样、鉴别、检查、含量（或效价）测定、书写检验报告等。

1. 取样　取样的基本原则是科学性、真实性和代表性。取样是否均匀、合理直接影响到检验结果的准确性。收检的生物样品必须包装完整、标签批号清晰、来源确切。常规检品收检数量为一次全项检验用量的 3 倍，即 1/3 用于实验室分析检验，1/3 用于复核，1/3 用于留样保存。

拓展阅读

样品的混合方法

取样后，应当将样品混合均匀后再进行检验。固体样品的混合一般采用"四分法"，即将样品摊成正方形，依对角线划"×"，使之分为四等份，取对角两份，再按上述操作，反复数次至剩余的量足够完成所有必要的检验以及留样量为止。

2. 鉴别　依据药物的化学结构、理化性质和生物学特性，进行特定的化学反应，测定某些理化常数、光谱特征或药物的生物学特性（抑菌能力、生物活性等）来判断药物及其制剂的真伪。通常，某一项鉴别试验，如官能团反应，焰色反应，只能表示药物的某一特征，不能将其作为判断的唯一依据。药物的鉴别不能只靠一项试验就能完成，而是采用一组（两个或几个）试验项目进行全面评价，力求结论准确无误。鉴别方法必须准确、灵敏、简便、快速。常用的鉴别方法包括理化法和生物学法等。

（1）理化法　是利用生物药物的物理性质（光谱、色谱行为）和化学性质（呈色反应、沉淀反应等）特征进行鉴别的一种方法。例如，蛋白或多肽分子中有共轭体系，在紫外区有特征吸收，即每一种蛋白质或多肽分子的最大吸收波长是固定的。又如，利用某种药物的高效液相色谱图与其对照品溶液图谱的一致性进行鉴别。

（2）生物学法　是利用药效学和分子生物学等有关技术来鉴别药品的一种方法。例如人纤维蛋白原的原液检定，操作过程是于反应管内加入预热至 37℃ 的凝血酶溶液（3IU/ml）0.5ml，再加入用生理氯化钠溶液稀释成 3mg/ml 的供试品溶液 0.5ml，摇匀，置 37℃ 下记录凝固时间，两次测定结果平均值应不超过 60 秒。该反应利用的是人纤维蛋白原能激活凝血酶这一生物学性质。

3. 检查　药物在不影响疗效及人体健康的原则下，可以允许生产过程和贮藏过程中引入的微量杂质的存在。通常按照药品质量标准规定的项目进行，以判断药物的纯度是否符合限量规定要求，所以也称为纯度检查。

4. 含量（或效价）测定　即测定药物中主要有效成分的含量或活性。一般采用理化分析或生物检定方法来测定，以确定药物的含量是否符合药品标准的规定。

概括起来，鉴别是用来判定药物的真伪，而检查和含量（或效价）测定则可用来判定药物的优劣。判断一个药物的质量是否符合要求，必须全面考虑这三者的结果。除此之外，尚有药物的性状要求，性状在评价质量优劣方面同样具有重要意义。在一定程度上，药物的外观、色泽、气味、晶型、物理常数等性状能综合反映药品的内在质量，应予重视。

5. 检验报告　上述药品检验及其结果必须有完整的原始记录，实验数据必须真实，不得涂改，全部项目检验完毕后，还应写出检验报告，并根据检验结果做出明确的结论。药物分析工作者在完成药品检验工作、写出书面报告后，还应对不符合规定的药品提出处理意见，以便供有关部门参考，查找原因，并尽快使药品的质量符合要求。

第二节　生物药物检测的主要内容

生物药物检测的依据是国家药品质量标准，标准对每种药品的检测项目、检测方法和质量指标都有明确的规定。根据生物药物种类不同，检测项目也有区别。

一、生化药物及抗生素

（一）性状

1. 外观　是对药品安全和效力的最直观判断，一般采用肉眼观察法。如四环素类抗生素盐酸表柔比星性状应为红色或橙红色粉末，有引湿性。

2. 溶解性　包括在水和有机溶剂中的溶解情况。

3. 物理常数（《中国药典》2015 年版四部通则 0600）　是生物药物重要的检测项目之一，包括吸收系数、比旋度、熔点、相对密度、pH、渗透压摩尔浓度、馏程、熔点、凝点、折光率、黏度、制药用水中的电导率和总有机碳等。

（二）鉴别

1. 一般鉴别（《中国药典》2015 年版四部通则 0301）　检验项目包括钠盐、钾盐、钙盐、硫酸盐、亚硫酸盐或亚硫酸氢盐、有机氟化物、醋酸盐、磷酸盐等。该项目一般是采用化学反应进行鉴别。

2. 其他鉴别　一般说来是采用仪器分析法进行鉴别，包括光谱法（紫外–可见分光光度法、红外分光光度法、电感耦合等离子体原子发射光谱法、拉曼光谱法）、色谱法（纸色谱法、薄层色谱法、高效液相色谱法、气相色谱法）、质谱法、X 射线衍射法、核磁共振波谱法等。

（三）检查

1. 限量检查（《中国药典》2015 年版四部通则 0800）　生物药物的限量检查项目包括氯化物、硫酸盐、硫化物、硒、氟、氰化物、铁盐、铵盐、重金属、砷盐、干燥失重、水分、炽灼残渣、易炭化物、残留溶剂、甲醇量、合成多肽中的醋酸、2-乙基己酸等。这部分将在第五章中具体讲解。

2. 特性检查（《中国药典》2015 年版四部通则 0900）　系指制剂通则项下规定的检查项目，该项检查只针对具体某个制剂进行，原料药不检查。剂型不同检查项目也不同，如片剂需要检查重量差异、崩解时限等，注射液需要检查装量、装量差异、渗透压摩尔浓度、可见异物、不溶性微粒等。这些项目将在第二十章和第二十一章中详细讲解。

3. 生物检查法（《中国药典》2015 年版四部通则 1100）　包括无菌、非无菌产品微生物限度、抑菌效力、热原、细菌内毒素、异常毒性、升压物质、降压物质、组胺类物质、过敏反应、溶血与凝集检查等。这些检查项目与生物药物的安全性相关，将在第六章至第十章中详细讲解。

4. 有关物质检查　有关物质属于药物的特殊杂质，每种药品的有关物质不尽相同，应按照《中国药典》等药品标准中各品种项下的有关规定进行检查。

（四）含量（效价）测定

含量（效价）测定可以采用容量分析法、仪器分析法、生物活性测定法等方法进行。《中国药典》2015年版四部收载了以下生物活性测定方法：抗生素微生物检定法、青霉素酶及其活力测定法、升压素生物测定法、细胞色素C活力测定法、玻璃酸酶测定法、肝素生物测定法、绒促性素生物测定法、缩宫素生物测定法、胰岛素生物测定法、精蛋白锌胰岛素注射液延缓作用测定法、硫酸鱼精蛋白生物测定法、洋地黄生物测定法、葡萄糖酸锑钠毒力检查法、卵泡刺激素生物测定法、黄体生成素生物测定法、降钙素生物测定法和生长激素生物测定法等。这部分将在第三篇具体实例中讲解。

二、生物制品

（一）一般理化检查

1. 外观　一般采用肉眼观察法，如体外诊断试剂乙型肝炎病毒表面抗原诊断试剂盒，外观应为液体组分澄清透明、冻干组分呈白色或棕色疏松体。又如腮腺炎减毒活疫苗外观应为乳酪色疏松体，复溶后应为橘红色或淡粉红色澄明液体，无异物。

2. 特性检查（《中国药典》2015年版四部通则0900）　指制剂通则（《中国药典》2015年版四部通则0100）项下规定的检查项目，生物制品与生化药物及抗生素相比，剂型种类较少，疫苗及体内诊断制品有注射剂和胶囊剂两种，血液制品、抗毒素及抗血清制品只有注射剂，基因重组技术产品和其他治疗性产品包括注射剂、栓剂、乳膏剂（软膏剂）、喷雾剂、凝胶剂和涂剂。

（二）微生物检查

1. 生物检查法（《中国药典》2015年版四部通则1100）　包括无菌、非无菌产品微生物限度、热原、细菌内毒素、异常毒性检查等。

2. 微生物检查法（《中国药典》2015年版四部通则3300）　包括支原体检查法、外源病毒因子检查法、鼠源性病毒检查法、SV40核酸序列检查法、猴体神经毒力试验、血液制品生产用人血浆病毒核酸检测技术要求等。

（三）化学残留物测定

1. 限量检查项下部分项目（《中国药典》2015年版四部通则0800）　包括水分、干燥失重、氰化物、残留溶剂等。

2. 其他化学残留物（《中国药典》2015年版四部通则3200）　包括乙醇、聚乙二醇、聚山梨酯80、戊二醛、磷酸三丁酯、碳二亚胺、游离甲醛、人血白蛋白铝、羟胺等。

（四）含量测定法

含量测定（《中国药典》2015年版四部通则3100）规定了生物制品中某些需要定量测定的物质，包括固体总量、唾液酸、磷、硫酸铵、亚硫酸氢钠、氢氧化铝（或磷酸铝）、氯化钠、枸橼酸离子、钾离子、钠离子、辛酸钠、乙酰色氨酸、苯酚、间甲酚、硫柳汞、对羟基苯甲酸甲酯、对羟基苯甲酸丙酯等。

这些物质的作用各不相同，如氢氧化铝是精制破伤风类毒素、白喉类毒素、流脑多糖菌苗时常用的佐剂，用来提高制品的免疫原性，采用配位滴定法测定。又如硫柳汞、对羟基苯甲酸甲酯、对羟基苯甲酸丙酯等是防腐剂，硫柳汞可采用滴定法或原子吸收光谱法测定，对羟基苯甲酸甲酯和对羟基苯甲酸丙酯采用气相色谱法测定。再如 A 群脑膜炎球菌多糖疫苗原液检定时需要测定磷含量，以控制其有效成分含量，测定时采用钼蓝法。

（五）生物测定法

生物测定法（《中国药典》2015 年版四部通则 3400）是采用生物学方法对生物制品进行鉴别、对某些特殊杂质进行检查或测定蛋白质含量、分子量、分子大小等。规定的项目包括免疫学试验、肽图检查、质粒丢失率检查、外源性 DNA 残留量、抗生素残留量、激肽释放酶原激活剂测定、抗补体活性测定、牛血清白蛋白残留量测定、大肠埃希菌菌体蛋白质残留量、假单胞菌菌体蛋白质残留量、酵母工程菌菌体蛋白质残留量、类 A 血型物质、鼠 IgG 残留量、无细胞百日咳疫苗鉴别、抗生素抗血清制品鉴别、A 群脑膜炎球菌多糖分子大小测定、伤寒 Vi 多糖分子大小、b 型流感嗜血杆菌结合疫苗多糖含量测定、人凝血酶活性检查等。

（六）生物活性/生物效价测定法

生物制品是具有生物活性的制剂，一般都需要采用特定的生物学方法测定生物活性/生物效价。《中国药典》2015 年版四部通则 3500 收载了 33 种生物制品的生物活性/生物效价测定法。

生物制品的效力，从实验室检定来讲，一是指制品中有效成分的含量水平，二是指制品在机体中建立自动免疫或被动免疫后引起的抗感染作用的能力。对于诊断用品而言，其效力表现在诊断试验的特异性和敏感性。生物制品的质量主要是从效力上体现。无效的生物制品不仅没有使用价值，而且可能给预防、治疗和诊断工作带来严重后果，如贻误病情和误诊。

效力检定的方法可以分为体内和体外两类，根据生物制品种类不同，检定方法可大体分为以下几类。

1. 动物保护力试验　将生物制品对动物进行免疫，再用同种的活菌、活毒或毒素攻击，从而判定制品的保护水平。

（1）定量免疫定量攻击法　先以定量抗原（制品）免疫实验动物（豚鼠、小鼠或家兔）2~5 周后，再以相应的定量毒菌或毒素攻击，观察动物的存活数或不受感染的情况，以此判定制品的效力。攻击用量的选择一般为最小致死量（MLD）或最小感染量（MID）。同时需要设立对照组，只有在对照试验成立时，试验组的检定结果才有效。该法多用于活菌疫苗和类毒素的效力检定，如皮上划痕人用炭疽活疫苗效力检定。

（2）变量免疫定量攻击法　即 50% 有效免疫剂量（ED_{50} 或 ID_{50}）测定法。疫苗经系列稀释制成不同的免疫剂量，分别免疫各组动物，间隔一定时间后，各免疫组均用同一剂量的毒素或活毒攻击，观察一定时间，用统计学方法计算出能使 50% 的动物获得保护的免疫剂量。此法多用小鼠进行，优点是敏感和简便，人用狂犬疫苗效价测定常用此法。

（3）定量免疫变量攻击法　即保护指数（免疫指数）测定法。动物经生物制品免疫后，其耐受毒菌或活毒攻击量相当于未免疫动物耐受量的倍数称为保护指数。试验时，将动物分为对照组及免疫组，免疫组动物先用同一剂量制品免疫，间隔一定时间后，与对照组同时以不同稀释度的毒菌或活毒攻击，观察两组动物的存活率，按半数致死量（LD_{50}）计算结果。如对照组 10 个菌有 50% 动物死亡，而免疫组需要 1000 个菌，则免疫组的耐受量为对照组 100 倍，表明免疫组能保护 100 个 LD_{50}，即该制品的保护指数为 100。此法常用于疫苗的效力检定，如冻干人用狂犬病疫苗（Vero 细胞）的免疫原性检测。

（4）被动保护力测定 先将免疫血清注射给动物后，待一至数日，用相应的毒菌或活毒攻击，观察血清抗体被动免疫所引起的保护作用。如抗炭疽血清效价测定（豚鼠试验法）、抗蛇毒血清效价测定（小鼠试验法）。

2. 活菌数和活病毒滴度测定

（1）活菌数测定 多以制品中的抗原菌的存活数表示其效力，如皮内注射用卡介苗（BCG）、皮上划痕用鼠疫活疫苗等。先用分光光度法测出制品的含菌浓度，然后稀释至一定浓度（估计接种后能长出 1~100 个菌），取一定量菌液涂布接种于适宜的平皿培养基上，培养后计取菌落数，并计算活菌率。

（2）活病毒滴度测定 活疫苗多以病毒滴度表示其效力，如风疹减毒活疫苗、水痘减毒活疫苗等。常用的方法是将疫苗稀释液接种于特定细胞中，数天后测定滴度。如风疹减毒活疫苗，滴度测定过程为将毒种做 10 倍系列稀释，每稀释度病毒液接种 RK-13 细胞，置 32℃培养 7~10 天后判定，病毒滴度应不低 $4.81g\ CCID_{50}/ml$（$CCID_{50}$ 表示 50%细胞感染剂量）。

3. 类毒素和抗毒素的效价单位测定 抗毒素和类毒素的生物学活性比较稳定，其效价是以"单位"表示。

（1）抗毒素单位测定 抗毒素的效力即抗毒素中和毒素的效力，用"单位（IU）"表示，一个抗毒素单位系指当与一个致死限量或反应界量的相应毒素作用后，以特定途径注射给动物，仍能使该动物在一定时间内死亡或呈现特征性反应的最小抗毒剂量。抗毒素单位常用中和法测定，具体方法是将供试品和标准品抗毒素分别与相应试验毒素结合后，通过动物反应进行对比试验，由标准品效价判定供试品中所含的单位数（IU/ml）。

如白喉抗毒素效价测定法（《中国药典》2015 年版四部通则 3507），采用家兔皮肤试验法，将供试品和对照品配制成浓度约为 1/15 IU/ml 的溶液，将毒素稀释至每 1ml 含 20 个试验量，定量吸取稀释后的抗毒素标准品溶液及不同稀释级的供试品溶液分别加入小试管中，每管加入等量的稀释毒素溶液，混合均匀，加塞，37℃结合 1 小时后，于家兔背脊两侧皮内注射各 0.1ml，于注射后 48 小时及 72 小时各观察 1 次，并测量反应面积。以 48~72 小时结果为最后判定。注射对照部位一般于 48~72 小时内轻度发红，其直径应为 10~14mm。供试品的效价应以与多数对照的反应强度相同的最高稀释度判定，但反应强度不得超过对照。

效价测定用标准抗毒素及试验毒素由中国食品药品检定研究院统一定期分发。

（2）絮状单位测定 能和一个单位的抗毒素首先发生絮状沉淀反应的类毒素量，即为一个絮状单位（L_f）值。此单位数常用来表示类毒素的效价。类毒素与相应的抗毒素在适当的含量比例及一定温度条件下，可在试管中发生抗原抗体结合，产生肉眼可见的絮状凝集反应。根据抗毒素絮状反应标准品可测定供试品的絮状单位值（《中国药典》2015 年版四部通则 3506）。

4. 血清学试验 主要用于测定抗体水平或抗原活性。预防生物制品接种于机体后，可刺激机体产生相应抗体，并保持较长时间，接种后抗体形成水平是衡量生物制品质量的重要指标。血清学试验系指基于抗原抗体反应，在体外检查抗原抗体活性的一种方法。抗原抗体反应具有高度特异性，已知抗原，即可检测抗体；反之亦然。常见的检测方法包括凝集试验、沉淀试验、补体结合试验、中和试验、间接血凝试验、间接血凝抑制试验等。

5. 基因工程产品生物学活性测定 可分为体外测定法、体内测定法、酶促反应测定法、免疫学活性测定法和相对结合活性测定法等。体外测定法主要利用生物制品对细胞的促进生长作用、细胞增殖抑制作用、细胞病变抑制作用等进行活性的测定。体内测定法是利用动物体内某些指标的变化进行活性测定，如人促红素（EPO）可刺激网织红细胞生成。酶促反应测定法利用的是酶特定的生物催化反应进行活性测定，如重组链激酶能激活游离的纤溶酶原为纤溶酶，从而降解人纤维蛋白。免疫学活性测定法是基于基因工程产品化学本质是蛋白质这一特点，有相应的免疫原性，采取 ELISA 法测定其含量。《中国药典》2015年版还收载了一些特殊的生物学活性测定方法，如尼妥珠单抗注射液的生物学活性测定法（第二法相对结合活性测定法），系依据不同浓度尼妥珠单抗注射液与人肺癌 H125 细胞结合情况不同，用流式细胞术进行检测。

第三节 生物药物检测常用的定量分析方法

生物药物常用的定量分析方法包括理化测定法、生物检定法、酶法、电泳法、免疫分析法等。

1. 理化测定法 该法利用药物的物理和化学性质（如紫外吸收、酸碱性、氧化还原性等）进行定量分析。

（1）容量分析法 也叫滴定法，是将已知准确浓度的滴定液（标准物质溶液）由滴定管滴加到被测药物的溶液中，直至滴定液与被测药物反应完全（通过适当方法指示），然后根据滴定液的浓度和被消耗的体积，按化学计量关系计算出被测药物的含量。该法广泛应用于原料药的含量测定。

容量分析法测定药物的含量时，滴定方式有两种，即直接滴定法和剩余滴定法，前者是用滴定液直接滴定被测药物；后者是先加入定量过量的滴定液 A，使其与被测药物定量反应，待反应完全后，再用另一滴定液 B 回滴反应后剩余的滴定液 A。两种方式测定结果均可用空白值校正，以原料药为例，按公式 2-1、2-2 计算。片剂和注射液的计算将在第四篇中讲解。

$$含量（\%）= \frac{(V-V_0) \times T \times F}{m} \times 100\% \qquad (2-1)$$

$$含量（\%）= \frac{(V_0-V) \times T \times F}{m} \times 100\% \qquad (2-2)$$

式中，V 是供试品测定时滴定液消耗的体积，ml；V_0 是空白试验时滴定液消耗的体积，ml；T 是滴定度，mg/ml；F 是浓度校正因数，$F=$ 实际摩尔浓度/规定摩尔浓度；m 是取样量，mg。

（2）紫外-可见分光光度法 待测药物在某一波长处有最大吸收，一定浓度范围内，其浓度与吸光度成正比，可用于定量分析。该法一般用于制剂的含量测定或定量检查（如溶出度、含量均匀度等）。紫外-可见分光光度法进行定量分析时，一般可分为对照品比较法和吸收系数法。前者是分别在规定波长下测定对照品溶液和供试品溶液的吸光度；后者是在规定的波长处测定供试品吸光度，以该品种在规定条件下的吸收系数计算含量，原料药的计算公式分别为公式 2-3、2-4。片剂和注射液的计算将在第四篇中讲解。

$$含量（\%）= \frac{A_x \times C_R \times V \times D}{A_R \times m_s} \times 100\% \qquad (2-3)$$

式中，A_x是供试品的吸光度；A_R是对照品的吸光度；C_R是对照品的浓度，mg/ml；V是供试品的初配体积，ml；D是供试品的稀释倍数；m_s是取样量，mg。

$$含量（\%）= \frac{\dfrac{A_x}{E_{1cm}^{1\%}\times100}\times V\times D}{m_s}\times100\% \tag{2-4}$$

式中，A_x是供试品的吸光度；$E_{1cm}^{1\%}$是样品的吸收系数；V是供试品的初配体积，ml；D是供试品的稀释倍数；m_s是取样量，g。

（3）色谱法　该法是一种分离分析方法，系根据混合物中各组分的色谱行为差异（如在吸附剂上的吸附能力不同或在两相中的分配系数不同），将各组分从混合物中分离后再（在线或离线）选择性对待测组分进行分析的方法。常见的色谱法包括高效液相色谱法、薄层色谱法、柱色谱法、气相色谱法等。本节主要讲解高效液相色谱法（HPLC）。

HPLC法测定供试品主成分含量时，常用的方法有外标法和内标法。前者是分别测定对照品溶液和供试品溶液中待测组分的峰面积；后者是先测定对照品和内标混合溶液中对照品和内标物质的峰面积，计算校正因子后，再测定含有内标物质的供试品溶液中待测组分和内标物质的峰面积。内标法的优点是可避免样品前处理及进样体积误差对测定结果的影响。原料药的计算公式分别为公式 2-5、2-6。片剂和注射液的计算将在第四篇中讲解。

$$含量（\%）= \frac{A_x\times C_R\times V\times D}{A_R\times m_s}\times100\% \tag{2-5}$$

式中，A_x是供试品的峰面积；A_R是对照品的峰面积；C_R是对照品的浓度，mg/ml；V是供试品的初配体积，ml；D是供试品的稀释倍数；m_s是取样量，mg。

$$校正因子\,f = \frac{A_s/C_s}{A_R/C_R}$$

$$含量（\%）= \frac{A_x\times f\times V\times D}{A_s'/C_s'\times m_s}\times100\% \tag{2-6}$$

式中，f是校正因子；A_s是对照品和内标混合溶液中内标物质的峰面积；A_R是对照品和内标混合溶液中对照品的峰面积；C_s是对照品和内标混合溶液中内标物质的浓度，mg/ml；C_R是对照品和内标混合溶液中对照品的浓度，mg/ml；A_x是含有内标物质的供试品溶液中供试品的峰面积；A_s'是含有内标物质的供试品溶液中内标物质的峰面积；C_s'是含有内标物质的供试品溶液中内标的浓度，mg/ml；V是供试品的初配体积，ml；D是供试品的稀释倍数；m_s是取样量，mg。

2. 生物检定法　该法是利用生物体包括整体动物、离体组织、器官、细胞和微生物等评估药物生物活性的一种方法。它以药物的药理作用为基础，以生物统计为工具，运用特定的试验设计，在一定条件下比较供试品（T）和标准品（S）或对照品所产生的特定反应（如抑菌圈直径、惊厥反应指标、血压、血糖、重量等），通过等反应剂量间比例的运算或限值剂量引起的生物反应程度，从而测得供试品的效价。

根据测定方法不同，生物检定方法可分为质反应的直接测定法和量反应的平行线测定法。质反应的直接测定法就是在较短的时间内准确测得各个动物对 S 和 T 的最小有效量的方法。某些药物注入体内后，反应指标（如死亡、心跳停止、痉挛、血液或血浆凝结等）明确可靠，能清楚地分辨并记录达到该特定反应指标的最小有效量。该法优点是可使用较少量的动物直接测得 T 和 S 的等反应剂量，比较简单，但其应用受到药物性质及给药方法的限制，如洋地黄效价测定（鸽法）。量反应的平行线测定法是指药物对生物体所引起的反应（如血压、血糖的变化值）随着药物剂量的增加而产生变化。量反应的平行线测定法要求在一定剂量范围内，S 和 T 的对数剂量 x 和反应或反应的特定函数 y 呈直线关系，当 S 和 T 的活性组分基本相同时，两直线平行。

生物检定法分为体内测定、体外测定。体内测定的受试对象一般是整体动物，给药后观察规定时间内的反应，此时的反应代表了药物对整个动物的反应，例如绒促性素的生物检定法（幼小鼠子宫增重法）。体外测定的受试对象一般指细胞、酶、受体等，例如细胞毒性试验。

生物检定作为常规方法应用较广泛，方法的选择性和可靠性都经过反复系统研究，在《中国药典》2015 年版中都有详细收录，其反应指标基本上与临床一致。与其他方法比较，生物检定方法相对精密度低、专业性强，且费用较高。

3. 酶法 酶是一种具有催化功能的生物大分子，在一定条件下可催化各种生化反应。酶法包括两种，一种是酶活力测定法，以酶为分析对象，目的在于测定样品中某种酶的含量或活性；另一种是酶分析法，以酶为分析工具或分析试剂，测定样品中酶以外的其他物质的含量。

酶法的特点是不依赖于活的生物系统，主要基于药物与某种物质的结合或药物本身的化学反应为原理设计，操作简便、精确、稳定。例如重组链激酶生物活性的测定，系利用链激酶和纤溶酶原形成的复合物能激活游离的纤溶酶原为有生物学活性的纤溶酶，纤溶酶能降解人纤维蛋白为可溶性的纤维蛋白片段，在纤维蛋白平板上出现透明的溶解圈，以此定量测定其生物学活性。

4. 电泳法 电泳是指在电解质中带电粒子或离子在电场作用下以不同速度向其所带电荷相反方向迁移。例如蛋白质具有两性电离性质，当蛋白质溶液的 pH 大于其等电点时，该蛋白质带负电荷，在电场中向正极移动，相反则带正电荷，向负极移动。电泳法包括自由溶液电泳和区带电泳，前者适用于高分子的检测，后者系指在惰性支持介质（如纸、醋酸纤维素、琼脂糖凝胶、聚丙烯酰胺凝胶等）中，带电荷供试品（如蛋白质、多肽、核苷酸等）在电场作用下，按各自速度向极性相反的电极方向移动，使组分分离成狭窄的区带，再用适宜的方法进行检测。

根据区带电泳支持介质的不同，《中国药典》2015 年版四部通则 0541 收载了纸电泳法、醋酸纤维素薄膜电泳法、琼脂糖凝胶电泳法、聚丙烯酰胺凝胶电泳法、SDS-聚丙烯酰胺凝胶电泳法、等电聚焦电泳法等六种，并且详细描述了毛细管电泳法（《中国药典》2015 年版四部通则 0542）。由于该法具有灵敏度高、分辨率好、分析速度快、检测范围广、操作简便并兼备分离、鉴定等优点，已经成为生物药物检测的重要手段之一。

5. 免疫分析法 该法是以特异性抗原-抗体反应为基础的分析方法，具有高特异性、高灵敏度的特点，常用于测定各种抗原、半抗原或抗体。《中国药典》2015 年版收载了四种免疫分析法，分别是免疫印迹法（《中国药典》2015 年版四部通则 3401）、免疫斑点法（《中国药典》2015 年版四部通则 3402）、免疫双扩散法（《中国药典》2015 年版四部通则 3403）和免疫电泳法（《中国药典》2015 年版四部通则 3404）。

目前，免疫分析法最常用的技术是酶联免疫吸附试验（enzyme linked immunosorbant assay，ELISA）。ELISA 是一种固相免疫测定技术，它先将抗体或抗原包被到某种固相载体表面，并保持其免疫活性。测定时，将待测样品和酶标抗原或抗体按不同步骤与固相载体表面吸附的抗体或抗原发生反应，再加入酶标抗体与免疫复合物结合，分离抗原抗体复合物和游离的未结合成分，最后加入酶反应底物，根据底物被酶催化产生的颜色及其吸光度值的大小进行定性或定量分析的方法。

第四节　生物药物检测的意义

由于生物药物生产过程的复杂性、易变性及产品质量的特殊性，对其质量控制也更加严格。生物药物检测的意义主要在于全面控制生物药物的质量，保障人民用药安全、合理、有效。

一、控制生物药物质量，提高安全性

由于生物药物生产过程的复杂性、易变性及产品质量的特殊性，需要不断建立和完善多样的微生物学、生物学、化学、物理学的检测方法，研究和制定每种产品的质量标准。

抗生素类药物是微生物生命过程中合成的，一般为对热敏感或多组分的药品，虽经化学提纯，但其产品纯度达不到100%，其原料药和各种制剂在贮存过程中，产生不同程度的降解反应，失去原有药效，产生不良反应，因此对抗生素类药物，各国都规定了特殊的管理条例及严格的检验制度。对新产品设计较完整的分析研究程序，研究和制定产品的质量标准。基因工程药物制备过程中对用于生产的原材料质量、分离纯化的中间体、成品均要进行严格的检查。

二、评价生物药物制剂的有效性

目前，生物药物的剂型研究已从一般的片剂、针剂向微囊制剂、缓释制剂、控释制剂、靶向制剂等方向发展，需要建立相应的新检测方法，以便研究和制定新制剂的质量标准。为了研究药物的化学结构与生物活性之间的关系，深入揭示药物分子与受体间的作用关系，从而进行药物分子设计、定向生物合成或化学修饰的研究，需要有现代化的分析手段和仪器紧密配合。

综上所述，生物药物检测工作者，不仅要进行药物的静态常规监察，而且要深入到药物筛选、生产工艺过程、贮存过程、生物体内的药物代谢过程等动态分析监控。必须进一步提高检测方法的准确度、灵敏度和选择性，研究快速、灵敏度高的自动化分析方法，广泛应用计算机控制分析操作和数据处理，实现分析仪器的连续化、自动化和智能化。

岗位对接

本章是生物药物检测的基础内容。要求药品检验人员必须掌握生物药物检测的基本程序和主要内容，学会并熟练应用定量分析方法测定药品含量或效价，明确药物检测的意义。

目标检测

一、选择题

（一）单项选择题

1. 常规检品收检数量为一次全项检验用量的（　　　）

A. 1 倍　　　　B. 2 倍　　　　C. 3 倍　　　　D. 4 倍　　　　E. 5 倍

2. 以下不属于生物药物物理常数的是（　　　）

A. 吸收系数　　B. 比旋度　　　C. 相对密度　　D. 折光率　　　E. 性状

3. 无菌检查属于（　　　）

A. 限量检查　　　　　　B. 特性检查　　　　　C. 一般鉴别试验

D. 物理常数测定　　　　E. 生物学检查

4. 以下属于《中国药典》2015 年版新增检查项目的是（　　　）

A. 微生物限度检查　　　B. 组胺类物质　　　　C. 缩宫素生物测定法

D. 含量均匀度　　　　　E. 溶液澄清度与颜色

5. 生物药物常用的定量分析方法不包括（　　　）

A. 理化测定法　　　　　B. 生物检定法　　　　C. 酶法

D. 限量检查法　　　　　E. 免疫分析法

6. 容量分析法测定原料药含量计算公式中的 T 是指（　　　）

A. 供试品消耗的滴定液体积　　　　　　B. 取样量

C. 浓度校正因数　　　　　　　　　　　D. 滴定度

E. 空白试验消耗的滴定液体积

7. HPLC 内标法测定原料药含量计算公式中的 f 是指（　　　）

A. 吸收系数　　　　　　　　　　　　　B. 取样量

C. 内标与对照品峰面积之比　　　　　　D. 校正因子

E. 内标与供试品峰面积之比

（二）多项选择题

1. 以下属于一般鉴别项目的是（　　　）

A. 钠盐　　　　　　　　　　　　　　　B. 亚硫酸盐或亚硫酸氢盐

C. 有机氟化物　　　　　　　　　　　　D. 磷酸盐

E. 溶解度

2. 生物药物的限量检查项目包括（　　　）

A. 硫化物　　　　　　B. 硒　　　　　　C. 合成多肽中的醋酸

D. 易碳化物　　　　　E. 甲醇量

3. 生物制品中的化学残留物包括（　　　）

A. 支原体　　　　　　B. 聚乙二醇　　　C. 聚山梨酯 80

D. 人血白蛋白　　　　E. 升压物质

4. 生物制品的生物活性/生物效价测定法包括（　　　）

A. 动物保护力试验　　　　　　　　　　B. 活菌数和活病毒滴度测定

C. 类毒素和抗毒素的效价单位测定　　　D. 血清学试验

E. 蛋白质含量测定

二、简答题

1. 生化药物及抗生素类在进行质量控制时，需要进行哪些项目的检测？

2. 生物制品的检测和其他生物药物的检测有何不同？

3. 简述生物药物检测的基本程序。

（王丽娟）

第三章

生物药物的质量标准和质量控制

学习目标

知识要求　**1. 掌握**　《中国药典》2015 年版的内容和生物药物质量控制内容。

　　　　　2. 熟悉　我国对药品质量控制的法令性文件和常用国外药典。

　　　　　3. 了解　《中国药典》历史沿革。

技能要求　1. 学会查阅《中国药典》2015 年版。

　　　　　2. 会运用质量标准解决生物药物质量控制中的关键问题。

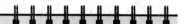

案例导入

案例：2007 年 1 月，北京某医院检验科发现临床送检的标本中丙肝抗体阳性率连续两周出现异常增高。经查标本所属患者均使用了广东某药业有限公司生产的注射用人免疫球蛋白。2007 年 1 月 16 日，国家食品药品监督管理局发出通知，称该公司因涉嫌严重违反 GMP 有关规定被查处，并收回该企业的《药品 GMP 证书》。事件发生后，卫生部和国家食品药品监督管理局成立联合工作组进行现场调查，并责成广东省食品药品监督管理局对该公司立案调查。结果发现该公司在生产注射用人免疫球蛋白过程中，部分产品不能提供有效完整的生产记录和检验记录，并套用正常生产批号上市销售。

讨论：1. 分析该事件发生的根本原因。

　　　2. 如果你作为该公司质检人员，会负有责任吗？

第一节　药典与生物药物的质量标准

　　生物药物是一类特殊药品，除用于临床治疗和临床诊断之外，还用于健康人群尤其是儿童的预防接种，生物药物的质量控制关系到国民的生命安全。疫苗类生物制品可以增强免疫力，部分基因工程类生物制品可参与人体功能的调节，极微量即可产生显著生物效应，性质或者数量上的极小偏差，都可能给患者带来危害。因此，生物药物的质量控制尤为重要。

　　为了保障用药安全、合理和有效，《中华人民共和国药品管理法》规定药品必须符合国家药品质量标准。国家药品质量标准是药品现代化生产和质量管理的重要组成部分，是药品生产、经营、使用和行政、技术监督管理各部门应共同遵循的法定技术依据，也是药品生产和临床用药水平的重要标志，对保证药品质量，保障用药安全、有效起着极其重要的作用。

我国的国家药品标准是《中华人民共和国药典》（以下简称《中国药典》）和药品标准。药品标准是《中华人民共和国药典》的补充。本节重点介绍《中国药典》及常用的国外药典。

一、《中国药典》

我国药典的全称是《中华人民共和国药典》，简称《中国药典》，英文简称为 Chinese Pharmacopoeia（缩写为 ChP）。最新版药典为《中国药典》2015 年版。《中国药典》是我国用于药品生产和管理的法定药品质量标准。它是我国用于药品生产和管理的法典，由国家药典委员会编纂，2015 年版是由国家食品药品监督管理总局批准颁布。《中国药典》收载的品种为疗效确切、应用广泛、能批量生产、质量水平较高、并有合理的质量控制手段的药品。

新中国成立以来，已颁布了 10 版《中国药典》，分别是 1953、1963、1977、1985、1990、1995、2000、2005、2010 和 2015 年版。1950 年我国卫生部组建了中国药典编纂委员会，于 1953 年出版了我国第一部《中国药典》，即 1953 年版；自 1963 年版至 2000 年版均分为一部、二部，各部有凡例和有关附录；从 1985 年版起每 5 年修订出版一次；从 2005 年版起分一部、二部和三部，该版首次将《中国生物制品规程》并入；2015 年版分为四部，一部收载药材及饮片、植物油脂和提取物、成方制剂和单味制剂等；二部收载化学药品、抗生素、生化药品、放射性药品等；三部收载生物制品，包括疫苗、血液制品、抗毒素和抗血清、重组 DNA 制品、体内诊断制品等；四部（2015 年新增）主要收载前几版药典附录中的通则、检验方法、指导原则和药用辅料等，并把其进行整合，独立成卷。《中国药典》2015 年版收载品种数总计 5608 种，其中一部 2598 种，二部 2603 种，三部 137 种，四部辅料 270 种。

为了加强国际交流与合作，我国第一部英文版《中国药典》（1985 年版）于 1988 年 10 月正式出版，1993 年 7 月出版《中国药典》1990 年版英文版，1997 年出版《中国药典》1995 年版英文版，2002 年翻译、出版了第一部英文版《中国生物制品规程》（2000 年版）。2000 年版以后《中国药典》中文版与英文版基本同步。

《中国药典》2015 年版与 2010 年版比较，重要变化体现在将 2010 年版《中国药典》一部、二部、三部分别收载的附录（制剂通则、指导原则、分析方法、药用辅料等）内容进行整合、修订和完善并独立成卷，作为《中国药典》四部。

（一）凡例

凡例是解释和使用《中国药典》正确进行质量检定的基本原则，并把与正文品种、附录及质量检定有关的共性问题加以规定。凡例中的有关规定同样具有法定的约束力。

凡例按内容分为名称与编排，项目与要求，检验方法和限度，标准品与对照品，计量，精确度，试药、试液、指示剂，动物试验，说明书，包装，标签等条款，以便于查阅和使用。

1. 名称与编排　正文品种收载的中文药品按照《中国药品通用名称》收载的名称及其命名原则命名，《中国药典》收载的中文药品名称均为法定名称；收载的原料药英文名除另有规定外，均采用国际非专利药名（INN）。有机药物化学名称应根据中国化学会编撰的《有机化学命名原则》命名，母体的选定要求与国际纯粹与应用化学联合会（IUPAC）的命名系统一致。

2. 计量　使用的滴定液和试液的浓度，以 mol/L（摩尔/升）表示，其浓度要求精密标定的滴定液用"XXX 滴定液（YYY mol/L）"表示；作其他用途不需精密标定其浓度时，用"YYY mol/L XXX 溶液"表示，以示区别。

溶液后标示的"（1→10）"等符号，是指固体溶质 1.0g 或液体溶质 1.0ml 加溶剂使成 10ml 的溶液；未指明用何种溶剂时，均指水溶液；两种或两种以上液体的混合物，名称间用半字线"-"隔开，其后括号内所示的"："符号，系指各液体混合时的体积（重量）比例。

3. 标准品与对照品　是指用于鉴别、检查、含量测定的标准物质。标准品是指用于生物检定或效价测定的标准物质，按效价单位（或μg）计，以国际标准品进行标定；对照品系指采用理化方法进行鉴别、检查或含量测定时所用的标准物质，其特性量值一般按纯度（%）计。

标准品与对照品的建立或变更批号，应与国际标准品或原标准品、对照品进行对比，并经过协作标定。然后按照国家药品标准物质相应的工作程序进行技术审定，确认其质量能够满足既定用途后方可使用。

标准品与对照品均应附有使用说明书，一般应标明批号、特性量值、用途、使用方法、贮藏条件和装量等。

4. 试药　试验用的试药，除另有规定外，均应根据通则试药项下的规定，选用不同等级并符合国家标准或国务院有关行政主管部门规定的试剂标准。试液、缓冲液、指示剂与指示液、滴定液等，均应符合通则的规定或按照通则的规定制备。

5. 精确度　《中国药典》规定取样量的准确度和试验精密度。试验中供试品与试药等"称重"或"量取"的量，均以阿拉伯数字表示，其精确度可根据数值的有效数位来确定，如称取"0.1g"，是指称取重量可为 0.06～0.14g；称取"2g"，是指称取重量可为 1.5～2.5g；称取"2.0g"，是指称取重量可为 1.95～2.05g；称取"2.00g"，是指称取重量可为 1.995～2.005g。

"精密称定"是指称取重量应准确至所取重量的千分之一；"称定"是指称取重量应准确至所取重量的百分之一；"精密量取"是指量取体积的准确度应符合国家标准中对该体积移液管的精密度要求；"量取"是指可用量筒或按照量取体积的有效数位选用量具。取用量为"约"若干时，是指取用量不得超过规定量的±10%。

（二）正文

《中国药典》各品种项下收载的内容为标准正文。正文系根据药物自身的理化与生物学特性，按照批准的处方来源、生产工艺、贮藏运输条件等所制定的、用以检测药品质量是否达到用药要求并衡量其质量是否稳定均一的技术规定。

正文部分为所收载药品或制剂的质量标准。药物制剂的质量标准编排在相应药物质量标准之后。

（三）通则

通则是《中国药典》2015 年版的一个重要变化，也是《中国药典》的重要组成部分。该部分对药品标准的检测方法和限度进行了总体规定。通则主要包括制剂通则、通用检测方法和指导原则。

制剂通则针对剂型特点规定的统一技术要求进行分类，如：片剂、注射剂、胶囊剂、颗粒剂、栓剂等 38 类。《中国药典》2015 年版四部制剂通则实现了全部统一，规范了常用剂型的分类和定义，加强了共性要求及必要的检测项目的修订。

通用检测方法是指各正文品种进行相同项目的检测时所采用的统一的设备、方法及限度等，如：光谱法、色谱法、物理常数测定法、生物检查法、生物活性测定法、生物制品相关检查方法、含量测定法、微生物检查法、生物测定法、生物活性/效价测定法等共 15

大类 240 个。在四部检测方法通则中，共整合共性检测方法通则 63 个，新增 27 个检测方法通则，药品安全性和有效性的控制通过这些不断完善的检测方法得到加强。

指导原则系为执行药典、考察药品质量、起草与复核药品标准所制定的指导性规定，包括《原料药与制剂稳定性试验指导原则》《药物制剂人体生物利用度和生物等效性试验指导原则》《药品质量标准分析方法验证指导原则》《注射剂安全性检查法应用指导原则》和《药用辅料功能性指标研究指导原则》等 30 个。四部新增指导原则 15 个，包括《生物样品定量分析方法验证指导原则》《基于基因芯片药物评价技术与方法指导原则》等。此外，通则中首次纳入《国家药品标准物质制备指导原则》《药包材通用要求指导原则》及《药用玻璃材料和容器指导原则》等指导原则，建立了涵盖原料药、制剂、药用辅料、标准物质和药包材的药品标准体系。完备的药品标准体系的建立有助于强化生产企业的质量控制观念。

二、常用的国外药典

目前，世界上有数十个国家编订了国家药典。常用的国外药典主要有《美国药典》《英国药典》《日本药局方》和《欧洲药典》。

（一）《美国药典》

《美国药典》（The United States Pharmacopoeia-National Formulary，USP-NF），最新版本是 USP39-NF34 版。

（二）《英国药典》

《英国药典》（British Pharmacopoeia，BP）。最新版本为《英国药典》2016 版，澳大利亚和加拿大也将 BP 作为其国家药典使用。

（三）《日本药局方》

日本药典名称为《日本药局方》（Japanese Pharmacopeia，JP），最新版本为《日本药局方第十七改正版》。

（四）《欧洲药典》

《欧洲药典》（European Pharmacopoeia，EP）。由欧洲药典委员会编制，最新版本为第八版。

第二节　生物药物的质量控制

药品的质量监控涉及药物的研制、生产、供应及检验等诸多环节，要确保药品质量符合药品质量标准的要求，对药物存在的各个环节加强管理是必不可少的，许多国家都根据本国的实际情况制定了一些科学管理规范、条例。

一、我国对药品质量控制的全过程起指导作用的法令性文件

1.《药物非临床研究质量管理规范》（Good Laboratory Practice，GLP） 非临床研究系指为评价药物安全性，在实验室条件下，进行的多种毒性试验，比如单次给药的毒性试验、反复给药的毒性试验、生殖及遗传毒性试验、致癌试验等与评价药物安全性有关的其他试验。

GLP 保障用药安全，提高药品非临床研究的质量，确保实验资料的真实性、完整性和可靠性。主要适用于为申请药品注册而进行的非临床药品安全性评价。

2.《药物临床试验质量管理规范》（Good Clinical Practice，GCP） 临床试验是指任

何在人体（可以是患者或健康志愿者）进行的药物系统性研究，以证实或揭示试验药物的作用、不良反应和试验药物的吸收、分布、代谢、排泄，以确定试验药物的疗效与安全性。

GCP 是临床试验全过程的标准规定，包括方案设计、组织、实施、监查、稽查、记录、分析总结和报告，目的是保证药品临床试验过程规范，结果科学可靠，保护受试者的权益并保障其安全。

3.《药品生产质量管理规范》（Good Manufacture Practice，GMP） 作为质量管理体系的一部分，是药品生产管理及质量控制的基本要求，确保稳定地生产出预定用途、符合注册批准和质量标准的药品，并最大限度地减少药品生产过程中污染、交叉污染和混淆差错的风险。

GMP 中明确规定药品生产企业的质量管理部门应负责药品生产全过程的质量管理和检验的职能，是药品生产和质量管理的基本准则，适用于药品制剂生产的全过程、原料药生产中影响成品质量的关键工序。

4.《药品经营质量管理规范》（Good Supply Practice，GSP） GSP 主要内容包括医药商品进、存、销三个环节确保质量所必备的硬件设施、人员资格及职责、质量管理程序和制度等，要求药品供应部门保证药品在运输、贮藏和销售过程中的质量，保护用户、消费者的合法权益和用药安全。

上述四个管理规范的实施有利于全面控制药品质量，推动我国医药产业与发达国家接轨。

二、生物药物的质量控制

（一）生化药物及抗生素

生化药物和抗生素的质量控制主要包括生产过程的质量控制及最终产品的质量控制。最终产品有原料药和制剂，二者的检测及控制项目如下。

1. 原料药 检测项目包括性状、鉴别、检查和含量（效价）测定。

（1）性状 性状是对原料药物外观物理常数的一种描述，包括外观、嗅、味、物理常数（溶解度、熔点、比旋度、吸收系数）等。性状不仅能反映药品的纯度与质量，也具有一定的鉴别意义。

（2）鉴别 大部分生化药物都是大分子物质，具有复杂的结构，需要用多种方法进行鉴别。如蛋白质类药物一般采用 SDS-聚丙烯酰胺凝胶电泳法、高效液相色谱法共同鉴别其结构的准确性。对于重组蛋白质，一般还需要进行肽图分析，证明其与天然蛋白质完全一致。有些生化药物（如肝素），虽然组分相同，但由于分子量不同会产生不同的生理活性，此类药物一般需要进行分子量测定。

（3）检查 生化药物的生产工艺复杂，易引入特殊杂质，故生物药物除需要做限量检查之外，需要进行严格的安全检查，如热原检查、过敏物质检查、异常毒性检查等。重组蛋白质药物、酶类药物还要检查高分子蛋白质、相关蛋白质含量。

（4）含量（效价）测定 用理化方法测定药物含量称为含量测定，一般用百分含量表示。用生物学方法或酶法测定药物有效成分称为效价测定。有些生化药物是通过理化分析法进行含量测定，表明其有效成分的含量，如右旋糖酐、维生素类、部分抗生素等。多数生化药物如蛋白质、多肽、酶、激素等，单用理化方法不能完全反映其特性，需用生物学方法进行效价测定或酶活力测定，以表示其有效成分生物活性的高低。

2. 药物制剂 药物制剂是供患者直接使用的药物，其质量的好坏对患者的健康更重要。制剂的检查包括性状、鉴别、检查、含量（效价）测定，但与原料药的检测有一定区别。

（1）性状　制剂一般不再检测药物成分的物理性状，主要是观察制剂的外观。如片剂要求外观完整光洁、色泽均匀，具有适度的硬度；溶液型注射剂要求外观澄清透明。

（2）鉴别　一般与原料药项下相似。

（3）检查　一般制剂不再重复原料药项下的检查项目，仅对于特别关键的控制指标进行再次检查，如重组蛋白质中的相关蛋白质和高分子蛋白质。此外，还要检查在制剂过程中带来的、储存过程中产生的杂质以及该剂型项下相应进行的常规检查项目。

（4）含量（效价）测定　由于制剂中有赋形剂、稀释剂和附加剂等，这些成分的存在，常影响主药的测定，所以，制剂的含量测定方法必须具有专属性，不受其他成分的影响。制剂中药物的含量一般用标示量来表示。

（二）生物制品

生物制品的质量控制一般要求四个方面：起始材料、生产过程、半成品和成品。

1. 起始材料的质量控制

（1）生产用原料及辅料　生物制品生产用原料及辅料购入后，在生产之前，企业的质检部门必须按《中国药典》的要求进行质量检验，未纳入国家标准的化学试剂应不低于化学纯。

（2）生产用水　生物制品生产用水，因其使用的范围不同可分为饮用水、纯化水、注射用水及灭菌注射用水。

原水通常为饮用水，为天然水经净化处理所得的水，可用于生物制品生产用具初次漂洗，其质量应符合国家标准《生活饮用水卫生标准》。

纯化水为饮用水经蒸馏法、离子交换法、反渗透法或其他适宜方法制备的生产用水，不含任何附加剂，其质量应符合《中国药典》要求，可作为配制普通试剂用的溶剂或试验用水，细菌性疫苗、病毒性疫苗等所用的中间品的提取溶剂，口服制剂配制用溶剂或稀释剂，非灭菌制剂或灭菌制剂用器具的精洗用水，但不得用于注射剂的配制。

注射用水为纯化水经蒸馏所得的水，应符合细菌内毒素试验要求。注射用水必须在防止内毒素产生的条件下生产、贮藏。其质量应符合《中国药典》要求。可作为配制注射剂的溶剂或稀释剂及用于注射用容器（安瓿等）的精洗。

灭菌注射用水主要用作注射剂的稀释剂，质量应符合《中国药典》灭菌注射用水的规定。

（3）生产用器具　直接用于生产的金属器具和玻璃器具，必须严格进行清洗及除热原处理，清洗处理后的器具必须进行灭菌消毒。

生物制品生产操作过程中，凡接触活细菌或病毒污染过的器具和物品，必须进行灭菌处理后，才能清洗。清洗过的器具、物品及未清洗过的器具、物品必须严格分开存放，消毒灭菌后的器具、物品必须与未消毒灭菌的器具、物品严格分开存放，并有明显状态标记。

（4）生产及检定用动物　生产及检定用的小鼠、豚鼠应符合清洁级实验动物标准，即排除人畜共患病及动物主要传染病病原体的动物。

（5）生产用菌毒种种子批系统　生物制品生产用菌种（包括DNA重组工程菌）、毒种应建立菌、毒种种子批系统。原始种子批应验明菌、毒种记录，历史，来源和生物学特性。生产用菌、毒种原始种子批，只有该菌种或病毒种原始研发单位才能具有。通过技术转让或其他方式而获得生产用菌、毒种，只能建立主代种子批或工作种子批。

从原始种子批传代和扩增后保存的为主代种子批，从主代种子批传代和扩增后保存的为工作种子批。工作种子批的生物学特性应与原始种子批、主代种子批保持一致。工作种子批用于相应疫苗及重组 DNA 产品的生产制造。

（6）生产用细胞种子批系统 生物制品生产用细胞（包括二倍体细胞、传代细胞、工程细胞和原始细胞等）应建立细胞种子库系统。

原始细胞库是由一个原始细胞群体发展成为细胞系或经过克隆培养而形成的均一的细胞群体，通过检定证明适用于疫苗及重组 DNA 产品的生产及检定。

从原始细胞库通过相应方法进行细胞传代、增殖一定数量细胞，将所有细胞均匀混合成一批，定量分装，保存于液氮或-100℃以下备用，为主细胞库。

从主细胞库传代、增殖，达到一定代次水平的细胞，全部合成一批均质细胞全体，定量分装安瓿，保存于液氮或-100℃以下备用，为工作细胞库，工作细胞库可用于相应疫苗或重组 DNA 产品的生产制造。

（7）原料血浆 生产人血白蛋白、凝血因子等血液制品的原料血浆应符合《中国药典》中《血液制品生产用人血浆病毒核酸检测技术要求》规定的要求，只有血浆经丙氨酸氨基转移酶、乙型肝炎表面抗原、梅毒、HIV-1/HIV-2、丙肝病毒抗体等项目用国家食品药品监督管理总局批准的试剂盒检测为阴性后，才能投入血液制品的制造。

2. 生产过程控制

（1）生产用菌毒种和细胞库 生产用菌毒种和细胞应建立种子批系统，在原始菌毒种和细胞库的基础上，建立主代菌毒种和细胞库以及工作菌种和细胞库，工作菌毒种和细胞库用于生产。各代菌毒种库、细胞库均应进行全面的检定，并归档保存。采用新的种子批时，应重新做全面检定。根据菌毒种和细胞的稳定性资料，确定在生产过程中允许的最高细胞倍增数或传代代次。

（2）生产过程 生产过程应严格按照 GMP 的要求组织生产，确保生产过程无交叉污染，并保证生产的一致性。对于生产过程中的每一次培养物或单一收获物应进行细菌、霉菌和支原体检查。生产周期结束时，要求细菌培养物、病毒悬液或细胞培养物，都必须是生产用菌毒种或细胞培养的单一菌培养物、病毒悬液或细胞培养物，不仅不能污染杂菌、霉菌和支原体等，而且必须通过鉴别试验确证是生产用菌毒种或细胞。

（3）原液 应按照《中国药典》的相关要求进行全面检定。疫苗类制品的原液应进行鉴别试验、无菌试验、细菌浓度测定、病毒滴度、效价测定、免疫力试验；血液制品的原液应进行残余乙醇含量、蛋白质含量、纯度、pH、热原试验；重组 DNA 制品的原液应进行生物学活性测定，蛋白质含量、比活度、纯度、分子量、等电点测定，外源性 DNA、宿主菌蛋白质、抗生素残留量测定，紫外光谱、肽图、N-末端氨基酸序列测定。

3. 半成品质量控制

（1）制备 半成品制备是由适当含量的原液与适宜的保护剂混合，应符合临床安全有效的制品规范标准。可加入防腐剂，其含量应采用国家食品药品监督管理总局批准的方法进行检测，并且应对人不引起意外的不良反应。

（2）无菌试验 每批半成品应按《中国药典》无菌检查法进行检查。

4. 成品质量控制 对最终产品的质量控制主要包括制品的稳定性、有效性、安全性等内容。

（1）理化检定 包括鉴别试验、外观、pH、水分、装量等。

（2）效价测定 一般通过动物实验或细胞学实验来达到，但测定的结果变化较大，需要采用标准品对实验结果进行校正。

（3）安全性检查 主要指无菌试验、热原试验、异常毒性试验、支原体测定、毒性检查等。

（4）稳定性　已分装的成品贮藏在建议的温度下进行稳定性试验，应符合国家食品药品监督管理总局的规定。

岗位对接

　　要求从业人员掌握《中国药典》中生物药物质量控制的主要内容，严格按照《中国药品检验标准操作规程》和《药品生产质量管理规范》的要求从事分析检验和各项操作，以确保药品质量。

目标检测

一、选择题

（一）单项选择题

1. 截至目前，我国共出版了（　　）版药典
   　A. 9　　　　　　　B. 10　　　　　　　C. 11　　　　　　　D. 12　　　　　　　E. 13

2. "精密称定"系指称取重量应准确至所取重量的（　　）
   　A. 百分之一　　　　　　B. 千分之一　　　　　　C. 万分之一
   　D. 十万分之一　　　　　E. 没有明确规定

3. 下列各类品种中收载在《中国药典》2015 年版三部的是（　　）
   　A. 生物制品　　B. 生化药物　　C. 中药制剂　　D. 抗生素　　E. 中药饮片

（二）多项选择题

1.《中国药典》2015 年版的主要内容由（　　）组成
   　A. 凡例　　B. 正文　　C. 通则　　D. 附录　　E. 目录

2. 生物制品质量监控的内容包括（　　）
   　A. 起始材料　　B. 生产过程　　C. 半成品　　D. 成品　　E. 生产环境

二、简答题

1.《中国药典》2015 年版凡例包括哪些内容？
2. 生物制品的质量控制内容包括哪些项目？

（李　珂）

第二篇 生物药物的检查

第四章

生物药物的杂质

学习目标

知识要求　1. **掌握**　生物药物杂质的基本概念和杂质检查限量计算。

　　　　　2. **熟悉**　生物药物中杂质检查的要求；杂质限量的意义。

　　　　　3. **了解**　生物药物中杂质的来源和分类。

技能要求　1. 熟练应用杂质检查的原理与方法进行生物药物供试品中杂质的检查。

　　　　　2. 学会杂质检查结果的判断，能进行杂质限度的计算。

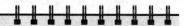

案例导入

案例：2007 年 7 月，国家药品不良反应监测中心陆续接到报告，广西、上海部分医院的白血病患者在使用了上海某制药厂生产的"注射用甲氨蝶呤"后出现下肢疼痛、乏力、行走困难等不良反应。经查，制药人员将硫酸长春新碱尾液混于"甲氨蝶呤"，导致多个批次的药品被污染，造成重大药品生产质量责任事故，相关人员隐瞒了违规生产的事实。最终，国家食品药品监督管理局依法吊销该制药厂药品生产许可证，并注销相关品种的药品批准文号。此次事件涉及北京、安徽、河北、河南、广西、上海等地的患者。

讨论：1. 什么是药物的杂质概念？

　　　　2. 药物中存在的杂质主要来源？

第一节　生物药物杂质的概念和来源

一、概念

　　生物药物杂质是指生物药物中存在的无治疗作用或影响生物药物的稳定性和疗效，甚至对人体健康有害的物质。药物纯度是指药物的纯净程度，是药物质量优劣的综合指标。药物纯度受药物中的杂质影响，因此，药物的纯度检查也称为药物的杂质检查。

　　需要注意的是药物纯度与化学试剂纯度是有区别的。从用药安全、有效和药物的稳定性等方面考虑药物纯度；从杂质可能引起的化学变化对使用所产生的影响、使用范围和使用目的规定化学试剂纯度，不考虑杂质对生物体的生理作用及不良反应。根据药物纯度把药品分为合格品与不合格品，根据化学试剂纯度把化学试剂分为基准试剂、优级纯、分析纯及化学纯，因此，药用规格不可被化学试剂的质量标准代替，更不可将化学试剂作为药品应用于临床治疗。

二、来源

生物药物中存在的杂质主要有两个来源，一个是生物药物的生产过程中引入；另一个是生物药物在贮存过程中受外界条件影响，引起理化性质的变化而产生。

生物药物在生产过程中引入的杂质，主要是由于原料不符合要求（如化学原料精制不完全、植物原料中相似物分离不彻底、由动物脏器提取时一些组织细胞破碎物分离不完全）、部分反应原料及中间产物和副反应产物未能除尽、生产中的溶剂与试剂残留及容器所引入。

生物药物（特别是性质不稳定的药物）在贮存过程中，尤其是贮藏保管不善或贮藏时间过长时，在外界条件如温度、湿度、日光、空气等影响下，或加上微生物的作用，使药物发生水解、氧化、分解、异构化、晶型转变、聚合、潮解和发霉等变化，导致药物不仅在外观、性状方面出现改变，更降低药物的稳定性与质量，严重的会失去疗效甚至对人体有毒害作用。这些变质反应中水解反应最易发生，如青霉素遇碱水解为青霉噻唑酸，受热进一步分解为青霉胺和青霉醛而使青霉素失活。生物药物分子结构中具有酚羟基、巯基、亚硝基、醛、长链共轭等结构时在空气中易氧化，使药物降低疗效、失效甚至产生毒性，如维生素 C 在空气中受光、温度、氧气等影响易被氧化，甚至内酯环开环而失效，进一步脱羧转变为糠醛并氧化、聚合呈色，并对人体表现出毒害作用。微生物几乎可降解所有有机物，生物药物如果在贮藏中被微生物污染，可在温和的条件下被降解而使其中某些成分被破坏，有的产生较大毒性，如巨大芽孢杆菌、大肠埃希菌等污染青霉素后生成的青霉素酰化酶使青霉素变成 6-氨基青霉烷酸（6-APA）和侧链，青霉素失效。生物药物污染黄曲霉、杂色曲霉等霉菌后，产生可致癌的毒素。药物出现同分异构、同质异晶现象时，也会影响其生物活性、生物利用度，甚至产生不良反应，如四环素在弱酸性条件下发生差向异构化生成毒性高、活性低的差向四环素，抗菌活性仅为四环素的 4.7%。盐酸金霉素有 α、β 两种晶型，β 晶型较 α 晶型更易被肠道吸收，生物利用度也更高，但在水中，β 晶型转变为 α 晶型。在水分、温度、湿度等条件适宜时，微生物还可使一些生物药物特别是从脏器中提取出来的药物发霉变质而失效。为保证生物药物的相对稳定性，必须加入一定量的稳定剂，但稳定剂超过限量时，可能影响药物质量或干扰检查测定结果，应严格控制。

对于生物药物纯度的规定和要求并非一成不变，随着分离纯化与检测技术的发展、人们对杂质的认识越来越深、防病治病经验的积累以及生产原料质量的提升、生产工艺的不断改进而有所提高。

三、分类

生物药物中的杂质分为一般杂质和特殊杂质。一般杂质是指在自然界中分布较广泛，在多种生物药物的生产和贮藏过程中容易引入的杂质，《中国药典》2015 年版规定了氯化物检查法、硫酸盐检查法、硫化物检查法、硒检查法、氟检查法、氰化物检查法、铁盐检查法、铵盐检查法、重金属检查法、砷盐检查法、干燥失重测定法、水分测定法、炽灼残渣检查法、易炭化物检查法、残留溶剂测定法、甲醛量检查法、合成多肽中的醋酸测定法、2-乙基己酸测定法等杂质检查的项目。一般杂质检查更多采用限量检查法，也称限量检查。

特殊杂质是指在药物的生产和贮藏过程中引入的杂质，这类杂质随药物不同而异，如胰蛋白酶中的糜蛋白酶。

第二节　生物药物中杂质检查的要求及限量计算

一、杂质限量的概念

生物药物中存在的杂质不仅可影响药物质量，还可以反映出生产、贮藏等过程中存在的问题。对药物中的杂质进行检查是为了提高用药的安全性与有效性，考察生产工艺与药品企业的管理。单从杂质的不利影响考虑，杂质应越少越好，但是从药物成本来看，除去药物中的所有杂质会引起生产操作上的困难、成本的提高，有些杂质在现有技术条件下还无法彻底去除，因此，只要不对人体产生有害影响、不影响疗效的发挥，同时又便于生产、贮藏，可以允许有一定量的杂质存在，即杂质限量。所谓杂质限量，即指生物药物中杂质的最大允许量，通常用百分之几或百万分之几来表示。杂质限量检查就是检查杂质是否超过最大允许量，一般不要求准确测定，只要求杂质的量在一定范围（限度）内。杂质限量的规定既要保证药物质量，又要兼顾可行性。

二、杂质限量的检查方法

药物的杂质检查方法可分为对照法、灵敏度法和比较法三种。

（一）对照法

对照法是取一定量待检杂质对照品溶液与一定量供试品溶液在相同条件下处理后比较结果，以确定杂质的含量是否超过杂质对照液的量，即杂质限量。

杂质限量（L）的计算公式如下：

$$杂质限量=\frac{杂质最大允许量}{供试品量}\times100\% \tag{4-1}$$

各国药典杂质检查所采用的方法是：取一定量的与被检杂质相同的纯品或对照品（标准品）作对照，与一定量生物药物的供试液在相同条件下处理，比较反应后的结果（比色或比浊），从而确定所含杂质的量是否超过规定。

如果供试品所含杂质的量由容量法测定，杂质限量（L）的计算公式为：

$$杂质限量=\frac{标准溶液体积\times标准溶液浓度}{供试品量}\times100\% \tag{4-2}$$

$$或\quad L=\frac{V\times C}{S}\times100\% \tag{4-3}$$

（二）灵敏度法

灵敏度法是在检测条件下，以待检杂质反应的灵敏度作为该杂质的最大允许量。例如：氨基糖苷类抗生素中糖类检查采用 Molish 反应，即五碳糖或六碳糖在硫酸存在的条件下脱水成羟甲基糠醛，与蒽酮显蓝色，与 α-萘酚呈红紫色。

（三）比较法

比较法系指取一定量供试品，依法检查，测得待检杂质的吸光度或旋光度等指标不得超过规定的值。例如：α-氨基酸与水合茚三酮在水溶液中加热，除脯氨酸和羟脯氨酸产生黄色物质，其他氨基酸都产生蓝紫色物质。此反应十分灵敏，根据反应所产生的蓝紫色的深浅，在 570nm 波长下进行比色就可测定样品中氨基酸的含量。

岗位对接

　　本章是生物药物检测专业知识。要求从业人员掌握《中国药典》中生物药物杂质的质量标准、生物药物杂质检查的两种方法、生物药物杂质的结果判断及杂质限度的计算；学会生物药物杂质检查的操作技术，并能熟练进行药品的杂质检查。

目标检测

一、选择题

（一）单项选择题

1. 药物纯度符合要求是指（　　　）
   A. 含量符合药典规定　　　　　　　　B. 药物中的杂质不超过限量规定
   C. 不存在杂质　　　　　　　　　　　D. 对患者无不良作用
   E. 以上全不对
2. 生物药物中特殊杂质是指（　　　）
   A. 在药物的生产和贮藏过程中引入的杂质　　　B. 氯化物
   C. 硫酸盐　　　　　　　　　　　　　D. 重金属
   E. 易炭化物

（二）多项选择题

1. 化学试剂分为（　　　）
   A. 基准试剂　　　B. 优级纯　　　C. 分析纯　　　D. 化学纯　　　E. 色谱纯
2. 属于杂质限量检查的是（　　　）
   A. 砷盐　　　　　B. 酸碱度　　　C. 溶液颜色　　　D. 炽灼残渣　　　E. 干燥失重

二、填空题

1. 生物药物中存在的杂质主要有两个来源，分别是_____和_____。
2. 生物药物中的杂质分为_____和_____两类。
3. 生物药物的杂质是指_____。
4. 药物的杂质检查常称为_____。

三、判断题

1. 可用化学试剂的质量标准代替药用规格的质量标准。（　　　）
2. 不可将化学试剂作为药品应用于临床治疗。（　　　）

（侯春玲）

第五章

限量检查

学习目标

知识要求　**1. 掌握**　氯化物、硫酸盐、铁盐、重金属、砷盐等一般杂质检查法和干燥失重测定法的原理和方法。

　　　　　2. 熟悉　水分、炽灼残渣、残留溶剂、溶液颜色、pH、氟、合成多肽中的醋酸和2-乙基己酸等限量检查的原理和方法。

　　　　　3. 了解　一般杂质对生物药物质量的影响。

技能要求　1. 熟练掌握杂质限量检查的操作方法。

　　　　　2. 学会杂质限量结果判断。

案例导入

案例: 2016年3月14日, 国家食品药品监督管理总局公布, 29家药品生产企业生产的36批次药品经检验为不合格产品, 不合格项目包括溶出度、有关物质、细菌数、溶液的澄清度与颜色、可见异物、崩解时限、水分、装量差异、重量差异和含量测定等。对不合格药品, 山西、内蒙古等16省(区)食品药品监督管理部门已采取要求企业暂停生产、销售, 立即召回产品等措施。

讨论: 1. 案例中, 哪些不合格项目属于杂质限量检查项目?
　　　 2. 杂质限量检查的方法是什么?

　　在生物药物生产过程中, 常用到酸、碱、反应试剂等, 容易引入一般杂质, 这些杂质可反映生产工艺情况, 并直接影响药物的稳定性或对人体有害。《中国药典》2015年版对一般杂质检查多为限量检查, 即在遵循平行操作的原则下, 比较供试品与对照品的反应结果, 以判断供试品中杂质是否超过限量。

第一节　氯化物检查法

　　在药物的生产过程中, 常用到盐酸或制成盐酸盐形式, 少量的氯化物对人体无害, 但能反映出药物的纯净程度以及生产工艺是否正常, 因此作为信号杂质检查。

一、检查原理

　　药物中的微量氯化物在硝酸酸性条件下与硝酸银试液作用, 生成氯化银胶体微粒而显白色浑浊, 再与一定量标准氯化钠溶液在相同条件下生成的氯化银浑浊程度进行比较, 判断供试品中的氯化物是否符合限量规定。

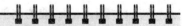

$$Cl^- + Ag^+ \longrightarrow AgCl \downarrow \ (白)$$

二、操作方法

除另有规定外，取各药品项下规定量的供试品，加水使溶解成 25ml（溶液如显碱性，可滴加硝酸使成中性），再加稀硝酸 10ml，溶液如不澄清，应滤过，置 50ml 纳氏比色管中，加水使成约 40ml，摇匀，即得供试品溶液。另取药品项下规定量的标准氯化钠溶液，置 50ml 纳氏比色管中，加稀硝酸 10ml，加水使成 40ml，摇匀，即得对照品溶液。于供试液与对照液中，分别加入硝酸银试液 1.0ml，用水稀释使成 50ml，摇匀，在暗处放置 5 分钟，同置黑色背景上，从比色管上方向下观察，比较浑浊程度。

例如，葡萄糖中氯化物的检查。取本品 0.60g，与标准氯化钠溶液 6.0ml 制成的对照液比较，不得更浓（0.01%）。

三、注意事项

（一）标准氯化钠溶液的制备

标准氯化钠溶液应为临用前配制，称取氯化钠 0.165g，置 1000ml 量瓶中，加水适量使溶解并稀释至刻度，摇匀，备用。临用前，精密量取贮备液 10ml，置 100ml 量瓶中，加水稀释至刻度，摇匀，即得。在检测条件下，氯化物浓度以 50ml 中含 50~80μg 的 Cl^- 为宜（相当于标准氯化钠溶液 5~8ml），在此范围内氯化银所显浑浊梯度明显，便于比较。

（二）加入稀硝酸的目的

加入硝酸是为了避免 CO_3^{2-}、PO_4^{3-}、SO_3^{2-} 等杂质与 Ag^+ 产生弱酸银盐的干扰，且可加速氯化银沉淀的生成并产生较好的乳浊；比浊前暗处放置 5 分钟，是为了避免光线照射使氯化银分解析出单质银。

（三）非澄清溶液的处理

溶液如不澄清，可预先用硝酸酸化的水溶液洗净滤纸上的氯化物，再过滤供试液，使其澄清。如果生物药物不溶于水，可以加水振摇使所含氯化物杂质溶解，滤除不溶物后再检查。

（四）有色供试品的处理

供试溶液如有色，通常采用内消色法处理。即取供试品溶液两等份，分别置 50ml 纳氏比色管中，一份加硝酸银试液 1.0ml，摇匀，放置 10 分钟，如显浑浊，反复滤过，至滤液完全澄清，再加规定量的标准氯化钠溶液与水适量使成 50ml，摇匀，在暗处放置 5 分钟，作为对照溶液；另一份中加硝酸银试液 1.0ml 与水适量使成 50ml，摇匀，在暗处放置 5 分钟，按上述方法与对照溶液比浊，即得。

第二节 硫酸盐检查法

硫酸盐也是许多药物需要检查的信号杂质之一。

一、检查原理

药物中的硫酸盐在盐酸酸性条件下与氯化钡生成白色浑浊，与一定量标准硫酸钾溶液在相同条件下生成的浑浊程度进行比较，以判断药物中硫酸盐是否符合限量规定。

$$SO_4^{2-}+Ba^{2+}\longrightarrow BaSO_4\downarrow（白）$$

二、操作方法

除另有规定外，取规定量的供试品，加水溶解使成约 40ml（如溶液显碱性，可滴加盐酸使成中性），溶液如不澄清，应滤过（滤纸预先用盐酸酸化）；置50ml纳氏比色管中，加稀盐酸2ml，摇匀，即得供试品溶液。另取规定量的标准硫酸钾溶液，按同样方法制成对照品溶液。于供试品溶液与对照品溶液中，分别加入25%氯化钡溶液5ml，用水稀释至50ml，充分摇匀，放置10分钟，同置黑色背景上，从比色管上方向下观察，比较浊度。

例如，葡萄糖中硫酸盐的检查。取本品2.0g，与标准硫酸钾溶液2.0ml制成的对照液比较，不得更浓（0.01%）。

三、注意事项

（一）标准硫酸钾溶液的制备

称取硫酸钾0.181g，置1000ml量瓶中，加水适量使溶解并稀释至刻度，摇匀，即得（$100\mu gSO_4^{2-}/ml$）。本法适宜的比浊浓度范围为每50ml溶液中含$0.1\sim0.5mg$的SO_4^{2-}（相当于标准硫酸钾溶液$1\sim5ml$），在此范围内硫酸钡所显浑浊梯度明显。

（二）加入稀盐酸的目的

加入稀盐酸可防止CO_3^{2-}、PO_4^{3-}等与Ba^{2+}生成沉淀而干扰比浊，但酸度过高会使硫酸钡溶解、灵敏度下降，以50ml溶液中含稀盐酸2ml为宜。

（三）非澄清溶液的处理

溶液如不澄清，可预先用含有盐酸的水溶液洗净滤纸上可能存在的硫酸盐，再过滤供试液，使其澄清。

（四）有色供试品的处理

如果供试液带有颜色，可采用内消色法处理，例如胶体果胶铋中硫酸盐的检查。取本品2.0g，加盐酸6ml，搅拌至完全湿润后，加水至100ml，摇匀，滤过，取滤液50ml，分为两份，一份中加25%氯化钡溶液5ml，放置10分钟，反复滤过，至滤液澄清，加标准硫酸钾溶液4.0ml，摇匀，放置10分钟作为对照液；另一份中加25%氯化钡溶液5ml，加水适量至与对照液同体积，摇匀，放置10分钟，如发生浑浊，与对照液比较，不得更浓（0.08%）。

第三节 铁盐检查法

药物中铁盐的存在，可能使药物发生氧化反应和降解反应而变质，因此，需要控制药物中铁盐的限量。《中国药典》2015年版四部通则0807采用硫氰酸盐法检查药品中的铁盐。

一、检查原理

三价铁盐在盐酸酸性溶液中与硫氰酸铵生成红色可溶性硫氰酸铁配位离子，与一定量的标准铁溶液用同法处理后进行比色，来检查铁盐的限量。

$$Fe^{3+}+\left[6SCN^-\right]\rightleftharpoons Fe\left(SCN\right)_6^{3-}（红色）$$

二、操作方法

除另有规定外，取规定量的供试品，加水溶解使成25ml，移至50ml纳氏比色管中，加稀盐酸4ml与过硫酸铵50mg，用水稀释使成35ml后，加30%的硫氰酸铵溶液3ml，再加水适量稀释成50ml，摇匀，如显色，立即与规定量的标准铁溶液按相同方法制成的对照液比较，同置白色背景上，观察比较两支管的颜色深浅。

例如，酪氨酸中铁盐的检查。取本品 1.0g，炽灼灰化后，残渣加盐酸 2ml，置水浴上蒸干，再加稀盐酸 4ml，微热溶解后，加水 30ml 与过硫酸铵 50mg，与标准铁溶液 1.0ml 同法制成的对照液比较，不得更深（0.001%）。

三、注意事项

（一）标准铁溶液的制备

称取硫酸铁铵 [$FeNH_4(SO_4)_2 \cdot 12H_2O$] 0.863g，置 1000ml 量瓶中，加硫酸 2.5ml，用水稀释至刻度，摇匀，作为贮备液。临用前取贮备液 10ml，稀释至 100ml，即得（$10\mu gFe/ml$）。本法以 50ml 溶液中含 Fe^{3+} $10\sim50\mu g$（相当于标准铁溶液 $1\sim5ml$）时为宜，在此范围内，所显色泽梯度明显，易于区别。

（二）反应条件

该法需要在盐酸酸性条件下反应，可以防止 Fe^{3+} 的水解，以 50ml 溶液中含稀盐酸 4ml 为宜。

（三）加过硫酸铵的目的

过硫酸铵作为氧化剂，可将供试品中的 Fe^{2+} 氧化成 Fe^{3+}，同时可防止光线使硫氰酸铁还原或分解。

（四）特殊药物的处理

某些药物如葡萄糖、糊精、硫酸镁等，在检测过程中需加硝酸氧化处理，使 Fe^{2+} 氧化成 Fe^{3+}，则不再加过硫酸铵。因硝酸中可能含亚硝酸，能与硫氰酸根离子作用，生成红色亚硝酰硫氰化物，影响比色，因此加显色剂之前加热煮沸除去氧化氮，以消除亚硝酸的影响。

（五）有色供试品的处理

如供试液管与对照液管的色调不一致，或者某些酸根阴离子如 SO_4^{2-}、Cl^-、PO_4^{3-} 等可与 Fe^{3+} 形成无色配位化合物而导致颜色较浅不能比较时，分别转移至分液漏斗中，加正丁醇或异戊醇提取，分取醇层比较。因为生成的硫酸铁配离子在正丁醇等有机溶剂中的溶解度大，可加深颜色，同时也能排除酸根离子的干扰。

第四节　重金属检查法

重金属系指在实验条件下能与硫代乙酰胺或硫化钠试液作用显色的金属杂质，如银、铅、汞、铜、镉、铋、锑、砷、锡、镍、锌、钴等。重金属影响药物的稳定性及安全性，故必须严格控制其在药物中的含量。由于药品在生产中遇到铅的机会较多，铅在体内易蓄积引起中毒，故将铅作为检查重金属时的代表。

一、检查原理

重金属检查主要以硫代乙酰胺和硫化钠为显色剂。硫代乙酰胺在弱酸性（pH3.5 醋酸盐缓冲液）条件下水解，产生硫化氢，与重金属离子（以 Pb^{2+} 为代表）生成黄色到棕黑色的硫化物混悬液；或在氢氧化钠碱性条件下，硫化钠与 Pb^{2+} 反应生成硫化物混悬液。与一定量的标准铅溶液同法处理后生成的有色混悬液比色。

$$CH_3CSNH_2 + H_2O \xrightarrow{pH=3.5} CH_3CONH_2 + H_2S$$

$$H_2S + Pb^{2+} \xrightarrow{pH=3.5} PbS \downarrow + 2H^+$$

$$或 \quad Na_2S + Pb^{2+} \xrightarrow{NaOH} PbS \downarrow + 2Na^+$$

二、 操作方法

《中国药典》2015 年版四部通则 0821 中收载了三种重金属检查方法。

（一）硫代乙酰胺法

本法适用于溶于水、稀酸和乙醇的药物，为最常用的方法。

除另有规定外，取 25ml 纳氏比色管 3 支，甲管中加入一定量标准铅溶液与醋酸盐缓冲液（pH3.5）2ml 后，加水或各药品项下规定的溶剂稀释成 25ml；乙管中加入按各药品项下规定的方法制成的供试品溶液 25ml；丙管中加入与乙管相同量的供试品，加配制供试品溶液的溶剂适量使溶解，再加与甲管相同量的标准铅溶液与醋酸盐缓冲液（pH3.5）2ml 后，用溶剂稀释成 25ml。若供试品溶液带颜色，可在甲管中滴加少量的稀焦糖溶液或其他无干扰的有色溶液，使之与乙管、丙管一致；再分别于甲、乙、丙三管中加入硫代乙酰胺试液各 2ml，摇匀，放置 2 分钟，同置白纸上，自上而下比色，当丙管中显示的颜色不浅于甲管时，乙管中显示的颜色与甲管比较，不得更深。如丙管中显示的颜色浅于甲管，应取样按第二法重新检查。

例如，三磷酸腺苷二钠中重金属的检查。取本品 1.0g，加水 23ml 溶解后，加醋酸盐缓冲液（pH3.5）2ml，依硫代乙酰胺法检查，含重金属不得过百万分之十。

（二）炽灼残渣法

本法适用于含芳环、杂环以及不溶于水、稀酸及乙醇的有机药物。可采用硫酸作为有机破坏剂，将供试品炽灼破坏，所得残渣加硝酸进一步破坏，蒸干，加盐酸转化为易溶于水的氯化物，再按硫代乙酰胺法检查。

例如，熊去氧胆酸中重金属的检查。取炽灼残渣项下遗留的残渣，依法检查（第二法），含重金属不得过百万分之二十。

（三）硫化钠法

本法适用于溶于碱性水溶液而不溶于稀酸（或在稀酸中即生成沉淀）的药物，如磺胺类、巴比妥类药物等。该法以硫化钠为显色剂，重金属 Pb^{2+} 与 S^{2-} 在氢氧化钠碱性条件下生成 PbS 微粒的混悬液，与一定量标准铅溶液经同法处理后的颜色进行比较。

三、注意事项

（一）标准铅溶液的制备

称取硝酸铅 0.1599g，置 1000ml 量瓶中，加硝酸（防止铅盐水解）5ml 与水 50ml 溶解后，用水稀释至刻度，作为贮备液。再精密量取贮备液 10ml，稀释至 100ml，即得（10μg Pb/ml）。本法的适宜比色范围为 27ml 溶液中含 10~20μg Pb^{2+}，相当于标准铅溶液 1~2ml。标准铅溶液仅供当日使用，配制与贮存用的玻璃容器均不得含铅。

（二）缓冲溶液

硫代乙酰胺法中，溶液的 pH 对生成物 PbS 的呈色影响较大。当 pH 为 3.0~3.5 时，PbS 沉淀较完全。酸度增大，PbS 呈色变浅，甚至不显色。

（三）有色溶液的处理

若供试液带有颜色，可用外消色法消除干扰，应在加硫代乙酰胺前在对照管中滴加少量稀焦糖溶液或其他无干扰的有色溶液，使之与供试管的颜色一致，然后再加硫代乙酰胺试液比色。若仍不能使两管颜色一致，应取样按炽灼残渣法重新检查。

（四）特殊情况处理

1. 供试品中若含微量高铁盐，在弱酸性溶液中可氧化硫化氢析出硫，产生浑浊，影响检查。可分别于各管中加入维生素 C 或盐酸羟胺 0.5~1.0g，使 Fe^{3+} 还原成 Fe^{2+}，再按上述方法检查。

2. 炽灼残渣法中，炽灼温度越高，重金属损失越多，例如铅在 700℃ 经 6 小时炽灼，回收率只有 32%；而温度太低，则灰化不完全。因此，应控制炽灼温度在 500~600℃。炽灼残渣加硝酸处理后，一定要蒸干除尽氧化氮，以防亚硝酸氧化硫代乙酰胺水解产生的硫化氢而析出硫，影响比色。

3. 硫化钠法中，硫化钠试液对玻璃有一定的腐蚀性，且久置会产生絮状物，应临用前配制。

第五节　砷盐检查法

砷盐多由药物生产过程中使用的无机试剂引入，为毒性杂质，必须严格控制其限量。《中国药典》2015 年版四部通则 0822 收载了第一法（古蔡氏法）和第二法（二乙基二硫代氨基甲酸银法）。

一、古蔡氏法

（一）检查原理

金属锌与酸作用产生新生态的氢，与药物中微量砷盐反应生成具有挥发性的砷化氢，遇溴化汞试纸产生黄色至棕色的砷斑，与一定量标准砷溶液同法处理后所生成的砷斑比较，判定药物中砷盐是否符合限量规定。

$$As^{3+}+3Zn+3H^+ \longrightarrow 3Zn^{2+}+AsH_3 \uparrow$$
$$AsO_3^{3-}+3Zn+9H^+ \longrightarrow 3Zn^{2+}+3H_2O+AsH_3 \uparrow$$
$$AsO_4^{3-}+4Zn+11H^+ \longrightarrow 4Zn^{2+}+4H_2O+AsH_3 \uparrow$$
$$AsH_3+2HgBr_2 \longrightarrow 2HBr+AsH(HgBr)_2 （黄色）$$
$$AsH_3+3HgBr_2 \longrightarrow 3HBr+As(HgBr)_3 （棕色）$$

（二）操作方法

检砷装置见图 5-1。测试时，于导气管 C 中装入醋酸铅棉花 60mg（填装高度 60~80mm），再于旋塞 D 的端平面放一片溴化汞试纸（试纸的大小能覆盖孔径而不露出平面外为宜），盖上旋塞盖 E 并旋紧。

1. 标准砷斑的制备　精密量取标准砷溶液 2ml，置 A 瓶中，加盐酸 5ml 与水 21ml，再加碘化钾试液 5ml 与酸性氯化亚锡试液 5 滴，在室温放置 10 分钟后，加锌粒 2g，立即将装妥的导气管 C 密塞于 A 瓶上，并将 A 瓶置 25~40℃ 水浴中，反应 45 分钟，取出溴化汞试纸，即得。

2. 供试品砷斑制备　取按药品项下规定方法制成的供试品溶液，置 A 瓶中，照标准砷斑的制备，自 "再加碘化钾试液 5ml" 起，依法操作，将生成的砷斑与标准砷斑比较，颜色不得更深。

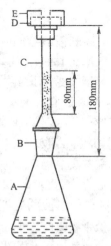

图 5-1　古蔡氏法检砷装置
A. 标准磨口锥形瓶；B. 中空的标准磨口塞；
C. 导气管；D. 具孔有机玻璃旋塞；
E. 具孔有机玻璃旋塞盖

例如，甘氨酸中砷盐检查采用古蔡氏法。取本品 2.0g，加水 23ml 溶解后，加盐酸 5ml，依古蔡氏法检查，含砷不得超过 0.0001%。

（三）注意事项

1. 标准砷溶液制备　称取三氧化二砷 0.132g，置 1000ml 量瓶中，加 20%氢氧化钠溶液 5ml 溶解后，用适量的稀硫酸中和，再加稀硫酸 10ml，用水稀释至刻度，摇匀，作为贮备液。临用前，精密量取贮备液 10ml，置 1000ml 量瓶中，加稀硫酸 10ml。用水稀释至刻度，即得（1μg As/ml）。《中国药典》规定标准砷斑用 2ml 标准砷溶液制备，所得砷斑清晰，砷斑颜色过深或过浅均会影响比色的准确性。

2. 碘化钾和氯化亚锡的作用　药物中存在的砷杂质主要以三价的亚砷酸盐和五价的砷酸盐存在，五价砷在酸性溶液中生成砷化氢的速度较三价砷慢，故在反应液中加入碘化钾和氯化亚锡，可将五价砷还原成三价砷，加快反应速度。碘化钾被氧化生成的碘又可被氯化亚锡还原为碘离子，后者又可与反应中产生的锌离子形成稳定的配位离子，有利于生成砷化氢的反应不断进行。

氯化亚锡与碘化钾还能抑制锑化氢的生成，防止锑化氢与溴化汞试纸作用生成锑斑的干扰。在实验条件下，100μg 锑存在不致干扰测定。氯化亚锡还可与锌作用，在锌粒表面形成锌锡齐，起到去极化作用，使氢气均匀连续地发生。

3. 硫化物的排除　锌粒和供试品中可能含有少量的硫化物，在酸性条件下能产生硫化氢气体，与溴化汞试纸作用产生硫化汞色斑干扰检查结果，故采用醋酸铅棉花吸收硫化氢气体。

4. 砷斑　溴化汞试纸与砷化氢作用较氯化汞试纸灵敏，但所产生砷斑颜色不够稳定，反应中应保持干燥及避光，反应完毕立即与标准砷斑比色。

5. 特殊情况处理

（1）供试品若为硫化物、亚硫酸盐、硫代硫酸盐等，在酸性溶液中能产生硫化氢或二氧化硫气体，与溴化汞作用生成黑色硫化汞或金属汞，干扰比色。应先加硝酸处理，使氧化成硫酸盐，以除去干扰。

（2）供试品若为铁盐，能消耗碘化钾、氯化亚锡等还原剂，影响测定条件，并能氧化砷化氢，干扰测定，需先加酸性氯化亚锡试液，将 Fe^{3+} 还原成 Fe^{2+} 后再检查。

（3）环状结构的有机药物，因砷在分子中可能以共价键与其结合，要先进行有机破坏，否则检出结果偏低或难以检出。《中国药典》2015 年版规定采用碱破坏法，常用的碱是为氢氧化钙或无水碳酸钠。

二、二乙基二硫代氨基甲酸银法（Ag-DDC 法）

（一）检查原理

Ag-DDC 法不仅可用于砷盐限量检查，也可用于微量砷盐的含量测定。本法的检查原理是利用生成的砷化氢气体，还原二乙基二硫代氨基甲酸银，产生红色的胶态银，用一定量标准砷溶液同法处理，判定供试药物中砷盐是否符合限量规定，用目视比色或在 510nm 波长处测定吸光度，进行比较。

$$AsH_3+6 \quad \begin{matrix} C_2H_5 \\ C_2H_5 \end{matrix} \diagdown N-C \diagup \begin{matrix} S \\ S \end{matrix} \diagdown Ag \rightleftharpoons 6Ag+As \left[\begin{matrix} C_2H_5 \\ C_2H_5 \end{matrix} \diagdown N-C \diagdown \begin{matrix} S \\ S \end{matrix} \right]_3 +3 \begin{matrix} C_2H_5 \\ C_2H_5 \end{matrix} \diagdown N-C \diagup \begin{matrix} S \\ SH \end{matrix}$$

（二）操作方法

检砷装置见图 5-2。测试时，于导气管 C 中装入醋酸铅棉花（填装高度约 80mm），再于 D 管中加入 Ag-DDC 试液 5ml。

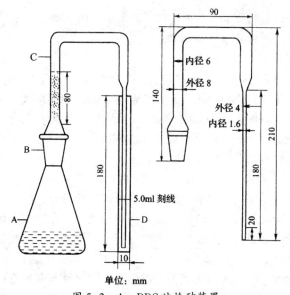

单位：mm

图 5-2　Ag-DDC 法检砷装置

A. 标准磨口锥形瓶；B. 中空的标准磨口塞；C. 导气管；D. 平底玻璃管

1. 标准砷对照液的制备　精密量取标准砷溶液 2ml，置 A 瓶中，加盐酸 5ml 与水 21ml，再加碘化钾试液 5ml 与酸性氯化亚锡试液 5 滴，在室温放置 10 分钟后，加锌粒 2g，立即将导气管 C 密塞于 A 瓶上，使生成的砷化氢气体导入 D 管中，并将 A 瓶置 25～40℃水浴中反应 45 分钟，取出 D 管，添加三氯甲烷至刻度，混匀，即得。

2. 供试液制备　取按药品项下规定方法制成的供试品溶液，置 A 瓶中，照标准砷对照液的制备，自"再加碘化钾试液 5ml"起，依法操作，将所得溶液与标准砷对照液同置白色背景上，从 D 管上方向下观察、比较，所得溶液的颜色不得比标准砷对照液更深。必要时可将所得溶液转移至 1cm 吸收池中，照紫外-可见分光光度法（《中国药典》2015 年版四部通则 0401）在 510nm 波长处以 Ag-DDC 试液作空白，测定吸光度，与标准砷对照液按同法测得的吸光度比较，即得。

（三）注意事项

1. 反应的试液　为使反应向右定量进行，提高检测的灵敏度，常加入吡啶等有机碱，但吡啶有恶臭，可采用 0.25%Ag-DDC 的三乙胺-三氯甲烷（1.8：98.2）溶液作砷化氢的吸收液，灵敏度略低于吡啶溶液。

2. 锑盐的排除　若药物中含有锑盐，与新生态氢反应产生锑化氢，可与 Ag-DDC 发生与砷化氢相同的反应，但反应灵敏度低，在反应液中加入 40%氯化亚锡 3ml、15%碘化钾溶液 5ml 时，500μg 的锑也不干扰测定。

第六节　干燥失重检查法

一、检查原理

干燥失重指药物在规定的条件下，经干燥至恒重后所减失的重量，以百分率表示。主要控制药物中的水分，也包括挥发性物质，如乙醇或残留的挥发性有机溶剂等。按公式 5-1 计算。

$$干燥失重（\%）=\frac{供试品干燥至恒重后减失的重量}{供试品取样量}\times100\% \qquad (5-1)$$

二、操作方法

干燥失重检查法主要有常压恒温干燥法、干燥剂干燥法和减压干燥法三种。

（一）常压恒温干燥法

本法适用于受热较稳定的药物。将供试品置相同条件已干燥至恒重的扁形称量瓶中，精密称定，于烘箱内在规定温度（一般105℃）恒温加热干燥至恒重（供试品连续两次干燥或炽灼后的重量差异在0.3mg以下称恒重）。从减失的重量和取样量计算供试品的干燥失重。生物制品应先将供试品于较低的温度下干燥至大部分水分除去后，再按规定条件干燥。

例如，门冬酰胺酶干燥失重检查。取本品0.1g，置105℃干燥3小时，减失重量不得过5.0%。

（二）干燥剂干燥法

本法适用于受热易分解或易升华的药物。将供试品置干燥器中，利用干燥器内的干燥剂吸收供试品中的水分至恒重。常用的干燥剂有硅胶、硫酸和五氧化二磷等。

（三）减压干燥法

本法适用熔点低、受热不稳定及水分难去除的药物。在减压条件下，可以降低干燥温度和缩短干燥时间，主要采用减压干燥器（室温）或恒温减压干燥器（温度按照各药品项下的规定设置）。

生物制品除另有规定外，温度为60℃时，压力应在2.67kPa（20mmHg）以下。

三、注意事项

1. 称量瓶应在与供试品测定相同的条件干燥至恒重，干燥过程中的第二次及以后每次称量均应在规定条件下继续干燥1小时后进行。

2. 供试品应平铺于扁形称量瓶中，厚度不超过5mm。如为疏松物质，厚度不可超过10mm；大颗粒结晶状药物，应先研细至2mm粒度。

3. 若药品放置于烘箱内干燥，需在干燥后取出，置干燥器中放冷至室温（约30~60分钟），再精密称重，以防药品或称量瓶裸露在空气中吸收水分。避免混淆称量瓶和瓶盖，放入干燥器干燥时，应先将瓶盖取下，置称量瓶旁或将瓶盖半开；取出时，需先将瓶盖盖好。

4. 干燥失重检查法需同时做两份平行试验。

5. 整个操作过程不能裸手直接接触称量瓶，必须戴手套。

6. 供试品如未达规定的干燥温度即融化时，除另有规定外，应先将供试品在低于熔化温度5~10℃的温度下干燥至大部分水分除去后，再按规定条件干燥。

第七节　水分测定法

若药物中含有较多水分，不仅会使药物含量降低，还会引起药物发生水解和霉变反应，使药物变质失效，甚至可能产生对人体有害的物质。《中国药典》2015年版四部通则0832收载了费休氏法、烘干法、减压干燥法、甲苯法和气相色谱法等五种水分测定方法。本节主要介绍费休氏法，其特点是操作简便，专属性强、准确度高，可以准确测定药物中的结晶水、吸附水和游离水，适用于受热易破坏的药物，费休氏法又分为容量滴定法和库仑滴定法。

一、测定原理

费休氏法属于非水氧化还原滴定，采用的标准滴定液称费休氏试液，是由碘、二氧化硫、吡啶和甲醇按一定比例组成。测定原理是利用碘氧化二氧化硫为三氧化硫时，需要一定量的水分参与反应。

$$I_2+SO_2+H_2O \longrightarrow 2HI+SO_3$$

根据消耗碘的量，按公式 5-2 计算水分的含量。

$$供试品中水分含量（\%）= \frac{(A-B) \times F}{W} \times 100\% \qquad (5-2)$$

式中，A 为供试品所消耗费休氏试液的体积，ml；B 为空白所消耗费休氏试液的体积，ml；F 为滴定度（每 1ml 费休氏试液相当于水的量），mg；W 为供试品的重量，mg。

由于上述反应是可逆的，加入无水吡啶能定量吸收 HI 和 SO_3 形成氢碘酸吡啶（$C_5H_5N \cdot HI$）和硫酸酐吡啶（$C_5H_5N \cdot SO_3$），使反应向右进行完全。但硫酸酐吡啶不够稳定，可与水反应，加入无水甲醇可使其转变成稳定的甲基硫酸氢吡啶（$C_5H_5N \cdot HSO_4CH_3$）。滴定的总反应为：

$$I_2+SO_2+3C_5H_5N+CH_3OH+H_2O \longrightarrow 2C_5H_5N \cdot HI+C_5H_5N \cdot HSO_4CH_3$$

二、操作方法

（一）费休氏试液的配制和标定

1. 费休氏试液的配制　称取碘（置硫酸干燥器内 48 小时以上）110g，置干燥的具塞锥形瓶中，加无水吡啶 160ml，注意冷却，振摇至碘全部溶解，加无水甲醇 300ml，称定重量，将锥形瓶置冰浴中冷却，在避免空气中水分侵入的条件下，通入干燥的二氧化硫至重量增加 72g，再加无水甲醇使成 1000ml，密塞，摇匀，于暗处放置 24 小时后进行标定。

2. 费休氏试液的标定　精密称取纯化水 10~30mg，用水分测定仪直接标定；或精密称取纯化水 10~30mg，置干燥的具塞锥形瓶中，加无水甲醇适量，注意避免空气中水分侵入，用费休氏试液滴定至溶液由浅黄色变为红棕色，或用永停滴定法（《中国药典》2015 年版四部通则 0701）指示终点。另做空白试验，按照公式 5-3 计算滴定度：

$$F = \frac{W}{A-B} \qquad (5-3)$$

式中，F 为每 1ml 费休氏试液相当于水的重量，mg；W 为称取纯化水的重量，mg；A 为滴定所消耗费休氏试液的体积，ml；B 为空白所消耗费休氏试液的体积，ml。

（二）供试品测定

1. 容量滴定法　取供试品适量（消耗费休氏试液 1~5ml），除另有规定外，加入无水甲醇 2~5 ml，用水分测定仪直接测定；或用费休氏试液滴至溶液由浅黄色变为红棕色；或用永停滴定法指示终点；另取无水甲醇 2~5ml，按同法另做空白试验。

2. 库仑滴定法　先往滴定杯中加入适量费休氏试液，将试液和系统中的水分预滴定除去，然后精密量取供试品适量（含水量为 0.5~5mg），迅速转移至滴定杯中，以永停滴定法指示终点，从仪器显示屏上直接读取供试品中水分的含量，每 1mg 水相当于 10.72C 电量。

例如，注射用重组人生长激素中水分的检查。取本品，照水分测定法测定，含水分不得过 3.0%。

拓展阅读

永停滴定法

　　永停滴定法是把两支相同的铂电极插入滴定溶液中，在两个电极之间外加一个低的电压（约50mV），连接电流计，滴定过程中，观察电流的变化情况确定滴定终点。在终点前，电极在溶液中极化，线路中仅有很小电流或无电流通过，电流指针为零。终点时，溶液中稍过量滴定液使电极去极化，溶液中有电流通过，电流计指针突然偏转，不再回零，以此指示终点；反之，如果电极由去极化变为极化，则电流计指针从有偏转回到零点，亦不再变动。

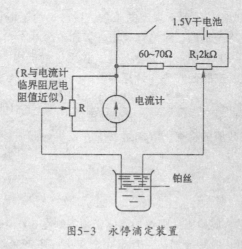

图5-3　永停滴定装置

三、注意事项

（一）供试品取样量

　　供试品取样量可根据费休氏试液的 F 值及供试品的含水限量来确定，F 值应在 4.0mg/ml 左右为宜，消耗费休氏试液 1~5ml 为宜。

（二）费休氏试液

　　费休氏试液对试剂的纯度要求较高，试剂的含水量应控制在 0.1% 以下。试液应遮光，密封，阴凉干燥处保存。自制费休氏试液较麻烦，可使用稳定的市售费休氏试液。

（三）两法适用范围

　　容量滴定法是使用较为广泛的测定方式，适合测定含水分量较大的供试品；而库仑滴定法是微量法，用于测定含微量水分（0.0001%~0.1%）的供试品，尤其适合化学惰性化合物（如烃类、醇类和酯类）的水分测定。

（四）操作要求

　　整个操作应迅速，且不宜在阴雨或空气湿度太大时进行，所用仪器应干燥，避免空气中水分的影响。

第八节　炽灼残渣检查法

一、测定原理

炽灼残渣是指有机药物经炭化或挥发性无机药物加热分解后,加硫酸湿润,低温加热再高温(700~800℃)炽灼,所产生的非挥发性无机杂质的硫酸盐。其检查目的在于控制有机药物和挥发性无机药物中存在的非挥发性无机杂质。

二、操作方法

取供试品1.0~2.0g或各品种项下规定的重量,置已炽灼至恒重的坩埚中,精密称定,缓缓炽灼至完全炭化,放冷至室温;除另有规定外,加硫酸0.5~1ml使湿润,低温加热至硫酸蒸气除尽后,在700~800℃炽灼使完全灰化,移至干燥器内,放冷,精密称定后,再在700~800℃炽灼至恒重,按照公式5-4计算即得。

$$残渣(\%)=\frac{残渣及坩埚重量-空坩埚重量}{供试品重量}\times100\% \tag{5-4}$$

例如,谷氨酸中炽灼残渣的检查。取本品1.0g,依炽灼残渣检查法检查,遗留残渣不得过0.1%。

三、注意事项

(一)温度要求

1. 如需将残渣留作重金属检查,则炽灼温度必须控制在500~600℃。

2. 碳化时将坩埚斜置,应缓缓加热,直至完全灰化(不产生烟雾),防止供试品高温炭化骤然膨胀而溢出。

3. 进行高温炉炽灼前,务必先低温蒸发除尽硫酸,避免硫酸蒸气腐蚀炉膛,造成漏电事故。

(二)时间要求

炽灼至恒重的第二次炽灼时间不少于30分钟。

(三)其他要求

1. 如供试品分子结构中含有碱金属或氟元素,会腐蚀瓷坩埚,应使用铂坩埚。

2. 供试品的取样量应根据炽灼残渣限量和称量误差决定,样品量过多,则炭化和灰化时间太长;而样品量过少,称量误差增大。一般应使炽灼残渣量为1~2mg,残渣限量一般为0.1%~0.2%,若规定限量为0.1%,取样量约1g;若限量为0.05%,取样量约2g;限量为1%者取样可在1g以下。

第九节　残留溶剂测定法

一、测定原理

残留溶剂是原料药或辅料在生产过程中使用的,但在工艺中未能完全除去的有机溶剂。由于残留溶剂无任何疗效,且不少对人体有害,所以药物残留溶剂的检查对于控制药品质量、保证用药安全有重要意义。

残留溶剂的规定检查方法为气相色谱法（《中国药典》2015 年版四部通则0521），色谱柱采用毛细管柱或填充柱，检测器常用火焰离子化检测器（FID），对含卤素的残留溶剂如三氯甲烷等，采用电子捕获检测器（ECD），易得到高的灵敏度。

拓展阅读
有机溶剂的毒性

有机溶剂按其毒性可分为三类：第一类毒性较大（如苯、四氯化碳、1，2-二氯乙烷、1,1-二氯乙烯等），可致癌或对环境有害，应避免使用；第二类对人有一定毒性（如乙腈、氯苯、三氯甲烷、吡啶等），应限制使用；第三类对人的健康危害较小（如醋酸、丙酮、乙醇、乙醚等），GMP 或其他质量标准要求限制使用。

二、操作方法

（一）系统适用性试验

1. 用待测物的色谱峰计算，毛细管色谱柱的理论板数应大于5000；填充柱的理论板数应大于1000。

2. 色谱图中，待测物色谱峰与其相邻色谱峰的分离度应大于1.5。

3. 以内标法测定时，对照品溶液连续进样 5 次，所得待测物与内标物峰面积之比的相对标准偏差（RSD）应不大于5%；若以外标法测定，所得待测物峰面积的 RSD 应不大于10%。

（二）测定方法

1. 毛细管柱顶空进样等温法（第一法） 本法适用于需要检查的有机溶剂数量不多，且极性差异较小的情况。

（1）色谱条件 柱温一般为 40~100℃；常以氮气为载气，流速为 1.0~2.0ml/min；以水为溶剂时顶空瓶平衡温度为 70~85℃，顶空瓶平衡时间为 30~60 分钟；进样口温度为200℃；如采用火焰离子化检测器，温度为250℃。

（2）测定 取对照品溶液和供试品溶液，分别连续进样不少于 2 次，测定待测峰的峰面积。

2. 毛细管柱顶空进样系统程序升温法（第二法） 本法适用于有机溶剂数量较多，且极性差异较大的残留溶剂检查。

（1）色谱条件 柱温一般先在40℃维持8分钟，再以8℃/min 的速度升至120℃，维持 10 分钟；以氮气为载气，流速为 2.0ml/min；以水为溶剂时顶空瓶平衡温度为 70~85℃，顶空瓶平衡时间为 30~60 分钟；进样口温度为 200℃；如采用 FID，进样口温度为250℃。具体药物的残留溶剂检查时，可根据该品种项下残留溶剂的组成调整升温程序。

（2）测定法 取对照品溶液和供试品溶液，分别连续进样不少于两次，测定待测峰的峰面积。

3. 溶液直接进样法（第三法） 本法适用于药品生产企业对生产工艺中特定残留溶剂的控制。色谱柱可采用填充柱，亦可采用适宜极性的毛细管柱。测定方法为取对照品溶液和供试品溶液，分别连续进样 2~3 次，测定待测峰的峰面积。

（三）计算法

1. 限度检查 除另有规定外，按各品种项下规定的供试品溶液浓度测定。以内标法测定时，供试品溶液所得被测溶剂峰面积与内标峰面积之比不得大于对照品溶液的相应比值；以外标法测定时，供试品溶液所得被测溶剂峰面积不得大于对照品溶液的相应峰面积。

2. 定量测定 按内标法或外标法计算各残留溶剂的量。

例如，抗狂犬病血清生产工艺中如添加甲苯，需检测甲苯残留量，应不高于 0.089%。

三、注意事项

（一）顶空条件的选择

1. 顶空平衡温度 顶空平衡温度一般应低于溶解供试品所用溶剂的沸点 10℃ 以下，能满足检测灵敏度即可。对沸点较高的残留溶剂，通常选择较高的平衡温度；但此时应兼顾供试品的热分解特性，尽量避免供试品产生的挥发性热分解产物对测定的干扰。

2. 顶空平衡时间 顶空平衡时间通常不宜过长，一般为 30~45 分钟，以保证供试品溶液的气-液两相有足够的时间达到平衡，如超过 60 分钟，可能引起顶空瓶的气密性变差，导致定量准确性的降低。

3. 平行原则 对照品溶液与供试品溶液必须使用相同的顶空条件。

（二）干扰峰排除

供试品中的未知杂质或其挥发性热降解物易对残留溶剂的测定产生干扰。当测定的残留溶剂超出限度，但未能确定供试品中是否有未知杂质或其挥发性热降解物对测定有干扰作用时，应通过试验排除干扰作用的存在。

（三）含氮碱性化合物的测定

普通气相色谱仪中的不锈钢管路、进样器的衬管等对含氮碱性化合物具有较强的吸附作用，使其检出灵敏度降低，所以测定含氮碱性化合物时，应采用惰性的硅钢材料或镍钢材料管路。通常采用弱极性的色谱柱或填料预先经碱处理过的色谱柱分析含氮碱性化合物，如果采用胺分析专用柱进行分析效果更好。

第十节 溶液颜色检查法

一、测定原理

药物溶液的颜色差异可以反映药物的纯度。溶液颜色检查是控制药物引入有色杂质限量的方法，将药物溶液的颜色与标准比色液相比较，或在规定的波长处测定其吸光度，以检查其颜色，控制杂质的限量。

二、操作方法

《中国药典》2015 年版收载了三种方法，分别是目视比色法、分光光度法及色差计法检查。

（一）目视比色法

取一定量的供试品，加水溶解，置 25ml 纳氏比色管中，加水稀释至 10ml，另取规定色调和色号的标准比色液 10ml，置于另一纳氏比色管中，两管同置白色背景上，自上向下透视或平视观察，供试品管呈现的颜色与对照品管进行比较。标准比色液由三种有色无机盐重铬酸钾、硫酸铜和氯化钴按不同比例配制而成。其方法如下。

1. 原液 重铬酸钾液（黄色原液）为每毫升溶液中含 0.800mg 的 $K_2Cr_2O_7$；硫酸铜液（蓝色原液）为每 1ml 水溶液中含 62.4mg 的 $CuSO_4 \cdot 5H_2O$；氯化钴溶液（红色原液）为每

1ml 水溶液中含 59.5mg $CoCl_2 \cdot 6H_2O$。

2. 贮备液　按表 5-1 分别取不同比例的重铬酸钾、硫酸铜、氯化钴 3 种原液和水，配成绿黄、黄绿、黄、橙黄、橙红和棕红 6 种色调的标准贮备液。

表 5-1　各种色调标准贮备液的配制

色调	比色用氯化钴液（ml）	比色用重铬酸钾液（ml）	比色用硫酸铜液（ml）	水（ml）
绿黄色	0	27	15	58
黄绿色	1.2	22.8	7.2	68.8
黄　色	4.0	23.3	0	72.7
橙黄色	10.6	19.0	4.0	66.4
橙红色	12.0	20.0	0	68.0
棕红色	22.5	12.5	2.0	45.0

3. 按表 5-2 量取各色调标准贮备液与水，配制成颜色深浅各异的 11 个色号的标准比色液。

表 5-2　各种色号标准比色液的配制

色号	0.5	1	2	3	4	5	6	7	8	9	10
贮备液（ml）	0.25	0.5	1.0	1.5	2.0	2.5	3.0	4.5	6.0	7.5	10.0
加水量（ml）	9.75	9.5	9.0	8.5	8.0	7.5	7.0	5.5	4.0	2.5	0

检查时根据该药物有色杂质的颜色及对其限量的要求，选择相应色号的标准比色液作为对照液，进行比较。

例如，注射用重组人生长激素溶液颜色检查。取本品，加水溶解并稀释制成每 1ml 中含 1.6mg 的溶液，溶液应澄清无色。

（二）分光光度法

分光光度法是通过测定溶液的吸光度检查药物中有色杂质的限量，更能反映溶液颜色的变化。一般取规定量的供试品，加水溶解并使成 10ml 溶液，必要时滤过，滤液照紫外-可见分光光度法于规定波长处测定吸光度，不得超过限量。

例如，维生素 C 注射液颜色检查。取本品，用水稀释制成每 1ml 中含维生素 C 50mg 的溶液，照紫外-可见分光光度法，在 420nm 的波长处测定吸光度，不得过 0.06。

（三）色差计法

色差计法是用具备投射测量功能的色差计直接测定溶液的透射三刺激值（在给定的三色系统中与待测色达到色匹配所需的三个原刺激量），对其颜色进行定量表述和分析。当供试管与对照管的颜色深浅非常接近或色调不完全一致，目视比色法较难判定供试品与标准比色液之间的差异时，可改用本法测定与判断。

三、注意事项

目视比色法中，如溶液颜色较浅时，应在白色背景上，自上而下透视观察；如颜色较深时，应在白色背景前平视观察。操作需遵循平行原则，比色操作应在一定时间内完成，减少误差。

第十一节 pH 测定法

纯净药物溶解或制成过饱和混悬液后，其 pH 应较为恒定，当受到酸、碱杂质的污染时，容易发生水解反应。pH 检查是保持药物稳定性的一项措施，广泛应用于注射剂和滴眼剂等的酸碱度检查。

一、测定原理

pH 为水溶液中氢离子活度的负对数。《中国药典》2015 年版四部通则 0631 规定药物溶液的 pH 使用酸度计采用电位法测定。电位法的原理是在供试液中插入指示电极（电位随溶液氢离子浓度的改变而变化）和参比电极（电位固定不变），两电极形成原电池，根据能特斯方程式，测量两电极间的电势即可测定出被测溶液的 pH。

$$pH = pH_S - \frac{E - E_S}{k} \tag{5-5}$$

式中，pH_S 为标准缓冲液的 pH；E、E_S 分别为供试液（pH）和标准缓冲液（pH_S）的原电池电动势，V；k 为与温度（t,℃）有关的常数 $[k = 0.059\,16 + 0.000\,198\,(t-25)]$。

二、操作方法

使用酸度计测定 pH，水溶液的 pH 应以玻璃电极为指示电极、饱和甘汞电极为参比电极。

选择两种标准缓冲液（pH 相差约 3 个单位），使供试液的 pH 处于两者之间。选择与供试液 pH 较接近的第一种标准缓冲液进行校正（定位），使仪器读数与标示 pH 一致。再用另一种标准缓冲液进行核对，误差应不大于 ±0.02pH 单位，如大于此偏差，则应调节斜率，使仪器读数与第二种标准缓冲液的标示 pH 相符合。测定 3 次，取平均值。

例如，胰岛素注射液规定 pH 应为 6.6~8.0，色甘酸钠滴眼液规定 pH 应为 4.0~7.0。

三、注意事项

（一）仪器要求

1. 校正后的酸度计不得随意搬动或移动，否则必须重新校正。

2. 用第二种标准缓冲液核对校正时，若始终无法调节仪器读数与标准缓冲液的标示 pH 相符合时，应仔细检查电极，如已损坏，应更换。

3. 在测定高 pH 的供试品和标准缓冲液时，应注意碱误差的问题，必要时选用适当的玻璃电极测定。

（二）试剂要求

1. 每次更换标准缓冲液和供试液前，应用纯化水充分洗涤电极，然后将水吸干，或用更换的标准缓冲液和供试液洗涤。

2. 配制标准缓冲液与溶解供试品的水，应是新沸放冷的纯化水，其 pH 应为 5.5~7.0。

3. 标准缓冲液一般可保存 2~3 个月，但发现有浑浊、发霉或沉淀等现象时，不可继续使用。

第十二节 氟检查法

一、测定原理

有机氟经氧瓶燃烧分解产生氟化氢，用水吸收，F^- 与茜素氟蓝、硝酸亚铈以 1∶1∶1 结合成蓝紫色配位化合物，在规定的波长处测定其吸光度，与对照液在相同显色条件下所得吸光度比较，以控制氟的限量。

二、操作方法

（一）对照品溶液的制备

精密称取经 105℃ 干燥 1 小时的氟化钠 22.1mg，置 100ml 量瓶中，加水溶解并稀释至刻度，摇匀；精密量取 20ml，置另一量瓶中，加水稀释至刻度，摇匀，即得（每 1ml 相当于 20μg 的 F）。

（二）供试品溶液的制备

取供试品适量（约相当于含氟 2.0mg），精密称定，照氧瓶燃烧法（《中国药典》2015 年版四部通则 0703）进行有机破坏，用水 20ml 为吸收液，吸收完全后，再振摇 2~3 分钟，将吸收液移至 100ml 量瓶中，用少量水冲洗瓶塞及铂丝，合并于量瓶中，加水稀释至刻度，摇匀，即得。

拓展阅读

氧瓶燃烧法

氧瓶燃烧法系将有机药物在充满氧气的燃烧瓶（图5-4）中进行燃烧，待燃烧产物被吸入吸收液后，再采用适宜的分析方法来检查或测定卤素或硫等元素的含量。燃烧瓶为500ml、1000ml 或2000ml 磨口、硬质玻璃锥形瓶，瓶塞应严密、空心，底部熔封铂丝一根（直径为1mm），铂丝下端制成网状或螺旋状，长度约为瓶身高度的2/3。

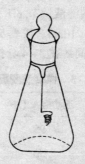

图5-4 燃烧瓶

（三）测定方法

精密量取对照品溶液与供试品溶液各 2ml，分别置 50ml 量瓶中，各加茜素氟蓝试液 10ml，摇匀，再加 12% 醋酸钠的稀醋酸溶液 3.0ml 与硝酸亚铈试液 10ml，加水稀释至刻度，摇匀，在暗处放置 1 小时，置 2cm 吸收池中，在 610nm 的波长处照紫外-可见分光光度法（《中国药典》2015 年版四部通则 0401）分别测定吸光度，按照公式 5-6 计算，即得。

$$F（\%）=\frac{A_i \times C_r}{A_r \times C_i} \times 100\% \qquad (5-6)$$

式中，A_i、A_r 分别为供试品、对照品的吸收度；C_i、C_r 分别为供试品、对照品的浓度。

例如，氟尿嘧啶中含氟量的检查。取本品约 15mg，精密称定，照氟检查法测定，含氟量应为 13.1%~14.6%。

三、注意事项

（一）供试品要求

供试品燃烧必须完全，应无灰色、黑色颗粒。

（二）试剂要求

本法灵敏度高，在测定中，过量的 12%醋酸钠的稀醋酸溶液可使吸收度偏低，故各试剂的加入量应准确；此外各试剂加入的顺序对测定吸收度也有影响，故必须按照规定的顺序加入，不能颠倒。茜素氟蓝试液应临用新配，并严格控制 pH。

第十三节　合成多肽中的醋酸测定法

一、测定原理

大多数多肽类药物的合成工艺中，需将药物制成醋酸盐，通过控制醋酸的含量，可确保药物中的氨基酸均已成盐，避免氨基游离氧化而变质，所以醋酸或醋酸盐的含量测定对保证原料质量和用药安全有重要意义。《中国药典》2015 年版四部通则 0872 中采用液相色谱法进行测定，具有灵敏度高、方法稳定和重复性好的特点。

二、操作方法

（一）色谱条件及系统适用性试验

用十八烷基硅烷键合硅胶为填充剂（250mm×4.6mm，5μm）；以磷酸溶液（在 1000ml 水中加磷酸 0.7ml，用 0.42%氢氧化钠溶液调节 pH 至 3.0）为流动相 A；以甲醇为流动相 B；流速为每分钟 1.2ml；检测波长为 210mn。按表 5-3 进行梯度洗脱。理论板数按醋酸峰计算应不低于 2000。醋酸峰的保留时间约在 3~4 分钟。

表 5-3　梯度洗脱配比表

时间（分钟）	流动相 A（%）	流动相 B（%）
0~5	95	5
5~10	50	50
10~20	50	50
20~22	95	5
22~30	95	5

（二）对照品溶液和供试品溶液的制备

1. 对照品溶液的制备　取冰醋酸适量，精密称定，用流动相 A-流动相 B（95∶5）的混合溶液定量稀释制成每 1ml 中约含 0.1mg 的溶液。

2. 供试品溶液的制备　照各品种项下规定的方法制备。

（三）测定方法

精密量取对照溶液和供试品溶液各 10μl，分别注入液相色谱仪，记录色谱图，按外标法以峰面积计算多肽中醋酸的含量。

例如，醋酸奥曲肽中醋酸的测定。取本品适量，精密称定，加稀释液［流动相 A-甲醇（95∶5）］溶解并定量稀释制成每 1ml 中含 1.25mg 的溶液，作为供试品溶液。照合成多肽中的醋酸测定法测定，含醋酸应为 5.0%~12.0%。

三、注意事项

对照品溶液的浓度可随供试品中醋酸的含量适当调整。供试品取样量应根据其醋酸含量而定。

第十四节　2-乙基己酸测定法

一、测定原理

2-乙基己酸钠在某些 β-内酰胺类抗生素成盐过程中作为钠离子供体而广泛使用，但在反应过程中，易转化成 2-乙基己酸而残留在药物中，2-乙基己酸具有较强的腐蚀性，对皮肤和黏膜有刺激作用。《中国药典》2015 年版四部通则 0873 中采用气相色谱法中内标法测定 β-内酰胺类药物中 2-乙基己酸的量。

二、操作方法

（一）色谱条件及系统适用性试验

用聚乙二醇（PEG-20M）或极性相似的毛细管柱；柱温 150℃；进样口温度 200℃；检测器温度 300℃。2-乙基己酸峰的理论板数应不低于 5000，各色谱峰之间的分离度应大于 2.0。取对照品溶液连续进样 5 次，2-乙基己酸峰与内标峰面积之比的相对标准偏差应不大于 5%。

（二）内标溶液、对照品溶液和供试品溶液的制备

1. 内标溶液的制备　称取 3-环己丙酸约 100mg，置 100ml 量瓶中，用环己烷溶解并稀释至刻度，摇匀，即得。

2. 对照品溶液的制备　精密称取 2-乙基己酸对照品 75mg，置 50ml 量瓶中，用内标溶液溶解并稀释至刻度，摇匀。精密量取 1ml，加 33% 盐酸溶液 4.0ml，剧烈振摇 1 分钟，静置使分层，取上层溶液，即得。

3. 供试品溶液的制备　精密称取供试品约 0.3g，加 33% 盐酸溶液 4.0ml 使溶解，精密加入内标溶液 1ml，剧烈振摇 1 分钟，静置使分层，取上层溶液，即得。

（三）测定方法

取对照品溶液与供试品溶液各 1μl，分别注入气相色谱仪，记录色谱图，按照公式 5-7 计算 2-乙基己酸含量（%）。

$$2\text{-乙基己酸含量（%）} = \frac{A_T \times I_R \times M_R \times 0.02}{A_R \times I_T \times M_T} \times 100\% \tag{5-7}$$

式中，A_T、A_R分别为供试品、对照品色谱图中2-乙基己酸的峰面积；I_T、I_R分别为供试品、对照品色谱图中内标的峰面积；M_T、M_R分别为供试品、2-乙基己酸对照品的重量，g。

例如，《中国药典》2015年版二部头孢孟多酯钠检查项中规定，2-乙基己酸的含量不得过0.3%。

三、注意事项

在对照品和供试品溶液制备过程中，如分层效果不好，可选择离心分离。并且必要时可进行二次提取（如供试品进行二次提取，对照品也相应进行二次提取），分取出下层溶液，精密加入内标溶液1ml，剧烈振摇1分钟，静置使分层，弃去下层溶液，与第一次的上清液合并即得。

岗位对接

本章主要对应药品质量检验相关工作岗位和职业工种。要求从业人员掌握一般杂质检查法的原理和方法，学会杂质限量结果判断，并能熟练进行药品的一般杂质检查。

目标检测

一、选择题

（一）单项选择题

1. 检查氯化物时，比较供试品与对照品所产生浊度的正确方法为（　　）
   A. 面对光线观察、比较
   B. 将两管并排放在台上观察、比较
   C. 将两管靠在黑色背影前观察、比较
   D. 两手各拿一支比色管平举在眼前观察、比较
   E. 将两管同置在黑色背影上，从比色管上方向下观察、比较

2. 硫酸盐检查，采用（　　）
   A. 硝酸银试液作沉淀剂
   B. 氯化钡溶液作沉淀剂
   C. 硫代乙酰胺试液作显色剂
   D. 硫氰酸铵溶液作显色剂
   E. 溴化汞试纸作为显色剂

3. 检查铁盐时，要求酸性条件的原因是（　　）
   A. 防止Fe^{3+}水解
   B. 防止Fe^{3+}还原
   C. 提高反应灵敏度
   D. 使生成颜色稳定
   E. 防止Fe^{3+}与Cl^-形成配位化合物

4. 用硫代乙酰胺法检查重金属时，所用缓冲液及其pH为（　　）
   A. 醋酸盐缓冲液，pH1.5
   B. 醋酸盐缓冲液，pH2.5
   C. 醋酸盐缓冲液，pH3.5
   D. 磷酸盐缓冲液，pH2.5
   E. 磷酸盐缓冲液，pH5.5

5. 炽灼残渣如需用于重金属检查时，炽灼温度应采用（　　）

  A. 500℃以下   B. 500～600℃

  C. 600～700℃   D. 700～800℃

  E. 800℃以上

6. 古蔡氏检砷法中，砷化氢气体与（　　）作用生成砷斑

  A. $HgCl_2$ B. $HgBr_2$

  C. HgS   D. HgI_2

  E. Hg（Ac）$_2$

7. 干燥失重主要是检查药物中的（　　）

  A. 微量不溶性杂质   B. 表面水

  C. 水分及其他挥发性物质   D. 结晶水

  E. 遇硫酸呈色的有机杂质

8. Ag-DDC法检查砷盐的原理为砷化氢与Ag-DDC、吡啶作用生成红色的（　　）

  A. 砷盐   B. 锑斑

  C. 胶态砷   D. 三氧化二砷

  E. 胶态银

（二）多项选择题

1. 检查药物中的氯化物杂质，需要用（　　）

  A. 稀盐酸   B. 稀硫酸

  C. 稀硝酸   D. 硝酸银试剂

  E. 标准氯化钠溶液

2. 费休氏试液由（　　）试剂组成

  A. 溴   B. 二氧化硫

  C. 碘   D. 吡啶

  E. 甲醇

3. 药物中酸碱度的检查，《中国药典》采用的方法主要有（　　）

  A. 比浊法   B. 酸碱滴定法

  C. 重量法   D. 指示剂法

  E. pH测定法

4. 干燥失重检查法有（　　）

  A. 常压恒温干燥法   B. 干燥剂干燥法

  C. 加压干燥法   D. 减压干燥法

  E. 热重分析法

5. 检查重金属杂质常用的显色剂是（　　）

  A. 硫化钠   B. 硫酸钠

  C. 硫化铁   D. 硫代乙酰胺

  E. 硫化铵

6.《中国药典》2015年版规定的限量杂质检查项目有（　　）

  A. 氯化物检查   B. 硫酸盐检查

  C. 溶出度检查   D. 重金属检查

  E. 铁盐检查

二、简答题

1. 采用硝酸银试液检查氯化物时，加入硝酸使溶液酸化的目的是什么？
2. 砷盐检查法中为什么要加入酸性氯化亚锡、碘化钾和醋酸铅棉花？
3. 何为重金属？以什么为代表？其测定方法有几种？
4. 古蔡氏法检砷和 Ag-DDC 法有什么不同？

实训一 丙氨酸的限量检查

【实训目的】

1. 掌握生物药物中限量检查方法的基本原理、操作方法及限量计算方法。
2. 熟悉生物药物限量检查常用仪器的原理和方法。
3. 了解丙氨酸限量检查内容。
4. 正确使用纳氏比色管、紫外分光光度计及检砷器。

【实训原理】

L-丙氨酸是构成蛋白质的基本单位，是组成人体蛋白质的氨基酸之一。它在临床上常添加至输液中，为转氨酶提供氨基供体，还可用作合成新型甜味剂及某些手性药物中间体的原料。L-丙氨酸的主要生产方法为游离细胞酶法，以 L-天冬氨酸为原料，通过 β-脱羧酶脱去 β 位的羧基而得，由于原料 L-天冬氨酸中含有一定量的富马酸，β-脱羧酶中含有少量消旋酶，因此在生产过程中易原料残存及异构化，最终产物含有 L-天冬氨酸、富马酸、D-丙氨酸等杂质，这些杂质将直接影响 L-丙氨酸及其下游产品（维生素 B_6、氨基丙醇）的质量。

【实训内容】

（一）实训用品

1. 供试品 L-丙氨酸。

2. 试剂试药 苯二甲酸盐缓冲液（pH4.01）、硼砂缓冲液（pH9.18）、稀硝酸、硝酸银、标准氯化钠试液（10μg/ml）、25%氯化钡、稀盐酸、标准硫酸钾（100μg/ml）、过硫酸铵、标准铁溶液（10μg/l）、30%硫氰酸铵、正丁醇、醋酸盐缓冲液（pH3.5）、硫代乙酰胺、标准铅溶液（10μg/ml）、锌粒、醋酸铅棉花、溴化汞试纸、碘化钾、氯化亚锡、标准砷溶液（1μg/ml）。

3. 仪器 酸度计、天平、坩埚、干燥器、烘箱、检砷装置。

4. 其他仪器 烧杯、容量瓶、称量瓶、纳氏比色管、量筒、试管、分液漏斗等。

（二）实训操作

1. 酸度 称取供试品 1.0g，置 50ml 烧杯中，加新沸并放冷的纯化水 20ml 搅拌使溶解。选用玻璃电极为指示电极、饱和甘汞电极为参比电极的酸度计，分别用苯二甲酸盐标准缓冲液（25℃，pH4.01）、硼砂标准缓冲液（25℃，pH9.18）对仪器进行校正，仪器示值与表列数值一致后，依法测定，pH 应为 5.5~7.0。

2. 氯化物 称取供试品 0.3g，加水搅拌溶解使成 25ml，加稀硝酸 10ml，置 50ml 纳氏比色管中加水使成约 40ml，摇匀，即为供试液。另取标准氯化钠溶液 6ml，置 50ml 纳氏比色管中，加稀硝酸 10ml，加水使成 40ml 摇匀，即得对照溶液。于供试溶液与对照溶液中，分别加入硝酸银试液 1.0ml，用水稀释使成 50ml，摇匀，在暗处放置 5 分钟，同置黑色背景上，从比色管上方向下观察、比较，供试管不得浓于对照管。

3. 硫酸盐 称取供试品 1.0g，加水搅拌溶解使成约 40ml，置 50ml 纳氏比色管中，加稀盐酸 2ml，摇匀，即为供试液。另取 2ml 标准硫酸钾溶液置 50ml 纳氏比色管中，加水使成约 40ml，加稀盐酸 2ml，摇匀，即得对照溶液。于供试溶液与对照溶液中，分别加入 25%氯化钡溶液 25ml，用水稀释至 50ml，充分摇匀，放置 10 分钟，同置黑色背景上，从比色管上方向下观察、比较，供试管不得浓于对照管。

4. 干燥失重 取供试品约 1g，置 105℃ 干燥至恒重的扁形称量瓶中，使丙氨酸平铺，厚度不超过 5mm，精密称定，在 105℃ 干燥至恒重，减失重量不得过 0.2%。

5. 炽灼残渣 取供试品约 1g，置已炽灼至恒重的坩埚中，精密称定，缓缓炽灼至完全炭化，放冷；加硫酸 1ml 使湿润，低温加热至硫酸蒸气除尽后，在 700~800℃ 炽灼使完全灰化，移至干燥器内，放冷，精密称定，再在 700~800℃ 炽灼至恒重，残渣不得过 0.1%。

6. 铁盐 称取供试品 1.0g，加水搅拌溶解使成 25ml，移至 50ml 纳氏比色管中，加稀盐酸 4ml 与过硫酸铵 50mg，用水稀释使成 35ml 后，加 30%硫氰酸铵溶液 3ml，再加水适量稀释成 50ml，摇匀，得供试溶液；另取标准铁溶液 1ml，置 50ml 纳氏比色管中，加水使成 25ml，加稀盐酸 4ml 与过硫酸铵 50mg，用水稀释使成 35ml，加 30%硫氰酸铵溶液 3ml，再加水适量稀释成 50ml，摇匀，即为对照溶液，立即将供试溶液与对照溶液进行比较，供试管不得深于对照管。

如果供试管与对照管色调不一致，或者结果判断有困难，可将供试溶液与对照溶液分别移至分液漏斗中，各加正丁醇 20ml 振摇，提取，分层后，将正丁醇层移至 50ml 纳氏比色管中，再用正丁醇稀释至 25ml，比较，进行结果判断，供试液提取液颜色不得深于对照液的提取液。

7. 重金属 称取供试品 2.0g，置 25ml 纳氏比色管中，加水 23ml 溶解后，加醋酸盐缓冲液（pH3.5）2ml，得供试溶液。取纳氏比色管 25ml，加标准铅溶液 2ml，再加醋酸盐缓冲液（pH3.5）2ml，用水稀释成 25ml，得对照溶液。在供试管和对照管中分别加入硫代乙酰胺试液 2ml，摇匀，放置 2 分钟，同置白纸上，自上向下透视，供试管中显示的颜色与对照管比较，不得更深。

8. 砷盐 装置如图 5-1。测试时，于导气管 C 中装入醋酸铅棉花 60mg（填装高度 60~80mm），再于旋塞 D 的端平面放一片溴化汞试纸（试纸的大小能覆盖孔径而不露出平面外为宜），盖上旋塞盖 E 并旋紧。精密量取标准砷溶液 2ml，置 A 瓶中，加盐酸 5ml 与水 21ml，再加碘化钾试液 5ml 与酸性氯化亚锡试液 5 滴，在室温放置 10 分钟后，加锌粒 2g，立即将装妥的导气管 C 密塞于 A 瓶上，并将 A 瓶置 25~40℃ 水浴中，反应 45 分钟，取出溴化汞试纸，即得标准砷斑。称取丙氨酸 2.0g，置 A 瓶中加水 23ml 溶解，加盐酸 5ml，照标准砷斑的制备，自"再加碘化钾试液 5ml"起，依法操作，即得供试品砷斑。与标准砷斑比较，颜色不得更深。

【实训报告】

杂质限量检查结果记录

品名：_____　　　　　　　批　　号：_____

规格：_____　　　　　　　检验日期：_____

检定依据：《中国药典》2015 年版

检验日期：_____　　　　　　报告日期：_____

项目	标准规定	检验结果	检验结论
酸度	5.5~7.0		
氯化物	供试管不得浓于对照管		
硫酸盐	供试管不得浓于对照管		
干燥失重	0.2%		
炽灼残渣	0.1%		
铁盐	供试管不得深于对照管		
重金属	供试管不得深于对照管		
砷盐	供试品产生的砷斑不得深过对照管产生的砷斑		

结论：　　　　　　　□符合规定　　　　　　　□不符合规定

检验人：　　　　　　　　　　　　　　　　复核人：

【实训注意】

1. pH 检查中，溶剂应避免引入改变酸、碱性的因素，因此需用新鲜煮沸的冷水；酸度计的玻璃电极与饱和甘汞电极使用前要活化，酸度计校正时注意温度因素，按《中国药典》2015 年版四部通则 0631 调整；在酸度计的示数显示稳定后读取数据，平行操作，取相近的三次测得值的均值为测定值。

2. 纳氏比色管应配对，用铬酸洗液洗除污物，用水冲洗干净，采用旋摇的方法使管内液体混合均匀。

3. 观察氯化物、硫酸盐检查结果，应置黑色背景上；重金属检查时，则应置白色背景上，均从比色管上方向下观察，有利于结果的准确判断。

4. 砷盐检查所用仪器与试液等照砷盐检查法进行检查，均不应生成砷斑，或至多生成仅可辨认的斑；锌粒应无砷，以能通过一号筛的细粒为佳，如锌粒较大，用量应酌情增加，反应时间亦延长为 1 小时；如供试品需经有机破坏后检砷，应用标准砷溶液代替供试品；照各药品项下规定的方法同法处理后，依法制备标准砷斑，溴化汞试纸的直径应大于导气孔外径、小于或等于旋盖内径。

【实训思考】

1. 如何使纳氏比色管符合药物杂质限量检查的要求？

2. 氯化物、重金属检查时的操作注意事项有哪些？结果观察时从比色管上方向下透视的原因是什么？

3. 炽灼残渣检查的关键步骤是什么？如何进行恒重？

4. 砷盐检查时的操作注意事项有哪些？碘化钾、酸性氯化亚锡和醋酸铅棉花的作用是什么？

（梁　可）

第六章

无菌检查法

学习目标

知识要求　**1. 掌握**　无菌检查法的概念；薄膜过滤法和直接接种法进行无菌检查的具体操作流程；无菌检查法的结果判断。
　　　　　2. 熟悉　无菌检查用培养基的配制方法；无菌检查的原理。
　　　　　3. 了解　无菌检查法的发展历程。
技能要求　1. 熟练掌握无菌检查法的操作方法。
　　　　　2. 学会运用无菌操作技术进行生物药物的无菌检查。

案例导入

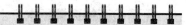

案例： 2006 年 8 月《国家药品不良反应监测报告》公布，有患者在使用安徽某药业有限公司生产的克林霉素磷酸酯葡萄糖注射液后出现胸闷、心悸、心慌、寒战、肾区疼痛、腹痛、腹泻、恶心、呕吐、过敏性休克、肝肾功能损害等症状。实验室血常规检查发现患者白细胞异常升高，核左移，血小板减少，部分患者血气分析发现血氧饱和度及动脉氧分压降低。经查，该公司生产的克林霉素磷酸酯葡萄糖注射液未按批准的工艺参数灭菌，降低灭菌温度，缩短灭菌时间，增加灭菌柜装载量，影响了灭菌效果。

讨论： 1. 药品为什么要进行无菌检查？
　　　　2. 无菌检查该怎样进行才能保证结果可靠？

　　由微生物污染药品导致的药害事件使人们逐渐认识到对药品制剂进行无菌检查的重要性。作为药品微生物检验的最早要求，无菌检查法早在 20 世纪 20 年代就被列为必检项目。《中国药典》1953 年版就收载了无菌检查法，并且在每一版不断修订无菌检查的范围、方法、检验量及检验材料等质控内容，使无菌检查结果更好地反映无菌产品的质量。

第一节　概述

一、无菌检查法的概念和意义

　　（一）概念

　　无菌检查法系用于检查《中国药典》要求无菌的生物制品、医疗器具、原料、辅料及其他品种是否无菌的一种方法。它是根据试验的培养基中是否有微生物生长来判断样品的无菌性。

　　由于无菌检查检验样本数量的局限性，从理论上讲，污染的检出率要比实际产品的污染率低，因此，当供试品符合无菌检查法的规定，仅仅表明供试品在该检验条件下未发现微生物污染。也就是无菌试验并不能用于保证整批产品的绝对无菌，但是它可用于确定批产品是否符合无菌要求。

（二）意义

无菌检查法的目的是为了保证药品的卫生质量，保证药品在临床上的使用安全。被微生物污染的药品会直接或间接地危害人类健康，一些国家曾出现过因服用或注射药品引起使用者发热、感染、致癌，甚至死亡的现象。几乎全部剂型都有过受微生物污染的记录，甚至灭菌制剂也有受到污染的报道。

二、无菌检查法的基本原则

无菌检查是根据某批产品中部分样品的抽检结果，推断产品整体灭菌情况，涉及统计学方法的应用。例如，在一批药品中，染菌部分占 10%，任抽取一份样品，其染菌概率为 $P=0.1$，未染菌概率 $Q=1-0.1=0.9$；任抽取两份样品，都染菌的概率为 $P^2=0.01$，均未染菌的概率为 $Q=（1-P)^2=0.81$。检查时，若取 n 个样品，则均无菌的概率为 $Q=(1-P)^n$。

三、无菌检查的环境要求

《中国药典》2015 年版四部通则 9203《药品微生物实验室质量指导原则》指出：无菌检查应在 B 级背景下的 A 级单向流洁净区域或隔离系统中进行。A 级和 B 级区域的空气供给应通过终端高效空气过滤器（HEPA）。微生物实验室应按相关国家标准制定完整的洁净室（区）和隔离系统的验证和环境监测标准操作规程，环境监测项目和监测频率及对超标结果的处理应有书面程序。监测项目应涵盖到位，包括对空气悬浮粒子、浮游菌、沉降菌、表面微生物及物理参数（温度、相对湿度、换气次数、气流速度、压差、噪声等）的有效控制和监测。

实验室在使用前和使用后应进行消毒，并定期监测消毒效果，要有足够洗手和手消毒设施。应有对有害微生物发生污染的处理规程。所用的消毒剂种类应满足洁净实验室相关要求并定期更换。理想的消毒剂既能杀死广泛的微生物、对人体无毒害、不会腐蚀或污染设备，又应有清洁剂的作用，性能稳定，作用快，残留少，价格合理。所用消毒剂和清洁剂的微生物污染状况应进行监测，并在规定的有效期内使用，A 级和 B 级洁净区应当使用无菌的或经无菌处理的消毒剂和清洁剂。

无菌检查人员必须具备微生物专业知识，并经过无菌技术培训，在确认他们可以承担某项试验前，不能独立从事该项微生物试验，应保证所有人员在上岗前接受胜任工作所必需的设备操作、微生物检验技术和实验室生物安全等方面的培训，经考核合格后方可上岗。在进入无菌室前，除按要求更换工作服外，还应严格按照无菌室有关规定进行操作，保持环境的无菌状态。

第二节　无菌检查法的基本步骤

一、操作方法

（一）培养基

1. 制备　培养基应适合需氧菌、厌氧菌或真菌的生长，其配方和制备方法应严格按照

《中国药典》执行。硫乙醇酸盐流体培养基主要用于厌氧菌的培养，也可用于需氧菌的培养，培养温度 30~35℃；胰酪大豆胨液体培养基用于培养真菌和需氧菌，培养温度 20~25℃。培养基可按本书附录中的处方制备，亦可使用按该处方生产的符合规定的脱水培养基或成品培养基。配制后应采用验证合格的灭菌程序灭菌。灭菌后，培养基需经无菌检查合格。制备好的培养基应保存在 2~25℃、避光的环境，若保存于非密闭容器中，一般在 3 周内使用；若保存于密闭容器中，一般可在 1 年内使用。

2. 适用性检查 无菌检查用的硫乙醇酸盐流体培养基和胰酪大豆胨液体培养基等应符合培养基的无菌性检查及灵敏度检查的要求。本检查可在供试品的无菌检查前或与供试品的无菌检查同时进行。

（1）无菌性检查 每批培养基随机抽取不少于 5 支（瓶），置各培养基规定的温度培养 14 天，应无菌生长。

（2）灵敏度检查 用已知的标准菌种来检定培养基的敏感度，检定培养基敏感度的菌种是国家药品检定机构分发的标准菌种。

①菌种的要求 培养基灵敏度检查所用的菌株传代次数不得超过 5 代（从菌种保存中心获得的冷冻干燥菌种为第 0 代），试验用菌种应采用适宜的菌种保存技术进行保存，以保证试验菌株的生物学特性。《中国药典》2015 年版规定使用的菌种有金黄色葡萄球菌（*Staphylococcus aureus*）［CMCC（B）26 003］、铜绿假单胞菌（*Pseudomonas aeruginosa*）［CMCC（B）10 104］、枯草芽孢杆菌（*Bacillus subtilis*）［CMCC（B）63 501］、生孢梭菌（*Clostridium sporogenes*）［CMCC（B）64 941］、白色念珠菌（*Candida albicans*）［CMCC（F）98 001］、黑曲霉（*Aspergillus niger*）［CMCC（F）98 003］等 5 种。

②菌液的制备 接种金黄色葡萄球菌、铜绿假单胞菌、枯草芽孢杆菌的新鲜培养物至胰酪大豆胨液体培养基中或胰酪大豆胨琼脂培养基上，接种生孢梭菌的新鲜培养物至硫乙醇酸盐流体培养基上，30~35℃培养 18~24 小时；接种白色念珠菌的新鲜培养物至沙氏葡萄糖液体培养基上或沙氏葡萄糖琼脂培养基上，20~25℃培养 24~48 小时，上述培养物用 pH7.0 无菌氯化钠-蛋白胨缓冲液或 0.9% 无菌氯化钠溶液制成每 1ml 含菌数小于 100cfu（菌落形成单位）的菌悬液。

接种黑曲霉的新鲜培养物至沙氏葡萄糖琼脂斜面培养基上，20~25℃培养 5~7 天，加入 3~5ml 含 0.05%（ml/ml）聚山梨酯 80 的 pH7.0 无菌 0.9%氯化钠-蛋白胨溶液，将孢子洗脱。然后，用适宜的方法吸出孢子悬液至无菌试管内，用含 0.05%（ml/ml）聚山梨酯 80 的 pH7.0 无菌 0.9%氯化钠-蛋白胨溶液制成每 1ml 含孢子数小于 100cfu 的孢子悬液。菌悬液在室温下放置应在 2 小时内使用，若保存在 2~8℃可在 24 小时内使用。黑曲霉孢子悬液可保存在 2~8℃，在验证过的贮存期内使用。

③培养基接种 取每管装量为 12ml 的硫乙醇酸盐流体培养基 7 支，分别接种小于 100cfu 的金黄色葡萄球菌、铜绿假单胞菌、生孢梭菌各 2 支，另 1 支不接种作为空白对照，培养 3 天；取每管装量为 9ml 的胰酪大豆胨液体培养基 7 支，分别接种小于 100cfu 的白色念珠菌、枯草芽孢杆菌、黑曲霉各 2 支，另 1 支不接种作为空白对照，培养 5 天。逐日观察结果。

④结果判断 空白对照管应无菌生长，若加菌的培养基管均生长良好，判定该培养基灵敏度检查符合规定。

（二） 稀释液、 冲洗液及其制备方法

　　无菌检查法用到的稀释液、冲洗液包括 0.1% 无菌蛋白胨水溶液和 pH7.0 氯化钠-蛋白胨缓冲液。

　　1. 0.1%无菌蛋白胨水溶液　取蛋白胨 1.0g，加水 1000ml，微温溶解，滤清，调节 pH 至 7.1±0.2，分装，灭菌。

　　2. pH7.0 无菌氯化钠-蛋白胨缓冲液　取磷酸二氢钾 3.56g、磷酸氢二钠 7.23g、氯化钠 4.30g、蛋白胨 1.0g，加水 1000ml，加热使溶解，分装，过滤，灭菌。

　　根据供试品的特性，也可选用其他经验证过的适宜的溶液作为稀释液、冲洗液（如 0.9% 无菌氯化钠溶液）。稀释液、冲洗液配制后应采用验证合格的灭菌程序灭菌。如需要，可在上述稀释液或冲洗液的灭菌前或灭菌后加入表面活性剂或中和剂等。

（三） 方法适用性试验

　　当建立药品的无菌检查法时，应进行方法的验证，以证明所采用的方法适于该药品的无菌检查。若药品的组分或原检验条件发生改变时，检查方法应重新验证。验证时，按"供试品的无菌检查"的规定及下列要求进行操作。对每一试验菌应逐一进行验证。

　　1. 菌种及菌液制备　除大肠埃希菌（*Escherichia coli*）［CMCC（B）44 102］外，金黄色葡萄球菌、枯草芽孢杆菌、生孢梭菌、白色念珠菌、黑曲霉同培养基灵敏度检查。大肠埃希菌的菌液制备同金黄色葡萄球菌。

　　2. 薄膜过滤法　取每种培养基规定接种的供试品总量按薄膜过滤法过滤，冲洗，在最后一次的冲洗液中加入小于100cfu 的试验菌，过滤。加硫乙醇酸盐流体培养基或胰酪大豆胨液体培养基至滤筒内。另取一装有同体积培养基的容器，加入等量试验菌，作为对照。置规定温度培养，培养时间不得超过5天。各试验菌同法操作。

　　3. 直接接种法　取符合直接接种法培养基用量要求的硫乙醇酸盐流体培养基 6 管，分别接入小于100cfu 的金黄色葡萄球菌、大肠埃希菌、生孢梭菌各 2 管；取符合直接接种法培养基用量要求的胰酪大豆胨液体培养基 6 管，分别接入小于100cfu 的白色念珠菌、枯草芽孢杆菌、黑曲霉各 2 管。其中 1 管接入每支培养基规定的供试品接种量，另 1 管作为对照，置规定的温度培养，培养时间不得超过5天。

　　4. 结果判断　与对照管比较，如含供试品各容器中的试验菌均生长良好，则说明供试品的该检验量在该检验条件下无抑菌作用或其抑菌作用可以忽略不计，照此检查方法和检查条件进行供试品的无菌检查。如含供试品的任一容器中微生物生长微弱、缓慢或不生长，则说明供试品的该检验量在该检验条件下有抑菌作用，应采用增加冲洗量、增加培养基用量、使用中和剂或灭活剂、更换滤膜品种等方法，消除供试品的抑菌作用，并重新进行方法验证试验。方法验证试验也可与供试品的无菌检查同时进行。

（四） 供试品的检验数量和接种量

　　供试品的检验数量是指一次试验所用供试品最小包装容器的数量（支或瓶），成品

每亚批均应进行无菌检查。除另有规定外，出厂产品按表6-1规定，上市产品监督检验按表6-2规定。表6-1、6-2中最少检验数量不包括阳性对照试验的供试品用量。一般情况下，供试品无菌检查若采用薄膜过滤法，应增加1/2的最小检验数量作为阳性对照用；若采用直接接种法，应增加供试品无菌检查时每个培养基容器接种的样品量作阳性对照用。

检验量是指供试品每个最小包装接种至每份培养基的最小量（g或ml）。除另有规定外，检验量按表6-3的规定。若每支（瓶）供试品的装量按规定足够接种两份培养基，则应分别接种至硫乙醇酸盐流体培养基和和胰酪大豆胨液体培养基中。若采用薄膜过滤法，只要供试品特性允许，应将所有容器内的全部内容物过滤。

表6-1 批出厂产品及生物制品的原液和半成品最少检验数量

供试品	批产量 N（个）	最少检验数量
注射剂	≤100	10%或4个（取较多者）
	100<N≤500	10个
	>500	2%或20个（取较少者）
		20个（生物制品）
大体积注射液（>100ml）		2%或10个（取较少者）
		20个（生物制品）
冻干血液制品（>5ml）	每柜冻干≤200	5个
	每柜冻干>200	10个
（≤5ml）	≤100	5个
	100<N≤500	10个
	>500	20个
眼用及其他非注射产品	≤200	5%或2个（取较多者）
	>200	10个
桶装固体原料	≤4	每个容器
	4<N≤50	20%或4个容器（取较多者）
	>50	2%或10个容器（取较多者）
抗生素原料药（≥5g）		6个容器
生物制品原液或半成品		每个容器（每个容器制品的取样量为总量的0.1%或不少于10ml，每开瓶一次，应如上法抽验）
体外用诊断制品半成品		每批（抽验量应不少于3ml）
医疗器具	≤100	10%或4件（取较多者）
	100<N≤500	10件
	>500	2%或20件（取较少者）

注：若供试品每个容器中的装量不够接种两种培养基，那么表中的最少检验数量加倍。

表 6-2　上市抽验样品的最少检验数量

供试品	供试品最少检验数量（瓶或支）
液体制剂	10
固体制剂	10
血液制品 $V<50$ml	6
$V \geqslant 50$ml	2
医疗器具	10

注：①若供试品每个容器中的装量不够接种两种培养基，那么表中的最少检验数量增加相应倍数。②抗生素粉针剂（≥5g）及抗生素原料药（≥5g）的最少检验数量为6瓶（或支）。桶装固体原料的最少检验数量为4个包装。

表 6-3　供试品的最少检验量

供试品	供试品	每支供试品接入每种培养基的最少量
液体制剂	≤1ml	全量
	1ml<V≤40ml	半量，但不得少于1ml
	40ml<V≤100ml	20ml
	V>100ml	10%，但不得少于20ml
固体制剂	M<50mg	全量
	50mg≤M<300mg	半量
	300mg≤M<5g	150mg
	M≥5g	500mg
		半量（生物制品）
生物制品的原液及半成品		半量
医疗器具	外科用敷料棉花及纱布	取100mg或1cm×3cm
	缝合线、一次性医用材料	整个材料①
	带导管的一次性医疗器具（如输液袋）	1/2内表面积
	其他医疗器具	整个器具①（切碎或拆散开）

注：①如果医疗用器械体积过大，培养基用量可在2000ml以上，将其完全浸没。

（五）阳性对照和阴性对照

1. 阳性对照　应根据供试品特性选择阳性对照菌：无抑菌作用及抗革兰阳性菌为主的供试品以金黄色葡萄球菌为对照菌；抗革兰阴性菌为主的供试品以大肠埃希菌为对照菌；抗厌氧菌的供试品，以生孢梭菌为对照菌；抗真菌的供试品以白色念珠菌为对照菌。供试品用量同供试品无菌检查每份培养基接种的样品量。阳性对照试验的菌液制备同方法验证试验，加菌量小于100cfu，供试品用量同供试品无菌检查每份培养基接种的样品量。阳性对照培养48~72小时应生长良好。

2. 阴性对照　供试品无菌检查时，应取相应溶剂、稀释液和冲洗液同法操作，作为阴性对照。阴性对照不得有菌生长。

无菌试验过程中，若需使用表面活性剂、灭活剂、中和剂等试剂，应证明其有效性，且对微生物生长无毒性。

（六）供试品的无菌检查

无菌检查法包括薄膜过滤法和直接接种法。只要供试品性状允许，应采用薄膜过滤法，供试品无菌检查采用的检验方法和检验条件应与验证的方法相同。操作时，用适宜的消毒液对供试品容器表面进行彻底消毒。如果容器内有一定的真空度，可用适宜的无菌器材（如带有除菌过滤器的针头），向容器内导入无菌空气，再按无菌操作法开启容器取出内容物。除另有规定外，供试品处理及接种培养基应按下列方法进行。

1. 薄膜过滤法　薄膜过滤法应优先采用封闭式薄膜过滤器，也可采用一般薄膜过滤器。无菌检查用的滤膜孔径应不大于 0.45μm，直径约为 50mm。根据供试品及其溶剂的特性选择滤膜材质。抗生素供试品应选择低吸附的滤器及滤膜。滤器及滤膜使用前应采用适宜的方法灭菌。使用时，应保证滤膜在过滤前后的完整性。

水溶性供试液过滤前先将少量的冲洗液过滤以润湿滤膜。油类供试品其滤膜和过滤器在使用前应充分干燥。为发挥滤膜的最大过滤效率，应注意保持供试液及冲洗液覆盖整个滤膜表面。供试液经薄膜过滤后，若需要用冲洗液冲洗滤膜，每张滤膜每次冲洗量一般为100ml，总冲洗量不得超过 1000ml，以避免滤膜上的微生物受损伤。

（1）水溶液供试品　取规定量，直接过滤，或混合至含不少于 100ml 适宜稀释液的无菌容器中，混匀，立即过滤。如供试品具有抑菌作用或含防腐剂，需用冲洗液冲洗滤膜，冲洗次数一般不少于 3 次，所用的冲洗量、冲洗方法同方法验证试验。除生物制品外，一般样品冲洗后，1 份滤器中加入 100ml 硫乙醇酸盐流体培养基，1 份滤器中加入 100ml 胰酪大豆胨液体培养基。生物制品样品冲洗后，2 份滤器中加入 100ml 硫乙醇酸盐流体培养基，1 份滤器中加入 100ml 胰酪大豆胨液体培养基。

（2）水溶性固体供试品　取规定量，加适宜的稀释液溶解或按标签说明复溶，然后照水溶液供试品项下的方法操作。

（3）非水溶性供试品　取规定量，直接过滤，或混合溶于适量含聚山梨酯 80 或其他适宜乳化剂的稀释液中，充分混合，立即过滤。用含 0.1%~1% 聚山梨酯 80 的冲洗液冲洗滤膜至少 3 次，加入含或不含聚山梨酯 80 的培养基，接种培养基照（1）方法操作。

（4）可溶于十四烷酸异丙酯的膏剂和黏性油剂供试品　取规定量，混合至适量的无菌十四烷酸异丙酯（采用薄膜过滤法过滤除菌，选用孔径为 0.22μm 的脂溶性滤膜过滤）中，剧烈振摇，使供试品充分溶解，如果需要可适当加热，但温度不得超过 44℃，趁热迅速过滤。对仍然无法过滤的供试品，于含有适量的无菌十四烷酸异丙酯中的供试液中加入不少于 100ml 的稀释液，充分振摇萃取，静置，取下层水相作为供试液过滤。过滤后滤膜冲洗及加入培养基，照非水溶性制剂供试品项下的方法操作。

（5）无菌气（喷）雾剂供试品　取规定量，将各容器置至少-20℃ 或其他适宜温度冷冻约 1 小时，取出，以无菌操作迅速在容器上端钻一小孔，释放抛射剂后再无菌开启容器，并将供试液转移至无菌容器中混合，供试品亦可采用其他适宜的方法取出。然后照水溶液供试品或非水溶性制剂供试品项下的方法操作。

（6）装有药物的注射器供试品　取规定量，将注射器中的内容物（若需要可吸入稀释液或标签所示的溶剂溶解）直接过滤，或混合至含适宜稀释液的无菌容器中，然后按照水溶性供试品或非水溶性制剂供试品项下方法操作。同时应采用适宜的方法进行包装中所配的无菌针头的无菌检查。

（7）具有导管的医疗器具（输血、输液袋等）供试品　取规定量，每个最小包装用

50~100ml 冲洗液分别冲洗内壁，收集冲洗液于无菌容器中，然后照水溶液供试品项下的方法操作。同时应采用直接接种法进行包装中所配针头的无菌检查。

2. 直接接种法　直接接种法适用于无法用薄膜过滤法进行无菌检查的供试品。取规定量供试品，分别等量接种至硫乙醇酸盐流体培养基和胰酪大豆胨液体培养基中。除生物制品外，一般样品无菌检查时两种培养基接种的瓶数或支数相等；生物制品无菌检查时硫乙醇酸盐流体培养基和胰酪大豆胨液体培养基接种的瓶数或支数为 2:1。除另有规定外，每个容器中培养基的用量应符合接种的供试品体积不得大于培养基体积的 10%，同时，硫乙醇酸盐流体培养基每管装量不少于 15ml，胰酪大豆胨液体培养基每管装量不少于 10ml。供试品检查时，培养基的用量和高度同方法验证试验。供试品根据品种的不同按下列方法进行接种。

（1）混悬液等非澄清水溶液供试品　取规定量，分别等量接种至各管培养基中。

（2）固体供试品　取规定量，直接等量接种至各管培养基中，或加入适宜的稀释剂溶解，或按标签说明复溶后，取规定量接种至各管培养基中。

（3）非水溶性供试品　取规定量，混合，加入适量的聚山梨酯 80 或其他适宜的乳化剂及稀释剂使其乳化，分别等量接种至各管培养基中；或分别直接等量接种至含聚山梨酯 80 或其他适宜乳化剂的各管培养基中。

（4）敷料供试品　取规定量，以无菌操作拆开每个包装，于不同部位剪取约 100mg 或 1cm×3cm 的供试品，等量接种于各管足以浸没供试品的适量培养基中。

（5）肠线、缝合线等供试品　肠线、缝合线及其他一次性使用的医用材料按规定量取最小包装，无菌拆开包装，等量接种于各管足以浸没供试品的适量培养基中。

（6）灭菌医用器具供试品　取规定量，必要时应将其拆散或切成小碎段，等量接种于各管足以浸没供试品的适量培养基中。

（7）放射性药品　取供试品 1 瓶（支），等量接种于装量为 7.5ml 的硫乙醇酸盐流体培养基和胰酪大豆胨液体培养基中，每管接种量为 0.2ml。

3. 培养及观察　上述接种供试品后的培养基容器按培养基规定的温度培养 14 天。接种生物制品供试品的硫乙醇酸盐流体培养基的容器应分成两等份，一份置 30~35℃培养，一份置 20~25℃培养。培养期间应逐日观察并记录是否有菌生长。培养 14 天后，不能从外观上判断有无微生物生长，可取该培养液适量转种至同种新鲜培养基中，培养 3 天，观察接种的同种新鲜培养基是否再出现浑浊；或取培养液涂片，染色，镜检，判断是否有菌。

二、结果判断

阳性对照管应生长良好，阴性对照管不得有菌生长。否则，试验无效。

若供试品管均澄清，或虽显浑浊但经确证无菌生长，判定供试品符合规定；若供试品管中任何一管显浑浊并确证有菌生长，判定供试品不符合规定，除非能充分证明试验结果无效，即生长的微生物非供试品所含。

当符合下列至少 1 个条件时方可判试验结果无效：①无菌检查试验所用的设备及环境的微生物监控结果不符合无菌检查法的要求；②回顾无菌试验过程，发现有可能引起微生物污染的因素；③供试品管中生长的微生物经鉴定后，确证是因无菌试验中所使用的物品和（或）无菌操作技术不当引起的。

试验若经确认无效，应重试。重试时，重新取同量供试品，依法检查，若无菌生长，判定供试品符合规定；若有菌生长，判定供试品不符合规定。

三、注意事项

（一）无菌检查法的应用

《中国药典》2015 年版规定以下剂型需要进行无菌检查，注意事项如下。

1. 各种注射剂 用于肌内、皮下和静脉注射的各种注射剂，包括注射用的无菌水、溶剂、输液、注射剂原料等。

2. 眼用及创伤用制剂 用于眼科手术、角膜创伤及严重创伤、溃疡和烧伤等外科用药物制剂。

3. 植入剂 用于包埋于人体内的药物制剂。

4. 可吸收的止血剂 如明胶发泡剂、凝血酶等用于止血并可被组织吸收的各种药物制剂。

5. 外科用敷料、器材 如外科手术用脱脂棉、纱布、结扎线、缝合线、可被组织吸收的肠线、一次性注射器、一次性无菌手术刀片、输血袋、输液袋、角膜接触镜等。

（二）无菌检查法的注意事项

1. 所有阳性菌的操作均不得在无菌区域进行，以防止交叉污染。

2. 进入无菌操作室的所有培养基、供试品等的外表都应采用适宜的方法进行消毒处理，以避免将外包装污染的微生物带入无菌检验室。例如：紫外灯照射不少于 30 分钟。对不同种类和不同批次的产品，在拆包装及夹取样品时，应更换用具，以避免交叉污染。

3. 供试品的抽验数量和接种量应符合规定。

4. 真实、规范地填写检验原始记录和检验报告。出具检验结果后，所有培养物需经 121℃高压蒸汽灭菌 30 分钟处理。

岗位对接

本章是生物药物安全性检查最重要的内容之一。要求药品检验人员必须掌握无菌检查的方法（薄膜过滤法、直接接种法）、操作过程和结果判断；根据《中国药典》熟练进行生物药物的无菌检查。

目标检测

一、选择题

（一）单项选择题

1. 下列哪类药物或器具不需要进行无菌检查（　　）

　　A. 注射剂　　　　　　　　　　B. 大面积烧伤创面外用制剂

　　C. 一次性注射器　　　　　　　D. 口服药物

　　E. 生物制品

2. （　　）培养基可用于培养真菌

　　A. 营养琼脂培养基　　　　　　B. 硫乙醇酸盐流体培养基

　　C. 胰酪大豆胨液体培养基　　　D. 葡萄糖肉汤培养基

　　E. 胆盐乳糖培养基

3. 培养基无菌性检查，每批培养基随机抽取不少于（　　）支/瓶

A. 10   B. 5   C. 3   D. 15   E. 2

4. 检验批产量大于 500 支的冻干血液制品（≤5ml）注射剂时，最少抽验量为（   ）

A. 10   B. 50   C. 5   D. 15   E. 20

5. 采用薄膜过滤法进行供试品无菌检查时，应培养（   ）天

A. 10   B. 7   C. 14   D. 28   E. 21

6. 上市后的液体制剂最少抽检数量为（   ）

A. 2   B. 5   C. 6   D. 10   E. 20

7. 体积为 5ml 的液体制剂接种量为（   ）

A. 全量   B. 半量   C. 1ml   D. 2ml   E. 3ml

8. 胰酪大豆胨液体培养基的培养温度为（   ）℃

A. 23～28   B. 30～35   C. 25～30   D. 20～25   E. 30～37

（二）多项选择题

1. 可以作为无菌检查用稀释剂的是（   ）

A. 0.1%无菌蛋白胨溶液   B. 0.9%无菌氯化钠溶液

C. 95%乙醇溶液   D. pH7.0 无菌氯化钠-蛋白胨缓冲液

E. 5%葡萄糖溶液

2. 当符合下列哪些条件时可判无菌检查试验结果无效（   ）

A. 无菌检查试验所用的设备及环境的微生物监控结果不符合无菌检查法的要求

B. 回顾无菌试验过程，发现有可能引起微生物污染的因素

C. 供试品管中生长的微生物经鉴定后，确证是因无菌试验中所使用的物品不当引起的

D. 阴性对照管有菌生长

E. 供试品管中生长的微生物由无菌操作技术不当引起

3. 培养基的适用性检查项目包括（   ）

A. 无菌性检查   B. 灵敏度检查

C. 选择性检查   D. 特异性检查

E. 方法学检查

4. 无菌检查用到的培养基种类包括（   ）

A. 硫乙醇酸盐流体培养基   B. 胰酪大豆胨液体培养基

C. 营养琼脂培养基   D. 改良马丁培养基

E. 沙氏葡萄糖液体培养基

二、简答题

1. 简述薄膜过滤法进行药品无菌检查的过程。

2. 无菌检查时，不同的供试品应该怎样进行前处理？

三、实例分析

某大型生物制药企业生产乙型肝炎人免疫球蛋白冻干制品，批生产量为 1000 支，规格是 200IU，现采用薄膜过滤法做无菌检查，请问：

1. 该制品的最少检验数量是多少支？

2. 每支样品接入每管培养基的最少样品量是多少？

实训二　注射用青霉素钠的无菌检查

【实训目的】

1. 掌握常用注射剂的无菌检查及其结果判断与分析。
2. 熟悉无菌制剂进行无菌检查的几种常用培养基。
3. 了解不同类型的生物制品应采用的微生物学检查法。

【实训原理】

无菌检查是利用无菌操作的方法，将被检查的药品分别加入适合需氧菌、厌氧菌和真菌生长的液体培养基中，置于适宜温度下培养一定时间后，观察有无微生物生长，以判断药品是否合格。无菌制剂（包括注射剂）都应按《中国药典》规定经过严格的无菌检验，证明均无菌生长才算合格。

无菌检查操作过程包括培养基的制备、培养基的适用性检查（无菌检查和灵敏度检查）、稀释液和冲洗液的制备、方法验证试验、取样、供试品无菌检查。供试品无菌检查的方法有薄膜过滤法和直接接种法两种。只要供试品性状允许，应采用薄膜过滤法，供试品无菌检查采用的检验方法和检验条件应与验证的方法相同。本试验采用薄膜过滤法进行无菌检查。

【实训内容】

（一）实训用品

1. 菌种　金黄色葡萄球菌，从国家药品检定机构购买。

2. 培养基　硫乙醇酸盐流体培养基、胰酪大豆胨液体培养基。

3. 供试品　注射用青霉素钠。

4. 稀释液　pH7.0无菌氯化钠-蛋白胨缓冲液。

5. 其他　无菌吸管、滴管、注射器、针头、碘酒、乙醇、棉签等。

（二）实训操作

1. 培养基的配制与灭菌　取成品培养基按标签所示方法配制，按规定方法灭菌，备用。

2. 稀释液的配制与灭菌　取磷酸二氢钾3.56g、磷酸氢二钠7.23g、氯化钠4.30g、蛋白胨1.0g，加水1000ml，加热使溶解，配成pH7.0无菌氯化钠-蛋白胨缓冲液，分装，过滤，灭菌。

3. 供试品的无菌检查　采用薄膜过滤法，取规定量，按标签加稀释液复溶，混合至含不少于100ml稀释液的无菌容器中，混匀，立即过滤。用冲洗液冲洗滤膜，冲洗次数一般不少于3次，每次冲洗量100ml。冲洗后，1份滤器中加入100ml硫乙醇酸盐流体培养基，1份滤器中加入100ml胰酪大豆胨液体培养基。阳性对照不加供试品，仅用冲洗液，且在最后一次的冲洗液中加入小于100cfu的试验菌。阴性对照仅用稀释液和冲洗液同法操作，不加试验菌。

4. 培养　上述接种供试品后的培养基容器按规定的温度培养14天。培养期间应逐日观察并记录是否有菌生长。培养14天后，不能从外观上判断有无微生物生长，可取该培养液适量转种至同种新鲜培养基中，培养3天，观察接种的同种新鲜培养基是否再出现浑浊；或取培养液涂片，染色，镜检，判断是否有菌。

【实训报告】

无菌试验结果记录

品名：<u>注射用青霉素钠</u>　　　　　　　　　　批　号：_____

规格：_____　　　　　　检验日期：_____

检定依据：<u>《中国药典》2015 年版</u>

检测环境：温度：_____　　　　　湿　度：_____

培养箱（Ⅰ）：_____　　　　　　培养箱（Ⅱ）：_____

培养基种类、温度及装量：

硫乙醇酸盐流体培养基（Ⅰ批号：_____）

胰酪大豆胨液体培养基（Ⅱ批号：_____）

样品处理：

取样_____，全量通过全封闭式薄膜过滤器过滤后，再分别注入上述培养基，置 30~35℃（Ⅰ）及 20~25℃（Ⅱ）培养。观察结果如下：

培养天数		1	2	3	4	5	6	7	8	9	10	11	12	13	14
硫乙醇酸盐流体培养基（30~35℃）	供试品														
	阴性对照														
	阳性对照														
胰酪大豆胨液体培养基（20~25℃）	供试品														
	阴性对照														
	阳性对照														

结论：　　　　　　□符合规定　　　　　　　　　　　□不符合规定

检验人：　　　　　　　　　　　　　　　　　复核人：

【实训注意】

1. 无菌检查法应用于各种注射剂、眼用及创伤用制剂、植入剂、可吸收的止血剂、外科用敷料、器材等。上述各类制剂必须进行严格的无菌检查，应不得检出细菌、放线菌、真菌及酵母菌等活菌。

2. 所有阳性菌的操作均不得在无菌区域进行，以防止交叉污染。

3. 无菌检查用培养基应每批进行灵敏度检查，合格后方可使用。

4. 培养基应进行适用性检查，包括灵敏度和无菌性检查。

5. 无菌检查所用的菌株应符合相关规定，并应采用适宜的菌种保存技术进行保存，以保证试验菌株的生物学特性。

6. 当建立药品的无菌检查法时，应进行方法学的验证，以证明所采用的方法适合于该药品的无菌检查。若药品的组分或原检验条件发生改变，检查方法应重新验证。

7. 供试品的抽验数量和接种量应符合规定（表 6-1、表 6-2、表 6-3）。

8. 应正确判断检查结果（符合规定、不符合规定或无效需重试）。

【实训思考】

1. 举例说明哪些生物制剂需要做无菌检查。出现怎样的检验结果可判断该供试品为无菌检查合格的生物制剂？

2. 在上述无菌检查中，为何要设阳性对照和阴性对照？若阳性对照出现了阴性结果，请分析其产生原因及处理方法。

（杨元娟）

第七章

微生物限度检查法

学习目标

知识要求　**1. 掌握**　微生物限度检查法的概念；细菌、霉菌及酵母菌计数的具体操作流程；控制菌检查的具体操作流程和结果判断。

　　　　　2. 熟悉　样品前处理的方法；微生物限度检查的原理；微生物限度检查的意义。

　　　　　3. 了解　微生物限度检查法的发展历程；药品中微生物的来源和种类。

技能要求　1. 熟练掌握微生物计数、控制菌检查的操作方法。

　　　　　2. 学会微生物限度检查结果的判断。

　　与无菌制剂不同，口服制剂和外用制剂，不要求达到无菌状态，但为保证药品安全，必须保证药品的卫生质量，这就要求进行微生物限度检查。

第一节　概述

一、微生物限度检查的概念和意义

（一）概念

　　微生物限度检查系对非无菌制剂及其原料、辅料检查其受微生物污染程度。所谓限度检查是指单位重量或体积药品内的微生物种类和数量均不得超过《中国药典》规定允许的种类和数量。

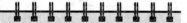

案例导入

案例：2003 年，成都某公司原会计李某冒用该公司业务员身份，持分公司法人授权委托书及空白药品销售合同，以分公司的名义与甘肃某药业公司建立了首营业务关系。2003 年 11 月至 2004 年 9 月，李某组织货源向甘肃的这家药业公司销售西沙必立片、多潘立酮片、三九皮炎平软膏、复方氨酚烷胺片等 19 个品种 29 个批号的药品。其中两个批号的多潘立酮片微生物限度不符合规定，两个批号的西沙必立片微生物限度超标。法院最终认定李某犯销售假药罪和非法经营罪，判处有期徒刑 3 年零 6 个月，并处罚金 51 万余元。

讨论：为什么要进行微生物限度检查？

（二）意义

　　微生物限度检查是体现药品卫生质量的重要指标之一，药品中污染的微生物越多，则药品的卫生质量越差，可推断其受污染的可能性大。微生物限度检查已被作为药品生产企业管理和安全性评价（包括人员素质、设备、工艺、生产、原辅料、贮藏等）的重要手段和依据之一。

《中国药典》2015 年版对生物药品的微生物限度检查法，制定了统一的操作规程和严格的限定标准。微生物限度检查的环境洁净度同无菌检查。

二、微生物限度检查的方法

微生物限度检查的项目包括需氧菌总数、霉菌和酵母菌总数、控制菌的检查。各项检查的结果均符合该品种微生物限度检查项目的规定，才能判定该供试品合格，若其中任何一项不符合规定，均应判定该供试品不合格。

微生物计数方法包括平皿法、薄膜过滤法和最可能数法（Most-Probable-Number Method，简称 MPN 法）。MPN 法用于微生物计数时精确度较差，但对于某些微生物污染量很小的供试品，可能是更适合的方法。

供试品检查时，应根据供试品的理化特性和微生物限度标准等因素选择计数方法，检测的样品量应能保证所获得的试验结果能够判断供试品是否符合规定。所选方法的适用性须经确认。

三、微生物限度检查的基本原则

1. 供试品在检验前，应保持包装完好，不得开启，防止再污染。药品应放置于阴凉干燥处，防止微生物繁殖影响检查结果。

2. 如供试品有抗菌活性，应尽可能去除或中和。供试品检查时，若使用了中和剂或灭活剂，应确认其有效性及对微生物无毒性。

3. 供试液制备时如果使用了表面活性剂，应确认其对微生物无毒性以及与所使用的中和剂或灭活剂的相容性。

四、微生物限度检查的环境要求

《中国药典》2015 年版四部通则 9203《药品微生物实验室质量指导原则》指出：微生物限度检查应在不低于 D 级背景下的 B 级单向流空气区域内进行。检验全过程必须严格遵守无菌操作，防止再污染，防止污染的措施不得影响供试品中微生物的检出。单向流空气区域、工作台面及环境应定期进行监测。

拓展阅读
我国微生物限度检查的发展历程

1978年我国颁布了第一个《药品卫生标准》，该标准主要是对中药、化学药的不同剂型规定了微生物限度，包括细菌总数、霉菌总数的不同规定；1980年版《药品卫生检验方法》中增补了破伤风梭菌检查法，并规定对深部组织、创伤、溃疡及阴道用药检查破伤风梭菌。至此建立了我国药品微生物限度检查法及限度标准的基本框架。

1995年版《中国药典》开始收载了微生物限度检查方法，2000年版《中国药典》对中药制剂、化学药大部分制剂收载了微生物限度标准，微生物限度检查工作步入了正轨，2005年版《中国药典》根据用药途径进一步提高了微生物限度标准，增加方法学验证内容，使微生物检验工作更加科学化。2010年版《中国药典》更加严格规定微生物限度检查法的内容，细化其标准，使其更具实用性，与国际接轨。

为提高药品微生物控制，2015年版《中国药典》无菌检查法和微生物限度检查方法参照 ICH 标准进行了修订，并与国际要求统一。无菌检查法修订了培养基种类，微生物限度检查方法提高了灵敏度，检查项目分类更加合理。

第二节 微生物限度检查的基本步骤

一、操作过程

（一）培养基

1. 培养基 微生物限度检查所用的培养基种类较多，其配方和配制过程均参照《中国药典》2015年版的规定，也可使用成品培养基或脱水培养基。配制后应采用验证合格的灭菌程序及时灭菌。

（1）供试品制备所用试剂和培养基 《中国药典》2015年版规定用于供试品制备的试剂和培养基有 pH7.0 氯化钠-蛋白胨缓冲液、pH6.8 磷酸盐缓冲液、pH7.6 磷酸盐缓冲液、pH7.2 磷酸盐缓冲液和胰酪大豆胨液体培养基。

（2）菌液制备所用培养基 采用胰酪大豆胨液体培养基、胰酪大豆胨琼脂培养基进行金黄色葡萄球菌、铜绿假单胞菌、枯草芽孢杆菌、乙型副伤寒沙门菌和大肠埃希菌的菌液制备；采用沙氏葡萄糖液体培养基、沙氏葡萄糖琼脂培养基进行白色念珠菌和黑曲霉菌液的制备，黑曲霉还可使用马铃薯葡萄糖琼脂培养基；采用梭菌增菌培养基进行生孢梭菌菌液的制备。

（3）微生物计数所用培养基 采用胰酪大豆胨琼脂培养基或胰酪大豆胨液体培养基（MPN法）进行需氧菌计数；采用沙氏葡萄糖琼脂培养基进行霉菌和酵母菌总数测定；玫瑰红钠琼脂、沙氏葡萄糖琼脂（含抗生素）两种选择性培养基用于对沙氏葡萄糖琼脂上生长的细菌使霉菌和酵母菌的计数结果不符合微生物限度要求情况下的霉菌和酵母菌计数。

（4）控制菌检查所用培养基 耐胆盐革兰阴性菌的检查用肠道菌增菌液体培养基或紫红胆盐葡萄糖琼脂培养基；大肠埃希菌的检查用麦康凯液体培养基或麦康凯琼脂培养基；沙门菌的检查用 RV 沙门菌增菌液体培养基、木糖赖氨酸脱氧胆酸盐琼脂培养基或三糖铁琼脂培养基；铜绿假单胞菌的检查用溴化十六烷基三甲铵琼脂培养基；金黄色葡萄球菌的检查用甘露醇氯化钠琼脂培养基；梭菌的检查用梭菌增菌培养基或哥伦比亚琼脂培养基；白色念珠菌的检查用沙氏葡萄糖液体培养基、沙氏葡萄糖琼脂培养基或念珠菌显色培养基。

2. 培养基的适用性检查 供试品微生物计数、控制菌检查中所使用的培养基应进行适用性检查。

（1）微生物计数法 需氧菌、霉菌和酵母菌计数所用培养基应按《中国药典》2015年版规定，接种不大于 100cfu 的菌液至相应培养基，置相应规定条件下培养。每一试验菌株平行制备两管或两个平皿。同时，用相应的对照培养基替代被检培养基进行上述试验。

被检固体培养基上的菌落平均数与对照培养基上的菌落平均数的比值应在 0.5~2 范围内，且菌落形态大小应与对照培养基上的菌落一致；被检液体培养基管与对照培养基管比较，试验菌应生长良好。

（2）控制菌检查　控制菌检查所用培养基适用性检查项目包括促生长能力、抑制能力及指示特性的检查。

①促生长能力检查　对于液体培养基，分别接种不大于 100cfu 的试验菌于被检培养基和对照培养基中，在相应控制菌检查规定的培养温度及不大于规定的最短培养时间下培养，与对照培养基管比较，被检培养基管试验菌应生长良好。对于固体培养基，用涂布法分别接种不大于 100cfu 的试验菌于被检培养基和对照培养基平板上，在相应控制菌检查规定的培养温度及不大于规定的最短培养时间下培养，被检培养基与对照培养基上生长的菌落大小、形态特征应一致。

②抑制能力检查　接种不少于 100cfu 的试验菌于被检培养基和对照培养基中，在相应控制菌检查规定的培养温度及不小于规定的最长培养时间下培养，试验菌应不得生长。

③指示特性检查　用涂布法分别接种不大于 100cfu 的试验菌于被检培养基和对照培养基平板上，在相应控制菌检查规定的培养温度及不大于规定的最短培养时间下培养，被检培养基上试验菌生长的菌落大小、形态特征、指示剂反应情况等应与对照培养基一致。

表 7-1　控制菌检查用培养基的促生长能力、抑制能力和指示特性

控制菌	培养基	特性	试验菌株
耐胆盐革兰阴性菌	肠道菌增菌液体培养基	促生长能力	大肠埃希菌、铜绿假单胞菌
		抑制能力	金黄色葡萄球菌
	紫红胆盐葡萄糖琼脂培养基	促生长能力+指示特性	大肠埃希菌、铜绿假单胞菌
大肠埃希菌	麦康凯液体培养基	促生长能力	大肠埃希菌
		抑制能力	金黄色葡萄球菌
	麦康凯琼脂培养基	促生长能力+指示特性	大肠埃希菌
沙门菌	RV 沙门菌增菌液体培养基	促生长能力	乙型副伤寒沙门菌
		抑制能力	金黄色葡萄球菌
	木糖赖氨酸脱氧胆酸盐琼脂培养基	促生长能力+指示特性	乙型副伤寒沙门菌
	三糖铁琼脂培养基	指示能力	乙型副伤寒沙门菌
铜绿假单胞菌	溴化十六烷基三甲铵琼脂培养基	促生长能力	铜绿假单胞菌
		抑制能力	大肠埃希菌
金黄色葡萄球菌	甘露醇氯化钠琼脂培养基	促生长能力+指示特性	金黄色葡萄球菌
		抑制能力	大肠埃希菌

续表

控制菌	培养基	特性	试验菌株
梭菌	梭菌增菌培养基	促生长能力	生孢梭菌
	哥伦比亚琼脂培养基	促生长能力	生孢梭菌
白色念珠菌	沙氏葡萄糖液体培养基	促生长能力	白色念珠菌
	沙氏葡萄糖琼脂培养基	促生长能力+指示特性	白色念珠菌
	念珠菌显色培养基	促生长能力+指示特性	白色念珠菌
		抑制能力	大肠埃希菌

（二）菌液的制备

1. 菌种 试验用菌株的传代次数不得超过 5 代（从菌种保藏中心获得的干燥菌种为第 0 代），并采用适宜的菌种保藏技术进行保存，以保证试验菌株的生物学特性。

2. 需氧菌、霉菌及酵母菌菌液制备 取金黄色葡萄球菌、铜绿假单胞菌、枯草芽孢杆菌、白色念珠菌的新鲜培养物，用 pH7.0 无菌氯化钠-蛋白胨缓冲液或 0.9% 无菌氯化钠溶液制成适宜浓度的菌悬液；取黑曲霉的新鲜培养物加入 3~5ml 含 0.05%（ml/ml）聚山梨酯 80 的 pH7.0 无菌氯化钠-蛋白胨缓冲液或 0.9% 无菌氯化钠溶液，将孢子洗脱。然后，采用适宜的方法吸出孢子悬液至无菌试管内，用含 0.05%（ml/ml）聚山梨酯 80 的 pH7.0 无菌氯化钠-蛋白胨缓冲液或 0.9% 无菌氯化钠溶液制成适宜浓度的黑曲霉孢子悬液。

3. 控制菌检查菌液准备 上述培养物用 pH7.0 无菌氯化钠-蛋白胨缓冲液或 0.9% 无菌氯化钠溶液制成适宜浓度的菌悬液。

菌液制备后若在室温下放置，应在 2 小时内使用；若保存在 2~8℃，可在 24 小时内使用。黑曲霉孢子悬液可保存在 2~8℃，在验证过的贮存期内使用。生孢梭菌孢子悬液可替代新鲜的菌悬液，孢子悬液可保存在 2~8℃，在验证过的贮存期内使用。

（三）稀释液的制备

稀释液配制后，应采用验证合格的灭菌程序灭菌。

1. pH7.0 无菌氯化钠-蛋白胨缓冲液 照无菌检查法制备。

2. 无菌磷酸盐缓冲液

（1）pH6.8 磷酸盐缓冲液 取 0.2mol/L 磷酸二氢钾溶液 250ml，加 0.2mol/L 氢氧化钠溶液 118ml，用水稀释至 1000ml，摇匀。

（2）pH7.2 磷酸盐缓冲液 取 0.2mol/L 磷酸二氢钾溶液 50ml 与 0.2mol/L 氢氧化钠溶液 35ml，加新沸过的冷水稀释至 200ml 摇匀。

（3）pH7.6 磷酸盐缓冲液 取磷酸二氢钾 27.22g，加水使溶解成 1000ml，取 50ml，加 0.2mol/L 氢氧化钠溶液 42.4ml，再加水稀释至 200ml 摇匀。

以上溶液配制后，过滤，分装，灭菌。如需要，可在上述稀释液灭菌前或灭菌后加入表面活性剂或中和剂等。

3. 0.9% 无菌氯化钠溶液 取氯化钠 9.0g，加水溶解使 1000ml，过滤，分装，灭菌。

（四）方法验证试验

当建立药品的微生物限度检查法时，应进行需氧菌、霉菌及酵母菌计数方法和控制菌检查方法的验证，以确认所采用的方法适合于该药品的需氧菌、霉菌及酵母菌数的测定和控制菌检查。若药品的组分或原检验条件发生改变可能影响检验结果时，计数方法或检查方法应重新验证。验证时，按供试液的制备和需氧菌、霉菌及酵母菌计数或控制菌检查所规定的方法及相关要求进行，控制菌选择相应验证的菌株，验证大肠菌群检查法时，应采用大肠埃希菌作为菌株。对各试验菌的回收率应逐一进行验证。

验证试验至少应进行3次独立的平行试验，分别计算每次试验各试验菌的回收率，方法验证试验也可与供试品的需氧菌、霉菌及酵母菌计数方法和控制菌检查同时进行。

1. 需氧菌、霉菌及酵母菌计数方法的验证 按下列要求进行供试液的接种和稀释，制备微生物回收试验用供试液。所加菌液的体积应不超过供试液体积的1%。为确认供试品中的微生物能被充分检出，首先应选择最低稀释级的供试液进行计数方法适用性试验。

(1) 试验组 平皿法计数时，取试验可能用的最低稀释级的供试液与菌液混匀（每1ml供试液中含菌量不大于100cfu），用涂布法或倾注法接种于胰酪大豆胨琼脂培养基或沙氏葡萄糖琼脂培养基。每株试验菌每种培养基至少制备两个平皿，以算术平均值作为计数结果。薄膜过滤法计数时，取试验可能用的最低稀释级的供试液，过滤，冲洗，试验菌应加在最后一次冲洗液中，过滤后，转移滤膜菌面朝上贴于胰酪大豆胨琼脂培养基或沙氏葡萄糖琼脂培养基平板上。按规定条件培养、计数。每株试验菌每种培养基至少制备一张滤膜。

(2) 供试品对照组 取制备好的供试液，以稀释液代替菌液同试验组操作。

(3) 菌液对照组 取不含中和剂及灭活剂的相应稀释液替代供试液，按试验组操作加入试验菌液并进行微生物回收试验。

(4) 结果判定 计数方法适用性试验中，采用平皿法或薄膜过滤法时，试验组的菌回收率应在0.5~2范围内。

$$试验组菌回收率 = \frac{试验组菌落数 - 供试品对照组菌落数}{菌液对照组菌落数}$$

若各试验菌的回收试验均符合要求，照所用的供试液制备方法及计数方法进行该供试品的需氧菌总数、霉菌和酵母菌总数计数。若采用上述方法还存在一株或多株试验菌的回收达不到要求，那么选择回收最接近要求的方法和试验条件进行供试品的检查。

2. 控制菌检查方法的验证

(1) 试验组 按控制菌检查法取规定量供试液及不大于100cfu的试验菌接入规定的培养基中；采用薄膜过滤法时，取规定量供试液，过滤，冲洗，在最后一次冲洗液中加入试验菌，过滤后，注入规定的培养基或取出滤膜接入规定的培养基中。依相应的控制菌检查方法，在规定的温度和最短时间下培养，应能检出所加试验菌相应的反应特征。

(2) 阳性对照组 试验方法同控制菌检查，加入不大于100cfu的对照菌。

(3) 阴性对照组 以稀释剂（如无菌氯化钠-蛋白胨缓冲液）代替供试液照相应控制菌检查法检查。

(4) 结果判定 试验组若检出试验菌，按此供试液制备法和控制菌检查方法进行供试品检查；若未检出试验菌，采用培养基稀释法、离心沉淀集菌法、薄膜过滤法、中和法等方法或联合使用这些方法消除供试品的抑菌活性，并重新进行方法验证。如果经过试验确证供试品对试验菌的抗菌作用无法消除，可认为受抑制的微生物不易存在于该供试品中，选择抑菌成分消除相对彻底的方法进行供试品的检查。阳性对照组应检出相应控制菌。阴性对照试验应无菌生长。如果阴性对照有菌生长，应进行偏差调查。验证试验也可与供试品的控制菌检查同时进行。

（五）供试品的检验量和供试液的制备

1. 检验量　即一次试验所用的供试品量（g、ml 或 cm²）。一般应随机抽取不少于两个最小包装的供试品，混合，取规定量供试品进行检验。除另有规定外，一般供试品的检验量为 10g 或 10ml；膜剂为 100cm²；贵重药品、微量包装药品的检验量可以酌减。检验时，应从两个以上最小包装单位中抽取供试品，膜剂不得少于 4 片。

2. 供试液的制备　根据供试品的理化特性与生物学特性，采取适宜的方法制备供试液。供试液制备若需加温时，应均匀加热，且温度不应超过 45℃。供试液从制备至加入检验用培养基，不得超过 1 小时。常用的供试液制备方法如下。如果下列供试液制备方法经确认均不适用，应建立其他适宜的方法。

（1）一般供试品　取供试品，用 pH7.0 无菌氯化钠-蛋白胨缓冲液、pH7.2 磷酸盐缓冲液，或胰酪大豆胨液体培养基制成 1∶10 供试液。水溶性液体制剂也可用混合的供试品原液作为供试液。分散力较差的供试品，可在稀释液中加入表面活性剂如 0.1% 的聚山梨酯 80，使供试品分散均匀。油脂类供试品加入无菌十四烷酸异丙酯使溶解，也可与最少量并能使供试品乳化的无菌聚山梨酯 80 或其他无抑菌性的无菌表面活性剂充分混匀。

若需要，调节供试液 pH 为 6~8。必要时，用同一稀释液将供试液进一步 10 倍系列稀释。水溶性液体制剂也可用混合的供试品原液作为供试液。

（2）需要特殊方法制备供试液的供试品　膜剂、肠溶制剂及结肠溶制剂、气雾剂、喷雾剂和贴膏剂按《中国药典》2015 年版规定制备。

（六）供试品的微生物限度检查

1. 需氧菌、霉菌及酵母菌的计数检查　检查方法包括平皿法和薄膜过滤法。检查时按已经验证过的计数方法进行供试品中需氧菌总数、霉菌和酵母菌总数的测定。

（1）平皿法　平皿法包括倾注法和涂布法。应取适宜的 2~3 个稀释级的供试液，每稀释级每种培养基至少制备两个平板。除另有规定外，按已经验证的方法进行供试液制备和菌数测定。

①倾注法　取供试液 1ml 置直径 90mm 的无菌平皿中，注入 15~20ml 温度不超过 45℃ 熔化的胰酪大豆胨琼脂培养基或沙氏葡萄糖琼脂培养基，混匀，凝固，倒置培养。

②涂布法　取 15~20ml 温度不超过 45℃ 的胰酪大豆胨琼脂培养基或沙氏葡萄糖琼脂培养基，注入直径 90mm 的无菌平皿，凝固，制成平板，采用适宜的方法使培养基表面干燥。取不少于 0.1ml 供试液涂布于培养基表面，片刻后，倒置培养。

③培养和计数　除另有规定外，胰酪大豆胨琼脂培养基平板在 30~35℃ 培养 3~5 天，沙氏葡萄糖琼脂培养基平板在 20~25℃ 培养 5~7 天，观察菌落生长情况，点计平板上生长的所有菌落数，计数并报告。菌落蔓延生长成片的平板不宜计数。点计菌落数后，计算各稀释级供试液的平均菌落数，按菌数报告规则报告菌数。若同稀释级两个平板的菌落数平均值不小于 15，则两个平板的菌落数不能相差 1 倍或以上。

④阴性对照试验　以稀释液代替供试液进行阴性对照试验，阴性对照试验应无菌生长。如果阴性对照有菌生长，应进行偏差调查。

⑤菌数报告规则　需氧菌总数测定宜选取平均菌落数小于 300cfu 的稀释级，霉菌和酵母菌总数测定宜选取平均菌落数小于 100cfu 的稀释级，作为菌数报告的依据。取最高的平均菌落数乘以稀释倍数，计算 1g、1ml 或 10cm² 供试品中所含的微生物数，取两位有效数字报告。如各稀释级的平板均无菌落生长或仅最低稀释级的平板有菌落生长，但平均菌落数 <1 时，以<1 乘以最低稀释倍数的值报告菌数。

（2）薄膜过滤法　薄膜过滤法所采用的滤膜孔径应不大于 0.45μm，直径一般为 50mm，若采用其他直径的滤膜，冲洗量应进行相应调整。供试品及其溶剂应不影响滤膜材质对微生物的截留。滤器及滤膜使用前应采用适宜的方法灭菌。使用时，应保证滤膜在过滤前后的完整性。水溶性供试液过滤前先将少量的冲洗液过滤以润湿滤膜。油类供试品，其滤膜和滤器在使用前应充分干燥。为发挥滤膜的最大过滤效率，应注意保持供试品溶液及冲洗液覆盖整个滤膜表面。供试液经薄膜过滤后，若需要用冲洗液冲洗滤膜，每张滤膜每次冲洗量一般为100ml。总冲洗量不得超过1000ml，以避免滤膜上的微生物受损伤。

除另有规定外，按计数方法适用性试验确认的方法进行供试液制备。取相当于每张膜1g、1ml 或 10cm²供试品的供试液，若供试品所含的菌数较多时，可取适宜稀释级的供试液，加至适量稀释液中，立即过滤，用适宜的冲洗液冲洗，冲洗后取出滤膜，菌面朝上贴于胰酪大豆胨琼脂培养基或沙氏葡萄糖琼脂培养基上培养。每种培养基至少制备一张滤膜。

以稀释液代替供试液进行阴性对照试验，阴性对照试验应无菌生长。如果阴性对照有菌生长，应进行偏差调查。

培养条件和计数方法同平皿法，每张滤膜上的菌落数应不超过100cfu。以相当于 1g、1ml 或 10cm²供试品的菌落数报告菌数；若滤膜上无菌落生长，以<1 报告菌数（每张滤膜过滤 1g、1ml 或 10cm²供试品），或以<1 乘以最低稀释倍数的值报告菌数。

（3）最可能数法（MPN 法）　MPN 法用于微生物计数时精确度较差，但对于某些微生物污染量很小的供试品，MPN 法可能是更适合的方法。

2. 控制菌检查　供试品的控制菌检查应按已经验证的方法进行，增菌培养基的实际用量同控制菌检查方法的验证。阳性对照试验方法同供试品的控制菌检查，对照菌的加量应不大于100cfu。阳性对照试验应检出相应的控制菌。以稀释剂代替供试液照相应控制菌检查法检查，阴性对照试验应无菌生长。如果阴性对照有菌生长，应进行偏差调查。各菌供试品按已经验证的方法制成 1：10 供试液。

（1）耐胆盐革兰阴性菌　取适量供试液在 20～25℃培养，培养时间应使供试品中的细菌充分恢复但不增殖（约 2 小时）。取经验证的适宜体积（相当于 1g 或 1ml 供试品）的上述预培养物接种至肠道菌增菌液体培养基中，30～35℃培养 24～48 小时后，划线接种于紫红胆盐葡萄糖琼脂（VRBGA）培养基平板上，30～35℃培养 18～24 小时。如果平板上无菌落生长，判供试品未检出耐胆盐革兰阴性菌。若需定量则可将预培养物稀释到不同稀释级（相当于 0.1、0.01 和 0.001g，或 0.1、0.01 和 0.001ml）后，按上述方法进行培养和计数。

结果判断：若紫红胆盐葡萄糖琼脂培养基平板上有菌落生长，则对应培养管为阳性，否则为阴性。根据各培养管检查结果，从表 7-2 查 1g 或 1ml 供试品中含有耐胆盐革兰阴性菌的可能菌数。

表 7-2　耐胆盐革兰阴性菌的可能菌数（N）表

各供试品量的检查结果			每 1g（或 1ml）供试品中可能的菌数（cfu）
0.1g 或 0.1ml	0.01g 或 0.01ml	0.001g 或 0.001ml	
+	+	+	$N>10^3$
+	+	−	$10^2<N<10^3$
+	−	−	$10<N<10^2$
−	−	−	$N<10$

注：①"+"代表紫红胆盐葡萄糖琼脂平板上有菌落生长；"−"代表紫红胆盐葡萄糖琼脂平板上无菌落生长。②若供试品量减少 10 倍（如 0.01 或 0.01ml，0.001g 或 0.001ml，0.0001g 或 0.0001ml），则每 1g（或 1ml）供试品中可能的菌数（N）应相应增加 10 倍。

（2）**大肠埃希菌** 取相当于 1g 或 1ml 供试品的供试液，接种至适宜体积的胰酪大豆胨液体培养基中，混匀，30~35℃培养 18~24 小时。取上述培养物 1ml 接种至 100ml 麦康凯液体培养基中，42~44℃培养 24~48 小时。取麦康凯液体培养物划线接种于麦康凯琼脂（MAC）培养基平板上，30~35℃培养 18~72 小时。

结果判断：若麦康凯琼脂培养基平板上有菌落生长，应进行分离、纯化及进行适宜的鉴定试验，确证是否为大肠埃希菌。若麦康凯琼脂培养基平板上没有菌落生长或虽有菌落生长但鉴定结果为阴性，判供试品未检出大肠埃希菌。

（3）**沙门菌** 取 10g 或 10ml 供试品直接或处理后接种至适宜体积的胰酪大豆胨液体培养基中，混匀，30~35℃培养 18~24 小时。取上述培养物 0.1ml 接种至 10ml RV 沙门增菌液体培养基中，30~35℃培养 18~24 小时。取少量 RV 沙门菌增菌液体培养物划线接种于木糖赖氨酸脱氧胆酸盐琼脂（XLD）培养基平板上，30~35℃培养 18~48 小时。沙门菌在木糖赖氨酸脱氧胆酸盐琼脂培养基板上生长良好，菌落为淡红色或无色、透明或半透明、中心有或无黑色。用接种针挑选疑似菌落于三糖铁琼脂培养基高层斜面上进行斜面和高层穿刺接种，培养 18~24 小时，或采用其他适宜方法进一步鉴定。

结果判断：若木糖赖氨酸脱氧胆酸盐琼脂培养基平板上有疑似菌落生长，且三糖铁琼脂培养基的斜面为红色、底层为黄色，或斜面黄色、底层黄色或黑色，应进一步进行适宜的鉴定试验，确证是否为沙门菌。如果平板上没有菌落生长，或虽有菌落生长但鉴定结果为阴性，或三糖铁琼脂培养基的斜面未见红色、底层未见黄色；或斜面黄色、底层未见黄色或黑色，判供试品未检出沙门菌。

（4）**铜绿假单胞菌** 取相当于 1g 或 1ml 供试品的供试液，接种至适宜体积的胰酪大豆胨液体培养基中，混匀，30~35℃培养 18~24 小时。取上述培养物划线接种于溴化十六烷基三甲铵琼脂培养基平板上，30~35℃培养 18~72 小时。取上述平板上生长的菌落进行氧化酶试验，或采用其他适宜方法进一步鉴定。

氧化酶试验：将洁净滤纸片置于平皿内，用无菌玻棒取上述平板上生长的菌落涂于滤纸片上，滴加新配制的 1%二盐酸 N，N-二甲基对苯二胺试液，在 30 秒内若培养物呈粉红色并逐渐变为紫红色为氧化酶试验阳性，否则为阴性。

结果判断：若溴化十六烷基三甲铵琼脂培养基平板上有菌落生长，且氧化酶试验阳性，应进一步进行适宜的鉴定试验，确证是否为铜绿假单胞菌。如果平板上没有菌落生长，或虽有菌落生长但鉴定结果为阴性，或氧化酶试验阴性，判供试品未检出铜绿假单胞菌。

（5）**金黄色葡萄球菌** 取相当于 1g 或 1ml 供试品的供试液，接种至适宜体积的胰酪大豆胨液体培养基中，混匀，30~35℃培养 18~24 小时。取上述培养物划线接种于甘露醇氯化钠琼脂培养基平板上，30~35℃培养 18~72 小时。

结果判断：若甘露醇氯化钠琼脂培养基平板上有黄色菌落或外周有黄色环的白色菌落生长，应进行分离、纯化及进行适宜的鉴定试验，确证是否为金黄色葡萄球菌。若平板上没有与上述形态特征相符或疑似的菌落生长，或虽有相符或疑似的菌落生长但鉴定结果为阴性，判定供试品未检出金黄色葡萄球菌。

（6）**梭菌** 取相当于 1g 或 1ml 供试品的供试液两份，其中 1 份置 80℃保温 10 分钟后迅速冷却。增菌、选择和分离培养将上述两份供试液分别接种至适宜体积的梭菌增菌培养基中，置厌氧条件下 30~35℃培养 48 小时。取上述每一培养物少量，分别涂抹接种于哥伦比亚琼脂培养基平板上，置厌氧条件下 30~35℃培养 48~72 小时。

过氧化氢酶试验：取上述平板上生长的菌落，置洁净玻片上，滴加 3%过氧化氢试液，若菌落表面有气泡产生，为过氧化氢酶试验阳性，否则为阴性。

结果判断：若哥伦比亚琼脂培养基平板上有厌氧杆菌生长（有或无芽孢），且过氧化氢酶反应阴性，应进一步进行适宜的鉴定试验，确证是否为梭菌。如果哥伦比亚琼脂培养基平板上没有厌氧杆菌生长，或虽有相符或疑似的菌落生长但鉴定结果为阴性，或过氧化氢酶反应阳性，判定供试品未检出梭菌。

（7）白色念珠菌　取相当于 1g 或 1ml 供试品的供试液，接种至适宜体积的沙氏葡萄糖液体培养基中，混匀，30~35℃培养 3~5 天。取上述预培养物划线接种于沙氏葡萄糖琼脂培养基平板上，30~35℃培养 24~48 小时。白色念珠菌在沙氏葡萄糖琼脂培养基上生长的菌落呈乳白色，偶见淡黄色，表面光滑有浓酵母气味，培养时间稍久则菌落增大，颜色变深、质地变硬或有皱褶。挑取疑似菌落接种至念珠菌显色培养基平板上，培养 24~48 小时（必要时延长至 72 小时），或采用其他适宜方法进一步鉴定。

结果判断：若沙氏葡萄糖琼脂培养基平板上有疑似菌落生长，且疑似菌在念珠菌显色培养基平板上生长的菌落呈阳性反应，应进一步进行适宜的鉴定试验，确证是否为白色念珠菌。若沙氏葡萄糖琼脂培养基平板上没有菌落生长，或虽有菌落生长但鉴定结果为阴性，或疑似菌在念珠菌显色培养基平板上生长的菌落呈阴性反应，判定供试品未检出白色念珠菌。

表 7-3　控制菌典型菌落形态

控制菌名称	选择性平板	典型菌落形态
耐胆盐革兰阴性菌	紫红胆盐葡萄糖琼脂	大肠埃希菌为紫红色圆形较大菌落 铜绿假单胞菌为淡粉色较小圆形菌落
大肠埃希菌	麦康凯琼脂	桃红色圆形菌落，表面光滑、湿润
沙门菌	木糖赖氨酸脱氧胆酸盐琼脂	淡红色或无色，透明或半透明，中心有或无黑色
铜绿假单胞菌	溴化十六烷基三甲铵琼脂	扁平、无定形，周围扩散，表面湿润，灰白色周围时有蓝绿色素扩散
金黄色葡萄球菌	甘露醇氯化钠琼脂	金黄色，圆形凸起，边缘整齐，外围有金黄色环，菌落直径 0.7~1mm
梭菌	哥伦比亚琼脂	有菌落生长
白色念珠菌	沙氏葡萄糖琼脂	乳白色，偶见淡黄色，表面光滑有浓酵母气味，培养时间稍久则菌落增大，颜色变深，质地变硬或有皱褶
	念珠菌显色琼脂	绿色或翠绿色圆形菌落

二、结果判断

1. 供试品检出控制菌或其他致病菌时，直接判定不合格，不再重复检查。

2. 供试品的需氧菌数、霉菌数和酵母菌数其中任何一项不符合该品种项下的规定，判定供试品不合格。

3. 若供试品的需氧菌数、霉菌数和酵母菌数以及控制菌各项检查结果均符合该品种项下的规定，则判定供试品符合规定；若其中一项不符合该品种项下的规定，则判定供试品不符合规定。

三、注意事项

1. 药品在检查前，应保持原包装状态，不得开启，以免污染。同时药品的存放地点应阴凉干燥，防止微生物繁殖，从而影响检查结果。凡包装已经开启的药品，不能作为供试品，需另行取样。

2. 培养基的分装量不宜超过容器的 2/3，以免灭菌时逸出；包装时，塞子必须塞紧，防止松动或脱落而造成污染。

3. 培养基配制好后，应在 2 小时内灭菌；培养基加热应采用适当的方法，不得用电炉直接加热培养基；已熔化的培养基应一次用完，剩余的应按规定丢弃，不得反复加热再使用，以免影响培养基营养；倾注了供试液的培养基应在 1 小时内使用。

4. 供试品检查的全过程必须符合无菌技术要求。使用灭菌用具时，不能接触可能污染的任何物品，灭菌吸管不得用口吹气。

5. 检查操作间须符合 GMP 要求，温度控制在 18~26℃，湿度控制在 45%~65%。

岗位对接

本章是非灭菌制剂安全性检查的重要内容之一。要求从业人员掌握《中国药典》对非无菌制剂的质量要求，微生物计数和控制菌检查的方法，微生物限度检查的结果判断；学会微生物计数和控制菌检查的操作技术，并能熟练进行药品的微生物计数和控制菌检查。

目标检测

一、选择题

（一）单项选择题

1.《中国药典》2015 年版增加的控制菌检查为（　　　）

    A. 大肠埃希菌 　　　　　　B. 沙门菌 　　　　　　C. 耐胆盐革兰阴性菌

    D 铜绿假单胞菌 　　　　　E. 大肠菌群

2. 制备微生物回收试验用供试液，所加菌液体积应不超过供试液体积的（　　　）

    A. 0.1% 　　　　　　　　　B. 1% 　　　　　　　　C. 2%

    D. 5% 　　　　　　　　　　E. 10%

3. 薄膜过滤法所采用的滤膜孔径应不大于（　　　）

    A. 0.35μm 　　　　　　　　B. 0.45μm 　　　　　　C. 0.5μm

    D. 0.54μm 　　　　　　　　D. 0.65μm

（二）多项选择题

1.《中国药典》2015 年版规定的控制菌检查包括（　　　）

    A. 耐胆盐革兰阴性菌 　　　B. 大肠埃希菌 　　　　C. 金黄色葡萄球菌

    D. 沙门菌 　　　　　　　　E. 铜绿假单胞菌

2. 控制菌检查所用培养基适用性检查项目包括（　　）

    A. 促生长能力　　　　　　B. 无菌性检查　　　　　C. 抑制能力

    D. 指示特性的检查　　　　E. 方法学检查

3.《中国药典》2015 年版规定的微生物限度检查项目包括（　　）

    A. 细菌　　　　　　　　　B. 需氧菌　　　　　　　C. 真菌

    D. 霉菌　　　　　　　　　E. 酵母菌

二、简答题

1. 微生物限度检查中，为什么要对需氧菌、霉菌和酵母菌计数方法和控制菌检查方法进行验证？

2. 需氧菌、霉菌和酵母菌检查中为什么要进行阴性对照试验？

3. 以某一药品为例，简述如何进行微生物限度检查。

三、实例分析

分析下表中供试品的菌落数。

序号	稀释级平板平均菌落数（cfu）			供试品菌落数
	1 : 10	1 : 100	1 : 1000	
1# 供试品	不可计数	208	36	
2# 供试品	108	45	5	
3# 供试品	35	2	0	
4# 供试品	25	5	2	
5# 供试品	0	0	0	

实训三　葡萄糖酸钙颗粒的微生物限度检查

【实训目的】

1. 掌握常用口服固体制剂的微生物限度检查技术及其结果判断与分析。

2. 熟悉微生物限度检查所用的培养基。

3. 了解非无菌生物制品应采用的微生物限度检查。

【实训原理】

微生物限度检查系检查非无菌制剂及其原料、辅料受微生物污染程度。限度检查是指单位重量或体积药品内的微生物种类和数量需在《中国药典》规定允许的种类和数量之下。除无菌制剂外的所有制剂及其原料、辅料都应按《中国药典》规定经过严格的微生物限度检查，证明需氧菌、霉菌和酵母菌数量在规定范围内，且未检出控制菌才算合格。本次实训采用平皿法进行微生物限度检查。

【实训内容】

(一) 实训用品

1. 菌种　从国家药品检定机构购买。

2. 培养基

(1) 菌液制备所用培养基　金黄色葡萄球菌、铜绿假单胞菌、枯草芽孢杆菌和大肠埃希菌的菌液制备采用胰酪大豆胨液体培养基、胰酪大豆胨琼脂培养基；白色念珠菌和黑曲霉菌液的制备采用沙氏葡萄糖液体培养基、沙氏葡萄糖琼脂培养基。

(2) 微生物计数　需氧菌计数采用胰酪大豆胨琼脂培养基；霉菌总数测定采用沙氏葡萄糖琼脂培养基。

(3) 控制菌 (大肠埃希菌) 的检查　耐胆盐革兰阴性菌的检查采用紫红胆盐葡萄糖琼脂培养基；大肠埃希菌的检查采用麦康凯液体培养基或麦康凯琼脂培养基。

3. 供试品　葡萄糖酸钙颗粒。

4. 试剂　pH7.0无菌氯化钠-蛋白胨缓冲液、0.9%无菌氯化钠溶液。

5. 其他　无菌吸管、滴管、注射器、针头、小砂轮、碘酒、乙醇、棉签等。

(二) 实训操作

1. 培养基的适用性检查

(1) 微生物计数法培养基的适用性检查

①菌液制备　取经30~35℃培养18~24小时的铜绿假单胞菌、金黄色葡萄球菌、枯草芽孢杆菌的新鲜培养物1ml加入9ml 0.9%无菌氯化钠溶液中，10倍递增稀释至$10^{-6} \sim 10^{-8}$（≤100cfu/ml）的菌悬液，备用。取经20~25℃培养2~3天的白色念珠菌、黑曲霉的液体培养物1ml，加入9ml 0.9%无菌氯化钠溶液中，10倍递增稀释至$10^{-5} \sim 10^{-8}$（≤100cfu/ml）的菌悬液，备用。

②接种　取11个9mm的无菌平皿，分别加入上述铜绿假单胞菌、金黄色葡萄球菌、枯草芽孢杆菌、白色念珠菌、黑曲霉各两皿，每皿接种1ml菌液（接种量≤100cfu），另一平皿不接种菌，作为空白对照，注入15~20ml灭菌后温度不超过45℃熔化的胰酪大豆胨琼脂培养基，混匀，凝固后于30~35℃倒置培养，培养时间不超过3天（白色念珠菌、黑曲霉培养时间不超过5天），计数；被检培养基同法操作。取7支新鲜配制，已灭菌的对照胰酪大豆胨液体培养基（10ml/支），分别接种上述铜绿假单胞菌、金黄色葡萄球菌、枯草芽孢杆菌各2支，每支接种1ml菌液（接种量≤100cfu），另一支不接种菌作为空白对照；被检培养基同法操作，置30~35℃培养，培养时间不超过3天，分别观察结果。取5个9mm的无菌平皿，分别用倾注法接种上述白色念珠菌、黑曲霉于沙氏葡萄糖琼脂培养基各2皿，每皿接种1ml菌液（接种量≤100cfu），另一平皿不接种菌作为空白对照，倾注对照沙氏葡萄糖琼脂培养基，混匀，凝固后于20~25℃倒置培养，培养时间不超过5天，计数；被检培养基同法操作。

③结果判断　观察结果并记录。

(2) 控制菌 (大肠埃希菌) 检查所用培养基适用性检查

①菌液制备　取经30~35℃培养18~24小时的金黄色葡萄球菌、大肠埃希菌的新鲜培养物各1ml加入9ml 0.9%无菌氯化钠溶液中，10倍递增稀释至$10^{-6} \sim 10^{-8}$（≤100cfu/ml）的菌悬液备用。

②接种　取新鲜配制且已灭菌的100ml/瓶的对照麦康凯液体培养基5瓶，其中4瓶分别接种大肠埃希菌、金黄色葡萄球菌各2瓶，接种菌液量0.1ml（≤100cfu）；另一瓶不接

种菌作为空白对照，被检培养基同法操作；置42~44℃，培养24~48小时，分别观察结果。新鲜配制且已灭菌的对照麦康凯琼脂培养基，冷却至60℃倾注平皿，35℃培养箱预培养8小时后备用。取3个无菌麦康凯琼脂平板，涂布接种大肠埃希菌2皿，接种菌液0.1ml（≤100cfu），另一平板不接种菌作为空白对照，涂布均匀后于30~35℃倒置培养，被检培养基同法操作，18小时观察结果。

③结果判断 观察结果并记录。

2. 方法验证试验

（1）供试液制备 取供试品10g，加pH7.0无菌氯化钠-蛋白胨缓冲液至100ml，充分振摇使混匀，作为1：10的供试液。

（2）菌液制备 同培养基的适用性检查。

（3）需氧菌、霉菌及酵母菌计数（平皿法）方法适用性验证

①试验组 取上述制备好的供试液，加入试验菌液、混匀，使每1ml供试液中含菌量不大于100cfu。取5份1：10的供试液9.9ml分别同小于100cfu的铜绿假单胞菌、金黄色葡萄球、枯草芽孢杆菌、白色念珠菌、黑曲霉菌悬液0.1ml混匀后，吸取1ml注入平皿中，立即倾注胰酪大豆胨琼脂培养基15~20ml，混匀，凝固，于30~35℃倒置培养3天，点计菌落数。取2份1：10的供试液9.9ml分别同小于100cfu的白色念珠菌、黑曲霉菌悬液0.1ml混匀后，吸取1ml注入平皿中，立即倾注沙氏葡萄糖琼脂培养基15~20ml，混匀，凝固，于20~25℃倒置培养5天，点计菌落数。试验组各平行制备两个平皿。

②菌液组 取小于100cfu的铜绿假单胞菌菌悬液、金黄色葡萄球菌菌悬液、枯草芽孢杆菌菌悬液、白色念珠菌菌悬液、黑曲霉菌悬液各1ml，注入平皿中，立即倾注胰酪大豆胨琼脂培养基约15~20ml，混匀，凝固，于30~35℃倒置培养3天，点计菌落数。取小于100cfu的白色念珠菌菌悬液、黑曲霉菌悬液各1ml，立即倾注沙氏葡萄糖琼脂培养基各15~20ml，混匀，凝固，于20~25℃倒置培养5天，点计菌落数。菌液组各平行制备两个平皿。

③供试品对照组 取1：10的供试液1ml，注入平皿中，分别立即倾注15~20ml温度不超过45℃胰酪大豆胨琼脂培养基和沙氏葡萄糖琼脂培养基，混匀，凝固，胰酪大豆胨琼脂培养基30~35℃倒置培养3天，点计菌落数，沙氏葡萄糖琼脂培养基20~25℃倒置培养5天，点计菌落数。供试品对照组各平行制备两个平皿。

④结果判断 观察结果并记录。

计算公式如下：

$$\text{试验组菌回收率} = \frac{\text{试验组菌落数} - \text{供试品对照组菌落数}}{\text{菌液对照组菌落数}}$$

判定标准：试验组、稀释剂对照组（如有）的菌数回收率应在0.5~2之间。若各试验菌的回收率均符合规定，照所用的供试液制备方法及计数方法进行该供试品的需氧菌总数、霉菌和酵母菌总数计数。

（4）控制菌（大肠埃希菌）检查方法适用性验证

①增菌培养

试验组：取1：10的供试液10ml和大肠埃希菌菌液1ml（≤100cfu），接种至100ml胰酪大豆胨液体培养基中，混匀，30~35℃培养18小时。

供试品对照组：取1：10的供试液10ml接种至100ml胰酪大豆胨液体培养基中，混匀，30~35℃培养18小时。

阳性对照组：取大肠埃希菌菌液1ml（≤100cfu），接种至100ml胰酪大豆胨液体培养基中，混匀，30~35℃培养18小时。

阴性对照组：取试验用的稀释液 10ml，接种至 100ml 胰酪大豆胨液体培养基中，混匀，30~35℃培养 18 小时。

②检查　取上述培养物 1ml 接种至 100ml 麦康凯液体培养基中，42~44℃培养 24 小时。取麦康凯液体培养物划线接种于麦康凯琼脂培养基平板上，30~35℃培养 18 小时。

③结果判定　观察结果并记录。

3. 供试品检查

口服固体制剂微生物限度标准

项目	需氧菌总数（cfu/g）	霉菌及酵母菌总数（cfu/g）	控制菌
标准	10^3	10^2	不得检出大肠埃希菌（1g）

（1）供试液的制备　取供试品 10g，加 pH7.0 无菌氯化钠-蛋白胨缓冲液至 100ml，充分振摇使混匀，作为 1∶10 的供试液。

（2）需氧菌、霉菌及酵母菌计数（平皿法）

①需氧菌计数　取均匀供试液，用 pH7.0 无菌氯化钠-蛋白胨缓冲液进一步稀释至 1∶10、1∶100、1∶1000 的稀释级。分别取各稀释级的供试液各 1ml，置 9mm 的无菌平皿中，立即倾注胰酪大豆胨琼脂培养基 15~20ml，混匀，凝固，于 30~35℃倒置培养 3~5 天点计菌落数。平行制备两个平皿。

②霉菌及酵母菌计数　分别取各稀释级的供试液各 1ml，置 9mm 的无菌平皿中，立即倾注沙氏葡萄糖琼脂培养基 15~20ml，混匀，凝固，于 20~25℃倒置培养 5~7 天，点计菌落数。平行制备两个平皿。

③阴性对照试验　取 pH7.0 无菌氯化钠-蛋白胨缓冲液 1ml，置 9mm 的无菌平皿中，同以上方法注入培养基，凝固倒置培养。每种培养基各制备两个平皿。

④结果判定　观察菌落生长情况，点计平板上生长的所有菌落数，计数并报告。菌落蔓延生长成片的平板不宜计数。点计菌落数后，计算各稀释级供试液的平均菌落数，按菌数报告规则报告菌数。

（3）大肠埃希菌的检查

①增菌培养

试验组：取 1∶10 的供试液 10ml 和大肠埃希菌菌液 1ml（≤100cfu），接种至 100ml 胰酪大豆胨液体培养基中，混匀，30~35℃培养 18 小时。

供试品对照组：取 1∶10 的供试液 10ml 接种至 100ml 胰酪大豆胨液体培养基中，混匀，30~35℃培养 18~72 小时。

阳性对照组：取大肠埃希菌菌液 1ml（≤100cfu），接种至 100ml 胰酪大豆胨液体培养基中，混匀，30~35℃培养 18~72 小时。

阴性对照组：取试验用的稀释液 10ml，接种至 100ml 胰酪大豆胨液体培养基中，混匀，30~35℃培养 18~72 小时。

②检查　取上述培养物 1ml 接种至 100ml 麦康凯液体培养基中，42~44℃培养 24 小时。取麦康凯液体培养物划线接种于麦康凯琼脂培养基平板上，30~35℃培养 18~72 小时。

③结果判定　若麦康凯琼脂培养基平板上有菌落生长，应分离、纯化及进行适宜的鉴定试验，确证是否为大肠埃希菌；若麦康凯琼脂培养基平板上没有菌落生长，或虽有菌落生长但鉴定结果为阴性，判供试品未检出大肠埃希菌。

【实训报告】

1. 计数用培养基适用性检查结果记录

培养基	验证菌株	编号	被检培养基（cfu/ml）	对照培养基（cfu/ml）	比值 0.5~2	菌落形态、大小、生长情况
胰酪大豆胨琼脂培养基（30~35℃，≤3天）*白色念珠菌、黑曲霉≤5天	金黄色葡萄球菌	1				
		2				
		平均				
	铜绿假单胞菌	1				
		2				
		平均				
	枯草芽孢杆菌	1				
		2				
		平均				
	白色念珠菌	1				
		2				
		平均				
	黑曲霉	1				
		2				
		平均				
	空白	1				
胰酪大豆胨液体培养基（30~35℃，≤3天）	金黄色葡萄球菌	1			—	
		2				
	铜绿假单胞菌	1			—	
		2				
	枯草芽孢杆菌	1				
		2				
	空白	1				
沙氏葡萄糖琼脂培养基（23~28℃，72小时）	白色念珠菌	1				
		2				
		平均				
	黑曲霉	1				
		2				
		平均				
	空白	1				

结果判定：

检验人		检验时间	年 月 日至 年 月 日
复核人		复核时间	年 月 日

2. 大肠埃希菌检查用培养基适用性检查结果记录

培养基	验证菌株	测试特性	观察时间（小时）	皿号	被检培养基	对照培养基	结果
麦康凯液体培养基（42~44℃，24~48 小时）	大肠埃希菌	促生长能力	24	1			
				2			
	金黄色葡萄球菌	抑制能力	48	3			
				4			
	空白	—	48	5			
麦康凯琼脂培养基（30~35℃，18~72 小时）	大肠埃希菌	促生长能力+指示特性	18	1			
				2			
	空白	—	18	3			

结果判定：

检验人		检验时间	年 月 日至 年 月 日
复核人		复核时间	年 月 日

3. 需氧菌、霉菌及酵母菌计数（平皿法）方法验证结果记录

菌种类型	试验次数	菌液组	试验组	供试品对照组	回收率
铜绿假单胞菌	1				
	平均				
	2				
	平均				
	3				
	平均				
金黄色葡萄球菌	1				
	平均				
	2				
	平均				
	3				
	平均				
枯草芽孢杆菌	1				
	平均				
	2				
	平均				
	3				
	平均				

续表

菌种类型	试验次数	菌液组	试验组	供试品对照组	回收率
白色念珠菌 （需氧菌验证）	1				
	平均				
	2				
	平均				
	3				
	平均				
黑曲霉 （需氧菌验证）	1				
	平均				
	2				
	平均				
	3				
	平均				
白色念珠菌 （霉菌、酵母菌 验证）	1				
	平均				
	2				
	平均				
	3				
	平均				
黑曲霉 （霉菌、 酵母菌验证）	1				
	平均				
	2				
	平均				
	3				
	平均				

结果判定：

检验人		检验时间	年 月 日至 年 月 日
复核人		复核时间	年 月 日

4. 控制菌（大肠埃希菌）检查方法验证结果记录

序号	步　骤	实验组	阳性对照组	阴性对照组
1	胰酪大豆胨液体培养基，30~35℃培养18~24小时			
2	麦康凯液体培养基，42~44℃培养24~48小时			
3	取麦康凯液体培养物划线接种于麦康凯琼脂平板上，30~35℃培养18~72小时			

若麦康凯琼脂培养基平板上有菌落生长，应分离、纯化及进行适宜的鉴定试验，确证是否为大肠埃希菌；若麦康凯琼脂培养基平板上没有菌落生长，或虽有菌落生长但鉴定结果为阴性，判未检出大肠埃希菌

| 4 | 进一步分离、纯化、染色镜检、生化试验等 | | | |

结果判定：

检验人		检验时间	年　月　日至　年　月　日
复核人		复核时间	年　月　日

5. 微生物限度检查结果记录

微生物限度检查结果记录

品名：＿＿＿＿＿＿＿＿＿＿＿＿＿　　　　批　　号：＿＿＿＿＿＿＿＿＿

规格：＿＿＿＿＿＿＿＿＿＿＿＿＿　　　　检验日期：＿＿＿＿＿＿＿＿＿

检定依据：《中国药典》2015年版

检测环境：温度：＿＿＿＿＿　　　　　　　　湿度：＿＿＿＿＿＿＿

供试液制备方法：取供试品＿＿＿＿＿g，加pH7.0无菌氯化钠-蛋白胨缓冲液至＿＿＿＿＿ml，充分振摇使混匀，作为1：10的供试液

一、需氧菌、霉菌及酵母菌总数

培养基种类、温度：

胰酪大豆胨琼脂培养基（Ⅰ批号：＿＿＿＿＿）：培养需氧菌，温度30~35℃

沙氏葡萄糖琼脂培养基（Ⅱ批号：＿＿＿＿＿）：培养霉菌和酵母菌，温度20~25℃

样品处理：取均匀供试液，用pH7.0无菌氯化钠-蛋白胨缓冲液进一步稀释至1：10、1：100、1：1000的稀释级。分别取＿＿＿＿＿ml于培养基（Ⅰ批号、Ⅱ批号）培养

观察结果：

检测项	编号	阴性	1：10	1：100	1：1000	结果（个/g）
需氧菌	1号平皿					
	2号平皿					
	平均菌落数					
霉菌、酵母菌	1号平皿					
	2号平皿					
	平均菌落数					

二、大肠埃希菌的检查

培养基种类、温度：

胰酪大豆胨液体培养基（Ⅰ批号：_____）：增菌培养，温度 30~35℃

麦康凯液体培养基（Ⅱ批号：_____）：检查，温度 42~44℃

麦康凯琼脂培养基（Ⅲ批号：_____）：检查，温度 30~35℃

观察结果：

项目	试验组	供试品对照组	阳性对照组	阴性对照组
菌落				
结果	□未检出	□检出：_____个/g		

结论： □符合规定 □不符合规定

检验人： 复核人：

【实训注意】

1. 按实际情况记录供试品的来源、规格、批号、数量等信息。

2. 实训过程要严格无菌操作。

3. 菌液制备后若在室温下放置，应在 2 小时内使用；若保存在 2~8℃，可在 24 小时内使用。黑曲霉孢子悬液可保存在 2~8℃，在验证过的贮存期内使用。

4. 平皿要倒置培养。若平板上有片状、花斑菌落，或蔓延生长成片，则该平板无效。

【实训思考】

1. 微生物限度检查的环境洁净度要求如何？

2. 在上述实验中，为何要设阳性和阴性对照？若阳性对照出现了阴性结果，是什么原因？又该如何处理？

3. 简述菌落数报告规则。

4. 为什么要做培养基适用性试验和方法验证？

（黄 璇）

第八章

热原及细菌内毒素检查

学习目标

知识要求　**1. 掌握**　热原检查和细菌内毒素检查的概念；家兔升温法检查热原的操作技术和结果判断；凝胶限度法检查细菌内毒素的操作技术和结果判断。

　　　　　2. 熟悉　热原和细菌内毒素检查法的原理。

　　　　　3. 了解　热原和细菌内毒素检查法的发展历程。

技能要求　1. 熟练掌握家兔升温法和凝胶限度法具体操作过程。

　　　　　2. 学会根据《中国药典》的规定进行生物药物的热原和细菌内毒素检查。

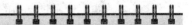

案例导入

案例：2015 年，江苏某药业公司生产的生脉注射液在广东省发生不良反应事件，个别患者用药后出现寒战、发热等症状。国家食品药品监督管理总局要求该企业暂停该品种的生产和销售，召回问题批次产品，并监督销毁。经查，该批次注射液热原检查项目不符合规定，使用后能导致患者体温异常升高。

讨论：1. 什么是热原？

　　　2. 热原能引起哪些症状？

　　药品是用于人类预防、治疗、诊断疾病的特殊物质，保证药品的安全性是最基本也是最重要的要求。热原和内毒素可以引起人体不适反应，严重时可威胁人的生命安全，对于这类有害或可引起不良反应的物质必须进行监控和检查，以保证它们的含量不超过规定限度。

第一节　概述

一、热原

　　热原系指由微生物产生的能引起恒温动物体温异常升高的致热物质。含有超量热原物质的注射液静脉输入人体后，通常在 2 小时内引起机体严重的临床反应，表现为：外周皮肤血管收缩，停止排汗，散热减少，发生冷感、寒战、发热、头痛、恶心、呕吐，严重时可出现昏迷、休克、死亡等一系列临床症状，体温通常可上升至 40℃ 左右，这些反应称为热原反应。目前人们普遍认为革兰阴性细菌产生的内毒素（脂多糖）是引起热原反应的主要物质之一。

　　（一）热原的性质

　　1. 耐热性　大多数热原具有较强的耐热性，其耐热程度随热原来源有所差异。热原在 110℃ 时不能发生热解，120℃ 加热 4 小时能破坏 90%，160~180℃ 加热 3 小时或 250℃ 加热

30 分钟以上方可彻底破坏内毒素，因此，注射剂的一般灭菌条件不能够破坏热原。

2. 水溶性 热原具有水溶性，但不具有挥发性，能随水蒸气蒸馏造成污染，所以一般蒸馏器需配置隔沫装置。

3. 滤过性 热原体积较小，通常为 1~5nm 之间，可通过除菌滤器进入滤液中，但不能通过石棉滤板，也不能通过半透膜。

4. 抗原性 热原的多糖体部分可产生抗原性。反复接触热原，生物体会产生耐受性。

（二） 常见消除热原的方法

1. 高温法 180℃3~4 小时或 250℃30 分钟以上可除去热原。生产和质量检测过程中使用的耐热物品如玻璃器具、金属器具等，均可采用此法破坏热原。

2. 吸附法 热原在水溶液中可被常见的吸附剂如活性炭、石棉、白陶土等吸附而除去。其中活性炭对热原的吸附作用最强，一般用量为总容量的 0.1%~0.5%。将溶液加热至 70℃左右保温一定时间效果更好。

3. 滤过法 热原体积较小，能通过一般滤器和微孔滤膜，可采用超滤法，如用 3.0~15nm 超滤膜将其除去，采用该法处理中药提取液时要注意某些有效成分的损失和变化。热原不能通过石棉滤板，也可用石棉滤过法除去热原。

4. 蒸馏法 热原可随水蒸气的雾滴进入注射用水中，因此制备注射用水时，采用蒸馏除去原水中的热原，通常需多次蒸馏，并加隔沫装置。

5. 酸碱法 热原能被强酸、强碱、强氧化剂破坏。玻璃容器及用具，如配液用玻璃器皿、输液瓶等可用重铬酸钾硫酸清洁液或稀氢氧化钠溶液处理，破坏热原。

6. 其他方法 包括离子交换法、凝胶滤过法、反渗透法等。

二、细菌内毒素

细菌内毒素是革兰阴性菌细胞壁上的一种脂多糖和微量蛋白的复合物，它的特殊性不是细菌或细菌的代谢产物，而是细菌死亡或解体后才释放出来的一种具有内毒素生物活性的物质。其化学成分是广泛分布于革兰阴性菌（如大肠埃希菌、布氏杆菌、伤寒杆菌、变形杆菌、沙门菌等）及其他微生物（如衣原体、立克次体、螺旋体等）的细胞壁层的脂多糖，主要是由 O-特异性链、核心多糖、类脂 A 三部分组成。

第二节　热原检查法（家兔升温法）

一、试验原理

由于家兔对热原的反应与人基本相似，目前家兔法仍为各国药典规定的检查热原的法定方法。该法是将一定量的供试品静脉注入家兔体内，在规定时间内观察家兔体温升高的情况，以判定供试品中所含热原的限度是否符合规定。

二、试验用动物

供试验用的家兔应健康合格，用于生物制品检查的家兔体重应为1.7~3.0kg，雌兔应无孕。预测体温前 7 天即应用同一饲料饲养，在此期间，体重应不减轻，精神、食欲、排泄等不得有异常现象。未曾用于热原检查的家兔、供试品判定为符合规定但组内升温达 0.6℃的家兔或 3 周内未曾使用的家兔，均应在供试品检查前 7 天内预测体温，进行挑选。挑选试验的条件与检查供试品时相同，仅不注射药物，每隔30分钟测量体温1次，共测8次，8

次体温均在 38.0~39.6℃ 范围内，且最高、最低体温的差值不超过 0.4℃ 的家兔，方可用于热原检查。用于热原检查后的家兔，如供试品判定为符合规定，至少应休息 48 小时方可供第 2 次检查用，其中升温达 0.6℃ 的家兔应休息两周以上。对用于血液制品、抗毒素和其他同一抗原性供试品检测的家兔可在 5 天内重复使用 1 次。如供试品判定为不符合规定，则组内全部家兔不再使用。

三、操作方法

（一）试验前准备

在热原检查前 1~2 天，供试用家兔应尽可能处于同一温度环境中，实验室和饲养室的温度相差不得大于 3℃，实验室的温度应在 17~25℃，在试验全部过程中，应注意室温变化不得大于 3℃，应防止动物骚动并避免噪声干扰。家兔在试验前至少 1 小时停止进食，并置于宽松适宜的装置中，直至试验完毕。家兔体温应使用精密度为 ±0.1℃ 的测温装置测量。测温探头或肛温计插入肛门的深度和时间各家兔均应相同，深度一般约 6cm，时间不得少于 1.5 分钟，每隔 30 分钟测量体温 1 次，一般测量两次，两次体温之差不得超过 0.2℃，以此两次体温的平均值作为该兔的正常体温。当日使用家兔，正常体温应在 38.0~39.6℃ 范围内，且同组各兔正常体温之差不得超过 1.0℃。

与供试品接触的试验用器皿应无菌、无热原。除去热原通常采用干热灭菌法（250℃，30 分钟以上），也可用其他适宜的方法。

（二）试验过程

取适用的家兔 3 只，测量其正常体温后 15 分钟以内，自耳缘静脉缓缓注入规定剂量并温热至约 38℃ 的供试品溶液，然后每隔 30 分钟按前法测量其体温 1 次，共测 6 次，以 6 次体温中最高的一次减去正常体温，即为该兔体温的升高度数。如 3 只家兔中有 1 只体温升高 0.6℃ 或 0.6℃ 以上，或 3 只家兔体温升高的总和达 1.3℃ 或 1.3℃ 以上，应另取 5 只家兔复试，检查方法同上。

体温的测量方法包括两种：一种是使用热原测温仪，另一种是用肛门温度计。

四、结果判断

在初试的 3 只家兔中，体温升高均低于 0.6℃，并且 3 只家兔体温升高总和低于 1.3℃；或在复试的 5 只家兔中，体温升高 0.6℃ 或 0.6℃ 以上的家兔不超过 1 只，并且初试、复试 8 只家兔的体温升高总和为 3.5℃ 或 3.5℃ 以下，均认为供试品的热原检查符合规定。

在初试的 3 只家兔中，体温升高 0.6℃ 或 0.6℃ 以上的家兔超过 1 只；或在复试的 5 只家兔中，体温升高 0.6℃ 或 0.6℃ 以上的家兔超过 1 只；或在初试、复试的 8 只家兔的体温升高总数超过 3.5℃，均认为供试品的热原检查不符合规定。

当家兔升温为负值时，均以 0℃ 计。

五、注意事项

1. 试验用的注射器、针头及一切和供试品溶液接触的器皿均应除去热原，以免引起假阳性结果。

2. 检查时如果遇到大幅降温的情况（超过 0.6℃），应考虑以下原因：室温过低或大幅度波动造成大幅降温；家兔体质问题；在注射大剂量供试品时，没有进行预热 38℃ 处理；测温过程中，家兔肛门大量出血。

3. 肛温计使用不当也会影响结果。肛温计在使用之前要进行校正，将标准温度计和肛温计同时放入恒温水浴中，深度约 6cm，待 1.5 分钟后取出读数，分别于 38.0、38.5、

39.0、39.5、40.0 和 40.5℃重复测量。温差大于 0.15℃，或从水浴取出后水银回缩者，均不适合热原检查用。

测温时轻轻提起兔尾，将蘸有润滑剂的肛温计或探头缓缓插入肛门，测温时间每只家兔至少 1.5 分钟。看温度计时眼睛要平视，读出度数后再用乙醇擦拭水银球。

4. 家兔多次使用，会因少量多次接触热原导致对热原产生耐受性。复试时，挑选对热原敏感使用过 2~3 次的家兔进行试验为宜。当供试品检查结果不符合规定时，则组内家兔不再使用。供试品符合规定的家兔，需休息两天才可再次使用；如药物本身毒性较大、排泄较慢，则应适当延长休息时间，以免引起药物蓄积中毒。

第三节　细菌内毒素检查法

细菌内毒素检查法系利用鲎试剂来检测或量化由革兰阴性菌产生的细菌内毒素，以判断供试品中细菌内毒素的限量是否符合规定的一种方法。

细菌内毒素检查包括两种方法，即凝胶法和光度测定法。前者利用鲎试剂与细菌内毒素产生凝集反应的原理来检测或半定量内毒素；后者包括浊度法和显色基质法，分别利用鲎试剂与内毒素反应过程中的浊度变化及产生的凝固酶使特定底物释放出呈色团的多少来测定内毒素。供试品检测时，可使用其中任何一种方法进行试验。当测定结果有争议时，除另有规定外，以凝胶法结果为准。

一、凝胶法反应原理及基本概念

（一）反应原理

鲎试剂是从鲎血液变形细胞中提取制得的一种试剂，能与微量内毒素产生凝集反应。鲎是一种海洋无脊椎动物（图 8-1）。该法本质上是一种酶反应，因为鲎血液变形细胞中含有一种高分子量的凝固酶原和一种可凝固蛋白原，前者经内毒素激活转化成具有活性的凝固酶，通过酶解作用，使凝固蛋白原转变成凝固蛋白，凝固蛋白又经过交联酶的作用相互聚合形成凝胶。

家兔升温法比较成熟，但易受动物个体差异、方法灵敏度、药物本身性质（如乳糖酸红霉素引起降温，两性霉素可引起升温）等影响，使用受到一定限制；鲎试剂法比家兔法灵敏，操作简单易行，费用低，结果迅速可靠，广泛适用于注射剂生产过程中的热原控制和家兔法不能检测的某些细胞毒性药物制剂，但仍有部分药物因为干扰等其他因素无法使用。

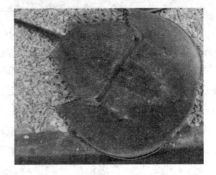

图 8-1　鲎

（二）基本概念

1. 内毒素单位　细菌内毒素的量用内毒素单位（EU）表示，1EU 与 1 个内毒素国际单位（IU）相当。

2. 细菌内毒素国家标准品（RSE）　系从大肠埃希菌提取精制得到的内毒素。用于标定、复核、仲裁鲎试剂灵敏度，标定细菌内毒素工作标准品的效价，干扰试验及内毒素检查法中供试品阳性对照和阳性对照（编号 B 和 C 溶液）的制备，凝胶法中鲎试剂灵敏度复核试验，光度测定法中标准曲线可靠性试验。

3. 细菌内毒素工作标准品（CSE） 以细菌内毒素国家标准品为基准进行标定，确定其质量的相当效价。用于干扰试验及检查法中供试品阳性对照和阳性对照（编号 B 和 C）的制备、凝胶法中鲎试剂灵敏度复核试验、光度测定法中标准曲线可靠性试验。

4. 细菌内毒素检查用水（BET） 系细菌内毒素检查法专用水，应符合灭菌注射用水标准，其内毒素含量小于 0.015EU/ml（用于凝胶法）或 0.005EU/ml（用于光度测定法），且对内毒素试验无干扰。

5. 鲎试剂及鲎试剂灵敏度 在细菌内毒素检查的规定条件下使鲎试剂产生凝集的内毒素的最低浓度即为鲎试剂的标示灵敏度，用 EU/ml 表示。

6. 细菌内毒素的限值（L） 哺乳动物对细菌内毒素有一定的耐受能力，因此不必要求药物绝对不含内毒素，只要不超过一定限度就不会引起热原反应。为保证用药安全，每种药物规定了相应的限值，只要低于该限值，按照规定的给药途径即为安全。内毒素检查的目的就是确定药品内毒素值是否低于限值。限值的确定有两种方式，即从药典中查询和根据公式计算。各国药典规定做细菌内毒素检查项的品种都可在药典正文中查到相应的限值。常用于计算限值的公式为 $L=K/M$。

7. 最大有效稀释倍数（MVD） 系指供试品溶液被允许稀释的最大倍数，在不超过此稀释倍数的浓度下进行内毒素限值的检测。常用的计算公式为 $MVD=cL/\lambda$。

二、凝胶限度法

（一）试验前准备

试验所用的器皿需经处理，以除去可能存在的外源性内毒素。耐热器皿常用干热灭菌法（250℃、30 分钟以上），也可采用其他确证不干扰细菌内毒素检查的适宜方法。若使用塑料器具，如微孔板和与微量加样器配套的吸头等，应选用标明无内毒素并且对试验无干扰的器具。

（二）内毒素限值的确定

生物药物的细菌内毒素限值（L）一般按公式 8-1 确定。

$$L=K/M \tag{8-1}$$

式中，L 为供试品的细菌内毒素限值，一般以 EU/ml、EU/mg 或 EU/U（活性单位）表示；K 为人每千克体重每小时最大可接受的内毒素剂量，以 EU/(kg·h) 表示，注射剂 $K=$ 5EU/(kg·h)，放射性药品注射剂 $K=2.5$EU/(kg·h)，鞘内用注射剂 $K=0.2$EU/(kg·h)；M 为人用每千克体重每小时的最大供试品剂量，以 ml/(kg·h)、mg/(kg·h) 或 U/(kg·h) 表示，人均体重按 60kg 计算，人体表面积按 1.62m^2 计算。注射时间若不足 1 小时，按 1 小时计算。供试品每平方米体表面积剂量乘以 0.027 即可转换为每千克体重剂量。

按人用剂量计算限值时，如遇特殊情况，可根据生产和临床用药实际情况做必要调整，但需说明理由。

（三）最大有效稀释倍数的确定（MVD）

最大有效稀释倍数是指在试验中供试品溶液被允许达到稀释的最大倍数（1→MVD），在不超过此稀释倍数的浓度下进行内毒素限值的检测。用公式 8-2 来确定 MVD。

$$MVD=cL/\lambda \tag{8-2}$$

式中，L 为供试品的细菌内毒素限值；c 为供试品溶液的浓度，当 L 以 EU/ml 表示时，则 c 等于 1.0ml/ml，当 L 以 EU/mg 或 EU/U 表示时，c 的单位为 mg/ml 或 U/ml。如供试品为注射用无菌粉末或原料药，则 MVD 取 1，可计算供试品的最小有效稀释浓度；λ 为凝胶法中鲎试剂的标示灵敏度（EU/ml），或是在光度测定法中所使用的标准曲线上最低的内毒素浓度。

【例】 最小有效稀释浓度（MVC）的计算：设鲎试剂的灵敏度为 0.25EU/ml，即 $\lambda = 0.25$EU/ml，枸橼酸的内毒素限值 L 为 0.5EU/mg，计算其最小有效稀释浓度（MVC）。

解： 由于枸橼酸为固体，则 MVD 取 1，可以通过 $c = \lambda/L$ 确定最小有效稀释浓度，即 MVC = 0.25/0.5 = 0.5mg/ml。

（四）鲎试剂灵敏度复核试验

在规定的条件下，使鲎试剂产生凝集的内毒素的最低浓度即为鲎试剂的标示灵敏度，用 EU/ml 表示。当使用新批号的鲎试剂或试验条件发生了任何可能影响检验结果的改变时，应进行鲎试剂灵敏度复核试验。

1. 稀释标准内毒素 根据鲎试剂灵敏度的标示值（λ），将细菌内毒素国家标准品或细菌内毒素工作标准品用细菌内毒素检查用水溶解，在旋涡混合器上混匀 15 分钟，然后制成 2λ、λ、0.5λ 和 0.25λ 四个浓度的内毒素标准溶液，每稀释一步均应在旋涡混合器上至少混匀 30 秒。旋涡混合器的主要作用是充分振摇，使内毒素分子团均匀分散，防止内毒素分子因为凝聚而隐藏可以和鲎试剂反应的亲脂性端头，出现假阴性结果或检测值偏低。

2. 灵敏度复核的操作 取分装有 0.1ml 鲎试剂溶液的 10mm×75mm 试管或复溶后的 0.1ml/支规格的鲎试剂原安瓿 18 支，其中 16 管分别加入 0.1ml 不同浓度（2λ、λ、0.5λ 和 0.25λ）的内毒素标准溶液，每一个内毒素浓度平行做 4 管；另外 2 管加入 0.1ml 细菌内毒素检查用水作为阴性对照。将试管中溶液轻轻混匀后，封闭管口，垂直放入 37℃±1℃ 的恒温水浴中，保温 60 分钟±2 分钟。

将试管从恒温水浴中轻轻取出，缓缓倒转 180°，若管内形成凝胶，并且凝胶不变形、不从管壁滑脱为阳性；未形成凝胶或形成的凝胶不坚实、变形并从管壁滑脱者为阴性。保温和拿取试管过程应避免振动造成假阴性结果。

3. 试验结果的判断和数据处理 当最大浓度 2λ 管均为阳性，最低浓度 0.25λ 管均为阴性，阴性对照管为阴性，试验方为有效。按公式 8-3 计算反应终点浓度的几何平均值，即为鲎试剂灵敏度的测定值（λ_c）。

$$\lambda_c = \text{antilg}\frac{\sum X}{n} \tag{8-3}$$

式中，X 为反应终点浓度的对数值（lg）；n 为每个浓度的平行管数。

反应终点浓度系指系列递减的内毒素浓度中最后一个呈阳性结果的浓度。当 λ_c 在 0.5～2λ（包括 0.5λ 和 2λ）时，方可用于细菌内毒素检查，并以标示灵敏度 λ 为该批鲎试剂的灵敏度。若结果不是最大浓度 2λ 管均为阳性，最低浓度 0.25λ 管均为阴性，阴性对照管为阴性时，本批鲎试剂不能使用，需查找原因，可能是灵敏度标示错误、内毒素效价标示不准确或者操作失误，应重试。

（五）干扰试验

干扰试验是判断供试品在某种浓度状态下是否适合做细菌内毒素检查。此外，当鲎试剂的来源、制备工艺、批号改变时或者检品生产工艺、配方、成分、关键成分来源改变时，干扰试验用来判断以上改变是否对细菌内毒素检查有影响。当进行新药的内毒素检查试验前，或无内毒素检查项的品种建立内毒素检查法时，也需进行干扰试验。

因某些药品对鲎试剂的凝集反应可能有抑制或增强作用，分别使试验得出假阴性或假阳性的结果，因此在检查前应首先验证样品是否对试验有干扰作用。

按表 8-1 制备溶液 A、B、C 和 D，使用的供试品溶液应为未检出内毒素且不超过最大有效稀释倍数（MVD）的溶液，按鲎试剂灵敏度复核试验项下操作。

表 8-1 凝胶法干扰试验溶液的制备

编号	内毒素浓度/被加入内毒素的溶液	稀释用液	稀释倍数	所含内毒素的浓度	平行管数
A	无/供试品溶液	—	—	—	2
B	2λ/供试品溶液	供试品溶液	1	2λ	4
			2	1λ	4
			4	0.5λ	4
			8	0.25λ	4
C	2λ/检查用水	检查用水	1	2λ	2
			2	1λ	2
			4	0.5λ	2
			8	0.25λ	2
D	无/检查用水	—	—	—	2

注：A 为供试品溶液；B 为干扰试剂系列；C 为鲎试剂标示灵敏度的对照系列；D 为阴性对照。

只有当溶液 A 和阴性对照溶液 D 的所有平行管都为阴性，并且系列溶液 C 的结果符合鲎试剂灵敏度复核试验要求时，试验方为有效。当系列溶液 B 的结果符合鲎试剂灵敏度复核试验要求时，认为供试品在该浓度下无干扰作用。其他情况则认为供试品在该浓度下存在干扰作用。若供试品溶液在小于 MVD 的稀释倍数下对试验有干扰，应将供试品溶液进行不超过 MVD 的进一步稀释，再重复干扰试验。

可通过对供试品进行更大倍数的稀释或通过其他适宜的方法（如过滤、中和、透析或加热处理等）排除干扰。为确保所选择的处理方法能有效排除干扰且不会使内毒素失去活性，要使用预先添加了标准内毒素再经过处理的供试品溶液进行干扰试验。当进行新药的内毒素检查前或无内毒素检查项的品种建立内毒素检查法时，需进行干扰试验。当鲎试剂、供试品的处方、生产工艺改变或试验环境中发生了任何有可能影响试验结果的变化时，需重新进行干扰试验。

（六）供试品细菌内毒素的检查

按表 8-2 制备溶液 A、B、C 和 D。使用稀释倍数不超过 MVD 并且已经排除干扰的供试品溶液来制备溶液 A 和 B。按鲎试剂灵敏度复核试验项下操作。

表 8-2 凝胶限度试验溶液的制备

编号	内毒素浓度/被加入内毒素的溶液	平行管数
A	无/供试品溶液	2
B	2λ/供试品溶液	2
C	2λ/检查用水	2
D	无/检查用水	2

注：A 为供试品溶液；B 为供试品阳性对照；C 为阳性对照；D 为阴性对照。保温 60 分钟±2 分钟后观察结果。

（七）结果判断

若阴性对照溶液 D 的平行管均为阴性，供试品阳性对照溶液 B 的平行管均为阳性，阳性对照溶液 C 的平行管均为阳性，试验有效。

若溶液 A 的两个平行管均为阴性，判定供试品符合规定；若溶液 A 的两个平行管均为阳性，判定供试品不符合规定。若溶液 A 的两个平行管中的一管为阳性，另一管为阴性，需进行复试。复试时，溶液 A 需做 4 支平行管，若所有平行管均为阴性，判定供试品符合规定；否则判定供试品不符合规定。

若供试品的稀释倍数小于 MVD 而溶液 A 不符合规定时，需将供试品稀释至 MVD 重新进行试验，再对结果进行判断。

阳性对照结果出现阴性，可能是由于内毒素工作品效价标示不准确、效价衰退或失败；稀释内毒素没有使用旋涡混合器或稀释操作不当；鲎试剂效价标示不准确或效价衰退或失效；反应试管放入水浴保温前试管中内容物没有摇匀造成。阴性对照出现阳性结果可能是由于鲎试剂或者水污染、试验器具污染、试验过程操作不当污染造成。

（八）注意事项

1. 试验所用的器皿必须经过除热原处理。耐热器皿常用干热灭菌法（250℃，30 分钟以上），也可以选用标明无内毒素并且对试验无干扰的一次性器具。

2. 鲎试剂的复溶、内毒素标准品和供试品的稀释均应采用 BET 水。

3. 检查供试品细菌内毒素时，一般供试品阳性对照液的配制方法是采用浓度为 4λ 的内毒素工作标准品与浓度为 2MVD 的供试品溶液等体积稀释而成。

三、凝胶半定量试验

本法系通过确定反应终点浓度来量化供试品中内毒素的含量。按表 8-3 制备溶液 A、B、C 和 D。按凝胶限度法项下鲎试剂灵敏度复核试验操作。

若阴性对照溶液 D 的平行管均为阴性，供试品阳性对照溶液 B 的平行管均为阳性，系列溶液 C 的反应终点浓度的几何平均值在 $0.5{\sim}2\lambda$ 之间，试验有效。

系列溶液 A 中每一系列平行管的终点稀释倍数乘以 λ，为每个系列的反应终点浓度 c，如果检验的是经稀释的供试品，则将终点浓度乘以供试品进行半定量试验的初始稀释倍数，即得到每一系列内毒素浓度 c。所有平行管反应终点浓度的几何平均值即为供试品溶液的内毒素浓度，按公式 8-4 计算。

$$C_E = \mathrm{antilg}\frac{\sum c}{n} \tag{8-4}$$

式中，C_E 为供试品溶液的内毒素浓度；c 为每个系列的反应终点浓度；n 为每个浓度的平行管数，因为每个浓度平行两管，所以 $n=2$。

如试验中供试品溶液的所有平行管均为阴性，应记为内毒素浓度小于 λ（如果检验的是稀释过的供试品，则记为小于 λ 乘以供试品进行半定量试验的初始稀释倍数）。如果供试品溶液的所有平行管均为阳性，应记为内毒素的浓度大于或等于最大的稀释倍数乘以 λ。

若内毒素浓度小于规定的限值，判定供试品符合规定。若内毒素浓度大于或等于规定的限值，判定供试品不符合规定。

表 8-3 凝胶半定量试验溶液的制备

编号	内毒素浓度/被加入内毒素的溶液	稀释用液	稀释倍数	所含内毒素的浓度	平行管数
A	无/供试品溶液	检查用水	1	—	2
			2	—	2
			4	—	2
			8	—	2
B	2λ/供试品溶液	检查用水	1	2λ	2
C	2λ/检查用水	检查用水	1	2λ	2
			2	1λ	2
			4	0.5λ	2
			8	0.25λ	2
D	无/检查用水	—	—	—	2

注：A 为不超过 MVD 并且通过干扰试验的供试品溶液，从通过干扰试验的稀释倍数开始用检查用水稀释至 1、2、4 和 8 倍，最后的稀释倍数不得超过 MVD；B 为 2λ 浓度标准内毒素的溶液 A（供试品阳性对照）；C 为鲎试剂标示灵敏度的对照系列；D 为阴性对照。

【例】采用凝胶半定量法对某注射液进行细菌内毒素检查，干扰试验确定其最小不干扰稀释倍数为 20 倍，其内毒素限值为 10EU/ml，试验使用的鲎试剂灵敏度为 0.05EU/ml。经计算，其 MVD = cL/λ = 10/0.05 = 200 倍。按照凝胶半定量法规定将供试品溶液先稀释至 20 倍后，再进行等倍稀释，即将 20 倍稀释液再稀释 2、4 和 8 倍并进行测定，结果如下。判断该注射液细菌内毒素是否符合规定。

A 系列稀释倍数	1	2	4	8	阴性对照
第一管	+	+	+	+	
第二管	+	+	+	−	

注："+"代表阳性反应，"−"代表阴性反应。

解：根据测定结果，第一管和第二管的终点反应倍数分别为 8 倍和 4 倍，且样品是稀释 20 倍的供试品，所以第一管和第二管的终点反应浓度分别为 8EU/ml（8×0.05EU/ml×20）和 4EU/ml（4×0.05EU/ml×20）。

$$C_E = \text{antilg}\ (\sum c/2)$$
$$= \text{antilg}\ [(8+4)/2]$$
$$= 6.00\ (EU/ml)$$

供试品的内毒素含量 6.00EU/ml，低于规定的内毒素限值 10EU/ml，因此该注射液细菌内毒素检查项符合规定。

四、光度测定法

（一）光度测定法的概念

光度测定法分为浊度法和显色基质法。

浊度法系利用检测鲎试剂与内毒素反应过程中的浊度变化测定内毒素含量的方法。根据检测原理，可分为终点浊度法和动态浊度法。终点浊度法是依据反应混合物中的内毒素浓度和其在孵育终止时的浊度（吸光度或透光率）之间存在着量化关系来测定内毒素含量的方法。动态浊度法是检测反应混合物的浊度到达某一预先设定的吸光度所需要的反应时间，或检测浊度增加速度的一种方法。

显色基质法系利用检测鲎试剂与内毒素反应过程中产生的凝固酶使特定底物释放出呈色团的多少而测定内毒素含量的方法。根据检测原理，分为终点显色法和动态显色法。终点显色法是依据反应混合物中内毒素浓度和其在孵育终止时释放出的呈色团的量之间存在的量化关系来测定内毒素含量的方法。动态显色法是检测反应混合物的色度达到某一预先设定的吸光度所需要的反应时间，或检测色度增长速度的一种方法。

（二）操作过程

光度测定试验需在特定的仪器中进行，温度一般为37℃±1℃。供试品和鲎试剂的加样量、供试品和鲎试剂的比例以及保温时间等参照所用仪器和试剂的有关说明。

1. 标准曲线的可靠性试验　为保证浊度和显色试验的有效性，应预先进行标准曲线的可靠性试验以及供试品的干扰试验。当使用新批号的鲎试剂或试验条件有任何可能会影响检验结果的改变时，需进行标准曲线的可靠性试验。

用标准内毒素制成溶液，制成至少3个浓度的稀释液（相邻浓度间稀释倍数不得大于10），最低浓度不得低于所用鲎试剂的标示检测限。每一稀释步骤的混匀时间同凝胶法，每一浓度至少做3个平行管。同时做2支阴性对照。当阴性对照的吸光度或透光率小于标准曲线最低点的检测值或反应时间大于标准曲线最低点的反应时间，将全部数据进行线性回归分析。

根据线性回归分析，标准曲线的相关系数（r）的绝对值应大于或等于0.980，试验方为有效。否则需重新试验。

2. 干扰试验　选择标准曲线中点或一个靠近中点的内毒素浓度（设为λ_m），作为供试品干扰试验中添加的内毒素浓度。按表8-4制备溶液A、B、C和D。

表8-4　光度测定法干扰试验溶液的制备

编号	内毒素浓度	被加入内毒素的溶液	平行管数
A	无	供试品溶液	至少2
B	标准曲线的中点（或附近点）的浓度（设为λ_m）	供试品溶液	至少2
C	至少3个浓度（最低一点设定为λ）	检查用水	每一浓度至少2
D	无	检查用水	至少2

注：A为稀释倍数不超过MVD的供试品溶液；B为加入了标准曲线中点或靠近中点的一个已知浓度内毒素的，且与溶液A有相同稀释倍数的供试品溶液；C为如"标准曲线的可靠性试验"项下描述的，用于制备标准曲线的标准内毒素溶液；D为阴性对照。

按所得线性回归方程分别计算出供试品溶液和含标准内毒素的供试品溶液的内毒素含量c_t和c_s，再按公式8-5计算该试验条件下的回收率（R）。

$$R = (c_s - c_t) \times 100\% \qquad (8-5)$$

当内毒素的回收率在 50%～200% 之间，则认为在此试验条件下供试品溶液不存在干扰作用。当内毒素的回收率不在指定的范围内，需按"凝胶法干扰试验"中的方法去除干扰因素，并重复干扰试验来验证处理的有效性。当鲎试剂、供试品的来源、处方、生产工艺改变或试验环境中发生了任何有可能影响试验结果的变化时，需重新进行干扰试验。

3. 供试品的检查 按"光度测定法的干扰试验"中的操作步骤进行检测。使用系列溶液 C 生成的标准曲线来计算溶液 A 的每一个平行管的内毒素浓度。

试验必须符合以下 3 个条件方为有效：①系列溶液 C 的结果要符合"标准曲线的可靠性试验"中的要求；②用溶液 B 中的内毒素浓度减去溶液 A 中的内毒素浓度后，计算出的内毒素的回收率要在 50%～200% 范围内；③溶液 D 的反应时间应大于标准曲线最低浓度的反应时间。

（四）结果判断

若供试品溶液所有平行管的平均内毒素浓度乘以稀释倍数后小于规定的内毒素限值，判定供试品符合规定；若大于或等于规定的内毒素限值，判定供试品不符合规定。

岗位对接

本章是生物药物质量检验人员必须掌握的专业知识和技能。要求药品检验人员必须掌握热原（家兔升温法）和细菌内毒素（凝胶限度法）的检查方法、操作步骤和结果判断，熟练完成这两个项目的检查。

目标检测

一、选择题

（一）单项选择题

1. 能够引起恒温动物体温异常升高的物质称为（　　）

 A. 降压物质   B. 过敏物质   C. 热原

 D. 组胺类物质   E. 支原体

2. 可以除去热原的方法是（　　）

 A. 高温   B. 吸附   C. 滤过

 D. 酸碱法   E. 以上全对

3. 若想完全消除材料中的热原可将材料（　　）

 A. 121℃干烤 30 分钟   B. 180℃干烤 30 分钟   C. 250℃干烤 30 分钟

 D. 水蒸气蒸馏   E. 75% 乙醇消毒

4. 热原检测法使用的动物为（　　）

 A. 大鼠   B. 小鼠   C. 犬

 D. 家兔   E. 蛙

5. 当家兔体温升为负值时，计（　　）

  A. 负值   B. 0   C. 不计数值

  D. 绝对值   E. 以上全不对

6. 家兔升温法中家兔的体重应为（   ）

  A. 1.5kg 以上   B. 1.5~2.5kg   C. 2.0kg 以上

  D. 1.7kg 以上   E. 2.0~3.0kg

7. 鲎试剂的灵敏度用（   ）表示

  A. EU   B. EU/U   C. IU

  D. EU/ml   E. EU/mg

8. 鲎试剂是由（   ）制备而来的

  A. 鲎血   B. 鲎肉   C. 鲎全体

  D. 鲎皮   E. 以上全不对

9. 鲎试剂的灵敏度检查需要（   ）支鲎试剂

  A. 8   B. 10   C. 12

  D. 18   E. 36

（二）多项选择题

1. 以下哪种情况要进行干扰试验（   ）

  A. 鲎试剂的来源、制备工艺、批号改变时

  B. 检品生产工艺、配方、成分、关键成分来源改变时

  C. 新药的内毒素检查试验前

  D. 无内毒素检查项的品种建立内毒素检查法时

  E. 温度和湿度改变时

2. 家兔升温法中，（   ）往往是引起降温的首要因素

  A. 室温过低   B. 室温大幅度波动   C. 家兔体质较差

  D. 供试品没有预热   E. 病毒

3. 凝胶法测细菌内毒素时，满足下列哪些条件，试验有效（   ）

  A. 阴性对照溶液均为阴性   B. 供试品阳性对照溶液均为阳性

  C. 阳性对照溶液均为阳性   D. 供试品溶液均为阴性

  E. 供试品阳性对照溶液为阴性

二、简答题

1. 简述家兔升温法的操作过程。

2. 怎样配制细菌内毒素检查凝胶法中的供试品阳性对照液？

三、计算题

1. 某葡萄糖注射液，其内毒素限值为 0.5EU/ml，试验所用鲎试剂的灵敏度为 0.125EU/ml。该注射液 MVD 为多少？

2. 某待复核鲎试剂的灵敏度标示值为 0.25EU/ml。测得的结果如下，试判断该鲎试剂能否用于细菌内毒素检查。

内毒素浓度	0.5 (EU/ml)	0.25 (EU/ml)	0.125 (EU/ml)	0.06 (EU/ml)	阴性对照
第一管	+	+	+	−	−
第二管	+	+	+	−	−
第三管	+	+	−		
第四管	+	+	−		

📝 实训四　5%葡萄糖注射液的细菌内毒素检查

【实训目的】

1. 学习细菌内毒素检查法的基本原理和方法。

2. 掌握细菌内毒素检查法（凝胶法）的有关操作。

【实训原理】

细菌内毒素检查法系利用鲎试剂来检测或量化由革兰阴性菌产生的细菌内毒素，以判断供试品中细菌内毒素的限量是否符合规定的一种方法。

鲎的血变形细胞中含有两种物质，即高分子量凝固酶原和凝固蛋白原。前者经内毒素激化转化成为具有活性的凝固酶，通过凝固酶的酶解作用将凝固蛋白原转变为凝固蛋白，凝固蛋白又通过交联酶作用互相聚合而形成牢固的凝胶。

【实训内容】

（一）实训用品

1. 设备与器材　稀释容器、移液器材、旋涡混合器、恒温水浴锅、试管架、酒精灯、消毒酒精棉球、剪刀、砂轮、镊子、封口胶布等。

2. 药品与试剂　5%葡萄糖注射液、细菌内毒素检查用水（BET）、细菌内毒素工作标准品（效价为10EU/ml）、鲎试剂（规格为0.06EU/支，$\lambda = 0.06$EU/ml）。

（二）实训操作

1. 确定供试品的 L 值

$$L = K/M$$

式中，L 为供试品的细菌内毒素限值，一般以 EU/ml、EU/mg 或 EU/U（活性单位）表示；K 为人每千克体重每小时最大可接受的内毒素剂量，以 EU/(kg·h) 表示，注射剂 $K = 5$EU/(kg·h)，放射性药品注射剂 $K = 2.5$EU/(kg·h)，鞘内用注射剂 $K = 0.2$EU/(kg·h)；M 为人用每千克体重每小时的最大供试品剂量，以 ml/(kg·h)、mg/(kg·h) 或 U/(kg·h) 表示，人均体重按60kg计算，人体表面积按1.62m² 计算。注射时间若不足1小时，按1小时计算。供试品每平方米体表面积剂量乘以0.027即可转换为每千克体重剂量。

2. 计算供试品的 MVD

$$MVD = cL/\lambda$$

式中，L 为供试品的细菌内毒素限值；c 为供试品溶液的浓度，当 L 以 EU/ml 表示时，则 c 等于1.0ml/ml，当 L 以 EU/mg 或 EU/U 表示时，c 的单位为 mg/ml 或 U/ml；如供试品为注射用无菌粉末或原料药，则 MVD 取1，可计算供试品的最小有效稀释浓度 $c = \lambda/L$；λ 为在凝胶法中鲎试剂的标示灵敏度（EU/ml），或在光度测定法中所使用的标准曲线上最低的内毒素浓度。

λ 和 MVD 需要经过预试验验证。

3. 操作方法

（1）取内毒素工作标准品 1 支，用砂轮片割断安瓿瓶上段，准确加入 BET 1ml 复溶，用封口膜封闭。旋涡混合器上混合 15 分钟。将混合好的内毒素溶液加水稀释成 2λ 浓度的内毒素溶液。

（2）取 5% 葡萄糖注射液 1ml，稀释为 S_{MVD}。

（3）取鲎试剂 8 支，放入试管架中，如下表标记并加液，每组平行两支。

A 供试品溶液	B 供试品阳性对照	C 阳性对照	D 阴性对照
0.1ml 水 + 0.1ml S_{MVD}	0.1ml S_{MVD} + 0.1ml $E_{2\lambda}$	0.1ml 水 + 0.1ml $E_{2\lambda}$	0.2ml 水

（4）封闭管口，摇匀，放入 37℃±1℃ 恒温水浴保温 60 分钟±2 分钟，取出，观察，记录结果。

将试管缓慢翻转 180°，若管内凝胶显示坚实不变形为阳性，记录为 "+"；若无凝胶出现，或虽有凝胶但不能保持完整，从管壁滑脱，均判定为阴性，记录为 "-"。

4. 结果判断 若阴性对照溶液的平行管均为阴性，供试品阳性对照溶液的平行管均为阳性，阳性对照溶液的平行管均为阳性，试验有效。若供试品溶液 A 的两个平行管均为阴性，判定供试品符合规定；若供试品溶液 A 的两个平行管均为阳性，判定供试品不符合规定；若供试品溶液 A 的两个平行管中的一管为阳性，另一管为阴性，需进行复试。

【实训报告】

细菌内毒素检查结果记录

品名：5%葡萄糖注射液_____   批　　号：_____

规格：_____   检验日期：_____

检定依据：《中国药典》2015 年版_____

检测环境：温度：_____   湿　　度：_____

供试品的稀释：

标准内毒素的稀释：

检查结果：

编号	A 供试品溶液	B 供试品阴性对照	C 阳性对照	D 阴性对照
1				
2				

结论：　　　　　　□符合规定　　　　　　□不符合规定

检验人：　　　　　　　　　　　　　　　　复核人：

【实训注意】

1. 标准品断开安瓿瓶颈时不得有碎片掉入。
2. 旋涡混合器混合时间要足够，以保证内毒素不团聚或附着在管壁上。
3. 稀释过程中每一步骤所使用移液器具不能交叉使用。
4. 观察凝胶形成结果时，应将试管缓慢翻转，以免形成的凝胶滑脱。

【实训思考】

1. 旋涡混合器的作用是什么？
2. 设置阳性对照、阴性对照的意义分别是什么？
3. 如何保证试验结果的有效性？

（王丽娟）

第九章

异常毒性检查

学习目标

知识要求　**1. 掌握**　异常毒性的概念；检查方法；操作与结果判断。
　　　　　2. 熟悉　异常毒性检查法实验动物的要求；供试品溶液的正确配制。
　　　　　3. 了解　异常毒性检查的品种与要求。
技能要求　熟练掌握异常毒性检查的操作方法。

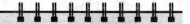

案例导入

案例：2011 年，全国共接收药品不良反应报告 85 万份，比 2010 年增长 23%。其中，中药注射剂总的报告数同比增长 35%；中药注射剂的报告中，严重报告数占 60%，同比增长 34%。《中国药典》中的中药注射剂安全性检查包括异常毒性、降压物质、过敏反应、溶血与凝聚、热原（或细菌内毒素）等 5 项。

如果某一中药注射剂的异常毒性检查不合格，表明该中药注射剂中混有超过正常毒性的毒性杂质，临床用药将可能增加急性不良反应。由于中药注射剂成分复杂，不确定因素多，故安全性检查是非常必要的。

讨论：异常毒性检查的重要性是什么？

第一节　概述

为了保证用药安全，一种新药或一种新制剂以及一些毒性较大的药品和生化制品，在临床使用前，必须经过异常毒性检查，其目的是检查药品及其制剂在生产制备时是否引入外来异物或药物降解产生的不正常毒性反应产物。当药物中有害杂质含量达到影响疗效甚至对人体健康产生毒害时，必须进行严格控制和检查。在生产过程中进行异常毒性检查，不但有利于保证药品使用的安全性，也有利于提高生产工艺的稳定性。

一、异常毒性的概念

异常毒性有别于药物本身所具有的毒性特征，是指由生产过程中引入或其他原因所导致的毒性。异常毒性检查是检查药品在生产制造、制剂过程中是否引入污染外源性毒性物质以及是否存在意外的不安全因素的试验。如果供试品不合格，则表明药品中含有超过正常产品毒性的毒性杂质，临床用药将可能增加急性不良反应。

二、异常毒性检查的原理

本法系给予动物一定剂量的供试品溶液，在规定时间内观察动物出现的异常反应或死亡情况，检查供试品中是否污染外源性毒性物质以及是否存在意外的不安全因素。

将一定剂量的供试品溶液注入实验动物体内，在规定时间内观察实验动物出现的异常反应或死亡情况，以判定供试品是否符合规定的一种方法，判断指标比较明确。在此剂量条件下，一般供试品不应使实验动物出现异常反应或中毒死亡；除因方法存在差异或偶然差错外，如果出现实验动物急性中毒而死亡，则反映该供试品中含有的急性毒性物质超过了正常水平。

第二节 药品异常毒性检查的方法

一、试验前准备

（一）异常毒性检查法的检查材料

1. 试剂 75%乙醇、灭菌注射用水、氯化钠注射液或其他规定的溶剂。

2. 实验动物 实验用的动物（一般用小鼠、豚鼠）应从具备实验动物生产许可证资质单位购进，供试用的动物应同一来源同品系，健康合格，在实验前及实验的观察期内，均应按正常饲养条件饲养。做过本实验的动物不得重复使用。

（二）异常毒性检查法的检查器材与设备

1. 器材 注射器（1ml以下，精度0.01ml）、注射针头、秒表、棉球、大称量瓶、吸管、移液管、小烧杯、试管等。

2. 设备 高压蒸汽灭菌器、天平（精度0.01mg或0.5mg，用于供试品、试剂称量；精度0.1g用于动物称重）、小鼠固定器和支架、消毒设备等。

玻璃容器、注射器、针头等与供试品及动物接触的用具，可干热灭菌的均采用干热灭菌方式。

（三）异常毒性检查法的检查环境

药品异常毒性检查需在洁净室内进行，洁净室应保持清洁整齐，定期进行消毒，进行洁净度检查，发现不符合要求时，应立即彻底消毒灭菌。操作前应开启紫外杀菌装置和空气过滤装置至少30分钟。

二、操作过程

（一）供试液的配制

除另有规定外，一般用氯化钠注射液作为溶剂按各品种项下规定的浓度制成供试品溶液，供试液制备后，应立即使用，最长不得超过24小时。

1. 原料药 精密称取适量，置适宜容器中，按规定浓度加精密量取的一定量的溶剂，搅拌使溶解。

2. 注射液 用酒精棉球消毒安瓿颈部或瓶塞，精密量取一定量药液，按规定浓度，加精密量取的一定量溶剂，混匀。

3. 注射用无菌粉末 用酒精棉球消毒安瓿颈部或瓶塞，加入一定量规定的溶剂配成所需浓度，混匀。

除另有规定外，如上述供试品不能完全溶解，应在使用时摇匀。

（二）异常毒性检查法

1. 非生物制品 非生物制品的异常毒性试验采用小鼠试验法。具体方法：除另有规定外，每批供试品用5只小鼠，体重18~22g，每只小鼠分别静脉给予供试品溶液0.5ml。应在 4~5 秒内匀速注射完毕。规定缓慢注射的品种可延长至 30 秒。除另有规定外，全部小鼠在给药后 48 小时内不得有死亡；如有死亡时，应另取体重 19~21g 的小鼠 10 只复试，全部小鼠在 48 小时内不得有死亡。

2. 生物制品　除另有规定外，生物制品的异常毒性试验包括小鼠试验和豚鼠试验。应设同批动物空白对照，观察期内，动物全部健存，且无异常反应，到期时每只动物体重增加，则判定试验成立。

（1）小鼠试验法　除另有规定外，取小鼠 5 只，注射前每只小鼠称体重，应为 18~22g，每只小鼠腹腔注射供试品溶液 0.5ml，观察 7 天。观察期内，小鼠应全部健存，且无异常反应，到期时每只小鼠体重应增加，判定供试品符合规定。如不符合上述要求，应另取体重 19~21g 的小鼠 10 只复试 1 次，判定标准同前。

（2）豚鼠试验法　除另有规定外，取豚鼠 2 只，注射前每只豚鼠称体重，应为 250~350g，每只豚鼠腹腔注射供试品 5.0ml。观察 7 日。观察期内，豚鼠应全部健存且无异常反应，到期时每只豚鼠体重应增加，判定供试品符合规定。如不符合上述要求，可用 4 只豚鼠复试 1 次，判定标准同前。

三、注意事项

1. 给药后，在规定时间内不引起死亡的任何反应不属于异常毒性检查范围，不作为判断结果的依据。

2. 动物的质量是试验成功的重要因素之一，质量包括级别、来源、体重、饲养条件等。在选取动物时，要使用同一批次，体重和饲养条件应保持相近。

3. 供试品的注射速度是试验成功的另一重要因素，注射速度过快过慢和速度不均匀都可能影响检查结果，因此，要保持匀速注射给药，且每只小鼠的注射时间要尽量一致。

4. 有些药物本身的药理和毒理作用以及酸度和渗透压均可能干扰检查结果，检查时应加以分析、排除。

5. 室温应适宜，过高或过低均可影响试验结果。

异常毒性检查对保障成分复杂的抗生素、中草药注射液和生物制品等药品的安全用药有一定意义，尤其对有未知剧毒杂质混入可能的药品而言更有意义。根据《中国药典》2015 年版中的《注射剂安全性检查法应用指导原则》，对于所用原料系动物来源或微生物发酵液提取物、组分结构不清晰或有可能污染毒性杂质又缺乏有效的理化分析方法的静脉用注射剂或肌内注射用注射剂，应考虑设立异常毒性检查项。如：灯盏细辛注射液、清开灵注射液、注射用生长抑素、右旋糖酐注射液、硫酸鱼精蛋白注射液、醋酸奥曲肽注射液、注射用糜蛋白酶等。

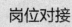

岗位对接

　　本章是生物药物检验人员必需的专业知识。要求从业人员掌握异常毒性检查的两种方法以及异常毒性检查的结果判断；学会异常毒性检查的操作技术，并能熟练进行药品的异常毒性检查。

目标检测

一、选择题

(一) 单项选择题

1. 异常毒性检查中，除另有规定外，一般将（　　）作为溶剂按各品种项下规定的浓度制成供试品溶液

   A. 蒸馏水　　　　　　　B. 75%乙醇　　　　　　C. 3%双氧水

   D. 氯化钠注射液　　　　E. 丙二醇

2. 《中国药典》2015 年版规定非生物制品的异常毒性检查采用（　　）

   A. 小鼠试验法　　　　　B. 家兔试验法　　　　　C. 大鼠试验法

   D. 豚鼠试验法　　　　　E. 猫试验法

3. 《中国药典》2015 年版规定生物制品的异常毒性检查可采用（　　）

   A. 小鼠增重法　　　　　B. 家兔试验法　　　　　C. 大鼠试验法

   D. 豚鼠试验法　　　　　E. 猫试验法

4. 关于异常毒性检查，说法错误的是（　　）

   A. 异常毒性是药物本身所具有的毒性

   B. 异常毒性是生产过程中引入的

   C. 异常毒性试验是一个限度试验

   D. 异常毒性试验可采用小鼠试验法或豚鼠试验法

   E. 异常毒性试验是检查药品中是否污染外源性毒性物质

5. 异常毒性检查中供试液制备后应立即使用，最长不得超过（　　）。

   A. 12 小时　　　B. 24 小时　　　C. 36 小时　　　D. 48 小时　　　E. 60 小时

(二) 多项选择题

1. 生物制品的异常毒性检查可采用（　　）

   A. 小鼠试验法　　　　　B. 家兔试验法　　　　　C. 大鼠试验法

   D. 豚鼠试验法　　　　　E. 猫试验法

2. 异常毒性检查中对动物体重的规定，正确的说法是（　　）

   A. 小鼠试验法初试应为 18~22g　　　　　　B. 小鼠试验法复试应为 19~21g

   C. 豚鼠试验法初试应为 250~350g　　　　　D. 豚鼠试验法复试应为 280~320g

   E. 小鼠试验法初试与复试对体重的要求不一样

二、简答题

1. 简述小鼠试验法检查药品异常毒性的原理和过程。

2. 药品异常毒性检查对实验动物有何要求？

3. 如何判断异常毒性检查的结果？

（陈琳琳）

第十章

其他杂质检查法

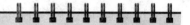

案例导入

案例：患者，男，42 岁。因支气管炎在家服用阿莫西林胶囊 3 粒后 10 分钟，突然出现
胸闷、头晕、面色苍白、呼吸困难、大汗等症状，下肢无力难以站立。被家人迅速送
到医院。既往健康，有青霉素过敏史。当即将患者平卧，解开其颈部衣扣，同时给予
肌内注射肾上腺素 0.5mg；针刺人中；地塞米松 5mg 加入 25% 葡萄糖注射液 2ml 中静
脉注射；并给予地塞米松 5mg、维生素 C 5.0g 加入 5% 葡萄糖注射液 250ml 中静脉滴
注。经上述处置后，患者逐渐恢复正常。

讨论：1. 什么是过敏反应？
　　　　2. 出现过敏反应该如何处置？

　　由于生物药物具有分子结构特殊、生产工艺复杂和生物活性显著的特点，其残留的特
殊杂质除了可引起毒性反应及安全性问题以外，还可引起生物药物的生物学活性及药理作
用改变，使产品的稳定性受到影响。在生物药物的全程质量监控中，对其进行特殊杂质的
检查尤为重要。

第一节　生物测定法

　　生物测定法主要规定了一些生物杂质，如微生物污染、细胞成分（如宿主细胞残留蛋
白质、外源性 DNA 等）、培养基成分（如牛血清蛋白、残余 IgG 等）的测定或检查方法。
本节主要介绍宿主细胞（或菌体）蛋白质残留量、外源性 DNA 残留量、鼠 IgG 残留量、抗
生素残留量检查法。

一、宿主细胞（或菌体）蛋白质残留量检查法

1. 概念　宿主细胞（或菌体）残留蛋白质是指与生物制品生产用的细胞、工程菌相关的特殊蛋白杂质。由于目前很难保证所有的重组药物中绝对不含宿主细胞（或菌体）的蛋白质残留物，因此对该类生物制品的检定，应按照《中国药典》2015 年版四部通则严格测定和控制异源蛋白质的含量，以防其超量导致机体出现各种不良免疫反应，以确保该类产品的质量和安全性。

2. 原理及方法　目前对宿主细胞（或菌体）残留蛋白质含量的测定主要采用酶联免疫吸附测定（ELISA），如用于大肠埃希菌、假单胞菌、酵母工程菌等菌体蛋白质残留量的检查。

ELISA 的原理是根据抗原抗体反应的特点，先将抗体（抗原）包被在固相载体表面后，按不同的步骤加入待测抗原（抗体）和酶标记的抗体（抗原），待充分反应后，用洗涤的方法将固相载体上形成的特异性抗原抗体复合物与其他物质分离，洗去未结合的游离酶标抗体（抗原），最后加入酶的底物，根据酶对底物催化的显色反应程度对标本中的抗原（抗体）进行定性或定量检测。常用的 ELISA 方法包括夹心法、间接法、竞争法、捕获法等。检测生物制品中的宿主细胞（或菌体）蛋白质残留物一般采用双抗体夹心法。

以大肠杆菌菌体蛋白质残留量测定法（《中国药典》2015 年版四部通则 3412）为例，介绍 ELISA 双抗体夹心法。

（1）包被抗体　将特异性的抗体（兔抗大肠杆菌菌体蛋白质抗体）与固相载体连接，形成固相载体，洗涤除去未吸附的抗体和杂质。

（2）加待测标本并孵育　使标本中的待测抗原（即制品中残留的大肠杆菌菌体蛋白抗原）与上述固相抗体充分反应，形成固相抗原抗体复合物，洗涤除去其他未结合的游离抗原和杂质。

（3）加酶标抗体孵育　使固相抗原抗体复合物中的抗原再与相应的酶标抗体（即经辣根过氧化物酶标记的兔抗大肠杆菌菌体蛋白质抗体）相结合，形成固相抗体-待测抗原-酶标抗体复合物，洗涤除去未结合的酶标抗体和其他杂质。

（4）加底物显色　固相上的辣根过氧化物酶催化加入的底物（邻苯二胺）形成有色产物，根据颜色反应的程度进行该抗原的定性或定量检测。最后加入终止液（硫酸）终止反应。用酶标仪在 492nm 波长处测定吸光度，以不同浓度的标准品溶液的吸光度作工作曲线，由此可测出重组制品中所残留的大肠埃希菌体蛋白的含量。

由于酶具有极高的催化效率，可间接放大免疫反应的结果，从而提高了检测残留宿主细胞（菌体）蛋白试验的敏感性，以确保生物制品的安全性。

二、外源性 DNA 残留量检查法

生物制品中残留的外源性 DNA 对人体的危害问题，已成为国际医药学术界和生物制药行业关注的热点问题。随着生物技术的不断发展以及对细菌、病毒和细胞结构研究和认识的加深，人们对生物制品中残留的外源性 DNA 的安全性问题认识的更为清楚。经过长时间、大量的、系统的临床试验研究表明，生物制品中残留的外源性 DNA 一般不会对人体的健康造成潜在的威胁，而应将其看作生物制品中的一类杂质成分，故目前对生物制品中残留的相关外源性 DNA 的限量要求也有所放宽。

1. 外源性 DNA 的测定方法　目前对生物制品中残留外源性 DNA 的测定方法主要包括：DNA 探针杂交法、荧光染色法，其中以 DNA 探针杂交法最常用。

2. DNA 探针杂交法的基本原理　是采用 DNA 探针检测固定在硝酸纤维素膜上的变性

的宿主细胞 DNA。供试品中的外源性 DNA 经变性成为单链，再吸附在固相膜上，在一定条件下可与相匹配的单链 DNA 复性而重新结合成双链的 DNA，称为杂交。阳性对照和标记探针的 DNA 可由生产供试品所用的传代细胞、工程菌及杂交瘤细胞提取纯化来制备。根据实验要求的不同，可分别用酶、生物素、放射性同位素、地高辛等来标记探针，其中地高辛标记的 DNA 探针，由于具有灵敏度高、稳定性好、易于储存和操作简便的特点，已成为目前最常用的 DNA 标记探针。

3. DNA 探针杂交法的基本操作步骤（《中国药典》2015 年版四部通则 3407）

（1）蛋白酶 K 预处理　按表 10-1 对供试品、阳性对照和阴性对照进行加样，混合后 37℃保温 4 小时以上，以保证酶切反应完全。

表 10-1　DNA 探针杂交法供试品、阳性对照和阴性对照的配制

	加样量（μl）	2%蛋白酶 K 溶液（μl）	蛋白酶缓冲液（μl）	3%牛血清白蛋白溶液	加水至终体积（μl）
供试品	100	1	20	—	200
D1	100	1	20	适量	200
D2	100	1	20	适量	200
D3	100	1	20	适量	200
阴性对照	100	1	20	适量	200

（2）点膜　用 TE 缓冲液浸润杂交膜后，将预处理的供试品、阳性对照、阴性对照与空白对照置 100℃水浴加热 10 分钟，迅速冰浴冷却，以每分钟 8000 转离心 5 秒。用抽滤加样器点样于杂交膜（因有蛋白质沉淀，故要视沉淀多少确定加样量，以避免加入蛋白质沉淀。所有供试品与阳性对照、阴性对照、空白对照加样体积应一致，或按同样比例加样）。晾干后置 80℃真空干烤 1 小时以上。

（3）杂交及显色　按试剂盒使用说明书进行。

三、鼠 IgG 残留量检查法

1. 实验原理　同宿主细胞（或菌体）蛋白质残留量的检查法，即利用酶联免疫法双抗体夹心法，测定经单克隆抗体亲和色谱方法纯化的重组制品中鼠 IgG 残留量。

2. 操作步骤（《中国药典》2015 年版四部通则 3416）

（1）包被抗体　将特异性的抗体（山羊抗鼠 IgG 抗体）包被在固相载体，洗涤除去未吸附的抗体和杂质。

（2）加待测标本并孵育　使标本中的待测抗原（供试品溶液）和标准品溶液与上述固相抗体结合形成抗原抗体复合物，洗涤除去其他未结合的游离抗原和杂质。

（3）加酶标抗体孵育　使固相抗原抗体复合物中的抗原再与对应的经辣根过氧化物酶标记的绵羊抗鼠 IgG 抗体相结合，形成固相抗体-待测抗原-酶标抗体复合物（即双抗体夹心法），洗涤除去未结合的酶标抗体和其他杂质。

（4）加底物显色　固相上的辣根过氧化物酶催化加入的底物（邻苯二胺）形成有色产物，根据颜色反应的程度来进行该抗原的定性或定量检测。最后加入终止液（硫酸）终止反应。用酶标仪在 492nm 波长处测定吸光度，以不同浓度的标准品溶液的吸光度作工作曲线，由此可测出单克隆抗体亲和层析法纯化的重组制品中的残留鼠 IgG 的含量。

四、抗生素残留量检查法（培养法）

目前在生物制品的制造工艺中原则上不主张使用抗生素。如在注射用重组人干扰素 α2a（酵母）和注射用重组人促红细胞素（CHO细胞）产品生产的各个环节中严格限制抗生素的使用。对该类产品（包括原液、半成品、成品）的检定，不需要检查残余抗生素活性；而对另外一些生物制品（如由大肠埃希菌表达系统生产的注射用重组人干扰素 α1b、注射用重组人干扰素 α2a、注射用重组人干扰素 α2b、注射用重组人干扰素 γ 和注射用重组人白介素-2 等），由于在生产过程中使用了抗生素（如氨苄西林或四环素），根据《中国药典》2015 年版四部通则的要求，对此类生物制品进行质量检定时，除了要在纯化工艺中除去抗生素以外，还应在原液检定中增加抗生素残留量检查项目。

对生物制品残余抗生素活性的检查，目前是采用培养法（《中国药典》2015 年版四部通则 3408）。其原理是在琼脂培养基内检测抗生素对微生物的抑制作用，比较对照品和供试品对接种的试验菌产生的抑菌圈的大小，以检查供试品中氨苄西林或四环素的残留量。具体检查方法将在第十一章中讲解。

第二节　生物检查法

药品生物检查法项目除了无菌检查、微生物限度检查、热原及细菌内毒素检查、异常毒性检查外，还包括某些危害人类生命安全的微量物质，需要进行有效的监控和检查，从而保证这些有害物质的含量和某些不良反应的强度不致超越某一限度。本节主要介绍升压物质检查法、降压物质检查法、组胺类物质检查法、过敏反应检查法、溶血和凝聚检查法。

一、概述

（一）降压物质

降压物质系指某些药品中含有能导致降血压的杂质，包括组胺、类组胺或其他导致血压降低的物质。

由动物脏器或组织等为原料的生化药品或由微生物发酵提取的抗生素产品易形成组胺。以组胺为代表的胺类可使血管扩张、毛细血管渗透性增强、血压下降及血管以外其他平滑肌收缩。注入体内后能导致人、犬、猫或猴的血压下降。临床上注射污染有此类降压物质的药液后，可产生面部潮红、心跳加速和血压下降等不良反应。因此，除了从生产工艺上采取有效措施（如用白陶土吸附）以减少可能的污染外，对有关药品中的降压物质进行检查并控制其限度十分重要。

（二）升压物质

升压物质是指从动物神经垂体中提取或用化学方法合成的缩宫素中所含的能引起血管收缩、血压升高的物质。

大剂量升压物质对所有的血管平滑肌都有直接的收缩作用，特别是对毛细血管和小动脉作用更加明显，可导致皮肤和胃肠道的血液循环显著减少、冠状血管收缩、肺动脉压升高等不良反应。此外，提取或合成的缩宫素中含有升压物质，还可影响缩宫素发挥引产、催产作用。因此，从生产工艺上应采取有效措施减少升压物质的含量及污染，在药品检查中进行升压物质检查并控制其限度。

由于含升压物质的药品很少，因此该法的适用范围较窄。《中国药典》2015 年版只收载了缩宫素注射液、促皮质素原料和注射用促皮质素 3 个品种的升压物质检查。促皮质素是取自猪、牛、羊等哺乳动物的脑垂体，其制剂为注射用促皮质素。

（三）组胺类物质

组胺是广泛存在于动植物体内的一种生物胺，是由组氨酸脱羧而形成的，通常贮存于组织的肥大细胞中。在体内，组胺是一种重要的化学递质，当机体受到某种刺激引发抗原-抗体反应时，肥大细胞的细胞膜通透性改变，释放出组胺，与组胺受体作用产生病理、生理效应。

（四）过敏反应

过敏反应检查是一种检查异性蛋白的方法。在某些生物制品（如各种器官提取物、植物及微生物的提取物等）的制备过程中常可能混入一些具有免疫原性的异性蛋白杂质，临床使用这些生物制品时，则容易引起患者出现多种过敏反应，轻者皮肤出现红斑或丘疹，严重者可出现窒息、发绀、血管神经性水肿、血压下降、甚至休克和死亡。因此，对有可能存在异性蛋白的生物制品，应按要求进行过敏反应检查，以确保生物制品质量和用药的安全性。

（五）溶血与凝聚

溶血系指红细胞破裂、溶解，血红蛋白逸出的一种现象。当红细胞与相应抗体结合，在电解质存在时，可使红细胞产生凝集现象；若同时加入新鲜动物血清，则血清中的补体可与红细胞及其抗体形成的免疫复合物结合，从而激活补体导致红细胞溶解，产生溶血现象。

凝聚反应是一种血清学反应，是指颗粒性抗原（完整的病原微生物或红细胞等）与相应抗体结合，在有电解质存在的条件下，经过一定时间出现肉眼可见的凝集小块。红细胞与相应抗体混合时即可出现凝集反应。

二、降压物质检查法

本法系比较组胺对照品（S）与供试品（T）引起麻醉猫血压下降的程度，以判定供试品中所含降压物质的限度是否符合规定。

（一）准备工作

1. 器材及设备

（1）器材　手术台、注射器、吸管、移液管、量瓶、带塞小瓶、安瓿、测量尺、三通开关、脱脂棉、线、绳；手术器械（剪毛剪、手术剪、眼科直镊、眼科弯镊、止血镊、手术刀、气管插管、动脉夹、动脉插管、静脉插管）。

（2）设备　天平（对照品或供试品称量用精度为 0.01mg 或 0.1mg 的天平，试剂称量用精度为 1mg 的天平，动物称量用精度为 100g 的天平）、血压记录装置（记录仪、汞柱血压计、压力传感器或多导生理记录仪）。

2. 溶液配制

（1）试剂　10% 苯巴比妥钠溶液、5% 戊巴比妥钠溶液、氯化钠注射液、肝素钠溶液。

（2）对照品溶液的制备　精密称取磷酸组胺对照品适量，按组胺计算，加水溶解使成每 1ml 中含 1.0mg 的溶液，分装于适宜的容器内，4~8℃贮存，经验证保持活性符合要求的条件下，可在 3 个月内使用。

对照品稀释液的制备：临用前，精密量取组胺对照液适量，用氯化钠注射液制成每 1ml 中含组胺 0.5μg 的溶液。

（3）供试品溶液的制备　按品种项下规定的限值，且按供试品溶液与标准品稀释液的注入体积应相等的要求，制备适当浓度的供试品溶液。

3. 实验动物　健康合格、体重 2kg 以上的猫，雌雄均可，雌者应无孕。

（二）操作过程

1. 动物的麻醉和手术　动物称重后，用注射器吸取 10% 苯巴比妥钠溶液（1.2ml/kg）和 5% 戊巴比妥钠（0.2ml/kg）混匀，腹腔注射麻醉动物（也可用其他麻醉药品麻醉动物）。动物麻醉后，仰卧固定手术台上（需保持动物体温，必要时采取保温措施），沿颈部正中线切开，分离气管，必要时插入插管，或进行人工呼吸。分离一侧颈动脉，剥离附着的脂肪组织和神经，并在动脉底下穿两根线，一线靠远心端将动脉结扎，近心端用动脉夹夹住。分离一侧股静脉。

2. 测压装置和记录仪的调节　将汞柱血压计、动脉插管、压力传感器与记录仪连接好。用氯化钠注射液将压力传感器、汞柱血压计和动脉插管中的空气排尽（每个连接处必须牢固、不漏水，如漏水会影响血压的测量）。接通记录仪的电源。灵敏度或基线的校正，用氯化钠注射液加压，将汞柱血压计液面升高到约 100mmHg，调节记录仪笔的振幅为合适的高度或满量程；将汞柱血压计液面回到 0 时，记录笔也相应回到零点基线，反复数次调节使稳定，然后关上记录笔，并将压力传感器与汞柱血压计的通道关闭。在颈动脉上剪一小口，插入动脉插管并用另一线结扎固定插管与动脉，使插管和动脉处在自然状态下，避免使动脉扭曲而影响血压的测量。打开动脉夹，从插管上的三通开关中注入 1000U/ml 肝素溶液 0.4ml 左右，以防血液凝固堵塞插管影响血压测量。用氯化钠注射液将静脉插管中的空气排尽，在股静脉上用针头扎孔插入静脉插管，固定插管，同时注射适量肝素溶液抗凝（不超过 300U 的肝素）。手术全部完毕后，用少许脱脂棉蘸氯化钠注射液后覆盖在动脉插管、静脉插管处。测量正常血压值：接通记录笔，走纸记录正常血压（适当调节记录笔的位置）。

3. 动物灵敏度的测定　开启动脉夹，待血压稳定后，从股静脉注入第一组组胺对照品，分别按每千克体重 0.05、0.10 和 0.15μg 三个剂量注射，各次注射速度应基本相同，每次注射后立即注入一定量的氯化钠注射液。每次注射应在前一次反应恢复稳定以后进行，且相邻两次注射的间隔时间应尽量保持一致。如此重复 2～3 组。如 0.10μg/kg 剂量所致的血压下降值均不小于 20mmHg，同时相应各剂量所致反应的平均值有差别，可认为该动物的灵敏度符合规定。

4. 给药　给药前记录仪慢速走纸，按 0.10μg/kg 对照品稀释液剂量（d_S）经静脉插管给动物注入，并立即用适宜体积的氯化钠注射液将药液冲入体内，记录血压下降曲线。供试品按《中国药典》品种项下规定的剂量（d_T）给药，方法同 d_S，给药后记录血压曲线。同上进行 d_T 的第二次给药，记录血压下降曲线。同上进行 d_S 的第二次给药，记录血压下降曲线。测量每个剂量降低血压的幅度。以第一与第三、第二与第四剂量所致的反应分别比较。

（三）结果判断

1. 如 d_T 所致的反应值均不大于 d_S 所致反应值的一半，则判定供试品的降压物质检查符合规定。否则应按上述次序继续注射一组 4 个剂量，并按相同方法分别比较两组内各对 d_S、d_T 剂量所致的反应值；如 d_T 所致的反应值均不大于 d_S 所致的反应值，仍判定供试品的降压物质检查符合规定。

2. 如 d_T 所致的反应值均大于 d_S 所致的反应值，则判定供试品的降压物质检查不符合规定。否则应另取动物复试。如复试的结果仍有 d_T 所致的反应值大于 d_S 所致的反应值，则判定供试品的降压物质检查不符合规定。

（四）相关要求

1. 实验中要注意调整供试品溶液浓度，使注射体积与对照组相同。

2. 如需在同一只动物上测定多个样品时，需再经灵敏度检查，如仍符合规定，方可进行实验，以此类推。

3. 动物的麻醉可单用戊巴比妥钠溶液 40~55mg/（ml·kg）腹腔注射麻醉，也可用其他适宜的麻醉剂进行麻醉。

4. 在实验过程中可用恒温手术台或用手术灯照明给动物保温，以便使动物的血压稳定。

5. 给动物气管切口时，注意清除气管中的血液凝块（一般用脱脂棉），以防动物呼吸困难而影响血压。

三、升压物质检查法

本法系比较赖氨酸升压素标准品（S）与供试品（T）升高大鼠血压的程度，以判定供试品中所含升压物质的限度是否符合规定。

（一）准备工作

1. 器材及设备 同降压物质检查。

2. 溶液配制

（1）试剂 氯化钠注射液、25%乌拉坦溶液、肝素钠溶液、甲磺酸酚妥拉明溶液。

（2）标准品溶液的制备 临用前，取赖氨酸升压素标准品，用氯化钠注射液制成每1ml 中含 0.1 赖氨酸升压素单位的溶液。

（3）供试品溶液的制备 按品种项下规定的限值，且供试品溶液与标准品溶液的注入体积应相等的要求，制备适当浓度的供试品溶液。

3. 实验动物 健康合格、体重 300g 以上的雄性大鼠。

（二）操作过程

1. 动物麻醉和手术 动物称重后，按约 0.4ml/100g 腹腔注射 25%乌拉坦溶液，使麻醉。动物麻醉后，仰卧固定于手术台（板）上（动物需保持体温）。沿颈部正中线切开，分离气管、切口，及时吸出分泌物。分离出一侧颈动脉，剥离附着的脂肪组织和神经，动脉底下穿两根线，靠远心端一线将动脉结扎，近心端用动脉夹夹住。分离一侧股静脉或颈静脉，并穿线两根，靠远心端一线结扎，近心端用静脉夹夹住。

2. 测压装置和记录仪的调节 将球形汞柱血压计、动脉插管、压力传感器与记录仪连接好。用氯化钠注射液将压力传感器、球形汞柱血压计和动脉插管中的空气排尽（每个连接处必须牢固、不漏气，如漏气会影响血压的测量）。接通记录仪的电源。灵敏度或基线的校正用氯化钠注射液加压，将球形汞柱血压计液面升高到 100mmHg，调节记录仪笔的振幅为 80cm 或满量程；将球形汞柱血压计液面回到 0 时，记录笔也相应回零点基线，反复数次调节使稳定，然后关上记录笔，并将传感器与汞柱血压计的通道关闭。在颈动脉上剪一小口，插入动脉插管并用另一线结扎，固定插管与动脉，使插管和动脉处在自然状态下，避免使动脉扭曲而影响血压的测量。以氯化钠注射液棉覆盖切口。打开动脉夹，从插管上的三通开关中注入一定体积（根据大鼠体重确定）的 1000U/ml 肝素溶液，以防血液凝固堵塞插管影响血压测量。用氯化钠注射液将静脉插管中的空气排尽，在股静脉上用针头扎孔插入静脉插管，用线固定，同时注射适量肝素溶液抗凝（不超过 100U/100g）。以氯化钠注射液棉覆盖切口。

3. 稳压 接通记录笔和压力换能器，走纸记录正常血压（适当调节记录笔的位置）。从静脉插管中缓缓注入适宜的交感神经阻断药，如甲磺酸酚妥拉明，以 1mg/ml 的溶液按 0.1mg/100g 计，使血压稳定在 40~50mmHg 为宜。每次注射甲磺酸酚妥拉明后，立即缓缓注入 0.5ml 氯化钠注射液。如注入 1 次甲磺酸酚妥拉明后血压不能稳定在上述范围，可隔 5~10 分钟用同样的剂量再注射 1 次，直至使血压稳定。

4. 动物灵敏度的测定 使记录仪慢速走纸，注入定量标准品稀释液，低剂量应能使大鼠血压升高 10~25mmHg。给药后立即注入 0.5ml 生理盐水，记录血压升高曲线，当血压升至最高点并开始下降时，停止走纸。当血压恢复到基线时，再慢速走纸约 0.5cm，注入标准品稀释液高剂量，同上记录血压升高曲线，高、低剂量的比值不大于1：0.6。将高、低剂量轮流重复注入 2~3 次，如高剂量所致反应的平均值大于低剂量所致反应的平均值，可认为该动物的灵敏度符合规定。

5. 给药（按 d_S、d_T、d_T、d_S 顺序） 给药前记录仪慢速走纸，记录血压曲线，在上述高、低剂量范围内选定一标准品稀释液的剂量（d_S）经静脉插管给动物注入，并立即用 0.5ml 生理盐水将药液冲入体内。当血压升至最高点并开始下降时，立即停止走纸，当血压恢复到基线，再走纸约 0.5cm。供试品按《中国药典》正文中规定的剂量（d_T）给药，并与标准品稀释液注入的体积相等，方法同 d_S，给药后记录血压曲线。同上进行 d_T 的第二次给药，记录血压曲线。同上进行 d_S 的第二次给药，记录血压曲线。测量每个剂量升高血压的高度。以第一与第三、第二与第四剂量所致的反应分别比较。

（三）结果判断

1. 如果 d_T 所致的反应值均不大于 d_S 所致反应值的一半，则判定供试品的升压物质检查符合规定。否则应按上述次序继续注射一组 4 个剂量，并按相同方法分别比较两组内各对 d_S、d_T 所致的反应值。如 d_T 所致的反应值均不大于 d_S 所致的反应值，则判定供试品的升压物质检查符合规定。

2. 如 d_T 所致的反应值均大于 d_S 所致的反应值，则判定供试品的升压物质检查不符合规定；否则应另取动物复试。如果复试的结果仍有 d_T 所致的反应值大于 d_S 所致的反应值，则判定供试品的升压物质检查不符合规定。

（四）相关要求

1. 一般雌性大鼠血压不稳定，灵敏度也较差。选用雄性大鼠，体重 300~450g，其灵敏度较高，血压相对比较稳定，实验容易成功。

2. 大鼠多用乌拉坦麻醉，剂量约为每 1kg 腹腔注射 1g。

3. 动物体内的神经递质如肾上腺素、去甲肾上腺素、5-羟色胺等可影响麻醉大鼠血压的平稳。为了减少神经递质对血压的影响，使血压平稳，用 α 肾上腺素受体拮抗药甲磺酸酚妥拉明缓缓注入麻醉大鼠的尾静脉或股静脉，使血压缓缓下降。甲磺酸酚妥拉明的剂量为大鼠每 100g 注射 0.1mg，隔 5~10 分钟后用相同的剂量再注射一次，此时血压一般能稳定在 5.3~6.6kPa；若不稳定，可再注射一次。注射速度不可太快，否则可使大鼠血压急剧下降而死亡。

4. 为减少大鼠气管内分泌物，可在手术前皮下注射 0.5%硫酸阿托品溶液 0.4~0.5ml，以使呼吸畅通。

5. 实验前，必须按《中国药典》规定进行升压物质的灵敏度试验，符合要求的动物才能用于升压物质检查。

四、组胺类物质检查法

本法系比较组胺对照品（S）与供试品（T）引起豚鼠离体回肠收缩的程度，以判定供试品中所含组胺类物质的限度是否符合规定。

（一）准备工作

1. 器材及设备

（1）器材 手术台、注射器、移液管、量瓶、脱脂棉、线、绳；手术器械（剪毛剪、手术剪、止血镊、手术刀）。

（2）设备 天平（对照品或供试品称量用精度为0.01mg或0.1mg的天平；试剂称量用精度为1mg的天平；动物称量用精度为100g的天平）、离体器官恒温水浴装置。

2. 溶液配制

（1）试剂 磷酸组胺对照品、注射用水、氯化钠注射液、氯化钠、氯化钾、氯化钙、氯化镁、磷酸氢二钠、纯化水、硫酸阿托品、碳酸氢钠、葡萄糖（含1个结晶水）。

（2）对照品溶液的制备 精密称取磷酸组胺对照品适量，按组胺计算，加水溶解成每1ml中含1.0mg的溶液，分装于适宜的容器内，4~8℃贮存，在确保收缩活性符合要求的条件下，可在3个月内使用。

（3）对照品稀释液的制备 试验当日，精密量取组胺对照品溶液适量，用氯化钠注射液按高、低剂量组（d_{s_2}、d_{s_1}）配成两种浓度的稀释液，高剂量d_{s_2}应不致使回肠收缩达到极限，低剂量d_{s_1}所致反应值约为高剂量的一半，调节剂量使反应可以重复出现。一般组胺对照品浴槽中的终浓度为10^{-7}~10^{-9}g/ml，注入体积一般0.2~0.5ml为宜，高、低剂量的比值（r）为1:0.5左右。调节剂量使低剂量能引起回肠收缩，高剂量不致使回肠收缩达极限，高、低剂量所致回肠的收缩应有明显差别。

（4）供试品溶液的配制 按品种项下规定的限值，照对照品稀释液低剂量（d_{s_1}）制成适当的浓度。一般供试品溶液与对照品稀释液的注入体积应相等。

（5）回肠肌营养液的制备 A液：试验当日，取氯化钠160.0g、氯化钾4.0g、氯化钙（按无水物计算）2.0g、氯化镁（按无水物计算）1.0g与磷酸氢二钠（含12个结晶水）0.10g，加纯化水700ml使溶解，再加入注射用水适量，使成1000ml。B液：取硫酸阿托品0.5mg、碳酸氢钠1.0g、葡萄糖（含1个结晶水）0.5g，加适量注射用水溶解，加A液50.0ml，混合后加注射用水使成1000ml，调节pH为7.2~7.4。B液应临用前制备。

3. 实验动物 豚鼠，体重250~350g，应健康合格，雌雄均可，雌鼠应无孕。在实验前及实验的观察期内，禁食24小时。做过实验的豚鼠不得重复使用。

（二）操作过程

1. 动物的手术 动物称重后，迅速处死，立即剖腹取出回肠一段（选用远端肠段，该段最敏感），仔细分离肠系膜，注意避免因牵拉使回肠受损，剪取适当长度，用注射器抽取上述溶液B，小心冲洗去除肠段的内容物，备用。

2. 记录装置的调节 用移液管吸取一定量的B液（10~30ml）放入离体器官恒温水浴装置的浴槽中，将肠段下端固定于离体器官恒温水浴装置的浴槽底部，上端用线与记录装置相连；连续通入95%氧和5%二氧化碳的混合气体，维持恒温（34~36℃），用适当方法记录该回肠收缩幅度。如果使用杠杆，其长度应能使肠段的收缩放大约20倍。选择1g左右的预负荷，可根据其灵敏度加以调节。回肠放入浴槽后，静置约15~30分钟，方可开始注入药液。

3. 给药 每次注入药液前，要用B液冲洗浴槽2~3次。相邻两次给药的间隔时间应一致（约2分钟），每次给药前应在前一次反应恢复稳定后进行。

（三）结果判断

1. 如d_{s_2}所致的反应值大于d_{s_1}所致反应值并且可重复时判定试验有效。

2. 若 d_T 所致反应值均不大于 d_{s_1} 所致反应值，即判定供试品组胺类物质检查符合规定；若 d_T 所致反应值均大于 d_{s_1} 所致反应值，即判定供试品组胺类物质检查不符合规定；否则应另取动物按初试方法复试，复试结果若 d_T 所致反应值均不大于 d_{s_1} 所致反应值，即判定供试品组胺类物质检查符合规定。

3. 只要一个 d_T 所致反应值大于 d_{s_1} 所致反应值，即判定供试品组胺类物质检查不符合规定。

4. 若供试品组胺溶液产生的收缩与对应组胺对照液高、低剂量的收缩基本一致，可判定供试品组胺类物质检查符合规定；若供试品组胺溶液产生的收缩与对应组胺对照液高、低剂量的收缩不相符，即减少或无收缩，或不能重复出现，则此试验结果无效，应另取动物重试。

（四）相关要求

1. 实验豚鼠应健康合格，体重 250～350g，雌雄均可，雌鼠应无孕。

2. 在实验前及实验的观察期内，禁食 24 小时。

3. 做过实验的豚鼠不得重复使用。

五、过敏反应检查法

本法系将一定量的供试品溶液注入豚鼠体内，间隔一定时间后静脉注射供试品溶液进行激发，观察动物出现过敏反应的情况，以判定供试品是否引起动物全身过敏反应。

（一）准备工作

1. 器材　无菌注射器、刻度吸管、量瓶和小烧杯等；天平（动物称重用精度为 0.1、0.5 或 1g 的天平；试剂、供试品称量用精度为 0.01 或 0.1mg 的天平）。

2. 试剂　75% 乙醇、注射用水、氯化钠注射液或其他规定的溶剂。

3. 供试品溶液的制备　除另有规定外，按各品种项下规定的浓度配制成供试品溶液，配制供试品溶液的过程应无菌操作。

4. 实验动物　豚鼠，体重 250～350g，应健康合格，雌雄均可，雌鼠应无孕。在实验前及实验的观察期内，均应按正常饲养条件饲养。豚鼠不得重复使用。

（二）操作过程

1. 致敏　除另有规定外，取上述豚鼠 6 只，隔日每只每次腹腔或适宜的途径注射供试品溶液 0.5ml，共 3 次，进行致敏。每日观察每只动物的行为和体征，首次致敏和激发前称量并记录每只动物的体重。

2. 激发　将致敏后的 6 只豚鼠均分为 2 组，每组 3 只，分别在首次注射后第 14 日和第 21 日，由静脉注射供试品溶液 1ml 进行激发。观察激发后 30 分钟内动物有无过敏反应症状。

（三）结果判断

静脉注射供试品溶液后 30 分钟内，不得出现过敏反应。如在同一只动物上出现竖毛、发抖、干呕、连续喷嚏 3 声、连续咳嗽 3 声、紫癜和呼吸困难等现象中的两种或两种以上，或出现二便失禁、步态不稳或倒地、抽搐、休克、死亡现象之一者，判定供试品不符合规定。

（四）相关要求

致敏的途径尽可能拟用临床给药途径，对实验动物的要求参见"4. 实验动物"。

六、溶血与凝聚检查法

本法系将一定量供试品与 2% 的家兔红细胞混悬液混合，温育一定时间后，观察其对红细胞状态是否产生影响的一种方法。

（一）准备工作

1. 器材及设备

（1）器材　兔固定板、注射器、烧杯、移液管、试管、离心管、玻璃棒、锥形瓶、时钟、脱脂棉或细软卫生纸、玻璃珠。

（2）设备　天平（供试品称量用精度为0.01或0.1mg的天平；试剂称量用精度为0.1或1mg的天平）、离心机、生物显微镜、恒温水浴或适宜的恒温器（37℃±0.5℃）。

2. 试剂　0.9%氯化钠溶液。

3. 实验动物　健康家兔，性别不限。

（二）操作过程

1. 2%红细胞混悬液的制备　取健康家兔血数毫升（约20ml），放入含玻璃珠的锥形瓶中振摇10分钟，或用玻璃棒搅动血液，以除去纤维蛋白原，使成脱纤血液。加入0.9%氯化钠溶液约10倍量，摇匀，1000~1500r/min离心15分钟，除去上清液，沉淀的红细胞再用0.9%氯化钠溶液按上述方法洗涤2~3次，至上清液不显红色为止。将所得红细胞用0.9%氯化钠溶液配成2%的混悬液备用。

2. 供试品溶液的制备　除另有规定外，按品种项下规定的浓度制成供试品溶液。

3. 检查　取洁净玻璃试管5只，编号，1、2号管为供试品管，3号管为阴性对照管，4号管为阳性对照管，5号管为供试品阴性对照管。按表10-2所示依次加入2%红细胞悬液、0.9%氯化钠溶液、纯化水，混匀后，立即置37℃±0.5℃的恒温箱中进行温育，3小时后观察溶血和凝聚反应。

表10-2　溶血与凝聚检查法加入反应物的次序

试管编号	1、2	3	4	5
2%红细胞悬液（ml）	2.5	2.5	2.5	—
0.9%氯化钠溶液（ml）	2.2	2.5	—	4.7
纯化水（ml）	—	—	2.5	
供试品溶液（ml）	0.3			0.3

（三）结果判断

1. 取上述温育后的1、2、3、4和5号管肉眼观察上清液的颜色，如试管中的溶液呈澄明红色，管底无细胞残留或有少量红细胞残留，表明有溶血发生；如红细胞全部下沉，上清液无色澄明，或上清液虽有色澄明，但1、2号管和5号管肉眼观察无明显差异，则表明无溶血发生。

2. 若1、2号溶液中有棕红色或红棕色絮状沉淀并与3号管红细胞沉淀有明显差异，轻轻倒转3次仍不分散，表明可能有红细胞凝聚发生。应进一步置显微镜下观察，如可见红细胞聚集为凝聚。

3. 当阴性对照管无溶血和凝聚发生，阳性对照管有溶血发生，若2支供试品管中的溶液在3小时内均不发生溶血和凝聚，判定供试品符合规定；若1支供试品管的溶液在3小时内发生溶液血和（或）凝聚，应设4支供试品管进行复试，其供试品管的溶液在3小时内均不发生溶液血和（或）凝聚，否则判定供试品不符合规定。

第三节 含量测定法和化学残留物测定法

含量测定法和化学残留物测定法检查的对象主要是生物药物生产过程中的一些工艺添加剂，包括蛋白分离剂（如聚乙二醇、乙醇）、佐剂（如氢氧化铝）、产品稳定剂（如辛酸钠、肝素）、防腐剂（如苯酚、硫柳汞等）、细菌及病毒灭活剂（如甲醛、戊二醛等）。这些物质最终可能会残留在制剂中，必须对残留量做出明确规定，以避免对人体造成伤害。本节主要介绍氢氧化铝（磷酸铝）、聚乙二醇残留量测定法。

一、氢氧化铝（磷酸铝）测定法

本法系依据过量的乙二胺四乙酸二钠（EDTA-2Na）与铝离子发生反应，再用锌滴定液滴定剩余的 EDTA-2Na，根据锌滴定液的消耗量，可计算出供试品中氢氧化铝（或磷酸铝）的含量，该法属于剩余滴定法。

（一）测定过程

精密量取供试品适量（相当于含铝 1~10mg），加磷酸溶液（6→100）1.5ml，使完全溶解。必要时于水浴中加温（难于溶解时尚可适当增加磷酸量）。精密加入 EDTA-2Na 滴定液（0.05mol/L）、醋酸-醋酸铵缓冲液（pH4.5）各 10ml，置沸水浴上加热 10 分钟，取出冷至室温，加二甲酚橙指示液 1ml，用锌滴定液（0.025mol/L）进行滴定，当溶液由亮黄色变为橙色，即为终点，并将滴定的结果用空白试验校正。

（二）结果计算

$$氢氧化铝含量（mg/ml）= \frac{(V_0-V_1)\times c\times 78.01}{V_2}$$

$$氢氧化铝含量（mg/ml）= \frac{(V_0-V_1)\times c\times 121.95}{V_2}$$

$$氢氧化铝含量（mg/ml）= \frac{(V_0-V_1)\times c\times 26.98}{V_2}$$

式中，V_0 为空白试验消耗锌滴定液的体积，ml；V_1 为供试品消耗锌滴定液的体积，ml；c 为锌滴定液的浓度，mol/L；V_2 为供试品的取样量，ml；78.01、121.95、26.98 分别为氢氧化铝、磷酸铝、铝的分子量或相对原子质量。

二、聚乙二醇残留量测定法

本法系依据聚乙二醇与钡离子和碘离子形成复合物（1:1），用比色法测定聚乙二醇含量。

（一）测定过程

取供试品适量，用水稀释，使蛋白质浓度不高于 1%，作为供试品溶液。精密量取供试品溶液 1.0ml，加入 0.5mol/L 高氯酸溶液 5.0ml，混匀，室温放置 15 分钟，以 4000r/min 离心 10 分钟。取上清液 4ml，加入氯化钡溶液 1.0ml 和 0.1mol/L 碘溶液 0.5ml，混匀，室温反应 15 分钟，照紫外-可见分光光度法，在波长 535nm 处测定吸光度；同时以 1ml 水代替供试品溶液，同法操作，作为空白对照。另精密称取与供试品中聚乙二醇分子量相同的聚乙二醇对照品适量，加水溶解，制成每 1ml 含聚乙二醇 100μg 的溶液，作为聚乙二醇对照品贮备液。按表 10-3 制备的每 1ml 含 10~50μg 的聚乙二醇对照品溶液 1.0ml，加入 0.5mol/L 高氯酸溶液 5.0ml，混匀，自"室温放置 15 分钟"起，同法操作。

表 10-3　聚乙二醇残留量测定法溶液配制表

聚乙二醇含量（μg/ml）	10	20	30	40	50
聚乙二醇对照品贮备液（ml）	0.2	0.4	0.6	0.8	1.0
约1%蛋白质溶液（ml）	0.2	0.2	0.2	0.2	0.2
水（ml）	1.6	1.4	1.2	1.0	0.8

（二）结果计算

以聚乙二醇对照品溶液的浓度（μg/ml）对其相应的吸光度作直线回归，将供试品溶液吸光度代入直线回归方程，计算供试品溶液中聚乙二醇含量（μg/ml）。计算公式如下：

$$供试品聚乙二醇含量（g/L）= F \times n \times 10^{-3}$$

式中，F 为供试品溶液中聚乙二醇含量，μg/ml；n 为供试品稀释倍数。

（三）注意事项

1. 比色过程应在试剂加入后 15~45 分钟内完成，以免影响测定结果。
2. 本法的灵敏度随待测聚乙二醇的分子量的增加而提高。
3. 表 10-2 中的 1%蛋白质溶液系指用不含聚乙二醇的蛋白质溶液配制而成。

岗位对接

本章是对《中国药典》中其他杂质检查方法的汇总。要求从业人员掌握《中国药典》中生物制品特殊杂质及其他有害物质检查法的质量要求、生物药物杂质检查的两种方法、特殊杂质及其他有害物质检查法的结果判断；学会特殊杂质及其他有害物质检查操作技术，并能熟练进行药品的特殊杂质及其他有害物质的检查。

目标检测

一、简答题

1. 试述宿主细胞（或菌体）的残留蛋白质的概念。
2. 试述凝集反应的概念。
3. 试述溶血的概念。

二、填空题

1. 对生物制品残余抗生素活性的检测，采用＿＿＿＿＿＿＿＿。
2. 对生物制品中残留外源性 DNA 的测定方法主要包括＿＿＿＿＿＿＿＿＿＿＿、＿＿＿＿＿＿＿＿＿＿两类检测技术，其中以＿＿＿＿＿＿＿＿＿＿最常用。
3. 根据《中国药典》2015 年版的规定，对宿主细胞（或菌体）残留蛋白质含量的测定主要采用的是＿＿＿＿＿＿＿＿。
4. 常用的 ELISA 方法包括＿＿＿＿＿、＿＿＿＿＿、＿＿＿＿＿、＿＿＿＿＿等。
5. 组胺类物质检查系比较＿＿＿＿＿对照品（S）与供试品（T）引起豚鼠离体回肠收缩的

程度，以判定供试品中所含组胺类物质的限度是否符合规定。

6. 氢氧化铝（磷酸铝）测定法系依据过量的_____与铝离子发生反应，再用锌滴定液滴定剩余的 EDTA-2Na，根据锌滴定液的消耗量，可计算出供试品中氢氧化铝（或磷酸铝）的含量，该法属于_____。

7. 聚乙二醇残留量测定法依据_____与_____形成复合物（1：1），用比色法测定聚乙二醇含量。

（侯春玲）

第三篇　各类生物药物的分析

第十一章

抗生素类药物的分析

学习目标

知识要求　1. **掌握**　抗生素类药物效价测定的方法：管碟法和浊度法。
　　　　　2. **熟悉**　抗生素类药物效价单位的含义及表示方法；效价测定中的标
　　　　　　　　　　准品。
　　　　　3. **了解**　生物统计在抗生素类药物效价测定中的应用。
技能要求　1. 熟练应用管碟法中二剂量法测定抗生素效价。
　　　　　2. 学会正确配制标准品溶液和不同类型抗生素供试品溶液。

第一节　概述

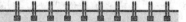

案例导入

案例：庆大霉素是氨基糖苷类抗生素，常用其硫酸盐，是治疗各种革兰阴性杆菌感染
的主要药物。例如：

硫酸庆大霉素片　　　　　　　　【规格】40mg（4万单位）
硫酸庆大霉素注射液　　　　　　【规格】1ml：20mg（2万单位）
硫酸庆大霉素滴眼液　　　　　　【规格】8ml：40mg（4万单位）

讨论：1. 庆大霉素中"万单位"的含义是什么？
　　　2. 如何确定抗生素有效成分的含量？

一、抗生素的概念

　　抗生素是某些微生物（细菌、真菌、放线菌等）产生的具有抗病原体作用和其他活性
的一类物质。抗生素除了从微生物的培养液提取外，还可用半合成或合成法生产。

二、抗生素类药物的检测项目

　　抗生素类药物的检测项目包括鉴别、检查、含量（活性成分）测定。其中，鉴别主要
采用理化方法。检查项目，针对抗生素在生产过程中可能引入的杂质，除一般杂质的检查

外，还包括"有关物质""聚合物""残留溶剂"等杂质检查；为保证抗生素使用时的安全性，检查项目包括"异常毒性""降压物质""热原""细菌内毒素""无菌"等。含量（活性成分）测定有两类方法，即属于生物学方法的"抗生素微生物检定法"和属于化学法的"高效液相色谱法"。

三、抗生素效价

《中国药典》2015 年版四部通则 1201 收载的抗生素微生物检定法是抗生素含量（活性成分）测定的生物学法。该方法根据抗生素对细菌作用的程度来测定抗生素的抗菌效能（活性成分），即抗生素的效价。

抗生素效价以"单位"表示，具有一定生物效能的最小效价单元称为"单位"，用 U 表示，常用的抗生素效价单位有质量单位、类似质量单位、质量折算单位、特定单位。

（一）质量单位

质量单位以抗生素中抗菌活性部分的质量 $1\mu g$ 作为 1U，即 $1\mu g = 1U$，$1mg = 1000U$。例如，硫酸链霉素的效价单位是以活性成分链霉素碱的质量表示的，即 $1U = 1\mu g$ 链霉素碱，这里是"活性微克"而不是"重量微克"。采用这种表示方法，对同一类抗生素的各种盐类虽然称重不同，但只要效价单位一样或有效部分质量一样，实际有效含量都是相同的。硫酸链霉素、硫酸庆大霉素、硫酸卡那霉素等大部分抗生素均用质量单位表示。

（二）类似质量单位

类似质量单位以特定的纯粹抗生素盐类的质量 $1\mu g$ 作为 1U，即 $1\mu g = 1U$，$1mg = 1000U$，其中包括了无抗菌活性的酸根在内。例如，四环素盐酸盐，$1\mu g = 1U$，这 $1\mu g$ 包括了无生物活性的盐酸根在内。这种类似质量单位并不合理，但在国际上已经习惯使用。

（三）质量折算单位

质量折算单位以特定的纯抗生素制品的某一质量为 1U 加以计算。例如，青霉素的单位，以国际标准品青霉素 G 钠盐 $0.5988\mu g$ 为 1U，则 $1mg = 1670U$。$1mg$ 青霉素钾的单位：$1670 \times 356.4/372.5 = 1598U$。

（四）特定单位

特定单位是指对于不易得到纯品，组成成分较复杂的多组分抗生素，在开始生产及临床使用时，只能以一特定量的标准品（或对照品）作为 1U。例如，特定的一批杆菌肽称重 $0.018mg$ 为 1U，即 $1mg = 55U$。

以上均为抗生素的理论效价，实际样品往往低于该理论效价。

四、抗生素的标准品和供试品

抗生素标准品是与供试品同质的，纯度较高的抗生素，用作效价测定时的标准，分为国际标准品和国家标准品。抗生素国际标准品由世界卫生组织委托一些国家的检定机构或药厂标定，主要供各国在检定国家标准品时作对照用，不用于检验和科研工作，其单位为国际单位（IU）。我国的抗生素国家标准品由中国食品药品检定研究院统一向全国各使用单位分发。凡是国际上已制备的国际标准品品种，在制备国家标准品时，均与国际标准品比较而定出效价，对于我国特有的品种则根据一定的原则自定效价单位。每当下发新批号标准品后，原有批号的标准品则自动作废。抗生素标准品品种与理论值见表 11-1。

表 11-1 抗生素标准品品种与理论值

标准品品种	标准品分子式或品名	理论值（U/mg）	标准品品种	标准品分子式或品名	理论值（U/mg）
链霉素	$(C_{21}H_{39}N_7O_{12})_2 \cdot 3H_2SO_4$	798.3	红霉素	$C_{37}H_{67}NO_{13}$	1000
卡那霉素	$C_{18}H_{36}N_4O_{11} \cdot H_2SO_4$	831.6	氯霉素	$C_{11}H_{12}Cl_2N_2O_5$	1000
阿米卡星	$C_{22}H_{43}N_5O_{13}$		杆菌肽	杆菌肽	
核糖霉素	$C_{17}H_{34}N_4O_{10} \cdot nH_2SO_4$（$n<2$）		黏菌素	硫酸黏菌素	
新霉素	硫酸新霉素		去甲万古霉素	$C_{65}H_{73}Cl_2N_9O_{24} \cdot HCl$	975.2
庆大霉素	硫酸庆大霉素		卷曲霉素	硫酸卷曲霉素	
磺苄西林	$C_{16}H_{16}N_2Na_2O_7S_2$	904.0	两性霉素 B	$C_{47}H_{73}NO_{17}$	1000
四环素	$C_{22}H_{24}N_2O_8 \cdot HCl$	1000	奈替米星	$(C_{21}H_{41}N_5O_7)_2 \cdot 5H_2SO_4$	660.1
土霉素	$C_{22}H_{24}N_2O_9 \cdot 2H_2O$	927	阿奇霉素	$C_{38}H_{72}N_2O_{12}$	1000
西索米星	$(C_{19}H_{37}N_5O_7)_2 \cdot 5H_2SO_4$	646.3	妥布霉素	$C_{18}H_{37}N_5O_9$	
磷霉素	$C_3H_5CaO_4P \cdot H_2O$	711.5	罗红霉素	$C_{41}H_{76}N_2O_{15}$	1000
乙酰螺旋霉素	乙酰螺旋霉素		吉他霉素	吉他霉素	
克拉霉素	$C_{38}H_{69}NO_{13}$	1000	麦白霉素	麦白霉素	
大观霉素	$C_{14}H_{24}N_2O_7 \cdot 2HCl \cdot 5H_2O$	670.9	巴龙霉素	$C_{23}H_{45}N_5O_{14} \cdot nH_2SO_4$	
小诺米星	$C_{20}H_{41}N_5O_7 \cdot 5/2H_2SO_4$	654.3	交沙霉素	$C_{42}H_{69}NO_{15}$	1000
多黏菌素 B	硫酸多黏菌素 B		丙酸交沙霉素	$C_{45}H_{72}NO_{16}$	937
金霉素	$C_{22}H_{23}ClN_2O_8 \cdot HCl$	1000	替考拉宁	$C_{72\sim89}H_{58\sim99}Cl_2N_{8\sim9}O_{28\sim33}$	1000

供试品是检定其效价的样品，它的活性组分应与标准品基本相同。需用各品种项下规定的溶剂溶解，再按估计效价或标示量稀释至与标准品相当的浓度。

五、抗生素微生物检定法的种类

抗生素微生物检定法包括以下两种方法。

（一）管碟法

利用抗生素在琼脂培养基内的扩散作用，比较标准品和供试品两者对接种的试验菌产生抑菌圈的大小，以测定供试品效价的一种方法。

（二）浊度法

利用抗生素在液体培养基中对试验菌生长的抑制作用，通过测定培养后细菌浊度值的大小，比较标准品和供试品对试验菌生长的抑制程度，以测定供试品效价的一种方法。

抗生素微生物检定法属生物学方法，其优点是灵敏度高，需用量小，测定结果直观，适用范围广，对同一类型的抗生素不需分离，可一次测定其总效价。但其存在操作步骤多、测定时间长、误差大等缺点。随着科学技术的进步与发展，人们对抗生素的结构越来越清楚，一些结构明确，含量和生物活性一致的单组分抗生素，《中国药典》2015 年版二部已采用化学分析法代替微生物效价测定法，对多组分抗生素采用微生物效价和化学分析分别测定的策略。

拓展阅读

合理使用抗生素

　　抗生素是治疗细菌感染性疾病的药物，使许多致死性疾病得以控制。然而，伴随抗生素的不合理使用，抗生素耐药已是世界范围内广受关注的公共卫生问题，医务人员和患者都应重视合理使用抗生素。

　　抗生素使用原则：①明确病因，针对性选药；②依据药动学和药效学原理指导临床用药；③依据患者生理、病理情况合理用药；④严格控制抗生素的预防应用；⑤防止联合用药的滥用。患者应严格遵照医嘱服用，做到：①坚持服完整个疗程；②不要漏服；③将服药时的不良反应告诉医生。

第二节　管碟法

一、原理

　　管碟法是利用抗生素在琼脂培养基内的扩散作用，比较标准品和供试品两者对接种的试验菌产生抑菌圈的大小，以测定供试品效价的一种方法。

　　抗生素溶液在摊布高度敏感试验菌的琼脂培养基内扩散，形成含一定浓度抗生素的透明抑菌圈（图11-1），抑菌圈边缘处的浓度是抗生素的最低抑菌浓度。根据分子扩散动力学公式可知，抗生素总量的对数与所形成抑菌圈半径的平方呈直线关系，即量反应直线。已知效价的标准品和未知效价的供试品，在相同条件下，在一定剂量范围内，量反应直线互相平行，因此供试品抗生素的效价可用已知效价的标准品来测定。

　　管碟法分为二剂量法和三剂量法，其中二剂量法使用最多。二剂量法是将抗生素的标准品、供试品各稀释成高、低两种剂量（剂距为 4:1 或 2:1），在同一含试验菌的琼脂培养基平板上进行对比，根据两种剂量、四种溶液所产生的抑菌圈大小，计算供试品的效价。

　　三剂量法是用高、中、低三种剂量（高、低剂量剂距为 1:0.8），在同一条件下比较抗生素标准品与供试品溶液产生的抑菌圈大小，以求得供试品效价的方法。三剂量法比二剂量法多一种抗生素剂量，在选用时，要求剂量的大小一定要在直线关系的范围内。

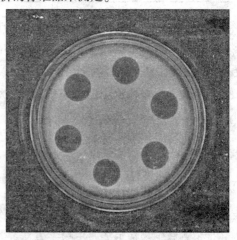

图 11-1　管碟法形成的抑菌圈

二、检定方法

（一）管碟法的操作流程

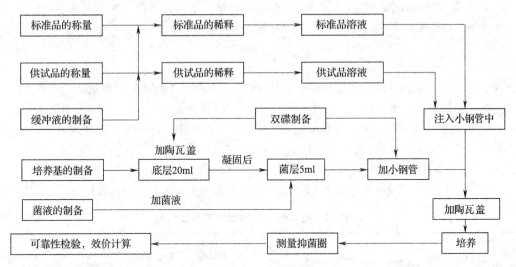

（二）检定环境

抗生素效价测定用操作间应光线明亮，室温控制在 20~25℃，操作台要用水平仪校准成水平。操作间分为两部分，彼此分开，一部分为一般操作间，另一部分为半无菌操作间，设有紫外灯、空气净化设备（净化级别为 100 级~10，000 级），防止抗生素被污染。

（三）仪器、设备

1. 玻璃仪器 毛细滴管、移液管、量瓶、称量瓶。

2. 设备 超净工作台、恒温培养箱、万分之一电子天平、干燥箱、水浴锅、钢管放置器、抑菌圈测量仪或游标卡尺、水平仪。

3. 双碟 为玻璃或塑料平皿，内径 90mm，高 16~17mm，碟底水平、厚薄均匀、无气泡，碟底要做平度检查。

4. 陶瓦盖 内径约 103mm，外径 108mm，表面平坦，吸水性强。

5. 钢管 内径 6.0 mm±0.1mm，外径 7.8 mm±0.1mm，高 10.0 mm±0.1mm，每套钢管重量差异不超过±0.05g，管内及两端光洁平坦，管壁厚薄一致。

（四）缓冲液、培养基、菌种

1. 磷酸盐缓冲液 用于标准品溶液和供试品溶液的稀释，组成成分不同，pH 也不一样（具体配制方法见附录）。

2. 培养基 抗生素效价测定时用于双碟的制备。《中国药典》2015 年版四部通则 1201 中收载了 13 种不同配方的培养基，包括：培养基Ⅰ至培养基Ⅸ，营养肉汤培养基，营养琼脂培养基，改良马丁培养基，多黏菌素 B 用培养基（具体配制方法见附录）。

3. 菌种 抗生素效价测定时所用标准菌种，由中国食品药品检定研究院提供，为冷冻干燥品（安瓿），用前需经复苏。《中国药典》规定的检定菌种有枯草芽孢杆菌（*Bacillus subtilis*）、短小芽孢杆菌（*Bacillus pumilus*）、金黄色葡萄球菌（*Staphylococcus aureus*、藤黄微球菌（*Micrococcus luteus*）、大肠埃希菌（*Escherichia coli*）、啤酒酵母菌（*Saccharomyces cerevisiae*）、肺炎克雷伯菌（*Klebosiella pneumoniae*）及支气管炎博德特菌（*Boedetella bronchiseptica*）。

（五）检定过程

1. 标准品溶液的配制　标准品的使用与保存应按其使用说明书的规定。

（1）浓溶液的配制　称取一定量的标准品，根据标示效价单位，加入灭菌水配制成浓度为 1000U/ml 的浓溶液。标准品的称量按公式 11-1 计算。

$$W = \frac{VC}{P} \tag{11-1}$$

式中，W 为需称取标准品的质量，mg；V 为溶解标准品制成浓溶液时所用量瓶的容积，ml；C 为标准品浓溶液的浓度，U/ml；P 为标准品的纯度，U/mg。

（2）稀释　临用时，取标准品浓溶液，按容量分析法用缓冲液分步稀释成滴碟所用最终高、低两浓度作为标准品溶液。

2. 供试品溶液的配制　精密称（或量）取供试品适量，用各品种项下规定的溶剂溶解后，再按估计效价或标示量（表 11-2）的规定稀释至与标准品相当的浓度。

表 11-2　抗生素微生物检定试验设计表

抗生素	试验菌	培养基		灭菌缓冲液 pH	抗生素浓度范围（U/ml）	培养条件	
		编号	pH			温度（℃）	时间（小时）
链霉素	枯草芽孢杆菌 [CMCC（B）63 501]	Ⅰ	7.8~8.0	7.8	0.6~1.6	35~37	14~16
卡那霉素	枯草芽孢杆菌 [CMCC（B）63 501]	Ⅰ	7.8~8.0	7.8	0.9~4.5	35~37	14~16
阿米卡星	枯草芽孢杆菌 [CMCC（B）63 501]	Ⅰ	7.8~8.0	7.8	0.9~4.5	35~37	14~16
巴龙霉素	枯草芽孢杆菌 [CMCC（B）63 501]	Ⅰ	7.8~8.0	7.8	0.9~4.5	35~37	14~16
核糖霉素	枯草芽孢杆菌 [CMCC（B）63 501]	Ⅰ	7.8~8.0	7.8	2.0~12.0	35~37	14~16
卷曲霉素	枯草芽孢杆菌 [CMCC（B）63 501]	Ⅰ	7.8~8.0	7.8	10.0~40.0	35~37	14~16
磺苄西林	枯草芽孢杆菌 [CMCC（B）63 501]	Ⅰ	6.5~6.6	6.0	5.0~10.0	35~37	14~16
去甲万古霉素	枯草芽孢杆菌 [CMCC（B）63 501]	Ⅷ	6.0	6.0	9.0~43.7	35~37	14~16
庆大霉素	短小芽孢杆菌 [CMCC（B）63 202]	Ⅰ	7.8~8.0	7.8	2.0~12.0	35~37	14~16
红霉素	短小芽孢杆菌 [CMCC（B）63 202]	Ⅰ	7.8~8.0	7.8	5.0~20.0	35~37	14~16
新霉素	金黄色葡萄球菌 [CMCC（B）26 003]	Ⅱ	7.8~8.0	7.8[3]	4.0~25.0	35~37	14~16
四环素	藤黄微球菌 [CMCC（B）28 001]	Ⅱ	6.5~6.6	6.0	10.0~40.0	35~37	16~18

续表

抗生素	试验菌	培养基		灭菌缓冲液 pH	抗生素浓度范围（U/ml）	培养条件	
		编号	pH			温度（℃）	时间（小时）
土霉素	藤黄微球菌 [CMCC（B）28 001]	II	6.5~6.6	6.0	10.0~40.0	35~37	16~18
金霉素	藤黄微球菌 [CMCC（B）28 001]	II	6.5~6.6	6.0	4.0~25.0	35~37	16~18
氯霉素	藤黄微球菌 [CMCC（B）28 001]	II	6.5~6.6	6.0	30.0~80.0	35~37	16~18
杆菌肽	藤黄微球菌 [CMCC（B）28 001]	II	6.5~6.6	6.0	2.0~12.0	35~37	16~18
黏菌素	大肠埃希菌 [CMCC（B）44 103]	VI	7.2~7.4	6.0	614~2344	35~37	16~18
两性霉素 B[①]	啤酒酵母菌 （ATCC 9763）	IV	6.0~6.2	10.5	0.5~2.0	35~37	24~36
硫酸奈替米星	短小芽孢杆菌 [CMCC（B）63 202]	I	7.8~8.0	7.8	5~20	35~37	14~16
硫酸西索米星	短小芽孢杆菌 [CMCC（B）63 202]	I	7.8~8.0	7.8	5~20	35~37	14~16
阿奇霉素	短小芽孢杆菌 [CMCC（B）63 202]	I	7.8~8.0	7.8	0.5~20	35~37	16~18
乙酰螺旋霉素[②]	枯草芽孢杆菌 [CMCC（B）63 501]	II	8.0~8.2	7.8	5~40	35~37	14~16
妥布霉素	枯草芽孢杆菌 [CMCC（B）63 501]	I	7.8~8.0	7.8	1~4	35~37	14~16
罗红霉素	枯草芽孢杆菌 [CMCC（B）63 501]	II	7.8~8.0	7.8	5~10	35~37	16~18
克拉霉素	短小芽孢杆菌 [CMCC（B）63 202]	I	7.8~8.0	7.8	2.0~8.0	35~37	14~16
盐酸大观霉素	肺炎克雷伯菌 [CMCC（B）46 117]	II	7.8~8.0	7.0	50~200	35~37	16~18
吉他霉素	枯草芽孢杆菌 [CMCC（B）63 501]	II[④]	8.0~8.2	7.8	20~40	35~37	16~18
麦白霉素	枯草芽孢杆菌 [CMCC（B）63 501]	营养琼脂培养基	7.8~8.0	7.8	5~40	35~37	16~18
小诺米星	枯草芽孢杆菌 [CMCC（B）63 501]	I	7.8~8.0	7.8	0.5~2.0	35~37	14~16
多黏菌素 B	支气管炎博德特菌 [CMCC（B）58 403]	多黏菌素 B 用培养基	6.5~6.7	6.0	4~25	35~37	16~18

①两性霉素 B 双碟的制备，用菌层 15ml 代替两层；②乙酰螺旋霉素，抗 II 检定培养基制备时，调节 pH 使灭菌后为 8.0~8.2；③含 3%氯化钠；④加 0.3%葡萄糖。

（1）抗生素原料药　原料药不含辅料，根据抗生素品种及厂方提供的估计效价单位，称取样品。

（2）制剂

①注射用冻干粉末　需测定整瓶效价。取装量差异测量后的内容物，称出适量（50mg以上），按估计效价进行溶解，稀释，测出每1mg的单位数，再根据装量差异项下的每瓶平均重量计算出整瓶的效价。

②水针剂（注射液）　标示量为每毫升含效价单位数。启开安瓿或小瓶塞后，吸取一定量的供试品，沿着量瓶口内壁缓缓放入已盛有一定溶剂的量瓶内（避免抗生素结晶析出），振摇，继续加溶液至刻度，摇匀，再稀释至规定的浓度。

③片剂

a. 素片　称取20片的总量，求出平均片重，在干燥柜内迅速研细混匀后，精密称出约相当于平均1片的重量，放至量瓶中，根据每片的标示量，用规定的溶剂溶解，稀释至量瓶中。因片剂中含赋形剂较多，如稀释时赋形剂浮于溶液表面，量取体积时应读取赋形剂层下的溶液；如沉淀较多，应待其下沉后量取其悬浮液。有些片剂辅料吸附抗生素，应洗辅料一次，且将洗辅料的溶剂加入量瓶中。为节约供试品，可与片剂的重量差异检查结合进行。

b. 糖衣片、肠溶片　取规定的供试品数片，在玻璃乳钵中研细，根据标示量和规定的溶剂边研磨边溶解，移入放有小漏斗的量瓶中，稀释至刻度，摇匀，静置，使赋形剂下沉而抗生素已溶解在溶液中，精密吸取量瓶中的悬浮液适量，进一步稀释。

④胶囊剂　取重量差异试验后的内容物，混匀，精密称出约相当于平均1个胶囊的重量，研细，按规定的溶剂溶解并移至量瓶中，稀释至刻度，摇匀，如供试品中含较多的辅料，照糖衣片项下的方法进行。

⑤颗粒剂或干混悬剂　取重量差异试验后的内容物，混匀，精密称出约相当于平均1袋的重量，根据每袋的标示量，用规定的溶剂溶解，稀释至量瓶中，再按片剂操作方法进行。

⑥软膏剂或眼膏剂　称量药品后，用不含过氧化物的乙醚或石油醚溶解膏剂，并且欲提取的抗生素应不溶于或微溶于该有机溶剂，以避免抗生素的损失。按规定量加提取溶剂至分液漏斗中，振摇，使基质溶解后，用规定的缓冲液使抗生素被提取到水相溶液中，用缓冲溶液提取抗生素3次，合并3次提取液，置所需的量瓶内，摇匀，加缓冲液至刻度。

3. 双碟的制备　在半无菌室内操作，应注意微生物及抗生素的污染。

（1）底层　根据所检品种的要求，用灭菌吸管吸取相应培养基20ml注入双碟内，使其在碟底均匀摊布，待凝。

（2）菌层　用灭菌吸管吸取适量菌悬液，加入培养基内，充分摇匀。取出加有底层的双碟，用灭菌吸管吸取5ml菌层培养基注入，迅速旋转，使其摊布均匀。将双碟放置在水平台面上，盖上陶瓦盖，待凝固。

（3）放置钢管　双碟冷却后，用钢管放置器或小镊子，在每一个双碟中以等距离均匀安置4个不锈钢小管，用陶瓦盖覆盖备用，应使钢管在琼脂上沉稳后，再开始滴加抗生素溶液。

4. 滴碟，培养

（1）二剂量法　取上述已制备好的双碟（每批供试品不少于4个，一般取4~10个），用毛细滴管分别取高浓度及低浓度的标准品溶液，滴加在每一个双碟上对角的两个小钢管中，至钢管口平满。同样，在其余两个小钢管中分别滴装相应高低两种浓度的供试品溶液。

双碟中 4 个小钢管的滴加顺序 SH→TH→SL→TL，其中 SH 指标准品高浓度，SL 指标准品低浓度，TH 指供试品高浓度，TL 指供试品低浓度（图 11-2）。滴加完毕，用陶瓦盖覆盖双碟，水平移入培养箱中间位置，按所需温度、时间培养。

（2）三剂量法　取已制备好的双碟，不得少于 6 个，在每一双碟中，间隔的 3 个不锈钢小管中分别滴装高浓度（S_3）、中浓度（S_2）及低浓度（S_1）的标准品溶液，其余 3 个小管中分别滴装相应的高、中、低 3 种浓度的供试品溶液（图 11-2），滴加完毕，用陶瓦盖覆盖双碟，水平移入培养箱中间位置，按所需温度、时间培养。

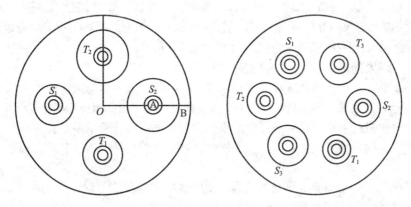

图 11-2　二剂量法、三剂量法示意图

5. 测量抑菌圈　将培养好的双碟取出，检查双碟，应透明度好，无破损现象，抑菌圈圆满，无破圈或圈不完整现象，否则应弃去该双碟。用游标卡尺或抑菌圈测量仪测量各个抑菌圈的面积（或直径）应符合规定，二剂量法，抗生素高浓度所致抑菌圈的直径范围应为 18~22mm；三剂量法，抑菌圈的直径范围应为 15~18mm。按照《中国药典》2015 年版四部通则 1431 规定的生物检定统计法进行可靠性测验及效价计算。

6. 计算　二剂量法和三剂量法的计算公式分别为公式 11-2 和 11-3。

$$P = \lg^{-1}\left[\frac{T_2 + T_1 - S_2 - S_1}{T_2 + S_2 - T_1 - S_1} \times I\right] \times 100\% \tag{11-2}$$

式中，P 为供试品测定效价（P_T）相当于供试品估计效价（A_T）的百分数；S_2 为标准品高浓度溶液所致抑菌圈直径（面积）的总和；S_1 为标准品低浓度溶液所致抑菌圈直径（面积）的总和；T_2 为供试品高浓度溶液所致抑菌圈直径（面积）的总和；T_1 为供试品低浓度溶液所致抑菌圈直径（面积）的总和；I 为高、低剂量之比的对数值，高、低剂量之比为 2：1 时，$I = 0.301$，高、低剂量之比为 4：1 时，$I = 0.602$。

$$P = \lg^{-1}\left[\frac{(T_3 + T_2 + T_1 - S_3 - S_2 - S_1)}{S_3 + T_3 - S_1 - T_1} \times I\right] \times 100\% \tag{11-3}$$

式中，P 为供试品测定效价（P_T）相当于供试品估计效价（A_T）的百分数；S_3 为标准品高浓度溶液所致抑菌圈直径（面积）的总和；S_2 为标准品中浓度溶液所致抑菌圈直径（面积）的总和；S_1 为标准品低浓度溶液所致抑菌圈直径（面积）的总和；T_3 为供试品高浓度溶液所致抑菌圈直径（面积）的总和；T_2 为供试品中浓度溶液所致抑菌圈直径（面积）的总和；T_1 为供试品低浓度溶液所致抑菌圈直径（面积）的总和；I 为高、低剂量之比的对数值，高、低剂量之比为 2：1 时，$I = 0.301$，高、低剂量之比为 4：1 时，$I = 0.602$。

根据测定结果，由公式 11-2 或 11-3 能计算出 P（供试品测定效价相当于供试品估计效价的百分数），由公式 11-4 能计算出 P_T。

$$P_T = P \times A_T \tag{11-4}$$

式中，P_T 为供试品的测定效价，U/mg；A_T 为供试品的估计效价，U/mg；P 为供试品测定效价相当于供试品估计效价的百分数。

在实际检测时，如用游标卡尺测量，可将抑菌圈数据输入电脑，有专用的二剂量法的软件程序进行统计学处理。用抑菌圈测量仪测量时，测量、计算及统计分析可一次完成，并可打印出计算结果。

7. 记录 记录应包括抗生素的品种、剂型、规格、标示量、生产厂、批号、检验目的、检验依据、检验日期、温度、湿度、标准品与供试品的称量、稀释步骤、核对人、抑菌圈测量结果。当用游标卡尺测量抑菌圈时，应将测试数据以框图方式顺双碟数记录清楚，当用抑菌圈测量仪测量时，要将电脑打印测试、计算、统计分析的打印纸贴附于记录上。

（六）结果判断

由于该试验的设计依据量反应平行线原理，即在试验所用的剂量范围内，抗生素对数剂量和反应呈直线关系，供试品和标准品的量反应直线应平行，因此必须依据《中国药典》生物检定统计法进行可靠性测验及可信限率的计算，来判断试验结果是否可靠、有效或是否需要复试。当测定结果符合以下几项要求时，判定试验结果可靠、有效，否则，应进行重试。

1. 抑菌圈大小符合规定，即抗生素高浓度所致抑菌圈的直径范围应为 18~22mm。

2. 试验结果通过可靠性检验。

3. 供试品效价的测定结果 P_T 的可信限率除特殊规定外，不得大于 5%。

4. 供试品效价的测定结果 P_T，如低于估计效价的 90% 或高于估计效价的 110% 时，应调整其估计效价，重新试验。

5. 效价测定结果的有效数字按《中国药典》规定及数字修约的原则取舍。

第三节 浊度法

一、原理

浊度法是利用抗生素在液体培养基中对试验菌生长的抑制作用，通过测定培养后细菌浊度值的大小，比较标准品和供试品对试验菌生长的抑制程度，以测定供试品效价的一种方法。

浊度法因在液体中进行，所以不受扩散因素的影响，不会像管碟法那样易受如钢管放置的位置、钢管液面的高低、滴加抗生素的速度、双碟中菌层的厚度等因素的影响，造成试验差异。同时，浊度法测定时间短，培养 3~4 小时就有结果；误差小，可信限率在 1%~3%；可进行自动化测定，易实行规范化操作。

二、操作过程

（一）检定环境

同管碟法。

（二）仪器、设备

1. 仪器 玻璃大试管（20.5mm×2.5mm）、移液管（10ml 或 20ml）、紫外-可见分光光度计吸收池、称量瓶、量瓶。

2. 设备 紫外-可见分光光度计、万分之一电子天平、恒温水浴锅、恒温培养箱。

（三）缓冲液

除同管碟法的要求外，浊度法用的缓冲液应澄清无色。

（四）培养基

除同管碟法的要求外，浊度法使用的培养基应澄明，颜色以尽量浅为佳，培养后培养基本身不得出现浑浊。培养基经灭菌后不得发生沉淀。根据这一原则，通过对培养基原材料的预试，挑选合适品牌厂家的产品。目前，已有一些种类的市售干燥培养基，如营养琼脂培养基、改良马丁培养基等，使用方便。

（五）菌悬液的制备

抗生素微生物检定法规定浊度法试验用菌为金黄色葡萄球菌、大肠埃希菌、白色念珠菌。

1. 金黄色葡萄球菌悬液的制备 取金黄色葡萄球菌的营养琼脂斜面培养物，接种于营养琼脂斜面上，在 35~37℃培养 20~22 小时。临用时，用灭菌水或 0.9%灭菌氯化钠溶液将菌苔洗下，备用。

2. 大肠埃希菌悬液的制备 取大肠埃希菌的营养琼脂斜面培养物，接种于营养琼脂斜面上，在 35~37℃培养 20~22 小时。临用时，用灭菌水将菌苔洗下，备用。

3. 白色念珠菌悬液的制备 取白色念珠菌的改良马丁琼脂斜面的新鲜培养物，接种于 10ml Ⅸ号培养基中，置 35~37℃培养 8 小时，再用Ⅸ号培养基稀释至适宜浓度，备用。

（六）含试验菌液体培养基的制备

根据抗生素微生物检定浊度法试验设计表选取规定试验菌悬液适量（35~37℃培养 3~4 小时后，分光光度计测定吸收值在 0.3~0.7 之间，且剂距为 2 的相邻剂量间吸光度差值不小于 0.1），加入到各规定的液体培养基中，使在试验条件下能得到满意的剂量-反应关系。已接种试验菌的液体培养基应立即使用。

（七）检定法

1. 标准曲线法

（1）标准品溶液的制备 抗生素各品种含量测定项下规定了标准品贮存液的浓度。已知抗生素贮存液的浓度，依据公式 11-1 计算出需称取标准品的质量（W）。

（2）标准品浓溶液的稀释 《中国药典》2015 年版四部通则 1201 收录了抗生素微生物检定浊度法试验设计表，根据表中各品种项下规定的剂量反应线性范围，以线性浓度范围的中间值作为中间浓度，依次选择 5 个剂量的标准品溶液浓度，剂量间的比例应适宜，通常为 1∶1.25 或更小。

标准品溶液的 5 个剂量选好后，用容量分析法稀释，每步稀释取样量不少于 2ml，稀释步骤不超过 3 步。

例如：浊度法测定红霉素肠溶片效价标准品溶液的制备。已知红霉素标准品的效价为 920U/mg，贮存液的浓度为 1000U/ml，根据公式 11-1 计算标准品取用量为：

$$W = \frac{VC}{P} = \frac{50\text{ml} \times 1000\text{U/ml}}{920\text{U/mg}} = 54.35\text{mg}$$

精密称取红霉素标准品 54.35mg，加乙醇溶解后，加灭菌水稀释至 1000mg/L 作为贮备液（1mg=1000U），临用前先用磷酸盐缓冲溶液（pH7.8）稀释到高、低浓度分别为 0.25mg/L 和 0.50mg/L，之后根据抗生素微生物检定浊度法试验设计表（表 11-3），以线性浓度范围的中间值作为中间浓度，依次选择 5 个剂量的标准品溶液浓度，分别稀释为 0.206、0.274、0.364、0.484、0.644mg/L。

表 11-3 抗生素（红霉素）微生物检定浊度法试验设计表

抗生素	试验菌	培养基		灭菌缓冲液 pH	抗生素浓度范围（U/ml）	培养条件温度（℃）
		编号	pH			
红霉素	金黄色葡萄球菌	Ⅲ	7.0~7.2	7.8	0.1~0.85	35~37℃

（3）供试品溶液的制备 供试品的前处理，照各品种项下的规定进行，浓溶液和稀溶液的配制方法同标准品一致。不同点在于标准品稀释时需选取 5 个剂量，而供试品在稀释时，最少可以选择两个剂量。

（4）线性试验 除另有规定外，取适宜的大小厚度均匀的已灭菌试管，在各试验管内精密加入含试验菌的液体培养基 9.0ml，再分别精密加入已配制好的 5 个不同浓度的标准品各 1.0ml，立即混匀，按随机区组分配将各管在规定条件下培养至适宜测量的浊度值（通常约为 4 小时）。

（5）供试品溶液的测定 取适宜的大小厚度均匀的已灭菌试管，在各试验管内精密加入含试验菌的液体培养基 9.0ml，再分别精密加入已配制好的两个不同浓度的供试品各 1.0ml，每一剂量不少于 3 个试管，立即混匀，按随机区组分配将各管在规定条件下培养至适宜测量的浊度值（通常约为 4 小时）。

（6）空白试验 另取 2 支试管各加入药品稀释剂 1.0ml，再分别加入含试验菌的液体培养基 9.0ml，其中一支试管与上述各管同法操作作为细菌生长情况的阳性对照，另一支试管立即加入甲醛溶液 0.5ml，混匀，作为吸光度测定的空白液。

（7）吸光度的测量 在线测定或取出立即加入 12%甲醛溶液（1→3）0.5ml 以终止微生物生长，在 530mn 或 580mn 波长处测定各管的吸光度。

2. 平行线测定法

（1）标准品溶液的制备 标准品贮备液的制备同标准曲线法。在该品种项下规定的剂量反应线性范围内，选择两个或 3 个剂量进行稀释，剂量间的比例应适宜（二剂量通常为 2∶1 或 4∶1）。

（2）供试品溶液的制备 根据估计效价或标示量，取供试品按标准品溶液的制备方法，选择两个或 3 个剂量。

（3）标准品的测定 取适宜的大小厚度均匀的已灭菌试管，在各个试管内分别精密加入两个或 3 个浓度的标准品各 1.00ml，再精密加入含试验菌的液体培养基 9.0ml，立即混匀，按随机区组分配将各管在规定条件下培养至适宜测量的浊度值（通常约为 4 小时）。各浓度不少于 4 个试管。

（4）供试品的测定 同标准品测定方法。

（5）空白试验 同标准曲线法。

（6）吸光度的测量 同标准曲线法。

（八）记录与计算

记录要求与管碟法相同。

1. 标准曲线法效价计算

斜率：

$$b = \frac{\sum (x_i - \bar{x})(y_i - \bar{y})}{\sum (x_i - \bar{x})^2} \tag{11-5}$$

截距：

$$a = \bar{y} - b\bar{x} \tag{11-6}$$

标准曲线线性方程：

$$Y = bX + a \tag{11-7}$$

式中，X 为抗生素标准品溶液的浓度或浓度的数学转换值；$\bar{x}$ 为抗生素标准品溶液的浓度或浓度的数学转换值的平均值；Y 为各标准品溶液的吸光度；$\bar{y}$ 为标准品溶液吸光度的平均值。

计算各浓度试管供试品溶液吸光度的平均值，自标准曲线上或按标准曲线的线性方程，求得抗生素的量，再乘以供试品溶液的稀释度，即得供试品中抗生素的效价含量。

2. 平行线测定法效价计算（二剂量）

$$P = \lg^{-1}\left[\frac{T_2 + T_1 - S_2 - S_1}{T_2 + S_2 - T_1 - S_1} \times I\right] \times 100\% \tag{11-8}$$

式中，P 为供试品效价（相当于标示量或估计效价的百分数）；S_2 为标准品高浓度溶液所致吸光度的总和；S_1 为标准品低浓度溶液所致吸光度的总和；T_2 为供试品高浓度溶液所致吸光度的总和；T_1 为供试品低浓度溶液所致吸光度的总和；I 为高、低浓度剂量之比的对数值，2：1时，$I = 0.301$，4：1时，$I = 0.602$。

（九）结果判断

1. 标准曲线法　当符合以下规定时，试验结果有效。

（1）回归系数的显著性检查，X、Y 应具有直线回归关系。

（2）本法的可信限率不得超过5%，试验结果有效。

（3）计算所得效价低于估计效价的90%或高于估计效价的110%，则检验结果仅作为初试，应调整供试品估计效价，予以重试。

检验结果有效后，根据各品种项下的规定判断供试品是否合格。效价测定结果的有效数字按《中国药典》规定及数字修约的原则取舍。

2. 平行线测定法　当符合以下规定时，试验结果有效。

（1）可靠性测验要求同管碟法。

（2）本法的可信限率不得超过5%，试验结果有效。

（3）计算所得效价低于估计效价的90%或高于估计效价的110%，则检验结果仅作为初试，应调整供试品估计效价，予以重试。

检验结果有效后，根据各品种项下的规定判断供试品是否合格。效价测定结果的有效数字按《中国药典》规定及数字修约的原则取舍。

第四节　生物检定统计法

案例导入

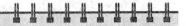

案例：《中国药典》2015年版二部收载的硫酸庆大霉素含量测定方法如下。精密称取本品适量，加灭菌水定量制成每1ml中约含1000单位的溶液，照抗生素微生物检定法（《中国药典》2015年版四部通则1201）测定。可信限率不得大于7%。1000庆大霉素单位相当于1mg庆大霉素。

讨论：1. 什么是可信限率？

　　　　2. 为什么要计算可信限率？

抗生素微生物检定法是利用抗生素对微生物体所起的药理作用来检定药物效价的方法。由于检定对象是微生物，不可避免地存在生物差异，因此，检定结果带有不确定性。生物检定统计法就是要借助统计方法进行试验设计、结果处理，减少不确定性对检定结果的影响，判断试验结果是否可靠或是否需要重试。

一、量反应平行线测定法

抗生素微生物检定法测定抗生素效价有两种方法，分别为管碟法和浊度法，都利用了量反应平行线测定原理，要求在一定剂量范围内，标准品（S）和供试品（T）的对数剂量 x 和反应或反应的特定函数 y 呈直线关系，且标准品和供试品的活性组分相同时，两条直线平行。

《中国药典》2015 年版四部通则 1431 生物检定统计法收载的量反应平行线测定方法有 (2.2) 法、(3.3) 法或 (2.2.2) 法、(3.3.3) 法，即 S、T（或 U）各用两个剂量组或 3 个剂量组，统称 $(k.k)$ 法或 $(k.k.k)$ 法。抗生素效价测定用 (2.2) 法或 (3.3) 法，即二剂量法和三剂量法。

量反应平行线测定的试验设计类型有 3 种，分别为随机设计、随机区组设计、交叉设计。抗生素效价测定选用随机区组设计。即，以一只双碟为一个区组。随机区组设计要求每一只双碟能容纳的小钢管数必须和剂量组数相同（二剂量法为 4，三剂量法为 6），这样每一只双碟都能接受到各个不同的剂量。因此随机区组设计除了从总变异中分离剂间变异之外，还可以分离区组间变异，减小实验误差。二剂量法和三剂量法实验设计（表 11-4）。

表 11-4　二剂量法与三剂量法试验设计比较

试验设计	二剂量法	三剂量法
碟数（区组）m	至少 4 只	至少 9 只
剂量（容量）k	4	6
标准品（S）抑菌圈数	d_{s_1}，d_{s_2}	d_{s_1}，d_{s_2}，d_{s_3}
供试品（T）抑菌圈数	d_{r_1}，d_{r_2}	d_{r_1}，d_{r_2}，d_{r_3}
剂量浓度比	2:1 或 4:1	1:0.8

二、可靠性测验

（一）可靠性测验的意义

抗生素效价测定利用了量反应平行线原理，要求标准品和供试品的对数剂量-反应呈直线关系，且标准品和供试品的两条直线平行。可靠性测验是利用统计方法验证标准品（S）和供试品（T）的量-反应关系是否显著偏离直线、偏离平行。对在一定概率水平下不显著偏离直线、偏离平行的试验结果，认为可靠，所得到的检验结果有意义。

（二）可靠性测验的方法

可靠性测验的检验方法有 3 种，分别为 t 检验、F 检验（方差分析）、χ^2（卡方检验）。抗生素效价测定结果的可靠性测验采用 F 检验法。F 检验法是通过比较两组数据的方差 S^2，以确定它们的精密度是否有显著性差异。统计量 F 的定义：两组数据的方差的比值，分子为大的方差，分母为小的方差。即：

$$F = \frac{S_{大}^2}{S_{小}^2}$$

（三）随机区组设计的方差分析和可靠性测验

（1）剂量分组方阵表　将反应值或其规定的函数（y）按 S 和 T 的剂量分组列成方阵表。方阵中，K 为 S 和 T 的剂量组数和，m 为各剂量组内 y 的个数，m 为行间或组内所加的因级限制；n 为反应的总个数，$n = mK$。

例如：某批琥乙红霉素片，采用管碟法中的二剂量法进行效价测定，将其测定结果列成方阵表（表 11-5）。表 11-5 中，K 表示 S、T 各剂量组数之和，$K = 4$；m 表示双碟数，$m = 10$，采用二剂量法双碟数最少为 4。

表 11-5　琥乙红霉素片效价测定原始记录

双碟号	d_{s_1}	d_{s_2}	d_{T_1}	d_{T_2}	ΣY_m
1	17.04	20.03	16.92	19.44	73.43
2	17.38	19.89	17.29	19.50	74.06
3	17.07	20.08	17.44	19.38	73.97
4	16.83	19.26	16.79	19.37	72.25
5	16.72	19.07	16.44	19.06	71.29
6	17.93	19.64	16.60	20.31	74.48
7	16.66	19.38	16.74	18.97	71.75
8	16.92	19.21	16.62	19.12	71.87
9	16.74	19.01	16.14	19.02	70.91
10	17.92	19.39	16.82	19.09	73.22
ΣY_k	171.21	194.96	167.80	193.26	727.23
	S_1	S_2	T_1	T_2	ΣY

（2）方差分析　按公式 11-9 至公式 11-12 计算差方和$_{(总)}$、差方和$_{(剂间)}$、差方和$_{(区组间)}$、差方和$_{(误差)}$。按公式 11-13 或公式 11-14 计算方差（s^2）。s^2 表示误差项，是指从实验结果的总变异中分去不同剂量及不同因级对变异的影响后，剩余的变异成分。对于因实验设计类型的局限无法分离的变异成分，或估计某种因级对变异的影响小，可不予分离者，都并入 s^2，但剂间变异必须分离。误差项的大小影响标准误 S_M 和可信限（FL）。

$$差方和（总）= \Sigma y^2 - \frac{(\Sigma y)^2}{mk} \tag{11-9}$$

$$f_{(总)} = mk - 1$$

$$差方和（剂间）= \frac{\Sigma [\Sigma y(k)]^2}{m} - \frac{(\Sigma y)^2}{mk} \tag{11-10}$$

$$f_{(剂间)} = k - 1$$

$$差方和（区组间）= \frac{\Sigma [\Sigma ym]^2}{k} - \frac{(\Sigma y)^2}{mk} \tag{11-11}$$

$$f_{(区组间)} = m - 1$$

$$差方和_{(误差)} = 差方和_{(总)} - 差方和_{(剂间)} - 差方和_{(区组间)} \tag{11-12}$$

$$f_{(误差)} = f_{(总)} - f_{(剂间)} - f_{(区组间)} = (k-1)(m-1)$$

$$各变异项方差 = \frac{各变异项差方和}{各变异项自由度} \qquad (11-13)$$

$$误差项方差 (s^2) = \frac{差方和_{(误差)}}{f_{(误差)}} \qquad (11-14)$$

或 $$s^2 = \frac{km\sum y^2 - k\sum[\sum y(k)]^2 - m\sum[\sum y(m)]^2 - (\sum y)^2}{km(k-1)(m-1)}$$

以表 11-5 琥乙红霉素片效价测定结果为例，按公式 11-9 至公式 11-14 计算各项差方和。

① 差方和$_{(总)}$ = $\sum y^2 - (\sum y)^2 / mk$

$$= 17.04^2 + 17.38^2 + \cdots + 19.02^2 + 19.09^2 - \frac{727.23^2}{10 \times 4}$$

$$= 13288.93 - \frac{528863.5}{10 \times 4}$$

$$= 67.34$$

$f_{(总)} = mk - 1 = 10 \times 4 - 1 = 39$

② 差方和$_{(剂间)}$ = $\sum[\sum y(k)]^2 / m - (\sum y)^2 / mk$

$$= \frac{171.21^2 + 194.96^2 + 167.80^2 + 193.26^2}{10} - \frac{727.23^2}{10 \times 4}$$

$$= \frac{132828.5}{10} - \frac{528863.5}{40}$$

$$= 61.26$$

$f_{(剂间)} = k - 1 = 4 - 1 = 3$

方差 (s^2) = 差方和$_{(剂间)} / f_{(剂间)}$

$$= \frac{61.26}{3} = 20.42$$

③ 差方和$_{(碟间)}$ = $\sum[\sum ym]^2 / k - (\sum y)^2 / mk$

$$= \frac{73.43^2 + 74.06^2 + \cdots + 70.91^2 + 73.22^2}{4} - \frac{727.23^2}{10 \times 4}$$

$$= \frac{52900.75}{4} - \frac{528863.5}{40}$$

$$= 3.6$$

$f_{(碟间)} = m - 1 = 10 - 1 = 9$

方差 (s^2) = 差方和$_{(碟间)} / f_{(碟间)}$

$$= \frac{3.6}{9} = 0.4$$

④ 差方和$_{(误差)}$ = 差方和$_{(总)}$ - 差方和$_{(剂间)}$ - 差方和$_{(区组间)}$

$$= 67.34 - 61.26 - 3.6 = 2.48$$

$f_{(误差)} = f_{(总)} - f_{(剂间)} - f_{(碟间)} = 39 - 3 - 9 = 27$

方差 (s^2) = 差方和$_{(误差)} / f_{(误差)}$

$$= \frac{2.48}{27} = 0.092$$

（3）可靠性测验　抗生素效价测定结果的可靠性测验通过对剂间变异的分析来确定。其中，（2.2）法的剂间变异分析为试品间、回归、偏离平行三项，（3.3）法还需再分析二次曲线、反向二次曲线等。

①可靠性测验的剂间变异分析　（$k.k$）法按表11-6计算各变异项的 $m\sum C_i^2$ 及 $\sum[C_i\sum y_{(k)}]$，按公式11-15计算各项变异的差方和。按公式11-13计算各项变异的方差。

$$各变异相差方和 = \frac{[\sum(C_i\sum y_{(k)})]^2}{m\sum C_i^2} \tag{11-15}$$

表11-6　（$k.k$）法可靠性测验正交多项系数表

方法	差异来源	$\sum y_{(k)}$ 的正交多项系数						$m\sum C_i^2$	$\sum[C_i\sum y_{(k)}]$
		S_1	S_2	S_3	T_1	T_2	T_3		
（2.2）	试品间	−1	−1		1	1		$4m$	$T_2+T_1-S_2-S_1$
	回归	−1	1		−1	1		$4m$	$T_2-T_1+S_2-S_1$
	偏离平行	1	−1		−1	1		$4m$	$T_2-T_1-S_2+S_1$
（3.3）	试品间	−1	−1	−1	1	1	1	$6m$	$T_3+T_2+T_1-S_3-S_2-S_1$
	回归	−1	0	1	−1	0	1	$4m$	$T_3-T_1+S_3-S_1$
	偏离平行	1	0	−1	−1	0	1	$4m$	$T_3-T_1-S_3+S_1$
	二次曲线	1	−2	1	1	−2	1	$12m$	$T_3-2T_2+T_1+S_3-2S_2+S_1$
	反向二次曲线	−1	2	−1	−1	−2	1	$12m$	$T_3-2T_2+T_1-S_3+2S_2-S_1$

将方差分析结果列表进行可靠性测验。例如：随机区组设计（3.3）法可靠性测验结果（表11-7）。

表11-7　随机区组设计（3.3）法可靠性测验结果

变异来源	f	差方和	方差	F	P
试品间	1	公式11-15	差方和/f	方差/s^2	
回归	1	公式11-15	差方和/f	方差/s^2	
偏离平行	1	公式11-15	差方和/f	方差/s^2	
二次曲线	1	公式11-15	差方和/f	方差/s^2	
反向二次曲线	1	公式11-15	差方和/f	方差/s^2	
剂间	$K-1$	公式11-10	差方和/f	方差/s^2	
碟间	$m-1$	公式11-11	差方和/f	方差/s^2	
误差	$(K-1)(m-1)$	公式11-12	差方和/f (s^2)		
总	$mK-1$	公式11-9			

表11-7中概率 P 是以该变异项的自由度为分子，误差项（s^2）的自由度为分母，查 F 值表，将查表所得 F 值与表11-7中 F 项下的计算值比较而得。当 F 计算值大于 $P=0.05$ 或 $P=0.01$ 的查表值时，则 $P<0.05$ 或 $P<0.01$，即为在此概率水平下该项变异有显著意义。

②可靠性测验结果判断　可靠性测验结果，回归项应非常显著（$P<0.01$）。（2.2）法偏离平行应不显著（$P>0.05$）。（3.3）法偏离平行、二次曲线、反向二次曲线各项均应不

显著（$P>0.05$）。试品间一项不作为可靠性测验的判断标准，试品间变异非常显著者，重复试验时，应参考所得结果重新估计供试品的效价或重新调整剂量试验。

以表 11-5 琥乙红霉素片效价测定结果为例，进行可靠性测验，结果见表 11-8 和表 11-9。

表 11-8　（2.2）法可靠性测验正交多项系数计算结果

方法	差异来源	$\sum y_{(k)}$ 的正交多项系数 S_1	S_2	T_1	T_2	$m\sum C_i^2$	$\sum[C_i\sum y_{(k)}]$
(2.2)	试品间	-1	-1	1	1	4×10	193.25+167.79-194.95-170.58
	回归	-1	1	-1	1	4×10	193.25-167.79+194.95-170.58
	偏离平行	1	-1	-1	1	4×10	193.25-167.79-194.95+170.58

表 11-9　随机区组设计（2.2）法可靠性测验结果

变异来源	f	差方和	方差	F	P
试品间	1	0.5040	0.5040	7.1287	
回归	1	62.0757	62.0757	878.0156	
偏离平行	1	0.0297	0.0297	0.4201	
剂间	4-1	62.63	20.88	295.3324	
碟间	10-1	3.54	0.3933	5.5629	
误差	(4-1)(10-1)	1.91	0.0707		
总	10×4-1	68.08			

查 F 表，f_1 为各项的自由度，f_2 为误差项的自由度，f_2 为 27。当 f_1 为 1 时，$F=4.35$（$P=0.05$）、8.10（$P=0.01$）；当 f_1 为 3 时，$F=3.10$（$P=0.05$）、4.94（$P=0.01$）；当 f_1 为 9 时，$F=2.60$（$P=0.05$）、3.87（$P=0.01$）。

对上述可靠性测验结果进行分析，回归项计算得到 F 值为 878.0156 > 8.10（$P=0.01$），因此 $P<0.01$，说明回归非常显著，即回归关系成立；偏离平行项计算 F 值 0.0297 < 4.35（$P=0.05$），因此 $P>0.05$，说明偏离不明显，即供试品与标准品为两条平行直线。剂间项的 F 值 295.3324 > 4.94（$P=0.01$），则 $P<0.01$，说明剂间差异显著；碟间项的 F 值 5.5629 > 3.87（$P=0.01$），则 $P<0.01$，说明碟间差异显著。综上所述，检验结果成立。

三、可信限及可信限率

可信限（FL）标志检定结果的精密度，是在 95% 的概率水平下从样品的检定结果估计其真实结果的所在范围。M 的可信限是 M 的标准误 S_M 和 t 值的乘积（tS_M），$M+tS_M$ 是可信限的高限；$M-tS_M$ 是可信限的低限，用其反对数计算得 R 和 P_T 的可信限低限及高限，计算可信限的 t 值是根据 s^2 的自由度（f）查 t 值表而得。R 或 P_T 的可信限率（FL%）是用 R 或 P_T 的可信限计算而得。效价的可信限率为可信限的高限与低限之差除以 2 倍效价后的百分率。

各品种抗生素的检定方法项下都有其可信限率的规定，如果检定结果不符合规定，可调整对供试品的估计效价或调节剂量，重复实验以减小可信限率。

（2.2）或（3.3）法效价及可信限的计算按表 11-8 计算 V、W、D、A、B、g 等数值，

代入公式 11-16 至公式 11-20 及公式 11-3，计算 R、P_T、S_M 以及 R、P_T 的 FL 和 FL%等。

$$R = D \cdot \text{antilg}\ (IV/W) \tag{11-16}$$

$$S_M = [1/W^2\ (1-g)\ ]\ \sqrt{ms^2\ [\ (1-g)\ AW^2 + BV^2\ ]} \tag{11-17}$$

$$R\ 的\ \text{FL} = \text{antilg}\ [\lg R/\ (1-g)\ \pm tS_M] \tag{11-18}$$

$$P_T\ 的\ \text{FL} = A_T\text{antilg}\ [\lg R\ (1-g)\ \pm tS_M] \tag{11-19}$$

$$\text{FL}\% = \frac{可信限高限 - 可信限低限}{2 \times 效价} \times 100\% \tag{11-20}$$

表 11-10　量反应平行线检定法的计算公式

方法	S	T	效价计算用数值			S_M计算用数值		
			V	W	D	A	B	g
2.2	d_{S_1} d_{S_2}	d_{T_1} d_{T_2}	$1/2\ (T_1+T_2-S_1-S_2)$	$1/2\ (T_2-T_1+S_2-S_1)$	d_{S_2}/d_{T_2}	1	1	t^2s^2m/W^2
3.3	d_{S_1} d_{S_2} d_{S_3}	d_{T_1} d_{T_2} d_{T_3}	$1/3\ (T_1+T_2+T_3-S_1-S_2-S_3)$	$1/3\ (T_3-T_1+S_3-S_1)$	d_{S_3}/d_{T_3}	2/3	1/4	$t^2s^2m/4W^2$

注：表中 d_S、d_T 分别为 S 和 T 的剂量，下标 1、2、3 是顺次由小剂量到大剂量。

岗位对接

　　本章是抗生素类药品质量检验的专业知识和技能。要求药品检验人员在抗生素效价的微生物检定时，配制灭菌缓冲液要精确称定，准确定容；配制培养基要做原料预试验筛选并按照使用说明配制，注意 pH 必须符合规定；菌种复苏、保存与传代要严格按无菌操作要求进行操作；菌悬液的制备要严格按照《中国药典》收载的菌悬液的制备方法进行操作；制备双碟应厚薄均匀；放置钢管和滴碟操作要做到稳、准、快；能熟练使用管碟法和浊度法测定抗生素效价。

目标检测

一、选择题

（一）单项选择题

1. 下列关于双碟制备前准备的叙述，正确的是（　　）
　　A. 无菌室开启紫外光灯最多 30 分钟
　　B. 不必用水平仪校正测定操作台的水平
　　C. 将已灭菌的生物检定用培养皿及吸管移至无菌室内
　　D. 将熔化好的生物检定用培养基于 70℃保温
　　E. 从冰箱中拿出的菌液可直接使用

2. 关于双碟制备的注意事项，叙述错误的是（　　）

    A. 玻璃双碟一定要干燥，不能有冷凝水

    B. 刻度吸管的尖嘴被割掉一点变成大口易发生堵塞

    C. 用于倒菌层的培养基温度不能高于 $48℃$，芽孢可至 $60℃$

    D. 摇匀菌层培养基时，一定注意不能摇出气泡

    E. 无论是倒底层还是菌层动作都要快

3. 抗生素鉴别常用的方法不包括（　　　）

    A. 官能团显色反应   B. 光谱法   C. 色谱法

    D. 物理化学法   E. 生物学法

4. 二剂量法进行滴碟时，滴加顺序为（　　　）

    A. $SH→TH→SL→TL$ B. $SH→SL→TH→TL$ C. $TH→SH→TL→SL$

    D. $TH→TL→SH→SL$ E. $SL→TL→SH→TH$

5. 抗生素效价测定中，可靠性检验的方法是（　　　）

    A. t 检验   B. P 检验   C. F 检验

    D. K 检验   E. M 检验

（二）多项选择题

1. 抗生素效价的表示方法有（　　　）

    A. 质量单位   B. 重量单位   C. 特定单位

    D. 类似质量单位   E. 体积单位

2. 《中国药典》2015 年版收载的抗生素微生物检定法包括（　　　）

    A. 管碟法   B. 浊度法   C. 一剂量法

    D. 二剂量法   E. 三剂量法

3. 下列关于抗生素标准品的说法，正确的是（　　　）

    A. 标准品指用于生物检定、抗生素或生化药品中含量或效价测定的标准物质

    B. 抗生素国际标准品由各国指定检定机构或药厂协作标定后决定

    C. 我国的标准品以国际标准品的效价单位为基准，与国际标准品比较后而定出效价，以
       IU 表示

    D. 由中国食品药品检定研究院统一向全国各使用单位分发

    E. 每当中国食品药品检定研究院下发新批号标准品后，原有批号的标准品自行作废

二、计算题

    配制含庆大霉素标准品溶液 1000U/ml 的母液 50ml，应称取多少毫克标准品（标准品单位为 636U/mg）？又如何配制成高剂量（20U/ml）、低剂量（10U/ml）两种浓度的效价测定液？配制时应注意哪些问题？

三、实例分析

    依照《中国药典》2015 年版，对规格为 1ml：20mg（2 万 U）的硫酸庆大霉素注射液进行含量测定。测定方法：精密量取本品适量，照硫酸庆大霉素项下的方法测定，即得。本品为硫酸庆大霉素的无菌水溶液，含庆大霉素应为标示量的 90.0% ~ 110.0%。

    请设计实验过程（包括从准备仪器、设备、试剂至结果判定的完整过程），并指出在测定过程中的注意事项。

实训五　管碟法测定硫酸庆大霉素片的效价

【实训目的】

1. 掌握管碟法测定抗生素效价的操作方法。
2. 熟悉标准品溶液、供试品溶液、检定用菌悬液的配制方法。

【实训原理】

抗生素溶液在摊布高度敏感试验菌的琼脂培养基内扩散，形成含一定浓度抗生素的透明抑菌圈，抑菌圈边缘处的浓度是抗生素的最低抑菌浓度。根据分子扩散动力学公式可知，抗生素总量的对数与所形成抑菌圈半径的平方呈直线关系，即量反应直线。已知效价的标准品和未知效价的供试品，在相同试验条件下，在一定剂量范围内，量反应直线互相平行，因此供试品的效价可用管碟法来测定。

二剂量法是将抗生素的标准品、供试品各稀释成高、低两种剂量（4∶1或2∶1），在同一含试验菌的琼脂培养基平板上进行对比，根据两种剂量、四种溶液所产生的抑菌圈大小，计算供试品的效价。

【实训内容】

《中国药典》2015年版收载的硫酸庆大霉素片效价测定方法：取本品10片，精密称定，研细，精密称取适量（约相当于庆大霉素0.1g），全部研细，加灭菌水，振摇，使硫酸庆大霉素溶解并定量稀释制成每1ml中约含1000单位的悬液，摇匀，静置，取上清液，照硫酸庆大霉素项下的方法测定，即得。

抗生素微生物检定试验设计表规定：庆大霉素效价测定试验，检定菌为短小芽孢杆菌；培养基：培养基Ⅰ；灭菌缓冲液：磷酸盐缓冲液（pH7.8）；抗生素浓度范围2.0~12.0U/ml；培养条件：温度为35~37℃，时间为14~16小时；若采用二剂量法，剂量比为2∶1或4∶1，高剂量所致的抑菌圈直径为18~22mm。

（一）实训用品

1. 设备及仪器　超净工作台、恒温培养箱、万分之一电子天平、干燥箱、水浴锅、高压蒸汽灭菌锅、钢管放置器、水平仪、抗生素效价测量仪、移液管（5ml、20ml）、刻度吸管（5ml、10ml）、量瓶（25ml、50ml、100ml、250ml、500ml、1000ml）、烧杯（25ml、50ml）、毛细滴管（1ml）、平底双碟（直径90mm）、小钢管，陶瓦盖。

2. 试剂及药品　短小芽孢杆菌、培养基Ⅰ、磷酸盐缓冲液（pH7.8）、庆大霉素标准品、硫酸庆大霉素原料药、硫酸庆大霉素片（规格：40mg∶4万U）。

（二）实训操作

1. pH7.8磷酸盐缓冲液的配制　取磷酸氢二钾5.59g与磷酸二氢钾0.41g，加水使成1000ml，摇匀滤过。经115℃蒸汽灭菌30分钟备用。

2. 培养基Ⅰ的配制　见本书附录。

3. 短小芽孢杆菌菌悬液的制备　检定用标准菌种，由中国食品药品检定研究院提供，为冷冻干燥品（安瓿），用前需经复苏，将复苏后的菌种斜面作为工作用菌种斜面。

取短小芽孢杆菌的营养琼脂斜面培养物，加灭菌水1~2ml冲下菌苔，制成悬液，用吸管将此悬液接种于营养琼脂培养基上，均匀摊布，在35~37℃培养7日。取菌苔少许涂片，用革兰染色镜检，应有芽孢85%以上。用灭菌水将芽孢洗下，制成芽孢悬液，合并至灭菌大试管内，65℃水浴内加热30分钟将菌体杀死，待冷后放冰箱贮藏为浓菌液。

4. 标准品溶液的制备

（1）标准品的称量、计算 按庆大霉素标准品效价 636U/mg 计，理论精密称取 78.62mg，置 50ml 量瓶中，加灭菌水溶解，并稀释至刻度，得到 1000U/ml 的标准溶液。在实际检测中，称量数接近 78.62 即可。

$$W = \frac{VC}{P} = \frac{1000U/ml \times 50ml}{636U/mg} = 78.62mg$$

假设实际称取标准品 81.50mg，标准品溶液的稀释方法：首先，将 81.50mg 标准品溶解于 50ml 灭菌水中，作为稀释液①，其浓度为：

$$\frac{81.50mg \times 636U/mg}{50ml} = 1036.68U/ml$$

然后精密量取稀释液①5ml 溶解于 50ml pH7.8 的磷酸盐缓冲液中，作为稀释液②，其浓度为：

$$\frac{5ml \times 1036.68U/ml}{50ml} = 103.668U/ml$$

（2）二剂量法中标准品高（SH）、低（SL）浓度溶液的配制 SH 的配制方法为精密量取稀释液②5ml 溶解于 50ml pH7.8 的磷酸盐缓冲液中，其浓度为：

$$\frac{5ml \times 103.668U/ml}{50ml} = 10.367U/ml$$

SL 的配制方法为精密量取稀释液②5ml 溶解于 100ml pH7.8 的磷酸盐缓冲液中，其浓度为：

$$\frac{5ml \times 103.668U/ml}{100ml} = 5.183U/ml$$

庆大霉素浓度范围为 2.0~12.0U/ml，本次测定采用 10.367U/ml 和 5.183U/ml，剂间比 $r = 2$。

5. 供试品溶液的制备 如配制 50ml 含 1036.68U/ml 的供试品溶液，按供试品的估计效价为 590U/mg，则应称取供试品的质量为：

$$W = \frac{[(81.50mg \times 636U/mg)/50ml] \times 50ml}{590U/mg} = 87.85mg$$

如果在实际称量时，取样是 87.85mg，则按标准品稀释的方法，逐步稀释供试品，使供试品溶液的高、低两种浓度跟标准品溶液的浓度一样，即标准品和供试品同剂量溶液浓度比 $D = 1$。

如果在实际称量时，取样不是 87.85mg，为了使标准品和供试品同剂量溶液浓度比 $D = 1$，则需要调整供试品的估计效价。

例如：假设实际称取供试品为 86.85mg，$D = 1$，实际估计效价应为

$$AT = \frac{[(81.50mg \times 636U/mg)/50ml] \times 50ml}{86.85mg} = 597U/mg$$

这是按调整后的供试品估计效价，稀释供试品溶液，最终跟标准品溶液浓度相同。

6. 双碟制备 取 10 副灭菌双碟，在半无菌间或超净工作台上操作，放双碟的台面应用水平仪调水平。

（1）底层 取培养基 I 适量，用微波炉加热熔化，室温下检查培养基应均匀、无凝块。将 10 副双碟平铺排在操作台上，用灭菌大口吸管（20ml）吸取已熔化、温度约 50~53℃ 的培养基 20ml（部分加热熔化培养基 I 在恒温水浴中留作菌层用），注入干燥双碟内，使在碟底内均匀摊布，放在水平台上使凝固（约 30 分钟），待凝固后更换干燥的陶瓦盖，置于 35~

37℃培养箱中保温。保温的目的是使底层培养基干燥，易于摊布菌层且利于菌层水平。

（2）菌层　另取留在恒温水浴中的培养基Ⅰ适量放冷，用灭菌吸管吸取规定的菌悬液加入此培养基中，轻轻充分旋摇（应避免出现气泡），使成均匀的菌层培养基。菌悬液的用量应在检验前预试验，二剂量法以标准溶液的高浓度所致的抑菌圈直径在20~24mm为合适。用10ml灭菌大口吸管，分别吸取5ml菌层培养基注入每一已凝固的底层培养基上，并迅速旋摇，务必使其均匀摊布。将双碟置水平台上，盖好陶瓦盖，放置20~30分钟，待凝固，备用。

7. 放置钢管　菌层凝固后，立即通过钢管放置器在每一双碟中以等距离均匀安置不锈钢小管4个，用陶瓦盖覆盖备用。从加好菌层到加钢管的时间不应超过20~30分钟。要注意使钢管平稳落在培养基上，各个钢管下落的高度应一致。钢管放妥后，应使双碟静置10分钟，使钢管在培养基内稍下沉稳定后，再开始滴加抗生素溶液。

8. 滴碟、培养　取上述标准品和供试品的高、低两种浓度的溶液，用毛细滴管按SH→TH→SL→TL的顺序滴入钢管，至钢管口平满。滴加完毕，用陶瓦盖覆盖双碟，将双碟水平移至双碟托盘内，双碟叠放不可超过3个，水平移入培养箱中间位置，放入37℃恒温培养箱中培养16小时。培养过程中应尽量避免开启培养箱，以减少对培养温度的影响。

操作时应注意排除毛细管中空气，标准品与供试品各种浓度各用一个毛细滴管，且每批供试品溶液应予以更换。在滴加之前要用滴加液洗毛细滴管2~3次。滴加钢管时应尽量使每个钢管的液位一致，溶液不能滴到钢管外，并尽量缩短滴碟时间。

9. 测量抑菌圈，计算供试品效价　将培养好的双碟取出，打开陶瓦盖，将钢管倒入消毒液中，换上玻璃盖，按批号排好。测量前检查：双碟应透明度好，无破损和不透明现象；抑菌圈应圆满，无破圈或圈不完整现象，同时，抗生素高浓度所致抑菌圈的直径范围应为18~22mm。不符合上述要求的双碟都应弃去。

用游标卡尺或抑菌圈测量仪测量各个抑菌圈的面积（或直径），按照生物检定统计法进行可靠性测验及效价计算。如用游标卡尺测量，可将抑菌圈数据输入电脑，有专用的二剂量法的软件程序进行统计学处理。用抑菌圈测量仪测量各个抑菌圈时，自动测量、计算及统计分析可一次完成，并可打印出计算结果。

10. 记录　实验记录应包括抗生素的品种、剂型、规格、标示量、生产厂、批号、检验目的、检验依据、检验日期、温度、湿度、标准品与供试品的称量、稀释步骤、核对人、抑菌圈测量结果。当用游标卡尺测量抑菌圈时，应将测试数据以框图方式顺双碟数记录清楚，当用抑菌圈测量仪测量时，要将电脑打印测试、计算、统计分析的打印纸贴附于记录上。

（三）结果判断

当测定结果符合以下几项要求时，判定检验结果可靠、有效，否则应进行重试。

1. 抑菌圈大小符合规定，即抗生素高浓度所致抑菌圈的直径范围应为18~22mm。

2. 结果通过可靠性检验。

3. 供试品效价的测定结果P_T的可信限率除特殊规定外，不得大于5%。

4. 供试品效价的测定结果P_T，如低于估计效价的90%或高于估计效价的110%时，应调整其估计效价，重新试验。

5. 效价测定结果的有效数字按《中国药典》规定及数字修约的原则取舍。

【实训报告】

硫酸庆大霉素（片）效价测定记录

品　　名：_____　　　　　　批　　号：_____

规　　格：_____　　　　　　检验日期_____

检定依据：　《中国药典》2015 年版　　

检测环境：_____

温　　度：_____　　　　　　湿　　度：_____

培养箱（Ⅰ）：_____　　　　培养箱（Ⅱ）：_____

培养基种类：_____　　　　　pH：_____

配制日期：_____

缓冲液：_____　　　　　　　pH：_____

检定菌：_____

菌液制备：_____

标准品

标准品效价：_____　　　　　标准品来源：_____

标准品稀释：

供试品稀释：

抑菌圈直径（面积）记录：

双碟号	k	d_{s_1}	d_{s_2}	d_{T_1}	d_{T_2}	ΣY_m
1						
2						
3						
4						
5						
6						
7						
8						
9						
10						
ΣY_k						
		s_1	s_2	d_1	d_2	ΣY

结论：　　　　　　　　□符合规定　　　　　　　　□不符合规定

检验人：　　　　　　　　　　　　　　　　复核人：

【实训注意】

1. 实验环境 抗生素效价测定用实验室应注意防止抗生素的污染。实验室要分为用于样品处理的实验间和用于制备双碟的半无菌间。半无菌间要求有紫外光灯、温控设备、稳固水平的实验台、隔水式培养箱（36℃±1℃）、恒温水浴箱。实验室温度应控制在30℃以下。

2. 仪器、用具的要求

（1）实验用量瓶应标化、校正后方可使用。

（2）双碟的规格应符合《中国药典》规定（直径约90mm，高16～17mm）。

（3）钢管的规格应符合《中国药典》规定（内径6.0mm±0.1mm，高10.0mm±0.1mm，外径7.8mm±0.1mm，每组钢管重量差异不大于±0.5mg）。

3. 培养基 目前一般采用商品脱水培养基。注意在配制灭菌后调节培养基的pH。

4. 菌种、菌液 试验菌的菌龄对抑菌圈有一定影响，故检定时应保持菌种及菌液新鲜。

【实训思考】

1. 试分析双碟中出现破圈或抑菌圈不完整现象的原因。

2. 滴加抗生素溶液为何要按 S_2，T_2，S_1，T_1 的顺序？可否将所有双碟的 S_2 滴加好以后，再滴加 T_2 等其他溶液？

（史正文）

第十二章

氨基酸及蛋白质类药物的分析

学习目标

知识要求　**1. 掌握**　茚三酮反应法、SDS-PAGE 法、双缩脲法、福林酚法、凯氏定氮法的原理和技术。

　　　　　2. 熟悉　氨基酸及蛋白质类药物的特殊检查项目及检查方法；MTT 法和 WISH 细胞病变抑制法的原理和技术。

　　　　　3. 了解　几种氨基酸、多肽和蛋白质类药物的质量标准。

技能要求　1. 熟练掌握茚三酮法、双缩脲、福林酚、凯氏定氮法测定氨基酸和蛋白质类药物含量的技术。

　　　　　2. 学会肽图、分子量、N-末端氨基酸序列、外源 DNA、等电点等的检查方法。

案例导入

案例：2008 年，甘肃等地报告多例婴幼儿泌尿系统结石病例——"三聚氰胺事件"。经查患儿多有食用某品牌婴幼儿配方奶粉的历史，不法分子将一种称为"三聚氰胺"的化学品添加到该品牌奶粉中，造成蛋白质含量增高的假象。食品工业中常常需要检测蛋白质含量，当时我国出台的多项相关国家标准均采用了"凯氏定氮法"，但是凯氏定氮法只能测出氮含量，并不能区别含氮物质的种类。由于三聚氰胺（含氮量 66%）与蛋白质（含氮量一般不超过 30%）相比含有更多的氮原子，所以被造假者利用，添加到食品中以"提高"蛋白质含量。

讨论：1. 怎样准确测定蛋白质的含量？

　　　　2. 如何全面控制蛋白质类药物的质量？

　　氨基酸、多肽和蛋白质是人体内的重要组成成分，具有重要生物活性。氨基酸是治疗蛋白质代谢紊乱、蛋白质缺损所引起的一系列疾病的重要生化药物，同时也是具有高度营养价值的蛋白质补充剂，有广泛的生化和临床功效。多肽和蛋白质是生物体内广泛存在的生化物质，具有多种生理功能，是一大类非常重要的生化药物。随着生物技术和基因工程技术的发展，多肽和蛋白质类药物的应用将日渐广泛。

第一节　概述

一、氨基酸的结构与分类

（一）氨基酸的结构

　　氨基酸是组成蛋白质的基本单位。按照氨基酸中氨基与羧基的位置，可将氨基酸分为

α、β、γ、δ-氨基酸。参与蛋白质合成的 20 多种氨基酸都是 α-氨基酸（脯氨酸除外），其相邻的 α 碳原子上连接着氨基，因此称为 α-氨基酸，其结构通式为：

$$R - CH - C - OH \qquad R为脂肪烃基或其他基团残基$$

（NH₂，O 以结构式出现在 CH 和 C 上方）

除甘氨酸外，氨基酸有光学异构体，因此具有旋光性。按照旋光性的不同，可将氨基酸分为 D-型、L-型氨基酸。从蛋白质水解得到的 α-氨基酸都是 L-型氨基酸，在一些生物体特别是细菌细胞壁和某些抗生素中存在 D-型氨基酸。

（二）氨基酸的分类

α-氨基酸（包括脯氨酸）按照组成蛋白质侧链 R 基团的性质不同可分为以下四类。

1. 非极性 R 基氨基酸 丙氨酸、亮氨酸、异亮氨酸、缬氨酸、脯氨酸、苯丙氨酸、色氨酸、甲硫氨酸等 8 种，其在水中溶解度比极性 R 基氨基酸小。

2. 不带电荷的极性 R 基氨基酸 甘氨酸、丝氨酸、苏氨酸、半胱氨酸、酪氨酸、天冬酰胺、谷氨酰胺等 7 种，因它们的侧链中含有不解离的极性基团，能与水形成氢键，因此比非极性 R 基氨基酸更易溶于水。

3. 带正电荷的 R 基氨基酸（即碱性氨基酸） 包括赖氨酸、精氨酸和组氨酸，在 pH7.0 时，这类氨基酸带正电荷。

4. 带负电荷的 R 基氨基酸（即酸性氨基酸） 包括谷氨酸和天冬氨酸，它们都含有两个羧基，在 pH7.0 时，第二个羧基也完全解离，因此带负电荷。

此外，氨基酸还可以按照营养功能分为必需氨基酸、半必需氨基酸和非必需氨基酸；按 R 基团的化学结构可分为脂肪族、芳香族、杂环族三类；按其在体内代谢途径可分为成酮氨基酸和成糖氨基酸；按其酸碱性质可分为中性、酸性和碱性氨基酸。

二、氨基酸的物理和化学性质

氨基酸为白色晶状体，熔点很高，多在熔融时分解，都能溶解在强酸强碱中，其形成的盐多能溶于水。

（一）旋光性和光吸收

从 α-氨基酸的结构通式中可以看出，除了 R 基为 H 原子的甘氨酸外，其他氨基酸中的 α-碳原子是不对称碳原子，具有立体异构体。比旋光度是 α-氨基酸的物理常数之一，是鉴别各种氨基酸的重要根据。

光吸收也是氨基酸鉴别的一种根据，参与蛋白质合成的 20 多种氨基酸，在可见光区域都无光吸收，在近紫外区苯丙氨酸、酪氨酸和色氨酸具有吸收，最大吸收波长分别在 259、278、279nm。α-氨基酸在红外区均有特征吸收图谱。

（二）两性解离

氨基酸是连有羧基和氨基的两性物质。不同 pH 溶液中，氨基酸所带正、负电荷数不同。改变溶液的 pH，使氨基酸呈电中性，即带相等的正负电荷数（或称两性离子或兼性离子状态），此时溶液的 pH 即为该氨基酸的等电点。氨基酸在等电点时溶解度最小，最稳定。

（三）茚三酮反应

当茚三酮在弱酸性条件下和氨基酸反应时，氨基酸被氧化分解生成醛放出氨和二氧化碳，水合茚三酮则变成还原型茚三酮，然后还原型茚三酮与氨，另一分子茚三酮进一步缩合生成蓝紫色化合物，最大吸收值的波长为 570nm。除脯氨酸外，所有的 α-

氨基酸都能与茚三酮发生颜色反应，生成蓝紫色化合物反应式如下。脯氨酸与茚三酮生成黄色化合物。

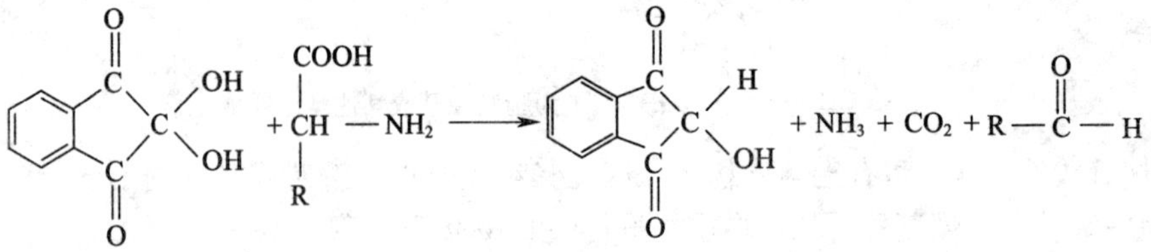

茚三酮　　　　　　　　　　　　　　　　　　　还原型茚三酮

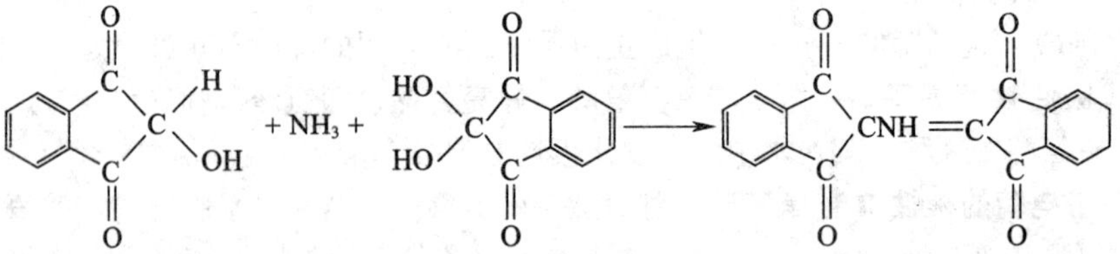

蓝紫色产物

（四）Sanger 反应

该反应由 F. Sanger 首先发现，在弱碱性（pH8~9）、暗处、室温或 40℃ 下，氨基酸的 α-氨基很容易与 2，4-二硝基氟苯（FDNB）反应，生成黄色的 2，4-二硝基氨基酸（DNP-氨基酸）。本法可用于鉴定多肽或蛋白质的 N-末端氨基酸。

（五）Edman 反应

在弱碱性下，氨基酸的 α-氨基可与苯异硫氰酸（PITG）反应生成相应的苯氨基硫甲酰氨基酸（PTC-氨基酸）。在酸性条件下，PTC-氨基酸环化形成在酸中稳定的苯乙内酰硫脲氨基酸（PTH）。蛋白质多肽链 N-末端氨基酸的 α-氨基也可有此反应，生成 PTC-肽，在酸性溶液中释放出末端的 PTH-氨基酸和比原来少一个氨基酸残基的多肽链。PTH-氨基酸在酸性条件下极稳定并可溶于乙酸乙酯，用乙酸乙酯抽提后，经高效液相色谱鉴定就可以确定肽链 N-末端氨基酸的种类。该法的优点是可连续分析出 N-末端的十几个氨基酸。瑞典科学家 P. Edman 首先使用该反应测定蛋白质 N-末端氨基酸。后人根据此反应原理设计出氨基酸自动分析仪。

三、多肽、蛋白质的化学组成和分子量

蛋白质的基本化学组成是 20 多种常用的 L-型 α-氨基酸，平均含氮量为 16%，这是蛋白质元素组成的一个特点，也是凯氏定氮法测定蛋白质含量的理论基础。蛋白质是大分子化合物，分子量从几千到几百万。

多肽和蛋白质的区别在于一方面多肽中氨基酸残基数量较少，一般少于 50 个，另一方面多肽一般没有严密并相对稳定的空间结构，易变可塑。而蛋白质大多由 100 个以上氨基酸残基组成，且具有相对严密、比较稳定的空间结构，这也是蛋白质发挥生理功能的基础。

四、多肽、蛋白质的物理和化学性质

蛋白质是由氨基酸组成的大分子化合物，其理化性质一部分与氨基酸相似，如两性电离、等电点、呈色反应、成盐反应等，也有一部分与氨基酸不同，如高分子量、胶体性、变性等。

（一）高分子量

蛋白质分子较大，介于万到百万之间，故其分子的大小已经达到胶粒 1～100nm 范围之内。球状蛋白质的表面多亲水基团，因此蛋白质的水溶液具有亲水胶体性质。另外还具有扩散和沉降作用，黏度大及不透过半透膜等性质，这些性质可用于分子量的测定。

（二）两性解离与等电点

蛋白质分子中仍然存在游离的氨基和羧基，因此蛋白质与氨基酸一样具有两性解离的性质。不过因蛋白质所含氨基酸种类和数目众多且有支链，解离情况远比氨基酸复杂。蛋白质分子所带正、负电荷相等时溶液的 pH 成为蛋白质的等电点。由于蛋白质的两性解离性质，可用电泳技术对蛋白质进行分离，通电时，带电荷的蛋白质粒子向相反电荷的电极移动。

（三）呈色反应

1. 茚三酮反应　与氨基酸一样，蛋白质也具有此颜色反应，是蛋白质鉴定的重要依据。

2. 双缩脲反应　蛋白质在碱性溶液中与硫酸铜作用呈紫色，称为双缩脲反应。凡分子中含有两个以上酰胺键（—CO—NH—）的化合物都呈此反应，蛋白质分子中的氨基酸是以肽键相连，因此，所有蛋白质及二肽以上的多肽都能发生此反应。用此法可以鉴定蛋白质的存在或借助分光光度法测定蛋白质含量。反应式如下。

3. 福林酚法　该法是双缩脲法的发展，包括两步反应，首先在碱性条件下，蛋白质与铜作用生成蛋白质-铜络合物。然后此络合物将磷钼酸-磷钨酸（Folin 试剂）还原，生成深蓝色混合物（磷钼蓝和磷钨蓝混合物），该法比双缩脲法灵敏，但费时长，此法也适用于酪氨酸和色氨酸的定量测定。

（四）蛋白质的紫外吸收

蛋白质分子中的色氨酸、酪氨酸和苯丙氨酸残基对紫外光有吸收，以色氨酸吸收最强，最大吸收峰为 280nm。

第二节　鉴别与检查

一、鉴别

（一）氨基酸的鉴别

1. 茚三酮反应　茚三酮鉴别最常用的方法是根据所有的氨基酸均能与茚三酮显色来鉴别，详见第一节。如果要对某种氨基酸加以鉴别，可借助于一些特定的显色反应，如精氨酸样品中加入 α-萘酚与次溴酸钠试液，溶液显红色；甲硫氨酸溶液与无水硫酸铜饱和的硫酸液反应显黄色等。

2. 红外光谱 氨基酸在红外区都有特性图谱，可以通过将氨基酸压制成 KBr 片测定其红外吸收光谱与标准氨基酸图谱比较定性。

3. 紫外光谱 酪氨酸、色氨酸和苯丙氨酸在紫外区有最大吸收，根据最大吸收波长和紫外吸收图谱形状可以鉴别这三种氨基酸。

4. 色谱法 通过薄层色谱法或纸色谱法，与标准氨基酸对照而鉴别。

5. 其他 熔点、旋光度、氨基酸自动分析、气相色谱等均可作为氨基酸鉴别的依据。

（二） 蛋白质的鉴别

1. 显色反应 茚三酮反应、福林酚反应、双缩脲反应均可用来鉴别蛋白质。具体参见第一节。

2. 紫外光谱 由于组成蛋白质的氨基酸中，酪氨酸、色氨酸和苯丙氨酸在紫外区有吸收，可用来鉴别蛋白质。

3. 其他方法 一些特殊的蛋白质可利用其各自的理化性质、生理作用加以鉴别。如重组人生长激素的鉴别《中国药典》2015 年版收载了 4 种方法：高效液相色谱法、胰蛋白酶解结合 HPLC 检测肽谱法、分子排阻色谱法、等电聚焦电泳法。

（三） 基因重组多肽类药物的鉴别

1. SDS-聚丙烯酰胺凝胶电泳法（SDS-PAGE 法） 蛋白质在普通聚丙烯酰胺凝胶中的电泳速度取决于蛋白质分子的大小、分子形状和所带电荷的多少。SDS（十二烷基磺酸钠）是一种阴离子型表面活性剂，可使蛋白质变性并解离成亚基。当蛋白质样品中加入 SDS 后，SDS 与蛋白质分子结合，使蛋白质分子带大量的强负电荷，并且使蛋白质分子的形状变成短棒状，从而消除了蛋白质分子之间原有的电荷量和分子形状差异，使蛋白质按分子大小分离（《中国药典》2015 年版四部通则 0541 电泳法中第五法）。用此法鉴别生物药品必须是该品有极纯的标准对照品，通过电泳结果的对比，确定所测样品是否与标准品有相同的迁移率，从而鉴别该药品。

2. 免疫印迹法 基本原理是借助聚丙烯酰胺凝胶电泳技术，将生物活性物质高效分离，再与固相免疫学方法相结合。分离后的样品几乎可以原位、定量驱动或吸印在另一种固相载体上，因为能保持原有的生物活性和物质类型，所以可以进行各种生物检测、免疫识别、扫描和保存。基本操作分三个部分：聚丙烯酰胺电泳法；转移电泳即将凝胶中的多肽条带转移到硝酸纤维素纸上；检测或鉴定薄膜上的多肽条带。

二、检查

（一） 一般检查

包括物理常数测定，如熔点、pH；限量检查，如无机盐、水分、炽灼残渣、残留溶剂等；生物检查法，如无菌检查、热原、致敏性、异常毒性等。

（二） 特殊杂质检查

氨基酸原料药中所含的特殊杂质一般为其他种类的氨基酸或大分子蛋白质，其他种类的氨基酸可用薄层色谱法进行限量检查，大分子蛋白质可用磺基水杨酸反应产生沉淀来检查是否存在。蛋白质类药物中所含的一些相关蛋白质杂质一般采用 SDS-PAGE 法、液相色谱法、毛细管电泳法、高效液相色谱法等方法进行检查。

1. 分子量检查

（1）沉降法（超速离心法） 沉降系数（S）是指单位离心场强度溶质的沉降速度。S 也常用于近似地描述生物大分子的大小。蛋白质溶液经高速离心分离时，由于比重关系，蛋白质分子趋于下沉，沉降速度与蛋白质颗粒大小成正比，应用光学方法观察离心过程中蛋白质颗粒的沉降行为，可判断出蛋白质的沉降速度。根据沉降速度可以算出沉降系数，将 S 代入公式，即可计算出蛋白质的分子质量。

（2）SDS-PAGE法　此法除了可用于蛋白质鉴别外，也可用于蛋白质分子量的测定。此法中，蛋白质电泳的迁移速度只取决于蛋白质分子量的大小，且蛋白质分子在电泳中的相对迁移率和分子质量的对数成直线关系。以标准蛋白质分子质量的对数和其相对迁移率作图，得到标准曲线，根据所测样品的相对迁移率，从标准曲线上便可查出其分子量。用此法测定蛋白质分子量应注意以下几个问题。

①如果蛋白质-SDS复合物不能达到 $1.4g/g$ 蛋白质的比率并且具有相同的构象，就不能得到准确的结果。

②不同凝胶浓度适用于不同的分子量范围，在5%的凝胶中，相对分子量为25 000~2 000 000的蛋白质，其分子量的对数与迁移率呈直线关系；在10%的凝胶中，相对分子量为10 000~70 000的蛋白质，其分子量的对数与迁移率呈直线关系；在15%的凝胶中，相对分子量为10 000~50 000的蛋白质，其分子量的对数与迁移率呈直线关系；可根据所测分子量范围选择最适凝胶浓度，并尽量选择分子量范围和性质与待测样品相近的蛋白质为标准蛋白质。标准蛋白质的迁移率（R_f）最好在 $0.2~0.8$ 之间。在用此法测定分子量时，每次测定样品必须同时作标准曲线，而不得利用另一次电泳的标准曲线。

③许多蛋白质是有亚基或两条以上肽链组成的，它们在SDS和巯基乙醇的作用下，解离成亚基或单条肽链，因此，这类蛋白质在此法中测得的只是它们的亚基或单条肽链的分子量，而不是完整分子的分子量。

④不是所有的蛋白质都能用此法测定分子量，一些电荷异常或构象异常的蛋白质、带有较大辅基的蛋白质（如某些糖蛋白）及一些结构蛋白（如胶原蛋白等）用此法测定的分子量结果不可靠。

（3）凝胶过滤法　由于不同排阻范围的葡聚糖凝胶有一定的蛋白质分子量范围，在此范围内，分子量的对数和洗脱体积之间呈线性关系。因此用几种已知分子量的蛋白质为标准，进行凝胶层析，以每种蛋白质的洗脱体积对它们的分子量的对数作图，可绘制出标准洗脱曲线。未知蛋白质在同样的条件下进行凝胶层析，根据其所用的洗脱体积可从标准洗脱曲线上求出未知蛋白质对应的分子量。此法误差比SDS-PAGE法大，但因其所测定的分子量是完整蛋白质的分子量，所以可用SDS-PAGE法和凝胶过滤法测定同一蛋白质的分子量，以便判断样品是否是寡聚蛋白质。根据寡聚度和SDS-PAGE法所测的单条肽链或亚基的分子量即可得到准确的蛋白质分子量。

2. 肽图检查　肽图分析可用于准确比较待测蛋白质与天然产物或参考品的蛋白质一级结构。肽图检查与氨基酸组成和序列分析合并考察可作为蛋白质一级结构的精确鉴别。肽图检查通过蛋白酶（如胰蛋白酶、糜蛋白酶）或化学物质（常用溴化氰裂解）裂解蛋白质后，再采用适宜的分析方法如SDS-PAGE法、高效液相色谱法或毛细管电泳法（capillary electrophoresis，CE）鉴定蛋白质一级结构的完整性和准确性。《中国药典》收载的肽图检查方法（《中国药典》2015年版四部通则3405）有胰蛋白酶裂解-反相高效液相色谱法和溴化氰裂解法结合SDS-PAGE法检测。同种产品不同批次的肽图的一致性是工艺稳定性的验证指标，肽图分析在基因工程产品质控中尤为重要。

3. 等电点测定　一般采用等电聚焦电泳技术进行等电点测定。等电聚焦电泳法是两性电解质在电泳场中形成一个pH梯度，由于蛋白质为两性化合物，其所带的电荷与介质的pH有关，带电的蛋白质在电泳中向极性相反的方向迁移，当到达其等电点（此处的pH使相应的蛋白质不再带电荷）时，电流达到最小，蛋白质不再移动，从而检测蛋白质类和肽类供试品等电点的电泳方法。电泳所产生的区带用银或者考马斯亮蓝染色。不同研究者测定蛋白质等电点时发现同一种蛋白质的等电点有所差异，可能是由于蛋白质空间构象不同所引起的。

4. 紫外光谱 对于某种蛋白质或多肽来说，它的最大吸收波长是固定的。紫外光谱是检查蛋白质的一个重要指标。

5. 纯度 蛋白质的纯度一般是指是否含有其他杂蛋白，而不包括盐、缓冲液离子、SDS 等小分子在内。较常用的方法是高效液相色谱法、非还原 SDS-PAGE 电泳法、毛细管电泳法、等电聚焦电泳法、质谱分析法等，还可应用一些化学方法，如观察末端是否均一等。世界卫生组织规定，蛋白质必须用高效液相色谱和非还原性 SDS-PAGE 两种方法测定，其纯度均达 95% 以上才能合格。

6. N-端和 C-端氨基酸序列分析 N-端氨基酸序列分析是重组蛋白质和多肽的重要鉴别指标，一般至少测定 15 个氨基酸残基。中试头三批产品应当测定 C-端 1~3 个氨基酸残基。目前 N-端测序可在氨基酸自动测序仪上进行，其原理为 Edman 法（详见第一节）。基因工程产品测定 N-端 15 个氨基酸序列的主要目的是为了排除蛋白质混淆的可能，因为两种不同蛋白质 N-端 15 个氨基酸序列完全一致的可能性是很小的。

7. 外源性 DNA 残留量测定 外源性 DNA 残留量测定可用 DNA 探针法、荧光染色法或实时荧光定量 PCR 法。

8. 残余 IgG 含量测定 采用酶联免疫法（ELISA 法）测定。

（三）生物活性

生化制品或生物制剂因受外界因素影响（温度、湿度、时间、生产过程的各个环节等）而易导致其生物活性降低或全部丧失而失去药理作用，所以除了要测定其含量外，还要测定其生物学活性以确定是否具有体内或体外作用。多肽、蛋白质类药物的效价测定多采用生物检定法。《中国药典》2015 年版规定了胰岛素、肝素、重组人促红素、重组人白介素、重组人表皮生长因子等药品的生物检定法，规定了各种蛋白质类抗生素的微生物效价测定法，还收载了菌苗、疫苗、抗毒素、类毒素等的效力测定法。

1. 蛋白质类激素的效价测定法 一般根据药物的药理作用设计动物实验。如胰岛素的生物活性测定采用小鼠血糖法（《中国药典》2015 年版四部通则 1211），比较胰岛素标准品与供试品引起小鼠血糖下降的剂量与反应的两条平行直线关系，间接测定反应剂量。绒促性素的效价测定（《中国药典》2015 年版四部通则 1209）采用小鼠子宫增重法，比较标准品与供试品对雌性幼小鼠子宫增重的作用，并采用量反应平行线测定法计算效价。生长激素的效价测定采用去垂体大鼠体重法和去垂体大鼠胫骨法（《中国药典》2015 年版四部通则 1219），前者比较标准品与供试品对幼龄去垂体大鼠体重增加的程度，后者在显微镜下测量胫骨骨骺板宽度，采用量反应平行线测定法计算效价。降钙素采用大鼠血钙降低法（《中国药典》2015 年版四部通则 1218），比较标准品与供试品对大鼠血钙降低的程度以测定供试品的效价。

2. 免疫血清及毒素的效价测定法 多数抗毒素及免疫血清可用动物中和试验法，即将供试品与标准品抗毒素分别与试验毒素结合后，通过动物实验进行对比，由标准品效价求出其效价。如白喉抗毒素采用家兔皮肤试验法测定效价（《中国药典》2015 年版四部通则 3507），破伤风抗毒素采用小鼠试验法测定效价（《中国药典》2015 年版四部通则 3508）。

3. 人免疫球蛋白及凝血因子的效价测定法 乙型肝炎人免疫球蛋白可采用经验证的酶联免疫法或放射免疫测定法进行检测。放射免疫法利用供试品中的乙肝表面抗体与包被球上的乙肝表面抗原结合，再与 ^{125}I-乙肝表面抗原结合，形成免疫复合物，样品中乙肝表面抗体含量与 ^{125}I-乙肝表面抗原结合量成正相关函数，在一定浓度范围内，将供试品与标准测定结果相比较，通过回归分析，计算出样品中乙肝表面抗体的含量。

人凝血因子Ⅷ的效价测定多采用一期法（《中国药典》2015 年版四部通则 3521），即将供试品和标准品分别与缺乏凝血因子基质血浆混合，通过激活的部分凝血活酶、钙离子以及凝血因子参与的凝血反应测定基质血浆的凝固时间，根据标准品浓度与相应凝固时间的标准曲线，计算供试品人凝血因子Ⅷ的效价。

4. 细胞因子的效价测定法

（1）网织红细胞法 根据重组人促红素（EPO）可刺激网织红细胞生成的作用，给小鼠皮下注射 EPO 后，其网织红细胞数量随 EPO 注射剂量的增加而升高。利用网织红细胞数对红细胞数的比值变化，通过剂量反应平行线法检测 EPO 的效价。

（2）细胞病变抑制法 根据干扰素可以保护人羊膜细胞（WISH 细胞）免受水泡性口炎病毒（VSV）破坏的作用，用结晶紫对存活的 WISH 细胞染色，在波长 570nm 处测定其吸光值，可得到干扰素对 WISH 细胞的保护效应曲线，一次测定干扰素效价。

（3）CTLL-2 细胞/MTT 比色法 白介素-2、粒细胞集落刺激因子、碱性成纤维细胞生长因子、表皮生长因子等均可采用微量酶检测法（MTT 比色法），即根据不同的该药物的浓度下，其相应的细胞依赖株存活率不同，活细胞的线粒体脱氢酶能将染料噻唑蓝（MTT）转变为不溶的紫色甲臜颗粒，后者的产生量与细胞数目或细胞活性呈正相关，用二甲基亚砜（DMSO）溶解所生成的甲臜，通过检测光密度值变化，可间接反映细胞生长及增殖活性，以此来检测该药物的效价。

（4）蛋白质类酶的效价测定法 详见第十三章。

（5）蛋白质类抗生素的效价测定法 详见第十一章。

除了《中国药典》收载的品种外，有些新药经系统的理化特性和药理学、毒理学研究后，被推荐到临床使用，但一时尚未找到合适的理化检验方法来控制质量，可根据生物检定的原理，从系统的药理作用中选择一种能代表临床疗效或毒性反应的指标，建立能控制质量的生物检定方法。

第三节 氨基酸的含量测定

一、茚三酮反应法

本法是氨基酸定量测定应用最广泛的方法之一，本法可允许的测定范围是 $0.5 \sim 50 \mu g$ 氨基酸。

（一）试剂

$0.3mmol/L$ 的氨基酸标准溶液；pH5.4，$2mol/L$ 的醋酸缓冲液；0.2% 的茚三酮显色液；60% 乙醇；浓度为 $0.5 \sim 50 \mu g/ml$ 的氨基酸样品溶液。

（二）标准曲线的制作

分别准确量取 $0.3mmol/L$ 的氨基酸标准溶液 0、0.2、0.4、0.5、0.6、0.8、1.0ml 于具塞刻度管中，并用蒸馏水分别补足至 1ml。向试管中各加入 $2mol/L$ 的醋酸缓冲液 1ml （pH 为 5.4）；再加入 1ml 茚三酮显色液，充分混匀后，盖上塞子，在 100℃沸水浴中加热 15 分钟，用自来水冷却 5 分钟后，加入 3ml 60%乙醇稀释，充分摇匀，用紫外-可见分光光度计测定 A_{570nm}。（脯氨酸和羟脯氨酸与茚三酮反应呈黄色，应测定 A_{440nm}）。以 A_{570nm} 为纵坐标，氨基酸含量为横坐标，绘制标准曲线。

（三）氨基酸样品的测定

取样品液 1ml，加入 2mol/L 的醋酸缓冲液 1ml（pH 为 5.4）和 1ml 茚三酮显色液，充分混匀后，盖上塞子，在 100℃沸水浴中加热 15 分钟，用自来水冷却 5 分钟后，加入 3ml 60%乙醇稀释，充分摇匀，用紫外-可见分光光度计测定 A_{570nm}（生成的颜色在 60 分钟内稳定）。将样品测定的 A_{570nm} 与标准曲线对照，可确定样品中氨基酸含量。

（四）结果计算

氨基酸含量（mmol/L）= A_{570nm} 对应标准曲线查得值×10^{-3}。

二、甲醛滴定法

氨基酸 NH_3^+ 的 pH 通常情况在 9.0 以上，不能用一般指示剂进行酸碱滴定，然而在 pH 中性及常温下，甲醛可与氨基酸上的氨基（或亚氨基）结合，使 NH_3^+ 上的 H^+ 游离出来，可用碱来滴定，每释放一个 H^+，相当于一个氨基氮，从而可计算出氨基酸的含量。

若样品中只有单一已知的氨基酸，则可用此法滴定的结果计算出氨基酸的含量。若样品中含有多种氨基酸（如蛋白质水解液），则不能用此法计算出氨基酸的含量。由于此法简便快捷，常被用于检测蛋白质的水解程度，随着水解程度的增加，滴定值也增加，当滴定值不再增加时，表明水解已完全。

三、非水滴定法

酸碱质子理论提出，一切能给出质子的物质为酸，接受质子的物质为碱。本法在非水溶剂中进行滴定。有机弱酸在碱性溶剂中可显著增强其相对酸度，最常用的碱性溶剂为二甲基甲酰胺；有机弱碱在酸性溶剂中可显著增强其相对碱度，最常用的酸性溶剂为冰醋酸。氨基酸具有羧基和氨基，水中呈现中性，若在冰醋酸中则显示出碱性，因此可用高氯酸等强酸标准溶液进行滴定。

四、高效液相色谱法

氨基酸可用高效液相色谱法进行含量测定，由于大多数氨基酸（酪氨酸、色氨酸和苯丙氨酸除外）无紫外吸收，因此利用此法测定氨基酸含量时需要进行衍生化反应后再检测。常用于氨基酸测定的方法还有电泳法、分光光度法等。

第四节　多肽、蛋白质类药物的含量测定及效价测定

组成蛋白质的基本单位是氨基酸，氨基酸通过脱水缩合形成肽链，蛋白质是一条或多条肽链组成的生物大分子。不同品种应针对自身蛋白质特性选择适宜的测定方法并做相应的方法学验证，同时应尽可能选用与待测品种蛋白质结构相同或相近的蛋白质作为对照品。

多肽及蛋白质含量测定方法中最常用的有以下几种。

一、凯氏定氮法

每种蛋白质都有其恒定的含氮量，一般在 14% ~ 18%，平均含氮量为 16%（质量分数）。凯氏定氮法测出含氮量后，乘以系数 6.25，即可得出蛋白质含量。凯氏定氮法测定多肽类药物分为样品消化、蒸馏、吸收和滴定四个过程。首先将蛋白质与硫酸和硫酸铜、硫酸钾一同加热消化使蛋白质分解，分解的氨与硫酸结合生成无机氮硫酸铵。消化完成后，将消化液转入凯氏定氮仪反应室，加入过量的浓氢氧化钠溶液，将 NH_4^+ 转变为游离的氨，通过蒸馏将氨驱入过量的硼酸溶液接收瓶内，形成四硼酸铵，再用盐酸标准溶液滴定，直到硼酸溶液恢复原来氢离子浓度。反应式如下。

消化：有机氮 + 浓 $H_2SO_4 \xrightarrow[\text{煮沸}]{\text{催化剂}} (NH_4)_2SO_4 + CO_2 + SO_4 + H_2O$

蒸馏：$(NH_4)_2SO_4 + 2NaOH \longrightarrow 2NH_3\uparrow + Na_2SO_4 + 2H_2O$

吸收：$2NH_3 + 4H_3BO_3 \longrightarrow (NH_4)_2B_4O_7 + 5H_2O$

滴定：$(NH_4)_2B_4O_7 + 5H_2O + 2HCl \longrightarrow 2NH_4Cl + 4H_3BO_3$

根据酸的消耗量算出含氮量，再将含氮量乘以换算系数，即可得蛋白质含量。在滴定过程中，滴定终点采用甲基红-次甲基蓝混合指示剂来判定。本法测出的含氮量是总氮量，包括有机氮和无机氮。

凯氏定氮法是目前分析有机化合物含氮量常用的方法，是测定试样中总有机氮最简单、准确的方法之一，被国际、国内作为法定的标准检验方法。样品的最佳消化条件为硫酸铜 2.5g、硫酸钾 0.1g、浓硫酸 4.0ml；硫酸铜的用量为影响消化的主要因素，硫酸钾和浓硫酸用量为第二和第三主要因素，用此条件进行消化，仅需 12 分钟，试剂用量少，成本低，环境污染小。

凯氏定氮法适用范围广泛，测定结果准确，重现性好，但操作比较复杂，试剂消耗量大。

二、双缩脲法

本法依据蛋白质分子中含有的两个以上的肽键在碱性溶液中与 Cu^{2+} 形成紫红色络合物，在一定范围内其颜色深浅与蛋白质浓度呈正比，以蛋白质对照品溶液作标准曲线，采用比色法（540nm）测定供试品中蛋白质含量。本法快速、灵敏度低，测定范围为 1 ~ 10mg/ml，常用于需要快速，但不需要十分准确的蛋白质测定。本法受硫酸铵、三羟甲基氨基甲烷缓冲液和某些氨基酸干扰。

（一）试剂配制

1. 双缩脲试剂 准确称取硫酸铜 1.5g、酒石酸钾钠 6.0g，碘化钾 5.0g，加水 500ml 使其溶解，边搅拌边加入 10% 氢氧化钠溶液 300ml，用水稀释至 1000ml，混匀，即得。储存于塑料瓶中（或内壁涂以石蜡的瓶中），此试剂可长期保存。若瓶中出现黑色沉淀，则需要重新配制。

2. 对照品溶液的制备 除另有规定外，用标准的结晶牛血清白蛋白（BSA）或蛋白质含量测定国家标准品，加水溶解并制成浓度为 10mg/ml 的溶液。

3. 供试品溶液的制备 按照各品种项下规定的方法制备（蛋白质浓度应与对照品溶液基本一致）。

（二）测定法

取 12 支具塞试管分两组，分别精密量取对照品溶液 0、0.2、0.4、0.6、0.8、1.0ml，各加水至 1.0ml，再分别加入双缩脲试液 4.0ml，立即混匀，室温放置 30 分钟，于 540nm

处测吸光度。检测时以 0 号管作空白。取两组测定的平均值，以蛋白质的含量为横坐标，以吸光度为纵坐标绘制标准曲线，获得线性回归方程。

（三）样品的测定

取 2~3 个具塞试管，用上述方法测定供试品的蛋白质浓度，注意样品浓度不要超过 10mg/ml。

三、福林酚法

本法依据蛋白质分子中含有的肽键在碱性溶液中与 Cu^{2+} 螯合形成蛋白质–铜复合物，此复合物使酚试剂的磷钼酸还原，产生蓝色化合物，同时在碱性条件下酚试剂易被蛋白质中的酪氨酸、色氨酸、半胱氨酸还原呈蓝色反应。在一定范围内其颜色深浅与蛋白质浓度呈正比，以蛋白质对照品溶液作标准曲线，采用比色法（750nm）测定供试品中蛋白质的含量。

此法操作简便，灵敏度比双缩脲法高 100 倍，测定范围为 20~250μg/ml。本法易受到较多物质的干扰，如还原物质、酚类、枸橼酸、硫酸铵、三羟甲基氨基甲烷缓冲液、甘氨酸、糖类、甘油等均有干扰作用。测定方法如下。

（一）试剂配制

1. 碱性铜试液 取氢氧化钠 10g，碳酸钠 50g，加水 400ml 使其溶解，作为 A 液；取酒石酸钾 0.5g，加水 50ml 使溶解，另取硫酸铜 0.25g，加水 30ml 使溶解，将两液混合作为 B 液。临用前，合并 A、B 液，并加水至 500ml。

2. 福林酚试液 精密称取钨酸钠 100g，钼酸钠 25g 置于 1500ml 磨口圆底烧瓶中，加入蒸馏水 700ml、85%磷酸 50ml 及浓盐酸 100ml，充分混匀后，接磨口冷凝管，回流 10 小时。再加入硫酸锂 150g、蒸馏水 50ml 及液溴数滴，于通风橱内开口煮沸 15 分钟，驱除过量的溴。冷却，稀释至 1000ml，滤过，滤液呈微绿色，贮于棕色瓶中。临用前，用标准氢氧化钠溶液滴定，用酚酞作指示剂（由于试剂呈微绿色，影响滴定终点的观察，可将试剂稀释 100 倍再滴定）。根据滴定结果，将试剂稀释至相当于 1mol/L 的酸（稀释 1 倍左右），贮于冰箱中可长期保存。

3. 对照品溶液的制备 除另有规定外，用标准的结晶牛血清白蛋白或蛋白质含量测定国家标准品，加水溶解并制成浓度为 0.2mg/ml 的溶液。

4. 供试品溶液的制备 按照各品种项下规定的方法制备（蛋白质浓度应与对照品溶液基本一致）。

（二）测定法

取 12 支具塞试管，分两组，分别精密量取对照品溶液 0、0.2、0.4、0.6、0.8、1.0ml，各加水至 1.0ml，再分别加入碱性铜试液 1.0ml，摇匀，室温放置 10 分钟，各加入福林酚试液 4.0ml，立即混匀，室温放置 30 分钟，于 750nm 处测吸光度；同时以 0 号管作为空白。以标准蛋白质浓度为横坐标，两组吸光度平均值为纵坐标绘制标准曲线，获得线性回归方程。将供试品稀释到适宜浓度后按上述方法进行测定，通过标准曲线计算获得供试品溶液中的蛋白质浓度，并乘以稀释倍数，即得。

四、2，2′-联喹啉-4，4′-二羧酸法（BCA 法）

本法依据蛋白质分子在碱性溶液中将 Cu^{2+} 还原为 Cu^+，2，2′-联喹啉-4，4′-二羧酸（BCA）与 Cu^+ 结合形成紫色复合物，在一定范围内其颜色深浅与蛋白质浓度呈正比，以蛋白质对照品溶液作标准曲线，采用比色法（562nm）测定供试品中蛋白的含量。本法灵敏度较高，测定范围为 80~400μg/ml。本法受还原剂和铜螯合物干扰。

（一）试剂配制

1. 铜-BCA 试液　取 2，2′-联喹啉-4，4′-二羧酸钠 1g、无水碳酸钠 2g、酒石酸钠 0.16g、氢氧化钠 0.4g 与碳酸氢钠 0.95g，加水使溶解成 100ml，调节 pH 至 11.25，作为 A 液；另取 4% 硫酸铜溶液作为 B 液。临用前取 A 液 100ml，加入 B 液 2ml，混匀，即得。

2. 对照品溶液的制备　除另有规定外，用标准的结晶牛血清白蛋白或蛋白质含量测定国家标准品，加水溶解并制成浓度为 0.8mg/ml 的溶液。

3. 供试品溶液的制备　按照各品种项下规定的方法制备（蛋白质浓度应与对照品溶液基本一致）。

（二）测定法

取 12 支具塞试管分两组，分别精密量取对照品溶液 0、0.1、0.2、0.3、0.4、0.5ml，各加水至 0.5ml，再分别加入铜-BCA 试液 10ml，立即混匀，于 37℃ 水浴 30 分钟，放冷，立即于 562nm 处测定吸光度；同时以 0 号管作为空白。以标准蛋白质浓度为横坐标，两组吸光度平均值为纵坐标绘制标准曲线，获得线性回归方程。将供试品稀释到适宜浓度后按上述方法进行测定，通过标准曲线计算获得供试品溶液中的蛋白质浓度，并乘以稀释倍数，即得。

五、考马斯亮蓝法（Bradford 法）

本法依据蛋白质分子中的碱性氨基酸（精氨酸）和芳香族氨基酸在酸性溶液中与考马斯亮蓝 G250 结合形成蓝色复合物，在一定范围内其颜色深浅与蛋白质浓度呈正比，以蛋白质对照品溶液作标准曲线，采用比色法（595nm）测定供试品中蛋白质的含量。本法灵敏度高，测定范围为 1~200μg/ml。本法受去污剂、Triton X-100、十二烷基磺酸钠（SDS）等物质的干扰。供试品缓冲液呈强碱性时也会影响显色。

（一）试剂配制

1. 酸性染色液　准确称取 0.1g 考马斯亮蓝 G250，加 50ml 乙醇溶解后，加 100ml 磷酸，加水稀释至 1000ml，混匀。滤过，取滤液，即得。本试剂应置于棕色瓶内，如有沉淀产生，使用前需经滤过。

2. 对照品溶液的制备　除另有规定外，用标准的结晶牛血清白蛋白或蛋白质含量测定国家标准品，加水溶解并制成浓度为 1mg/ml 的溶液。

3. 供试品溶液的制备　按照各品种项下规定的方法制备（蛋白质浓度应与对照品溶液基本一致）。

（二）测定法

取 14 支具塞试管，分两组，分别精密量取对照品溶液 0、0.01、0.02、0.04、0.06、0.08、0.1ml，各加水至 0.1 ml，再分别加入酸性染色液 5.0ml，立即混匀，于 595nm 处测定吸光度；同时以 0 号管作为空白。以标准蛋白质浓度为横坐标，两组吸光度平均值为纵坐标绘制标准曲线，获得线性回归方程。将供试品稀释到适宜浓度后按上述方法进行测定，通过标准曲线计算获得供试品溶液中的蛋白质浓度，并乘以稀释倍数，即得。

六、紫外-可见分光光度法

本法依据蛋白质分子中含有共轭双键的酪氨酸、色氨酸、苯丙氨酸等芳香族氨基酸，其在 280nm 波长处具有最大吸收，在一定范围内其吸光值大小与蛋白质浓度成正比。本法操作简便快速，适用于纯化蛋白质的检测，一般供试品浓度为 0.2~2mg/ml。本法不需要标准品，但准确度较差。若蛋白质不含上述三种氨基酸则无法检测；若样品中含有碱基等吸收紫外光的物质，会出现较大干扰。

此外，对一些特殊蛋白质的含量测定还可采用酶联免疫法、高效液相色谱法、点膜结合法等。

第五节　几种氨基酸、多肽、蛋白质类药物的质量分析

一、甘氨酸的质量分析

（一）鉴别

1. 取本品与甘氨酸对照品各适量，分别加水溶解并稀释制成约 10mg/ml 的溶液，照氨基酸色谱条件实验，供试品主斑点的位置和颜色应与对照品溶液的主斑点相同。

2. 本品的红外光吸收图谱应与对照的图谱（《药品红外光谱集》929 图）一致。

（二）检查

1. 酸度　取本品 1.0g，加水 20ml 溶解后，依法测定，pH 应为 5.6~6.6。

2. 透光率　取本品 1.0g，加水 20ml 溶解后，用紫外-可见分光光度法于 430nm 处测定透光率，不得低于 98.0%。

3. 氯化物　取本品 1.0g，依法检查，与标准氯化钠溶液 7.0ml 制成的对照液比较，不得更浓（0.007%）。

4. 硫酸盐　取本品 2.5g，依法检查，与标准硫酸钾溶液 1.5ml 制成的对照液比较，不得更浓（0.006%）。

5. 铵盐　取本品 0.10g，依法检查，与标准氯化铵溶液 2.0ml 制成的对照液比较，不得更深（0.02%）。

6. 其他氨基酸　用薄层色谱法检查。

7. 干燥失重　取本品，在 105℃干燥 3 小时，减失重量不得超过 0.2%。

8. 炽灼残渣　不得超过 0.1%。

9. 铁盐　取本品 1.50g，依法检查，与标准铁溶液 1.5ml 制成的对照液比较，不得更深（0.001%）。

10. 重金属　取本品 2.0g，加水 23ml 溶解，加醋酸盐缓冲液（pH3.5）2ml，依法检查（第一法），含重金属不得过百万分之十。

11. 砷盐　取本品 2.0g，加水 23ml 溶解，加盐酸 5ml，依法检查（第一法），应符合规定（0.0001%）。

12. 细菌内毒素（供注射用）　取本品，依法检查，每 1g 甘氨酸中含内毒素的量应小于 20EU。

（三）含量测定

取本品约 70mg，精密称定，加无水甲酸 1.5ml 溶解，加冰醋酸 50ml，按照电位滴定法（《中国药典》2015 年版四部通则 0701），用高氯酸标准溶液（0.1mol/L）滴定，并将滴定的结果用空白试验校正。每 1ml 高氯酸滴定液（0.1mol/L）相当于 7.507mg 的甘氨酸。

二、重组人白介素-2 注射液的质量分析

白细胞介素-2（白介素-2，IL-2）主要由活化的 T 细胞产生，作用于表达白介素-2 受体的淋巴细胞，促进淋巴细胞生长、增殖、分化，为抗肿瘤的生物药物。本品系由高效表达人白介素-2 基因的大肠埃希菌，经发酵、分离和高度纯化后获得的重组人白介素-2（CTLL-2）冻干制成。含适宜稳定剂，不含防腐剂和抗生素。

（一）原液检定

1. 生物学活性　《中国药典》2015年版四部通则3524规定了重组人白介素-2生物学活性的测定方法。该法是依据在不同白介素-2的浓度下，其细胞依赖株CTLL-2细胞存活率不同而检验IL-2的生物学活性。

（1）标准品溶液的制备　取重组人白介素-2生物学活性测定用国家标准品，按使用说明书复溶后，用基础培养液稀释至每1ml含200IU。在96孔细胞培养板中，做2倍系列稀释，共8个稀释度，每个稀释度做2孔。每孔分别留50μl标准品溶液，弃去孔中多余溶液。

（2）供试品溶液的制备　将供试品按标示量复溶后，用基础培养液稀释成每1ml约含200IU。在96孔细胞培养板中，做2倍系列稀释，共8个稀释度，每个稀释度做2孔。每孔分别留50μl供试品溶液，弃去孔中多余溶液。

（3）测定法　CTLL-2细胞用完全培养液于37℃、5%二氧化碳条件下培养至足够量，离心收集CTLL-2细胞，用RPMI 1640培养液洗涤3次，然后重悬于基础培养液中配制成每1ml含$6.0×10^5$个细胞的细胞悬液，于37℃、5%二氧化碳条件下备用。在加有标准品溶液和供试品溶液的96孔细胞培养板中，每孔加入细胞悬液50μl，于37℃、5%二氧化碳条件下培养18~24小时；然后每孔加入MTT溶液20μl，于37℃、5%二氧化碳条件下培养4~6小时后，每孔加入裂解液150μl，于37℃、5%二氧化碳条件下保温18~24小时。混匀细胞板中的液体，放入酶标仪，以630nm为参比波长，在波长570nm处测定吸光度，记录测定结果。

（4）计算　所得数据采用计算机程序或四参数回归计算法进行处理，并按公式12-1计算结果。

$$供试品生物学活性（IU/ml）= P_r × \frac{D_S × E_S}{D_r × E_r} \tag{12-1}$$

式中，P_r为标准品生物学活性，IU/ml；D_S为供试品预稀释倍数；D_r为标准品预稀释倍数；E_S为供试品相当于标准品半效量的稀释倍数；E_r为标准品半效量的稀释倍数。

2. 蛋白质含量　采用福林酚法测定。

3. 比活性　生物学活性与蛋白质含量之比，不低于$1.0×10^7$IU/mg蛋白质。

4. 纯度

（1）电泳法　用非还原型SDS-PAGE法，分离胶浓度为15%，加样量不低于10μg（考马斯亮蓝R250染色法）或5μg（银染法）。经扫描仪扫描，纯度不低于95.0%。

（2）高效液相色谱法　凝胶色谱柱适合分离分子量为5~60kD，流动性为0.1mol/L磷酸-氯化钠缓冲液（pH7.0），上样量≥20μg，检测波长280nm，理论板数不低于1500，人白介素-2主峰面积不低于总面积的95.0%。

5. 分子量　用非还原型SDS-PAGE法，分离胶浓度为15%，加样量不低于1.0μg，分子量应为15.5kD±1.6kD。

6. 外源性DNA残留量　每支（瓶）不高于10ng。

7. 宿主菌蛋白质残留量　不高于蛋白质总量的0.10%。

8. 残余抗生素活性　不应有残余氨苄西林或其他抗生素活性。如制品中含有SDS，应将SDS至少稀释至0.01%再进行测定。

9. 细菌内毒素　应小于10EU/100万IU。如制品中含有SDS，应将SDS至少稀释至0.0025%再进行测定。

10. 等电点　主区带应为6.5~7.5，且供试品的等电点图谱应与对照品一致（《中国药典》2015年版四部通则0541第六法）。

11. 紫外光谱 用水或生理盐水将供试品稀释至 $100\sim500\mu g/ml$，在光路 1cm，波长 $230\sim360nm$ 下扫描，最大吸收峰为 $277nm\pm3nm$。

12. 肽图 依法测定，应与对照品图形一致。

13. N-端氨基酸序列 用氨基酸序列分析仪测定，N-端序列应为：（Met）-Ala-Pro-Thr-Ser-Ser-Ser-Thr-Lys-Lys-Thr-Gln-Leu-Gln-Leu-Glu。

（二） 半成品检定

1. 细菌内毒素 应小于 10EU/100 万 IU。如制品中含有 SDS，应将 SDS 至少稀释至 0.0025%再进行测定。

2. 无菌检查 应符合规定。

（三） 成品检定

除水分测定、装量差异检查外，应按标示量加入灭菌注射用水，复溶后进行其余各项检定。

1. 鉴别 按免疫印迹法或免疫斑点法测定，应为阳性。

2. 物理检查

（1）外观 应为白色或微黄色疏松体，按标示量加入灭菌注射用水后应迅速复溶为澄明液体。

（2）可见异物 应符合规定。

（3）装量差异 应符合规定。

3. 化学检定

（1）水分 应不高于 3.0%。

（2）pH 应为 6.5~7.5。如制品中不含 SDS，应为 3.5~7.0。

（3）渗透压摩尔浓度 应符合批准的要求。

4. 生物学活性 应为标示量的 80%~150%。

5. 残余抗生素活性 不应有残余氨苄西林或其他抗生素活性。如制品中含有 SDS，应将 SDS 至少稀释至 0.01%再进行测定。

6. 无菌检查 应符合规定。

7. 细菌内毒素检查 应小于 10EU/支（瓶）。如制品中含有 SDS，应将 SDS 至少稀释至 0.0025%再进行测定。

8. 异常毒性检查 依法检查（小鼠试验法），应符合规定。

9. 乙腈残留量 如工艺中采用乙腈，则照气相色谱法进行检查。色谱柱采用石英毛细管柱，柱温 45℃，气化室温度 150℃，检测器温度 300℃，载气为氮气，流速为 4.0ml/min，用水稀释乙腈标准溶液使其浓度为 0.0004%，分别吸取 1.0ml 上述标准溶液及供试品溶液顶空进样 400μl，通过比较标准溶液和供试品溶液的峰面积判定供试品溶液乙腈含量。乙腈残留量应不高于 0.0004%。

岗位对接

本章是氨基酸及蛋白质类药物质量检验专业知识和技能。要求从业人员掌握氨基酸、多肽和蛋白质的理化性质，相关检查项目及《中国药典》中氨基酸和蛋白质的含量测定、效价测定方法和结果计算；学会蛋白质药物质量分析的一般步骤。

目标检测

一、选择题

（一）单项选择题

1. 干扰素的效价测定可采用 （   ）

    A. 网织红细胞法　　　　　　B. MTT 比色法　　　　　　C. WISH 细胞病变抑制法

    D. 一期法　　　　　　　　　E. 管碟法

2. 氨基酸与蛋白质类药物的鉴别中都可用 （   ）

    A. 福林酚反应　　　　　　　B. 纸层析　　　　　　　　C. 茚三酮反应

    D. 双缩脲反应　　　　　　　E. 考马斯亮蓝染色法

3. N-端氨基酸序列分析的基本原理是 （   ）

    A. Sanger 反应　　　　　　　B. 茚三酮反应　　　　　　C. Edman 反应

    D. 双缩脲反应　　　　　　　E. 旋光性

4. 下列哪类制品需要检查外源性 DNA 残留量 （   ）

    A. 维生素　　　　　　　　　B. 血液制品　　　　　　　C. 重组 DNA 制品

    D. 抗生素　　　　　　　　　E. 真菌多糖

5. 对基因工程类药物的检查项目不包括 （   ）

    A. 肽图　　　　　　　　　　B. N-端氨基酸序列　　　　C. 外源性 DNA

    D. 蛋白质含量　　　　　　　E. 分子量

6. 下列不属于氨基酸所具有的特征反应的是 （   ）

    A. 茚三酮反应　　　　　　　B. Sanger 反应　　　　　　C. Edman 反应

    D. 双缩脲反应　　　　　　　E. 紫外吸收

（二）多项选择题

1. 在下列方法中，可以用于测定蛋白质分子量的有 （   ）

    A. 凝胶层析　　　　　　　　B. 还原型 SDS-PAGE 法　C. 超速离心分析

    D. 免疫电泳　　　　　　　　E. 紫外-可见分光光度法

2. SDS-PAGE 法可用于 （   ）

    A. 蛋白质类药物的分子量测定　　B. 蛋白质类药物的等电点测定

    C. 基因重组多肽药物的鉴别　　　D. 蛋白质类药物的纯度检查

    E. 蛋白质类药物的含量测定

3. 氨基酸类药物的鉴别可用 （   ）

    A. 红外光谱法　　　　　　　B. 气相色谱法　　　　　　C. HPLC 氨基酸自动分析

    D. 分光光度法　　　　　　　E. 层析法

4. 对基因重组多肽类药物的鉴别可采用 （   ）

    A. SDS-PAGE 法　　　　　　B. HPLC　　　　　　　　　C. 免疫印迹法

    C. 紫外-可见分光光度法　　　E. Edman 反应

5. 白介素的检测项目包括 （   ）

    A. 等电点　　　　　　　　　B. 外源性 DNA 残留　　　C. 红外光谱扫描

    D. 乙腈残留量　　　　　　　E. 热原

二、填空题

1. 基因工程类蛋白质药物的检查方法主要用于_____、肽图、等电点、紫外吸收、纯度、_____、____和残余 IgG 的检查。
2. 目前对宿主细胞（或菌体）残留蛋白质含量的测定主要采用的是_____，一般采用_____。
3. 胰岛素的效价测定方法是_____；绒促性素的效价测定方法是_____；生长激素的效价测定方法是_____。

三、简答题

1. 基因工程类药物的特殊检查项目主要有哪些？
2. 基因重组多肽类药物的鉴别方法有几种？它们的原理和特点是什么？
3. 氨基酸类药物的含量测定方法有哪几种？
4. 常用的蛋白质类药物含量测定方法有哪几种？

四、论述题

SDS-PAGE 法测得的分子量是否是天然蛋白质的完整分子量？其原理是什么？哪些蛋白质不能用此法测定分子量？

实训六 考马斯亮蓝染色法测定人血白蛋白的含量

【实训目的】

1. 掌握考马斯亮蓝染色法测定蛋白质含量的原理。
2. 掌握紫外-可见分光光度计的操作方法。
3. 了解结晶人血白蛋白含量的测定法。

【实训原理】

考马斯亮蓝法测定蛋白质含量，是利用蛋白质-染料结合的原理，定量测定微量蛋白浓度的快速、灵敏的方法。

考马斯亮蓝 G250 存在两种不同的颜色形式——红色和蓝色。它和蛋白质通过范德华力结合，在一定蛋白质浓度范围内，蛋白质和染料结合符合比尔定律。此染料与蛋白质结合后颜色有红色形式和蓝色形式，最大光吸收由 465nm 变成 595nm，通过测定 595nm 处光吸收的增加量可知与其结合的蛋白质的量。

蛋白质和染料结合是一个很快的过程，约 2 分钟即可反应完全，呈现最大光吸收，并可稳定 1 小时，之后，蛋白质-染料复合物发生聚合并沉淀出来。蛋白质-染料复合物具有很高的消光系数，使得在测定蛋白质浓度时灵敏度很高，在测定溶液中含蛋白质 $5\mu l/ml$ 时就有 0.275 光吸收值的变化，比 Lowry 法灵敏 4 倍，测定范围为 10～100μg 蛋白质，微量测定法测定范围是 1～10μg 蛋白质。此反应重复性好、精确度高、线性关系好。标准曲线在蛋白质浓度较大时稍有弯曲，这是由于染料本身的两种颜色形式光谱有重叠，试剂背景值随更多染料与蛋白质结合而不断降低，但直线弯曲程度很轻，不影响测定。

此方法干扰物少，研究表明：氯化钠、氯化钾、氯化镁、乙醇、硫酸铵无干扰。强碱缓冲液在测定中有一些颜色干扰，这可以用适当的缓冲液对照扣除其影响。三羟甲基氨基甲烷、乙酸、2-巯基乙醇、蔗糖、甘油、EDTA 及微量的去污剂如 Triton X-100、SDS、玻璃去污剂有少量颜色干扰，用适当的缓冲液对照很容易除掉。但是，大量去污剂的存在对颜色影响太大而不易消除。

【实训内容】

（一）实训用品

1. 器材　试管及试管架、50ml 量瓶、移液管、紫外-可见分光光度计。

2. 试剂

（1）考马斯亮蓝试剂　准确称取 100mg 考马斯亮蓝 G250 溶于 50ml 95% 乙醇中，加入 85% 磷酸 100ml，用蒸馏水稀释至 1000ml，滤过。最终试剂中含 0.01%（*W/V*）考马斯亮蓝 G250，4.7%（*W/V*）乙醇。

（2）标准蛋白质溶液　人血白蛋白，预先经微量凯氏定氮法测定蛋白氮含量，根据其纯度用 0.15mol/L 的氯化钠溶液分别配制成 1mg/ml、0.1mg/ml 蛋白溶液。

（3）样品溶液　人血白蛋白溶液（浓度约 0.5mg/ml）。

（二）实训操作

1. 标准法制定标准曲线　取 14 支试管，分两组按下表平行操作。以 A_{595nm} 为纵坐标，标准蛋白含量为横坐标，在坐标纸上绘制标准曲线。

标准法标准蛋白溶液的配制

试管编号	0	1	2	3	4	5	6
1mg/ml 标准蛋白溶液（ml）	0	0.01	0.02	0.03	0.04	0.05	0.06
0.15mol/L 氯化钠溶液（ml）	0.1	0.09	0.08	0.07	0.06	0.05	0.04
考马斯亮蓝试剂（ml）				5			
摇匀，1 小时内以 0 号管为空白对照，在 595nm 处比色							
A_{595nm}							

2. 微量法制定标准曲线　取 12 支试管，分两组按下表平行操作。以 A_{595nm} 为纵坐标，标准蛋白含量为横坐标，在坐标纸上绘制标准曲线。

微量法标准蛋白溶液的配制

试管编号	0	1	2	3	4	5
0.1mg/ml 标准蛋白溶液（ml）	0	0.01	0.02	0.03	0.04	0.05
0.15mol/L 氯化钠溶液（ml）	0.1	0.09	0.08	0.07	0.06	0.05
考马斯亮蓝试剂（ml）			5			
摇匀，1 小时内以 0 号管为空白对照，在 595nm 处比色						
A_{595nm}						

3. 未知样品蛋白质浓度测定　测定方法同上。取合适的未知样品体积，使其测定值在标准曲线的直线范围内。根据所测定的 A_{595nm} 值，在标准曲线上查出其相当于标准蛋白的量，从而计算出未知样品的蛋白质浓度（mg/ml）。

【实训报告】

人血白蛋白蛋白质含量测定结果记录

品名：_____   批　　号：_____

规格：_____   检验日期：_____

检定依据：《中国药典》2015 年版

检测环境：温度：_____   湿度：_____

实验内容及结果：

表1　标准法制定标准曲线

试管编号	0	1	2	3	4	5	6
1mg/ml 标准蛋白溶液（ml）	0	0.01	0.02	0.03	0.04	0.05	0.06
0.15mol/L 氯化钠溶液（ml）	0.1	0.09	0.08	0.07	0.06	0.05	0.04
考马斯亮蓝试剂（ml）				5			

摇匀，1 小时内以 0 号管为空白对照，在 595nm 处比色

A_{595nm}

表2　微量法制定标准曲线

试管编号	0	1	2	3	4	5
0.1mg/ml 标准蛋白溶液（ml）	0	0.01	0.02	0.03	0.04	0.05
0.15mol/L 氯化钠溶液（ml）	0.1	0.09	0.08	0.07	0.06	0.05
考马斯亮蓝试剂（ml）			5			

摇匀，1 小时内以 0 号管为空白对照，在 595nm 处比色

A_{595nm}

表3　未知样品吸光值

试管编号	0	1	2
未知样品溶液（ml）	0	0.05	0.1
0.15mol/L 氯化钠溶液（ml）	0.1	0.05	0.0
考马斯亮蓝试剂（ml）		5	

摇匀，1 小时内以 0 号管为空白对照，在 595nm 处比色

A_{595nm}

A_{595nm} 平均值

　　根据表1、表2结果绘制标准曲线图并拟合出标准曲线方程。将未知样品的 A_{595nm} 平均值代入方程求得未知样品的浓度

结论：

检验人：　　　　　　　　　　　复核人：

【实训注意】

1. 如果测定要求很严格，可以在试剂加入后的 5~20 分钟内测定光吸收，因为在这段时间内颜色是最稳定的。

2. 测定中，蛋白–染料复合物会有少部分吸附于比色杯壁上，实验证明此复合物的吸附量是可以忽略的。测定完后可用乙醇将蓝色的比色杯洗干净。

【实训思考】

1. 举例说明哪些生物制剂需要做无菌检查，出现怎样的实验结果可判断该供试品为无菌检查合格的生物制剂？

2. 在上述实验中，为何要设阳性和阴性对照？若阳性对照出现了阴性结果，请分析其产生的原因并给出处理方法。

（朱宏阳）

第十三章

酶类药物的分析

学习目标

知识要求　**1. 掌握**　酶的定义和性质；取样测定法与连续监测法进行酶类药物效价的测定方法；酶活力、酶比活力的计算。

　　　　　　2. 熟悉　酶类药物鉴别、检查方法；尿激酶、胰蛋白酶、门冬酰胺酶等药用酶的生物学特性及其鉴别、检查、效价测定方法。

　　　　　　3. 了解　酶活力测定中需控制的反应条件。

技能要求　1. 熟练掌握酶类药物质量检测技能。

　　　　　　2. 学会利用紫外-可见分光光度计测定酶活力的技术。

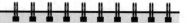

案例导入

案例：2015 年 11 月在中国药品质量安全年会上有药品检验权威机构指出：注射用门冬酰胺酶检测方法的准确性差异导致部分问题产品流入市场。A、B 两家药厂都生产门冬酰胺酶原料药，但在纯化、浓缩等关键环节分别采取了不同的工艺，用《中国药典》现有方法检测发现，两家企业的产品所含杂质均在规定的限度以下，即符合规定。但若采用《中国药典》暂未收载的双向电泳法、超高效液相色谱法（UPLC）等来检查、分析，则发现 A 企业产品检查结果变化不大，而 B 企业产品纯度不符合规定。

讨论：1. 如何理解检测方法的专属性、灵敏性对药品质量控制的意义？

　　　　2.《中国药典》中收载的标准与方法在逐步的提高与完善中，我们应该如何更好地学习《中国药典》的知识，同时兼顾发展的需要？

第一节　概述

一、酶的基本概念

　　酶是一种由生物体活细胞产生的生物催化剂。它的化学本质是蛋白质（少数为 RNA）。酶参与生物体内的物质代谢和能量代谢，具有高效、高度专一、反应条件温和、可调控等催化特性。

二、酶类药物特性及分类

（一）药用酶的基本条件

　　酶类药物已经应用在消化系统疾病及血栓、烧伤、炎症、肿瘤等多种疾病的临床治疗上，但是药用酶的数量相对目前已知的 1000 多种酶来说仍然非常少，大多数天然酶作为药物来说，仍然具有很多缺点，如在生理 pH 条件下不稳定，分子量大，注入人体内很难达到靶点等。酶应具备以下条件才具有药用价值。

1. 在生理 pH 条件下，具有最高活性和稳定性。如大肠埃希菌谷氨酰胺酶最适 pH 为 5.0，在生理 pH 下基本无活性，故不能作为药用酶应用于临床。

2. 对基质具有较高亲和力。酶的 K_m 值较低时，只需少量的酶制剂就能催化血液或组织中较低浓度的基质发生化学反应，从而高效发挥治疗作用。

3. 血清中半衰期较长。即要求药用酶从血液中清除率较慢，以利于充分发挥治疗作用。

4. 纯度要求高，注射用的纯度要求更高。

5. 具有较低的免疫原性或无免疫原性。由于酶的化学本质是蛋白质，酶类药物都不同程度地存在免疫原性的问题，这是很多酶的天然缺点，近年来为了改善酶类药物疗效，对酶进行化学修饰以期降低免疫原性，获得了比较理想的效果。也可以寻求制备免疫原性较低的酶。

6. 最好不需要外源辅助因子。有些酶需要辅酶或 ATP 和金属离子，方能进行酶反应，这类酶在应用中常常受到限制。

（二）酶类药物的分类及应用

1. 治疗胃肠道疾病有关的酶类　如胰酶、胃蛋白酶、淀粉酶、脂肪酶、纤维素酶、乳糖酶、β-半乳糖苷酶、胰蛋白酶等。

2. 消炎抑菌酶类　如溶菌酶（主要用于五官科）、胰蛋白酶、菠萝蛋白酶、无花果蛋白酶等，用于消炎、消肿、清疮、排脓和促进伤口愈合。胶原蛋白酶用于治疗压疮和溃疡，木瓜凝乳蛋白酶用于抗炎消肿和治疗椎间盘病，胰蛋白酶还用于治疗毒蛇咬伤。糜蛋白酶可稀释痰液便于咳出，对脓性和非脓性痰液均有效，也可用于创伤或手术后伤口愈合、抗炎及防止局部水肿、血肿等。

3. 心血管疾病治疗酶类　链激酶、尿激酶和纤溶酶等，这些酶制剂对溶解血栓有独特的效果；弹性蛋白酶能降低血脂，防治动脉粥样硬化。激肽释放酶能扩张血管、降低血压。凝血酶可用于止血。

4. 抗肿瘤酶类　天冬酰胺具有促进肿瘤细胞生长的作用，天冬酰胺酶能分解天冬酰胺，因此可以抑制肿瘤细胞的生长。神经氨酸苷酶是一种良好的肿瘤免疫治疗剂，尿激酶可用于加强抗癌药物如丝裂霉素的药效，谷氨酰胺酶、蛋白氨酸酶、组氨酸酶、酪氨酸氧化酶也有不同程度的抗肿瘤作用。

5. 其他酶类　超氧化物歧化酶（SOD）用于治疗类风湿关节炎和放射病；DNA 酶与 RNA 酶可用于降低痰液黏度，用于治疗慢性气管炎；玻璃酸酶用于分解黏多糖；葡聚糖酶可预防龋齿；透明质酸酶用作药物扩散剂；青霉素酶可治疗青霉素过敏。

《中国药典》2015 年版收录的酶类药物有胰酶、胰蛋白酶、胃蛋白酶、门冬酰胺酶（埃希）、门冬酰胺酶（欧文）、抑肽酶、尿激酶、糜蛋白酶、玻璃酸酶、凝血酶等及其制剂。另有一些药用酶如菠萝蛋白酶、纤溶酶、弹性酶、溶菌酶等收载在《部（局）颁药品标准》中。

第二节 酶类药物的鉴别、检查和含量测定

一、酶类药物的鉴别

酶分子都是有特异性生物活性的蛋白质，在鉴别中依据酶的活性、纯度，遵循特异、专属的原则选择鉴别方法，鉴别方法主要有以下几类。

（一）酶活性试验

依据酶原有生物活性进行鉴别是药用酶鉴别中最常用的方法。可以利用酶的体外活力或体内活力进行酶的鉴别。

1. 体外酶活力试验 如《中国药典》2015 年版收载的糜蛋白酶的鉴别，底物 N-乙酰-L-酪氨酸乙酯在糜蛋白酶作用下水解为 N-乙酰-L-酪氨酸和乙醇，反应体系 pH 降低，使底物试液中所含的甲基红-亚甲蓝混合指示剂显紫红色。另外胰蛋白酶、抑肽酶、尿激酶等酶的鉴别方法也属于体外酶活力试验。

2. 体内酶活力试验 如玻璃酸酶的鉴别，玻璃酸酶是一种重要的药物扩散与黏液水解剂，在动物皮内注射玻璃酸酶，通过对黏多糖玻璃酸的解聚作用来加速染色剂亚甲蓝的扩散和吸收，使皮内注射含玻璃酸酶的亚甲蓝的蓝色圈大于单独注射亚甲蓝的蓝色圈，从而证明玻璃酸酶的扩散作用。

（二）呈色反应

药用酶本身即为蛋白质，故蛋白质常用的显色法，如在碱性条件下的双缩脲反应、茚三酮反应等也同样适用于酶类药物。《中国药典》2015 年版中收载了门冬酰胺酶的双缩脲鉴别反应，此反应快速灵敏，常用作蛋白的快速鉴别方法，但该法专属性较差，常配合其他方法进行药品的鉴别。

（三）沉淀试验

蛋白质与生物碱试剂或重金属盐反应，即产生沉淀。作为化学本质为蛋白质的大多酶类药物，也具有这个理化性质。《中国药典》2015 年版中收载的胃蛋白酶的鉴别，胃蛋白酶水溶液加生物碱试剂鞣酸及金属盐氯化钡溶液，即生成沉淀。

（四）高效液相色谱法

利用高效液相色谱法进行酶的鉴别也是常用的方法，《中国药典》2015 年版收载了门冬酰胺酶的鉴别。高效液相色谱法较分子排阻色谱法（SEC）的分离度更高，大肠埃希菌与欧文菌两种来源的门冬酰胺酶用该法可达到良好的分离效果，为该品种的专属性鉴别方法。胰激肽原酶、抑肽酶等也采用高效液相色谱法进行鉴别。

此外，也可利用酶是蛋白的性质来选择其他技术进行鉴别，如 SDS-PAGE 法、等电聚焦电泳、毛细管电泳等电泳技术；免疫扩散、免疫电泳、免疫印迹术和酶联免疫等免疫学技术等。

二、酶类药物的检查

酶类药物的一般杂质检查项目中有多项与其他一般生化药物的检测项目及检测方法相同，其中干燥失重绝大多数品种要求在 60℃ 以下减压干燥至恒重，从微生物和海洋生物中提取的酶，还应进行重金属的检查。生物检查项目中多进行细菌内毒素、无菌或微生物限度、异常毒性、降压物质、过敏反应等检查。

目前酶类药物大多是生化产品或微生物发酵产品，在制备过程中可能带入其他大分子

杂质，如脂肪、其他酶、大分子蛋白质、核酸等，会影响酶的质量，故需进行含量限度检查。其检测方法依据不同的杂质而异，下面介绍几种常见的大分子杂质的检查。

（一）脂肪

从动物内脏中提取的酶类，大多含有脂肪成分，《中国药典》2015 年版收载的胰酶、胰激肽原酶等均需进行脂肪限度的检测，其测定方法为用乙醚提取后挥散乙醚，残渣经干燥后称重并计算，不得超过规定的杂质限量。

（二）高分子蛋白质（高聚物）

酶类药物在提取纯化的过程中也常存在蛋白质大分子不能排除的问题，会影响酶类药物的纯度与质量，常用的检测方法有分子排阻色谱法（SEC）、SDS-聚丙烯酰胺凝胶电泳法、高效液相色谱法等。如抑肽酶中高分子蛋白质的检查，采用分子排阻色谱法测定，高分子蛋白质的限度控制在 1.0%。胰激肽原酶可采用高效液相色谱法或 SDS-聚丙烯酰胺凝脉电泳法检查纯度，门冬酰胺酶使用 SEC-HPLC 法进行测定，主要是因为门冬酰胺酶为注射级原料药，且临床使用中有过敏等不良反应，应严格控制高分子物质，《中国药典》2015 年版规定门冬酰氨酶限度不得低于 97.0%。

若在没有找到有效方法的情况下，也可采用控制吸光度的方法来控制纯度，如《中国药典》2015 年版收载的玻璃酸酶，玻璃酸酶来源于动物睾丸或微生物发酵制得，所含的杂蛋白量比较多，通过检测 280nm 吸光值并要求在一定限值以下来检查玻璃酸酶的纯度。同法也可检查核酸杂质的量。

（三）其他酶含量

同种来源的酶，如胰蛋白酶、糜蛋白酶、胰激肽原酶，都来源于动物胰脏，在提取一种酶时极易混入别的蛋白酶，故要做含量限度检测。

《中国药典》2015 年版收载的糜蛋白酶，需做胰蛋白酶含量的检查。胰蛋白酶能专一作用于赖氨酸、精氨酸等碱性氨基酸的羧基组成的肽键、酰胺键和酯键，胰蛋白酶水解底物甲苯磺酰基-L-精氨酸甲酯生成酸，可使甲基红-亚甲蓝试液变成紫红色。因该法的呈色速度与胰蛋白酶的量和试剂纯度有关，故与胰蛋白酶对照品进行比较。

又如检测混杂在胰激肽原酶中的其他蛋白酶时，以酪蛋白为底物，是因胰脏中的大多数蛋白酶均能水解酪蛋白，而胰激肽原酶则与酪蛋白几乎不起作用。酪蛋白经水解生成肽和氨基酸，可使 280nm 处所测吸光度增大，故用紫外-可见分光光度法测定。在规定的条件下，测得的吸光度越高，表明其他蛋白酶的量越大，《中国药典》规定测得值不得过 0.2。

（四）大分子活性物质含量

如尿激酶中的凝血质样活性物质检查，尿激酶是由新鲜人尿经分离提纯后制得的一种碱性蛋白水解酶，人尿中含有凝血质样物质，提取制备时可能有残留。必须控制其最低安全限量，否则会使血中暂时复钙时间缩短，使血液呈短暂高凝状态，不利于血栓病患者，并且容易并发脑血栓。当酶制品比活达到 35 000IU/mg 蛋白以上，尿激酶血浓度在 80～320IU/ml 时，临床上才不会发生血浆复钙时间缩短。《中国药典》2015 年版采用兔血浆法测定尿激酶中的凝血质样活性物质。

三、酶类药物含量测定原理及方法

酶的效价测定项下一般包括酶活力、蛋白质含量和比活的测定。

（一）酶含量测定

除了少数核酶外，酶化学本质都是蛋白质，一般酶含量的测定实际就是测定酶中蛋白质含量，酶含量测定主要是用于酶比活力计算和酶制剂成品规格的控制。可根据它们的物理化学性质选择采用凯式定氮法、双缩脲法、福林酚法（Lowry 法）、考马斯亮蓝法（Bradford 法）、紫外-可见分光光度法、高效液相色谱法等。其中凯式定氮法是经典的标准方法，Lowry 法和 Bradford 法是在蛋白质质量检定中经常使用的方法。具体的测定原理及方法见第十二章。

（二）酶活力的检测方法

酶活力（enzyme activity）也称酶活性，是指酶催化一定化学反应的能力。要测定酶的含量，不能直接用重量或体积来衡量，通常是用催化某一化学反应的能力来表示，即用酶活力大小来表示。酶活力的高低是研究酶的特性、生产及应用的一项不可缺少的指标。

1. 酶活力与酶反应速度 酶活力的大小可以用在一定条件下它所催化的某一化学反应的反应速度来表示，即酶催化的反应速度越快，酶的活力就越高；反应速度越慢，酶的活力就越低。测定酶活力就是测定酶促反应的速度（用 V 表示）。酶促反应速度可用单位时间内、单位体积中底物的减少量或产物的增加量来表示，在一般的酶促反应体系中，底物往往是过量的，测定初速度时，底物减少量占总量的极少部分，不易准确检测，而产物则是从无到有，只要测定方法灵敏，就可准确测定。一般以测定产物的增加量来表示酶促反应速度较为合适。将产物浓度对反应时间作图，反应速度就是图 13-1 中曲线的斜率。

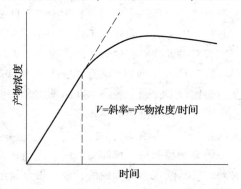

图 13-1 酶反应时间与产物浓度关系

从图 13-1 中可知，反应速度只在最初一段时间内保持恒定，随着反应时间的延长，酶反应速度下降。引起下降的原因很多，如底物浓度的降低，酶在一定的 pH 及温度下部分失活；产物对酶的抑制、产物浓度增加而加速了逆反应的进行等。因此，研究酶反应速度应以酶促反应的初速度为准，这时上述各种干扰因素尚未起作用，速度基本保持恒定。

2. 酶活力单位和酶比活力 酶的活力大小即酶量的大小，用酶的活力单位（IU 或 U）来度量。酶的测定条件由各个实验室自己决定，故由于酶在不同的实验室，因为规定的条件不同，酶单位值不同。国际生化学会推荐的国际单位，即在特定条件下，1 分钟内能使 1μmol 底物转化或产生 1μmol 产物的酶量作为一个酶国际单位。特定条件是指：温度选定为 25℃，其他条件（如 pH 及底物浓度）均采用最适条件。1979 年国际生化学会为将酶的活力单位与国际单位制的反应速率（mol/s）相一致，推荐用催量（简称 Kat）来表示酶活力。1 催量定义为：在特定的测定系统中，催化底物每秒钟转变 1mol 的酶量。Kat 和 IU 的换算关系：$1 \text{ Kat} = 6 \times 10^7 \text{IU}$。

表示酶活力大小的方法常常沿用习惯用法，如 α-淀粉酶的活力，可用每小时催化 1g 可溶性淀粉液化所需要的酶量来表示，也可以用每小时催化 1ml 2% 可溶性淀粉液化所需要的酶量作为 1 个酶单位。有时甚至可直接用测得的物理量表示，例如，以吸收度的变化值（$\Delta A/\Delta t$）表示酶活力单位。

酶的比活力（specific activity）代表酶的纯度，根据国际酶学委员会的规定，比活力用每毫克蛋白质所含的酶活力单位数表示，有时用每克酶制剂或每毫升酶制剂含有多少活力单位来表示（U/g 或 U/ml）。它是酶学研究及生产中经常使用的数据，可以用来比较每单位重量酶蛋白的催化能力。对同一种酶来说，比活力愈高，酶愈纯。

3. 酶活力的测定方法 酶活力的测定常见的方法有取样测定法和连续监测法。

（1）取样测定法 即在酶促反应开始后一定的时间，采用添加酶的变性剂或加热的方法使反应终止，然后测底物的减少量或产物的增加量，与对照品比较计算蛋白酶效价。当底物具有某种特殊性质（如具有特征吸收光谱）时，可通过直接测定底物的减少量而定量测定催化该反应的酶的活力，如溶菌酶活性测定时以 450nm 处每分钟引起底物溶菌小球菌体溶液吸光度下降 0.001 所需要的酶量为一个酶活性单位 U。当产物具有可以进行定量测定的特殊性质，可通过测定产物增加量而定量测定催化该反应的酶的活力，如胃蛋白酶效价测定中，通过测定酪氨酸的生成量来衡量酶的活力。

取样测定法中酶的常用变性剂如 5% 的三氯醋酸、3% 的高氯酸或其他酸、碱、醇类。三氯醋酸是一种高效、专一的大分子蛋白变性剂和沉淀剂，其缺点是在紫外光区有吸收，而高氯酸没有此缺点，并且用氢氧化钠中和、冷却后，高氯酸钠还可沉淀除去，但它不适于对酸和氧化剂敏感的测定对象。用于停止反应的试剂应根据具体反应灵活掌握，例如，以对硝基酚的衍生物作底物的酶促反应可用氢氧化钠或氢氧化钾停止反应，因为碱有利于硝基酚发色。

在取样测定法中应用何种具体的检测方法要根据具体的酶反应而定。常用的检测方法有紫外-可见分光光度法、荧光分析法等。

（2）连续监测法 连续监测法中要求酶促反应持续进行，间隔恒定时间，测定产物或底物的含量，通常底物与产物有特征差别时选用该法。应用何种具体的检测方法要根据具体的酶反应而定，常用的检测方法有紫外-可见分光光度法、荧光分析法、旋光度法、酶偶联测定法等。

①紫外-可见分光光度法 这是根据产物和底物在某一波长或波段上，有明显的特征吸收差别而建立起来的连续检测方法。吸收度测定应用的范围很广，几乎所有氧化还原酶都可用该法测定。该法的特点是灵敏度高（可检测到 10^{-9}mol 水平的变化）、耗时短、简便易行。

②荧光分析法 如果酶促反应的底物与产物之一具有荧光，那么荧光变化的速度可代表酶反应速度。应用此法测定的酶促反应有两类：一是脱氢酶等反应，它们的底物本身在酶促反应过程中有荧光变化，例如 NADPH 的中性溶液发强的蓝白色荧光（460nm），而 $NADP^+$ 则无。另一类是利用荧光源底物的酶反应，例如可用二丁酰荧光素测定脂肪酶，二丁酰荧光素不发荧光，但水解后释放荧光素。

荧光分析法灵敏度高，它比光吸收测定法还要高 2~3 个数量级，因此特别适于酶量或底物量极低时的快速分析，但荧光读数与浓度间没有确切的比例关系，而且常因测定温度、散射、仪器等不同而不同，测定时要先制备校正曲线，根据曲线再进行定量分析。

③旋光度法 某些酶促反应常伴随旋光性的变化，在没有其他更好的方法可用时，可考虑用旋光度测定法。

④酶偶联测定法 所谓酶偶联测定法是应用过量、高度专一的"偶联工具酶"使被测酶促反应能继续进行到某一可直接、连续、简便、准确测定阶段的方法。当偶联酶的反应速度与待测酶反应速度达平衡时，可用偶联酶的反应速度来代待测酶的活性。应用酶偶联测定法最重要的是加入的偶联工具酶应该高度纯净、专一而且过量，使检测的反应速度和酶浓度间有线性关系，偶联指示酶的用量一般应为被测酶的 100 倍左右。

4. 酶活力测定中需控制的反应条件 在选择合适方法测定酶活力时，要满足酶促反应最佳条件，其基本要求如下：所有待测定的酶分子都应该能够正常发挥它的作用。即反应系统中除了待测定的酶浓度是影响速度的唯一因素外，其他条件都处于最适于酶发挥催化作用的水平。酶活力测定中需控制的反应条件如下。

（1）底物　酶可以同时作用多个底物。以 K_m（K_m 称为米氏常数，是重要的酶反应动力学常数）小的作为此酶的测定底物；为便于测定，从底物性质来看，选用底物最好在物理化学性质上和产物不同。有些酶的底物和产物本身就有这个特点，有的则需要用色源或荧光源底物。为了不使酶反应速度受它限制，反应系统应该使用足够高的底物浓度，判别标准是底物浓度 $[S]$ 与 K_m 的关系，底物浓度可从米氏方程中算出，不同底物浓度时酶反应速度与最大反应速度的比值不同，理论上选用底物浓度 $[S] = 100K_m$，这种情况下反应速度可达到最大速度的 99%。当反应系统中底物的浓度足够大，即酶浓度远小于底物浓度时，酶促反应速度与酶浓度成正比，这是测定酶活力的依据。

（2）pH　同一种酶在不同的 pH 下测得的反应速度不同，氢离子浓度能对酶反应产生多种影响，它可能改变酶活性中心的解离情况，升高或降低酶的活性；也可能破坏酶的结构与构象导致酶失效，还可能作用于反应系统的其他组分影响酶反应，甚至改变酶可逆反应进行的方向，因此，酶促反应通常借助缓冲系统来控制 pH。最适 pH 能保证酶本身的稳定性及催化活性。酶的最适 pH 不是一个特征常数，它因不同的酶、底物、反应类型及缓冲液成分而不同。

（3）温度　酶促反应对温度十分敏感，因为温度能直接影响化学反应速度本身，也能影响酶的稳定性，还可能影响酶的构象和酶的催化机制。一般而言，温度变化 1℃，酶促反应速度可能相差 5% 左右，大多数酶在大于 60℃ 失活变性。酶促反应的温度通常选用 25℃、30℃ 或 37℃。

（4）反应时间　要求测定反应的初速度，测定酶活力要求时间越短越好，一般反应恰当的程度是指底物浓度消耗不超过 5%，以保证酶活力与速度成正比的直线关系。这是因为随时间的延长产物积累，加速了逆反应，酶活性与稳定性下降，底物浓度降低。

（5）辅助因子　有些酶需要金属离子或相应辅酶物质，在反应系统中应满足酶对这些辅助因子的需要。有时为了提高酶在反应系统中的稳定性，还可加入某些相应物质，例如对巯基酶可加入二巯基乙醇等。

另外测定每个酶促反应通常都应该设适当的空白和对照。空白是指杂质反应和自发反应引发的变化量，它提供的是未知因素的影响。空白值可通过不加酶的"底物空白"，或不加底物的"酶空白"，或二者都加（但酶需预先经过失效处理）。对照是指用纯酶或标准酶制剂测得的结果，主要作为比较或标定的标准，同时可消除或减少因各种条件改变对酶活力测定的影响。

5. 药用酶的活力测定　酶类药物的效价测定一般以其生物学作用为基础，选用特定的底物，在一定条件下比较供试品和对照品所产生的特定反应，通过等反应剂量间比例的运算，测得供试品中活性成分的效价。目前多使用紫外-可见分光光度法作为辅助测定手段。

《中国药典》2015 年版收载的胃蛋白酶、胰蛋白酶、糜蛋白酶等均采用此方法测定效价。如：胃蛋白酶能催化血红蛋白水解成酪氨酸、色氨酸等，酪氨酸、色氨酸在紫外光区有特征吸收，故可采用大分子蛋白变性剂三氯醋酸来终止酶反应，利用紫外-可见分光光度计取样测定法直接测定并计算效价。

又如胰蛋白酶能专一地作用于赖氨酸、精氨酸等碱性氨基酸的羧基组成的肽键、酰胺键及酯键，也可水解间位羟基苯酸酯及脂肪酸酯以及变性蛋白如酪蛋白、血红蛋白等，因此可选用酪氨基或含有碱性氨基酸的酰胺、酯等为底物测定酶活力。因酪蛋白可作为多种

蛋白水解酶的底物，缺乏专一性，故目前采用专属性较高的合成底物。《中国药典》2015
年版二部以 N-苯甲酰-L-精氨酸乙酯盐酸盐为底物，在胰蛋白酶作用下，酯键被水解生成
N-苯甲酰-L-精氨酸，在 253nm 波长处的吸光度随酶促反应增强，根据吸光度的变化率计
算胰蛋白酶的活力单位数。

拓展阅读

米氏常数 K_m 的意义

K_m 等于酶促反应速度为最大反应速度一半时的底物浓度，即当 $V=V_m/2$ 时，
$[S]=K_m$。K_m 是酶极为重要的动力学参数，它可以表示酶和底物之间的亲和能
力，K_m 值越大，亲和能力越弱。代谢途径中，K_m 值最大的那一步就是限速步骤，
该酶也叫这条途径的关键酶。某些酶可以催化几种不同的生化反应，叫多功能
酶，其中 K_m 值最小的那个反应的底物就是酶的最适底物。K_m 是一种酶的特征常
数，只与酶的种类有关而与酶的浓度无关，与底物的浓度也无关，这一点与 V_m 不
同，因此，可以通过 K_m 值来鉴别酶的种类。但是它会随着反应条件（T、pH）
的改变而改变。

第三节　几种常见药用酶的质量分析

一、尿激酶

本品是由人尿中分离提纯后制得的一种碱性蛋白水解酶，为白色非结晶状粉末。它是
由高分子量（54 000）和低分子量（33 000）的尿激酶组成的混合物，高分子量尿激酶含
量不得少于 90%，每毫克蛋白质中尿激酶活力单位数不得少于 12 万单位（U）。需遮光、
密封，在 10℃ 以下保存。

（一）鉴别

采用生物酶法进行鉴别，原理是尿激酶激活人体内纤维蛋白溶酶原使其成为有活性的
纤维蛋白溶酶，纤维蛋白原在凝血酶的作用下，转变成纤维蛋白凝块，此凝块在纤维蛋白
溶酶作用下，水解为可溶性小分子多肽，从而解聚血纤维蛋白，溶解血栓。

方法：取比活力测定项下的供试品溶液，用巴比妥-氯化钠缓冲液（pH7.8）稀释成每
1ml 中含 20U 的溶液，吸取 1ml，加纤维蛋白原溶液 0.3ml，再依次加入纤维蛋白溶酶原溶
液 0.2ml，凝血酶溶液 0.2ml，迅速摇匀，立即置 37℃±0.5℃恒温水浴中保温，计时，反应
系统应在 30~45 秒内凝结，且凝块在 15 分钟内重新溶解。以 0.9％氯化钠溶液作空白，同
法操作，凝块在 2 小时内不溶（上述试剂的配制同效价测定）。

（二）检查

1. 溶液的澄清度与颜色　取本品，加 0.9％氯化钠溶液溶解并制成每毫升中含 3000U
的溶液，依法检查（《中国药典》2015 年版四部通则 0901 第一法与通则 0902 第一法），应
澄清无色。

2. 分子组分比　取本品，加水制成 2mg/ml 的溶液后，加入等体积的缓冲液（取浓缩

胶缓冲液 2.5ml、20%十二烷基磺酸钠溶液 2.5ml、0.1%溴酚蓝溶液 1.0ml 和 87%甘油溶液 3.5ml，加水至 10ml），置水浴中 3 分钟，放冷，作为供试品溶液；取供试品溶液 10μl，加至样品孔，采用 SDS-聚丙烯酰胺凝胶电泳法（《中国药典》2015 年版四部通则 0541 第五法）测定，按公式 13-1 计算高分子量尿激酶相对含量（%）。

$$高分子量尿激酶相对含量（\%）= \frac{高分子量尿激酶峰面积}{高、低分子量尿激酶峰面积之和} \times 100\% \qquad (13-1)$$

3. 干燥失重　取本品，五氧化二磷为干燥剂，60℃减压干燥至恒重，减失重量不得过 5.0%。

4. 异常毒性　取本品，加氯化钠注射液制成每 1ml 中含 5000U 的溶液，依法检查（《中国药典》2015 年版四部通则 1141），按静脉注射法给药，应符合规定。

5. 细菌内毒素　取本品，依法检查（《中国药典》2015 年版四部通则 1143），每 1 万单位尿激酶中含内毒素的量应小于 1.0EU。

6. 凝血质样活性物质

（1）血浆的制备　取新鲜兔血，加 3.8%枸橼酸钠溶液（每 9ml 兔血加 3.8%枸橼酸钠溶液 1ml），混匀，在 2~8℃条件下，5000r/min 离心 20 分钟。取上清液在-20℃速冻保存备用，用前在 25℃融化。

（2）测定法　取本品，加巴比妥缓冲液（pH7.4）溶解并稀释制成每毫升中各含 5000、2500、1250、625 与 312U 的供试品溶液。若供试品中含乙二胺四乙酸盐或磷酸盐，必须先经巴比妥缓冲液（pH7.4）在 2℃透析除去，再配成上述浓度的溶液。

取小试管（12mm×75mm）7 支，在第 1、7 管各加巴比妥缓冲液（pH7.4）0.1ml 作空白对照，其余 5 管分别加入上述倍比稀释的供试品溶液各 0.1ml，再依次加入 6-氨基己酸溶液与血浆各 0.1ml，轻轻摇匀，于 25℃水浴中静置 3 分钟，加入已预温至 25℃的氯化钙溶液 0.1ml，混匀，置水浴中，立即计时。观察血浆凝固，观察时轻轻倾斜试管置水平状，终点时溶液应呈斜面但不流动，记录凝固时间（秒），每个浓度测定 3 次，求平均值（3 次测定中最大值与最小值的差不得超过平均值的 10%）。

以空白管的凝固时间减去供试品管的凝固时间为复钙缩短时间。以供试品溶液浓度的对数为纵坐标，复钙缩短时间（秒）为横坐标绘图。连接不同稀释度的供试品各点，应成一直线，延伸直线与纵坐标轴的交点为供试品浓度，即凝血质样活性为零值时的供试品酶活力，按每毫升供试品溶液的单位表示，每毫升应不得少于 150U。

7. 乙肝表面抗原　取本品，加 0.9%氯化钠溶液溶解并稀释制成 10mg/ml 的溶液，按试剂盒说明书项下测定，应为阴性。

（三）效价测定

1. 酶活力测定　尿激酶活力测定方法为"气泡上升法"，在纤维蛋白溶酶原过量的情况下，尿激酶量与纤维蛋白凝块的溶解时间的对数成直线关系。

（1）试剂

①牛纤维蛋白原溶液　取牛纤维蛋白原，加巴比妥-氯化钠缓冲液（pH7.8）溶解并制成 6.67mg/ml 可凝结蛋白的溶液。

②牛凝血酶溶液　取牛凝血酶，加巴比妥-氯化钠缓冲液（pH7.8）溶解并制成每毫升中含 6.0U 的溶液。

③牛纤维蛋白溶酶原溶液　取牛纤维蛋白溶酶原，加三羟甲基氨基甲烷缓冲液（pH9.0）溶解并稀释制成每毫升中含 1~1.4 酪蛋白单位的溶液（如溶液浑浊，离心，取上清液备用）。

④混合溶液 临用前取等体积的牛凝血酶溶液和牛纤维蛋白溶酶原溶液，混匀。

（2）标准品溶液的制备 取尿激酶标准品，加巴比妥-氯化钠缓冲液（pH7.8）溶解并定量稀释制成每1ml中含60单位的溶液。

（3）供试品溶液的制备 取本品适量，精密称定，加巴比妥-氯化钠缓冲液（pH7.8）溶解，并定量稀释制成与标准品溶液相同浓度的溶液，摇匀。

（4）测定法 取试管4支，各加牛纤维蛋白原溶液0.3ml，置37℃±0.5℃水浴中，分别加巴比妥-氯化钠缓冲液（pH7.8）0.9、0.8、0.7、0.6ml，依次加标准溶液0.1、0.2、0.3、0.4ml，再分别加混合溶液0.4ml，立即摇匀，分别计时。反应系统应在30~40秒内凝结，当凝块内小气泡上升到反应系统体积一半时作为反应终点，立即计时。每个浓度测3次，计算平均值（3次测定中最大值与最小值的差不得超过平均值的10%）。

以尿激酶浓度的对数为横坐标，以反应终点时间的对数为纵坐标，进行线性回归。供试品按上法测定，用线性回归方程求得供试品溶液浓度，计算每毫克供试品的效价。

2. 蛋白质含量 取本品约10mg，精密称定，照凯氏定氮法（《中国药典》2015年版四部通则0731第一法）测定蛋白质含量，即得。

3. 计算比活

$$比活 = \frac{每毫克供试品中效价单位（U）}{每毫克供试品中蛋白质的量（mg）} \tag{13-2}$$

二、胰蛋白酶

本品系自猪、羊或牛胰中提取的蛋白分解酶，为白色或类白色结晶性粉末。按干燥品计算，每毫克中胰蛋白酶的活力不得少于2500U。本品需遮光，密封，在阴凉干燥处保存。

（一）鉴别

取本品约2mg，置白色点滴板上，加对甲苯磺酰-L-精氨酸甲酯盐酸盐试液0.2ml，摇匀，即显紫色。

（二）检查

1. 酸度 取本品，加水溶解制成2mg/ml的溶液，依法测定（《中国药典》2015年版四部通则0631），pH应为5.0~7.0。

2. 溶液的澄清度 取本品，加0.9%氯化钠溶液溶解并制成10mg/ml的溶液，依法检查（《中国药典》2015年版四部通则0902第一法），溶液应澄清。

3. 糜蛋白酶 糜蛋白酶又称胰凝乳蛋白酶，为胰腺分泌，作为胰蛋白酶的一种特殊杂质需要检测。以N-乙酰-L-酪氨酸乙酯为底物，利用紫外-可见分光光度计连续监测法进行测定并计算，《中国药典》2015年版规定每2500U胰蛋白酶中不得多于50U的糜蛋白酶。

4. 干燥失重 取本品适量，以五氧化二磷为干燥剂，在60℃减压干燥4小时，减失重量不得过5.0%（《中国药典》2015年版四部通则0831）。

（三）效价测定

效价测定原理为胰蛋白酶专一作用于赖氨酸、精氨酸等碱性氨基酸的羧基组成的肽键、酰胺键及酯键，苯甲酰-L-精氨酸乙酯（BAEE）在胰蛋白酶的作用下，酯键被水解生成苯甲酰-L-精氨酸，在253nm波长处的吸收度随酶促反应递增，根据活力单位定义计算酶活力。

1. 底物溶液的制备 取N-苯甲酰-L-精氨酸乙酯盐酸盐85.7mg，加水溶解使成100ml，作为底物原液；取10ml，用磷酸盐缓冲液（pH7.6）稀释成100ml，照紫外-可见分光光度法，恒温于25℃±0.5℃，以水作空白，在253nm的波长处测定吸光度，必要时可用上述底物原液或磷酸盐缓冲液调节，使吸光度在0.575~0.585之间，作为底物溶液。制成后应在 2 小时内使用。

2. 供试品溶液的制备　精密称取本品适量，加 0.001mol/L 盐酸溶液溶解并制成每毫升含 50~60 胰蛋白酶单位的溶液。

3. 测定法　取底物溶液 3.0ml，加 0.001mol/L 盐酸溶液 200μl，混匀，作为空白。另精密量取供试品溶液 200μl，加底物溶液（恒温于 25℃±0.5℃）3.0ml，立即计时，混匀，使比色池内的温度保持在 25℃±0.5℃，照紫外-可见分光光度法，于 253nm 的波长处，每隔 30 秒读取吸光度，共 5 分钟。以吸光度为纵坐标、时间为横坐标作图；每 30 秒吸光度的改变应恒定在 0.015~0.018 之间，呈线性关系的时间不得少于 3 分钟。若不符合上述要求，应调整供试品溶液的浓度再测定。在上述吸光度对时间的关系图中，取成直线部分的吸光度，按公式 13-3 计算。

$$P = \frac{A_1 - A_2}{0.003TW} \tag{13-3}$$

式中，P 为每毫克供试中含胰蛋白酶的量，U；A_1 为直线上终止的吸光度；A_2 为直线上开始的吸光度；T 为 A_1 至 A_2 读数的时间，分钟；W 为测定液中供试品的量，mg；0.003 为在上述条件下，吸收度每分钟改变 0.003，即相当于 1 个胰蛋白酶单位。

三、门冬酰胺酶

门冬酰胺酶是一种自大肠埃希菌或欧文菌中提取制备的具有酰胺基水解作用的酶，含四个相同亚基，分子量约 140kD。1966 年本品首次应用于临床，作为治疗白血病和淋巴肉瘤的有效药物，常与长春碱、阿糖胞苷、巯基嘌呤、甲氨蝶呤等药物合用，以提高疗效及减少耐药性的发生。本品为白色结晶性粉末，无臭，在水中易溶，在乙醇和乙醚中不溶。《中国药典》2015 年版规定本品中每毫克蛋白质含门冬酰胺酶的活力不得低于 250U。门冬酰胺酶需遮光，密封，冷处保存。

（一）鉴别

1. 茚三酮反应　取本品 5mg，加水 1ml 使溶解，加 20% 氢氧化钠溶液 5ml，摇匀，再加 1% 硫酸铜溶液 1 滴，摇匀，溶液应呈蓝紫色。

2. HPLC　取本品适量，加流动相 A 溶解并稀释制成约 1mg/ml 的溶液，作为供试品溶液；另取门冬酰胺酶对照品适量，同法制成约 1mg/ml 的溶液，作为对照品溶液。照高效液相色谱法测定，用十八烷基硅烷键合硅胶为填充剂（4.6mm×250mm）；以 0.05% 三氟醋酸溶液为流动相 A，以三氟醋酸-40% 乙腈溶液（0.5：1000）为流动相 B；柱温为 40℃；流速为 1ml/分钟；检测波长为 220 nm；按表 13-1 进行梯度洗脱。取供试品溶液与对照品溶液各 20μl，分别注入液相色谱仪，记录色谱图，供试品溶液色谱图中主峰的保留时间应与对照品溶液主峰的保留时间一致。

表 13-1　门冬酰胺酶 HPLC 梯度洗脱方法

时间（分钟）	流动相 A（%）	流动相 B（%）
0	25	75
60	0	100
70	0	100
72	25	75
82	25	75

（二）检查

1. 酸碱度　取本品，加水溶解并稀释制成 10mg/ml 的溶液，依法测定，pH 应为 6.5～7.5。

2. 溶液的澄清度与颜色　取本品，加水制成 5mg/ml 的溶液，溶液应澄清无色。

3. 纯度　取本品适量，加流动相溶解并稀释制成约 2mg/ml 的溶液，作为供试液。照分子排阻色谱法测定，用适合分离分子量为 10 000～500 000 球状蛋白的色谱用亲水改性硅胶为填充剂；以 0.1mol/L 磷酸盐缓冲液（pH6.7）为流动相；流速为 0.6ml/min；检测波长为 280nm。取 20µl 注入液相色谱仪，记录色谱图，按峰面积归一化法计算主峰相对百分含量，应不得低于 97.0%。

4. 干燥失重　取本品 0.1g，置 105℃干燥 3 小时，减失重量不得过 5.0%。

5. 重金属　取本品 0.5g，依法检查（《中国药典》2015 年版四部通则 0821 第二法），含重金属不得过百万分之二十。

6. 异常毒性　取本品，加氯化钠注射液溶解并制成每 1ml 中含 10 000U 的溶液，依法检查，应符合规定。

7. 细菌内毒素　取本品，依法检查，每单位门冬酰胺酶中含内毒素的量应小于 0.015EU。

8. 降压物质　取本品，依法检查，剂量按猫体重每 1kg 注射 1 万 U，应符合规定。

（三）效价测定

1. 酶活力　底物门冬酰胺在门冬酰胺酶的作用下水解生成门冬氨酸和氨，氨可与碘化汞钾反应生成有色化合物，其吸光度与氨氮含量成正比。在下述效价测定条件下，一个门冬酰胺酶单位相当于每分钟分解门冬酰胺产生 1µmol 氨所需的酶量。

（1）对照品溶液的制备　精密称定经 105℃干燥至恒重的硫酸铵适量，加水制成 0.0015mol/L 的溶液。

（2）供试品溶液的制备　取本品约 0.1g，精密称定，加磷酸盐缓冲液（pH8.0）溶解并制成每毫升约含 5U 的溶液。

（3）测定法　取试管 3 支（14cm×1.2cm），各加入用上述磷酸盐缓冲液配制的 0.33% 门冬酰胺溶液 1.9ml，于 37℃水浴中预热 3 分钟，分别于第一管（t_0）中加入 25% 三氯醋酸溶液 0.5ml，第 2、3 管（t）中各精密加入供试品溶液 0.1ml，置 37℃水浴中，准确反应 15 分钟，立即于第一管（t_0）中精密加入供试品溶液 0.1ml，第 2、3 管（t）中各加入 25% 三氯醋酸溶液 0.5ml，摇匀，分别作为空白反应液（t_0）和反应液（t）。精密量取 t_0、t 和对照品溶液各 0.5ml，置试管中，各加水 7.0ml 与碘化汞钾溶液（取碘化汞 23g、碘化钾 16g，加水至 100ml，临用前与 20% 氢氧化钠溶液等体积混合）1.0ml，混匀；另取试管 1 支，加水 7.5ml 与碘化汞钾溶液 1.0ml 作为空白对照管，室温放置 15 分钟，照紫外-可见分光光度法，在 450nm 波长处分别测定 t_0 的吸光度 A_0、t 的吸光度 A_t 和对照品溶液吸光度 A_s，以 A_t 的平均值，按公式 13-4 计算。

$$效价（U/mg）= \frac{(A_t - A_0) \times 5 \times 稀释倍数 \times F}{A_s \times 称样量（mg）} \tag{13-4}$$

式中，5 为反应常数；F 为对照品溶液浓度的校正值。

2. 蛋白质含量　取本品约 20mg，精密称定，照凯氏定氮法测定，即得。

3. 比活　由测得的效价和蛋白质含量计算每毫克蛋白中含门冬酰胺酶活力的单位数。

岗位对接

本章主要介绍酶类药物质量检验知识和技能。要求从业人员熟悉《中国药典》对酶类药物的质量要求；掌握酶类药物质量检测分析方法，尤其是依据酶活力基础进行的质量检测项目及检测方法；具备良好的紫外-可见分光光度计等仪器的操作技能和对仪器进行保养、维护的能力。

目标检测

一、单项选择题

1. 酶的基本组成单位是（　　）
   A. 氨基酸　　　　　　　　B. 核苷酸　　　　　　　　C. 氨基酸或核苷酸
   D. 单糖　　　　　　　　　E. 甘油和脂肪酸

2. 酶促反应的初速度不受哪一因素影响（　　）
   A. 底物浓度　　　　　　　B. 酶浓度　　　　　　　　C. pH
   D. 时间　　　　　　　　　E. 温度

3. 有关酶活性测定与酶活性单位的描述，错误的是（　　）
   A. 测定酶活性大小可用单位时间内底物的减少量来表示
   B. 测定酶活性大小可用单位时间内产物的生成量来表示
   C. "单位"越大，表示酶的活性越大或酶含量越高
   D. 对同一种酶来说，比活力越高，酶的纯度越高
   E. 酶活性测定时，酶促反应的初速度与酶浓度成正比

4. 下列说法正确的是（　　）
   A. 在酶已被饱和的情况下，底物浓度增加能使酶促反应初速度加快
   B. 当酶与底物复合物的量增加时，酶促反应速度也加快
   C. 酶促反应的米氏常数与所用的底物无关
   D. 在极低底物浓度时，酶促反应初速度与底物浓度成反比
   E. 酶影响它所催化反应的平衡

5. 下列关于酶的国际单位（IU）的论述正确的是（　　）
   A. 1IU 指在最适条件下，每分钟催化 $1\mu mol$ 底物转化所需的酶量
   B. 1IU 指在最适条件下，每秒钟催化 $1mol$ 产物生成所需的酶量
   C. 1IU 指在最适条件下，每分钟催化 $1mol$ 底物转化所需的酶量
   D. 1IU 指在最适条件下，每秒钟催化 $1\mu mol$ 底物转化所需的酶量
   E. 1IU 指在最适条件下，每分钟催化 $1mol$ 产物生成所需的酶量

6. 下列对酶活力测定的描述不正确的是（　　）
   A. 酶的反应速度可通过测定底物的减少量来完成
   B. 需在最适 pH 条件下完成
   C. 按国际酶学委员会同意标准温度为 25℃
   D. 要求 $[S] \ll [E]$

  E. 底物浓度足够大

7. 酶的比活力是指（ ）

  A. 以某种酶的活力作为 1 来表示其他酶的相对活力

  B. 每毫克蛋白质的酶活力单位数

  C. 任何纯酶的活力与其他粗酶的活力比值

  D. 每毫升反应混合液的活力单位

  E. 每微升酶制剂所含的酶活力单位数

8. 酶偶联测定法测定酶活力时，对偶联工具酶的要求不符合的是（ ）

  A. 纯度好

  B. 底物专一性

  C. 使酶促反应速度与酶浓度间有线性关系

  D. 用量与被测的酶用量相当

  E. 当偶联酶的反应速度与待测酶反应速度达到平衡时，可用偶联酶的反应速度来代表待
   测酶的活性

9. 《中国药典》2015 年版中对尿激酶蛋白质含量测定的方法是（ ）

  A. 双缩脲法   B. 紫外-可见分光光度法

  C. 福林酚法   D. 考马斯亮蓝染色法

  E. 凯氏定氮法

二、简答题

1. 列举常用的药用酶种类。

2. 酶活力测定的方法有哪些？结合《中国药典》2015 年版中酶活力测定方法举例。

3. 尿激酶如何依据其酶活性来进行鉴别及含量测定？

4. 胰蛋白酶中为什么要进行糜蛋白酶的检查？其限量是如何规定的？

5. 酶活力测定中要控制哪些条件？为什么？

实训七　胃蛋白酶的效价测定

【实训目的】

  1. 学习蛋白酶活力测定的方法之一——取样测定法。

  2. 掌握紫外-可见分光光度计的原理和使用方法。

【实训原理】

  在规定条件下，胃蛋白酶能催化血红蛋白水解成不被三氯醋酸所沉淀的酪氨酸、色氨酸等，其在紫外区有特征吸收，测定波长为275nm，可用紫外-可见分光光度计直接测定并计算效价。《中国药典》2015 年版规定每 1g 胃蛋白酶中含胃蛋白酶活力不得少于 3800U。

【实训内容】

（一）实训用品

1. 器材　试管及试管架、移液管、移液器、紫外-可见分光光度计、万分之一天平、

漏斗、滤纸、恒温水浴箱、秒表。

2. 试剂

（1）盐酸溶液　取 1mol/L 盐酸 65ml，加水至 1000ml，即得。

（2）血红蛋白溶液　取血红蛋白 1g，加上述盐酸溶液使溶解成 100ml，即得，本液置冰箱中保存，2 日内使用。

3. 5%三氯醋酸溶液。

（二）实训操作

1. 对照品溶液的制备　精密称取经 105℃ 干燥至恒重的酪氨酸适量，加盐酸溶液制成每 1ml 中含 0.5mg 的溶液。

2. 供试品溶液的制备　取本品适量，精密称定，用上述盐酸溶液制成每 1ml 中约含 0.2~0.4U 的溶液。

3. 测定法　取试管 6 支，其中 3 支各精密加入对照品溶液 1ml，另 3 支各精密加入供试品溶液 1ml，置 37℃±0.5℃ 水浴中，保温 5 分钟，精密加入预热至 37℃±0.5℃ 的血红蛋白试液 5ml，摇匀，准确计时，在 37℃±0.5℃ 水浴中反应 10 分钟。立即精密加入 5%三氯醋酸溶液 5ml，摇匀，滤过，取续滤液备用。另取试管 2 支，各精密加入血红蛋白试液 5ml，置 37℃±0.5℃ 水浴中保湿 10 分钟，再精密加入 5%三氯醋酸溶液 5ml，其中 1 支加供试品溶液 1ml，另 1 支加上述盐酸溶液 1ml。

胃蛋白酶效价测定步骤

项目	1号、2号、3号 对照品平行管	4号、5号、6号 供试品平行管	7号对照品 空白对照	8号对照品 空白对照
对照品溶液或 供试品溶液 （精密）（ml）	各 1 ml	各 1 ml	—	—
	37℃水浴保温 5 分钟		—	
预热血红蛋白 试液（精密）（ml）	各 5 ml	各 5 ml	5 ml	5 ml
	摇匀，37℃水浴反应 10 分钟		37℃水浴保温 10 分钟	
5%三氯醋酸溶液 （精密）（ml）	各 5 ml	各 5 ml	5ml 5%三氯醋酸+ 1ml 盐酸溶液	5ml 5%三氯醋酸+ 1ml 供试品溶液

摇匀，滤过，取续滤液，分别以 7 号、8 号作为供试品和对照品的空白对照，在 275nm 的波长处测定 1 号~6 号的吸光度。算出平均值 $\bar{A}$ 和 $\bar{A}_s$，按下式计算计算胃蛋白酶效价。

$$每 1g 含胃蛋白酶活力（U）=\frac{\bar{A}\times W_s\times n}{\bar{A}_s\times W\times 10\times 181.19}$$

式中，$\bar{A}_s$ 为对照品的平均吸光度；$\bar{A}$ 为供试品的平均吸光度；W_s 为对照品溶液每 1ml 中含酪氨酸的量，μg；W 为供试品取样量，g；n 为供试品稀释倍数。

上述条件下，每分钟能催化水解血红蛋白生成 1μmol 酪氨酸的酶量为一个蛋白酶活力单位。

【实训报告】

胃蛋白酶效价测定结果记录

品名：_____　　批号：_____

规格：_____　　检验日期：_____

依据：《中国药典》2015 年版

温度：_____　　湿度：_____

测定结果：

供试品称重（g）：_____　　对照品称重（g）：_____

	对照品平行管			供试品平行管		
	1号	2号	3号	4号	5号	6号
吸光度						
吸光度平均值	$\overline{A}_S =$			$\overline{A} =$		

计算：

结论：

检验人：_____　　复核人：_____

【实训注意】

1. 测定时，滤液需澄清，否则将影响结果的准确度及精密度。

2. 必须将反应时间精确控制好，用秒表计时，如时间不精确会造成极大的误差。

【实训思考】

1. 什么是续滤液？

2. 为什么既要设对照又要设空白？

3. 对照溶液制备中酪氨酸对照品干燥至恒重的意义是什么？

4. 本实验中可否不加三氯醋酸终止酶促反应，而采用连续监测法进行胃蛋白酶效价的测定？

（蔡晶晶）

第十四章

核酸类药物的分析

学习目标

知识要求　**1. 掌握**　核酸的结构和分类；嘌呤类药物和嘧啶类药物鉴别、检查、含量测定的原理。

　　　　　　2. 熟悉　核酸的理化性质。

　　　　　　3. 了解　反义寡核苷酸药物鉴别、检查、含量测定的原理。

技能要求　熟练掌握嘌呤类和嘧啶类药物鉴别、检查、含量测定技术。

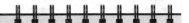

案例导入

案例：《2015 年中国慢性乙型肝炎防治指南》强调了抗病毒治疗和增强免疫预防的重要性，提出核苷酸类似物抗病毒药物是慢性乙型肝炎初治患者的首选品种，应用干扰素类药物、免疫调节剂和保肝护肝类药物联合治疗。目前市场上有人在推销形形色色的"核酸营养品""核酸保健品"，宣传有神奇的营养、保健和治疗作用。事实上没有一部权威的营养学教材把核酸列为营养素。

讨论：核酸、核酸类药物、核酸类保健品三者之间有哪些区别？

第一节　概述

一、核酸的结构和分类

　　核酸是一种线形多聚核苷酸，它的基本结构单位是核苷酸。核苷酸由核苷和磷酸组成，而核苷分解生成碱基和戊糖，所以核酸是由核苷酸组成的，而核苷酸又由磷酸、戊糖和碱基组成。

　　核酸中的戊糖有两类：D-核糖和 D-2-脱氧核糖。核酸根据所含戊糖种类不同而分为核糖核酸（RNA）和脱氧核糖核酸（DNA）。

　　RNA 中的碱基主要有四种：腺嘌呤、鸟嘌呤、胞嘧啶、尿嘧啶；DNA 中的碱基主要也有四种，三种与 RNA 中的相同，只是胸腺嘧啶代替了尿嘧啶。

二、核酸的理化性质

（一）核酸的两性性质

　　核酸中既有磷酸基又有碱基，所以是两性电解质。在一定的 pH 条件下，可以解离带电荷，因此都有一定的等电点。核酸的磷酸基酸性强，因此核酸通常表现为酸性。核酸的等电点较低，在 pH 近中性的条件下，核酸以阴离子状态存在。

在核酸中，碱基对间氢键的性质与其解离状态有关，而碱基的解离状态又与 pH 有关，所以核酸溶液的 pH 直接影响核酸双螺旋中碱基间氢键的稳定。对 DNA 来说，pH 在 4.0~11.0 之间，双螺旋结构最稳定。

（二）核酸的紫外吸收性质

嘌呤环与嘧啶环具有共轭双键，使碱基、核苷、核苷酸和核酸均具有紫外吸收性质，最大吸收峰在 260nm 波长附近。不同核苷酸有不同的吸收特性，可以用紫外-可见分光光度计加以定量及定性测定。待测样品是否纯品可用紫外-可见分光光度法测定、计算 A_{260}/A_{280} 比值，纯 DNA 应大于 1.8，纯 RNA 应达到 2.0，若样品混有杂蛋白，比值相对降低。

（三）核酸的变性和复性

1. 变性 在某些理化因素（如强酸、强碱、尿素、温度等）的影响下，DNA 双螺旋区的氢键断裂，碱基堆积力被破坏，有规律的双螺旋结构变成单链无规律的"线团"，但不发生共价键的断裂，这种变化过程称为核酸的变性。

DNA 在加热变性时，双螺旋结构失去一半时的温度称为该 DNA 的变性温度，也称熔点或溶解温度，用 T_m 表示。DNA 的 T_m 值一般在 82~95℃之间，每种 DNA 都有一个特征性的 T_m 值。

2. 复性 变性因素消除后，变性 DNA 的两条链通过碱基配对重新形成双螺旋的过程。热变性 DNA 缓慢冷却，可以复性，此过程称为退火。

（四）核酸的颜色反应

核酸中含有磷酸和戊糖，它们在一定的条件下与某些试剂作用而呈色。利用这些显色反应，可以对核酸进行定性或定量测定。

1. 苔黑酚反应 RNA 中的核糖与浓盐酸或浓硫酸共热脱水生成糠醛，糠醛在有 Fe^{3+} 存在时能与苔黑酚试剂反应生成鲜绿色化合物，该鲜绿色化合物在 670nm 波长处有最大吸收峰。

2. 二苯胺反应 DNA 中的脱氧核糖在酸性条件下加热降解产生 ω-羟基-γ-酮基戊酸，ω-羟基-γ-酮基戊酸与二苯胺反应生成蓝色化合物，该化合物在 595nm 波长处有最大吸收。

3. DNA 和 RNA 水解后可生成磷酸 磷酸与钼酸反应生成磷钼酸，磷钼酸可被维生素 C、氯化亚锡等还原剂还原成蓝色化合物，称为钼蓝。钼蓝在 660nm 波长处有最大吸收峰。

第二节 嘌呤类核苷酸药物分析

嘌呤类核苷酸是由嘌呤碱（腺嘌呤、鸟嘌呤）、戊糖和磷酸组成，嘌呤类核苷酸的性质由其基本组成单位来决定。

一、鉴别

（一）戊糖的鉴别

1. 苔黑酚反应 又称地衣酚反应，当 RNA 与浓盐酸在沸水浴中共热时即发生降解，形成的核糖继而转变成糠醛，后者与苔黑酚试剂（3，5-二羟甲苯）反应，在 Fe^{3+} 或 Cu^{2+} 催化下，生成鲜绿色化合物。该化合物于 670nm 处有最大吸收。RNA 溶液的浓度在 20~250μg/ml 时吸收度与浓度呈线性关系，因此可用分光光度法进行定性和定量测定。凡戊糖均有此反应。

操作方法是取适宜浓度（每毫升溶液含 RNA 干燥制品 50~100μg）的被测样品 2ml，加入等体积的苔黑酚试剂（先配制 0.1% 的三氯化铁浓盐酸溶液，使用以上述溶液为溶剂配制成 0.1% 的 3，5-二羟基甲苯溶液），混匀于沸水浴中加热 10 分钟，溶液即呈鲜绿色。

2. 二苯胺反应 DNA 被酸或碱水解后，脱氧核糖可以与二苯胺反应，生成的蓝色化合物在 595nm 波长处有最大吸收，在 20~200μgDNA/ml 范围内，吸收度与浓度成正比，因此可以用来进行定性和定量测定。

操作方法是取适宜浓度的被测样品 2ml，加入 4ml 二苯胺试剂（取 1.0g 二苯胺，溶于 100ml 冰醋酸中，再加入 10ml 高氯酸，混匀。临用时加入 1ml1.6% 乙醛溶液，混匀），于 60℃ 恒温水浴中保温 1 小时，溶液呈蓝色。

3. 与间苯三酚的反应 核苷酸中的戊糖在水溶液中加间苯三酚，在水浴上加热，即显玫瑰红色。

（二）嘌呤的鉴别

嘌呤碱基的水溶液与氨制硝酸银溶液反应，生成的银化物为白色沉淀，遇光变为红棕色。该反应是嘌呤碱基的特殊鉴别反应。

（三）磷酸的鉴别

用强酸（浓硫酸、高氯酸）将核酸样品分子中的有机磷转变为无机磷酸，无机磷酸与钼酸作用生成磷钼酸，磷钼酸在还原剂存在下，立即转变成蓝色的化合物钼蓝。

操作方法是取待测样品适量，加适量浓硫酸，置高温恒温箱中于 140~160℃ 消化 1~2 小时。取出，冷却后，加入 1 滴 30% 过氧化氢溶液继续消化 1 小时。取出，冷却，加入 0.5ml 4mol/L 氢氧化钠溶液于沸水浴中加热 10 分钟。再加定磷试剂（6mol/L 磷酸：水：21.5% 钼酸铵：10% 维生素 C=1：2：1：1）3~5ml，溶液呈蓝色。

（四）特征吸收光谱

1. 紫外吸收 核苷酸及其衍生物都含有嘌呤环和嘧啶环，而这些环中均有共轭双键，因此无论 DNA 或 RNA 都具有吸收紫外光的性质。最大吸收峰在 260nm 波长处。

2. 红外光谱 是利用物质对红外光区电磁辐射选择性吸收的特性进行定性和定量的分析方法，最突出的特点是具有高度的特征性，除光学异构体外，凡是结构不同的化合物一定不会有相同的红外光谱，所以每种物质均有其特征红外光谱图，可以通过与对照品的红外光谱图比较鉴别被测物。

（五）熔点测定

各种不同的核酸类药物都有其特定的熔点，可用熔点作为鉴别的一项指标。

二、检查

（一）一般检查

检查方法与其他药品的检查方法相同。包括酸度、水分（或干燥失重）、无机盐、有机物、溶液的颜色和澄清度等。

（二）蛋白质检查

有些核苷酸类药物是由动植物细胞提取而得到的，有些是由菌体发酵后经分离提取而得到的，因此检查是否存在蛋白质残留是非常重要的。方法是利用蛋白质和磺基水杨酸溶液反应产生沉淀来检查蛋白质是否存在。

操作方法是取适宜浓度的样品溶液，加等体积的 20% 磺基水杨酸溶液，溶液不发生浑浊则判定无蛋白质。

（三）有关物质

有关物质是指在生产过程中带入的或纯化不完全的以及贮藏过程中分解而产生的其他物质。常用的检查方法有纸色谱法、薄层色谱法、电泳法、荧光检查法等。荧光检查法是将通过层析或电泳法分离后的纸或板放在紫外光灯（254nm）下检测，看是否有蓝色荧光斑点。

三、含量测定

（一）紫外-可见分光光度法

嘌呤类核苷酸药物一般都用紫外-可见分光光度法测定含量。被测物的百分吸收系数一般都已经确定，利用公式即可计算样品的含量。

如果样品不纯（如三磷酸腺苷二钠、肌苷等）需先经过前处理（如层析或电泳得到样品斑点，然后剪下），再测定含量。

（二）高效液相色谱法

高效液相色谱法分离效能高，灵敏度强，结果准确，应用范围广。该法不仅可以分离而且可以准确测定各组分的峰面积和峰高，特别是已使用本法测定含量的药物，可同时进行杂质检查。

四、实例分析

（一）肌苷的质量分析

1. 结构　肌苷为 9β-D-核糖次黄嘌呤，按干燥品计算，含 $C_{10}H_{12}N_4O_5$ 应为 98.0% ~ 102.0%。

2. 性状　本品为白色结晶性粉末；无臭。在水中略溶，在乙醇中不溶，在稀盐酸和氢氧化钠溶液中易溶。

3. 鉴别

（1）取 0.01% 供试品溶液适量，加等体积的 3,5-二羟基甲苯溶液（取 3,5-二羟基甲苯与三氯化铁各 0.1g，加盐酸使成 100ml），混匀，在水浴中加热 10 分钟，即显绿色。这是核糖鉴别的一般反应。

（2）在含量测定项下记录的色谱图中，供试品溶液主峰的保留时间应与对照品溶液主峰的保留时间一致。

（3）本品的红外光吸收图谱应与对照的图谱（《药品红外光谱集》605 图）一致。

4. 检查

（1）溶液的透光率　取本品 0.5g，加水 50ml 使溶解，照紫外-可见分光光度法，在 430nm 波长处测定透光率，不得低于 98.0%（供注射用）。

（2）有关物质　取本品，加水溶解并稀释制成每 1ml 含 0.5mg 的溶液，作为供试品溶液；精密量取 1ml，置 100ml 量瓶中，加水稀释至刻度，摇匀，作为对照溶液。照含量测定项下的色谱条件，精密量取供试品溶液与对照溶液各 20μl，分别注入液相色谱仪，记录色谱图至主峰保留时间的 2 倍。供试品溶液色谱图中如有杂质峰，各杂质峰面积的和不得大于对照溶液的主峰面积（1.0%）。

（3）干燥失重　取本品，在 105℃ 干燥至恒重，减失重量不得过 1.0%。

（4）炽灼残渣　不得过 0.1%（供注射用）或不得过 0.2%（供口服用）。

（5）重金属　取本品 1.0g，依法检查（《中国药典》2015 年版四部通则 0821 第二法），含重金属不得过百万分之十。

（6）异常毒性　取本品（供注射用），加氯化钠注射液溶解并稀释制成每 1ml 中含肌苷 10mg 的溶液，依法检查，应符合规定。

5. 含量测定　按照高效液相色谱法测定。

（1）色谱条件与系统适用性试验　用十八烷基硅烷键合硅胶为填充剂；以甲醇-水（10∶90）为流动相；检测波长为 248nm。取肌苷对照品约 10mg，加 1mol/L 盐酸溶液 1ml，

80℃水浴加热 10 分钟，放冷，加 1mol/L 氢氧化钠 1ml，加水至 50ml，取 20μl 注入液相色谱仪，调整色谱系统，肌苷峰与相邻杂质峰的分离度应符合要求，理论板数按肌苷峰计算不低于 2000。

（2）测定法　取本品适量，精密称定，加水溶解并定量稀释成每 1ml 中约含 20μg 的溶液，摇匀，作为供试品溶液，精密量取 20μl 注入液相色谱仪，记录色谱图；另精密称取肌苷对照品适量，同法测定，按外标法以峰面积计算含量。

$$c_X = c_R \frac{A_X}{A_R}$$

式中，A_X 为供试品的峰面积或峰高；A_R 为对照品的峰面积或峰高；c_X 为供试品的浓度；c_R 为对照品的浓度。

（二）三磷酸腺苷二钠（ATP）的质量分析

1. 结构　本品为腺嘌呤核苷-5′-三磷酸酯二钠盐三水合物。按无水物计算，含 $C_{10}H_{14}N_5Na_2O_{13}P_3$ 不得少于 95.0%。

三磷酸腺苷二钠

2. 性状　白色或类白色粉末或结晶状物，无臭，有引湿性（指在一定温度及湿度条件下该物质吸收水分多少的特性）。在水中易溶，在乙醇或乙醚中几乎不溶。

3. 鉴别

（1）取本品约 20mg，加稀硝酸 2ml 溶解后，加钼酸铵试液 1ml，水浴加热，放冷，即析出黄色沉淀。这是磷酸盐的鉴别反应。

（2）取本品水溶液（3→10 000）3ml，加 3,5-二羟基甲苯乙醇溶液（1→10）0.2ml，加硫酸亚铁铵盐酸溶液（1→1000）3ml，置水浴中加热 10 分钟，即显绿色。这是核糖鉴别的一般反应。

（3）本品的红外吸收图谱应与对照的图谱（《药品红外光谱集》903 图）一致。

（4）本品的水溶液显钠盐的鉴别反应

①火焰显色　取铂丝，用盐酸浸润后，蘸取供试品，在无色火焰中燃烧，火焰即显鲜黄色。

②取供试品约 100mg，置 10ml 试管中，加水 2ml 溶解，加 15% 碳酸钾溶液 2ml，加热至沸，应不得有沉淀产生；加焦锑酸钾试液 4ml，加热至沸；置冰水中冷却，必要时，用玻璃棒摩擦试管内壁，应有致密的沉淀生产。

4. 检查

（1）酸度　取本品 0.5g，加水 10ml 溶解后，测定 pH 应为 2.5~3.5。

（2）溶液的澄清度与颜色　本品 0.15g 溶于 10ml 水中，溶液应澄清无色；如显色，与黄色 1 号标准比色液比较，不得更深。

（3）有关物质　照含量测定项下三磷酸腺苷二钠的重量比的方法测定，按公式 14-1 计算，除一磷酸腺苷钠和二磷酸腺苷二钠的其他杂质不得过 1.0%，按公式 14-2 计算，杂质总量不得过 5.0%。

$$其他杂质（\%）=\frac{T_x}{0.671T_1+0.855T_2+T_{ATP}+T_x}\times100\% \tag{14-1}$$

$$杂质总量（\%）=\frac{0.671T_1+0.855T_2+T_x}{0.671T_1+0.855T_2+T_{ATP}+T_x}\times100\% \tag{14-2}$$

式中，T_1 为一磷酸腺苷的峰面积；T_2 为二磷酸腺苷的峰面积；T_{ATP} 为三磷酸腺苷的峰面积；T_x 为其他杂质的峰面积；0.671 为一磷酸腺苷钠与三磷酸腺苷二钠分子量的比值；0.885 为二磷酸腺苷二钠与三磷酸腺苷二钠分子量的比值。

（4）水分　取本品适量，精密称定，以乙二醇-无水甲醇（60∶40）为溶剂，使供试品溶解完全，照水分测定法测定，含水分应为 6.0%~12.0%。

（5）氯化物　取本品 0.10g 检查，与标准氯化钠溶液 5.0ml 制成的对照液比较，不得更浓（0.05%）。

（6）铁盐　取本品 1.0g 检查，与标准铁溶液 1.0ml 制成的对照液比较，不得更深（0.001%）。

（7）重金属　取本品 1.0g，加水 23ml 溶解后，加醋酸盐缓冲液（pH3.5）2ml，按重金属检查法检查，含重金属不得过百万分之十。

（8）细菌内毒素　取本品，按细菌内毒素检查法检查，每 1mg 三磷酸腺苷二钠中含内毒素的量应小于 2.0EU。

5. 含量测定

（1）总核苷酸　取本品适量，精密称定，加 0.1mol/L 磷酸盐缓冲液使溶解制成 20μg/ml 的溶液，照紫外-可见分光光度法测定，在 259nm 的波长处测定吸光度，按 $C_{10}H_{14}N_5Na_2O_{13}P_3$ 的吸收系数（$E_{1cm}^{1\%}$）为 279 计算。

（2）三磷酸腺苷二钠的重量比　按照高效液相色谱法测定。

①色谱条件与系统适用性试验　用十八烷基硅烷键合硅胶为填充剂，以 0.2mol/L 磷酸盐缓冲液-甲醇（95∶5）为流动相；柱温为 35℃；检测波长为 259nm。取供试品溶液 2ml，水浴加热 1 小时，作为定位溶液，精密量取 10μl，注入液相色谱仪，与供试品溶液色谱图相比，出峰次序依次为一磷酸腺苷与二磷酸腺苷。理论板数按三磷酸腺苷峰计算不低于 1500，各色谱峰的分离度应符合要求。

②测定法　取本品适量，精密称定，加流动相溶解并稀释制成每 1ml 中含 0.4mg 的溶液，取 10μl 注入液相色谱仪，记录色谱图，按公式 14-3 计算三磷酸腺苷二钠在总核苷酸中的重量比。

$$三磷酸腺苷二钠重量比=\frac{T_{ATP}}{0.671T_1+0.855T_2+T_{ATP}+T_x} \tag{14-3}$$

公式 14-3 各符号注释同公式 14-2。三磷酸腺苷二钠含量按公式 14-4 计算。

$$三磷酸腺苷二钠含量(\%)=总核苷酸\times三磷酸腺苷二钠的重量比\times100\% \tag{14-4}$$

第三节　嘧啶类核苷酸药物分析

一、鉴别

该类药物的化学组成和性质基本与嘌呤类相似，唯一区别在于碱基不同。在嘧啶的结构中存在两个杂原子与环的相互影响，还有杂原子之间的相互影响。如果环上还有其他取代基则情况更为复杂。只有全面综合地考虑才能合理推测和理解它们的性质。两个氮原子显著地降低了环上碳原子的电子云密度，使其对氧化剂比较稳定，同时也不与亲电试剂反应，所以除非环上带有给电子基团，芳香取代是很难进行的。此外环上虽有两个未共用电子对的氮原子，但却表现为一元碱，这是由于当第一个氮原子与酸成盐后，大大降低第二个氮原子上的电子云密度，使之不再显碱性。环上取代基在此时受到两个氮原子的吸电作用，其影响也必然更大一些。

二、检查

无机物、有机物、干燥失重、残渣、重金属等常规检查按《中国药典》2015 年版进行。其他核苷酸主要指由生产过程中带入的其他物质，一般采用薄层色谱法加以分离。

三、含量测定

（一）紫外-可见分光光度法

嘧啶环具有特征紫外光吸收，所以含量测定一般可采用紫外-可见分光光度法。

（二）电位滴定法

选用两支不同的电极，一支为指示电极，其电极电动势随溶液中被分析组分离子浓度的变化而变化；另一支为参比电极，其电极电势固定不变。在到达终点时，因被分析成分的离子浓度急剧变化而引起指示电极的电势突变，此转折点为突跃点。

将盛有供试品试液的烧杯置电磁搅拌器上，浸入电极，搅拌，并自滴定管中分次滴加滴定液；开始时可每次加入较多的量，搅拌，记录电位，接近终点时，则应每次加入少量，搅拌，记录电位，至突跃点已过，仍应继续滴加几滴滴定液，并记录电位。

滴定终点的确定：用坐标纸以电位（E）为纵坐标，以滴定液体积（V）为横坐标，绘制 E-V 曲线，以此曲线的陡然上升或下降部分的中心为滴定终点。

四、实例分析

以氟尿嘧啶为例，介绍嘧啶类核苷酸药物的质量分析。

1. 结构 本品为 5-氟-2,4-嘧啶二酮。按干燥品计算，含 $C_4H_3FN_2O_2$ 应为 97.0%~103.0%。

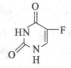
氟尿嘧啶

2. 性状 本品为白色或类白色结晶或结晶性粉末。在水中略溶，在乙醇中微溶，在三氯甲烷中几乎不溶，在稀盐酸或氢氧化钠溶液中溶解。

3. 鉴别

（1）取本品水溶液（1→100）5ml，加溴试液 1ml，振摇，溴液的颜色消失；加氢氧化钡试液 2ml，生成紫色沉淀。

（2）取三氧化铬的饱和硫酸溶液约 1ml，置小试管中，转动试管，溶液应能均匀涂于管壁；加本品的细粉约 2mg，微热，转动试管，溶液应不能再均匀涂于管壁，而类似油垢存在于管壁。

（3）本品在 265nm 波长处有最大吸收，在 232nm 波长处有最小吸收。

（4）本品的红外光吸收图谱应与对照的图谱（《药品红外光谱集》280 图）一致。

4. 检查

（1）含氟量 取本品约 15mg，精密称定，照氟检查法测定，含氟量应为 13.1%~14.6%。

（2）溶液的澄清度 取本品 0.10g，加水 10ml 溶解后，溶液应澄清；如显浑浊，与 1 号浊度标准液比较，不得更浓。

（3）氯化物　取本品 2g，加水 100ml，加热使溶解，放冷，滤过；分取滤液 25ml，依法检查，与标准氯化钠溶液 7.0ml 制成的对照液比较，不得更浓（0.014%）。

（4）硫酸盐　取上述氯化物项下剩余的滤液 50ml，依法检查，与标准硫酸钾溶液 2.0ml 制成的对照液比较，不得更浓（0.02%）。

（5）有关物质　取本品，加流动相溶解并稀释制成每 1ml 中约含 0.1mg 的溶液，作为供试品溶液；精密量取适量，用流动相定量稀释制成每 1ml 中约含 0.25μg 的溶液，作为对照溶液。照高效液相色谱法试验。用十八烷基硅烷键合硅胶为填充剂，以水（用 0.05mol/L 磷酸溶液调节 pH 至 3.5）–甲醇（95：5）为流动相，检测波长为 265nm。理论板数按氟尿嘧啶计算不低于 2500，氟尿嘧啶峰与相邻杂质峰的分离度应符合要求。精密量取供试品溶液与对照溶液各 20μl，分别注入液相色谱仪，记录色谱图至主成分峰保留时间的 5 倍。供试品溶液色谱图中如有杂质峰，单个杂质峰面积不得大于对照溶液主峰面积的 2 倍（0.5%），各杂质峰面积的和不得大于对照液主峰面积的 3 倍（0.75%）。

（6）干燥失重　取本品，在 105℃ 干燥至恒重，减失重量不得过 0.5%。

（7）重金属　取本品 0.50g，依法检查，含重金属不得超过百万分之二十。

5. 含量测定　用 0.1mol/L 盐酸溶液将本品精制成 10μg/ml 的溶液，按紫外–可见分光光度法，在 265nm 波长处测定吸光度，按 $C_4H_3FN_2O_2$ 的吸收系数（$E_{1cm}^{1\%}$）为 552 计算。

第四节　反义寡核苷酸药物分析

一、概述

1. 定义　反义寡核苷酸药物是人工合成并经化学修饰的寡核苷酸片段，可与靶 mRNA 或靶 DNA 互补，在基因水平上干扰致病蛋白的产生。具有高度的选择性和较低的不良反应。

福米韦生是美国 FDA 批准第一个上市的反义药物，主要通过对人类巨细胞病毒 mRNA 的反义抑制发挥特异而强大的抗病毒作用，此药由 21 个硫代磷酸酯寡聚脱氧核苷酸组成，核苷酸序列为 5′-GCGTTTGCTCTTCTTCTTGCG-3′。

2. 反义寡核苷酸的化学修饰　不经修饰的反义寡核苷酸不论在体液内还是细胞中都极易被降解，不能发挥反义作用，因此采用经化学修饰的反义寡核苷酸，以减少核酸酶对反义寡核苷酸的降解。对寡核苷酸化学修饰的方法主要针对三方面：即碱基修饰、核糖修饰和磷酸二酯键修饰。碱基修饰主要为杂环、5-甲基胞嘧啶和二氨基嘌呤修饰。核糖修饰主要为 2′-O-甲基取代核糖、α-构象核糖。磷酸二酯键修饰主要为硫代和甲基代修饰。

二、反义寡核苷酸的序列分析

1. 改进的 Maxam–Gilbert 化学测序法　肼、硫酸二甲酯或甲酸专一性地修饰 DNA 分子中的碱基构成了化学测序法的基础，加入哌啶可催化 DNA 链在这些被修饰核苷酸处断裂，但必须对 DNA 链的一端进行标记，一般为同位素标记，便于电泳后显影。此法适用于修饰后的反义寡核苷酸（如非天然碱基、骨架改构），不影响测定结果，但不能反映修饰基团的信息。缺点是繁琐费时。

2. 质谱法　测定寡核苷酸的序列及准确相对分子质量的常用方法之一为质谱法（MS），它是确定药物组分结构的一种十分有效的手段。质谱法是在高真空状态下将被测物质离子化，按离子的质荷比大小分离而实现物质的成分和结构分析的方法。

质谱对寡核苷酸测序目前使用最多的是磷酸二酯酶梯带测序法。该法测序的原理是将被测寡核苷酸样品先用外切酶从 3′-端或 5′-端进行部分降解，在不同时间内分别取样进行质谱分析，取得寡核苷酸部分降解的分子离子峰信号，通过对相邻两个碎片相对分子质量进行比较，可以计算出被切割的核苷酸单体相对分子质量，与四个脱氧核苷酸的标准分子质量进行对照，就可以按顺序读出寡核苷酸的完整序列。硫代寡核苷酸由于分子骨架上每个磷酸基上的一个氧为硫取代，增加了对核酸酶降解的阻力，不能直接通过外切酶降解由质谱测序。测序时必须通过氧化使之转化成磷酸二酯寡核苷酸，再用 3′ 和 5′ 外切酶降解后由质谱测序。

三、与靶基因的杂交性质

反义寡核苷酸药物是通过与靶基因的杂交发挥治疗功效的，所以在质量控制中需考察其杂交性质。反义寡核苷酸药物与靶基因的杂交性质主要通过测量二者结合后的杂交分子的解链温度 T_m 来衡量。T_m 值的测定主要是确保反义寡核苷酸以正确的序列合成并可与靶基因发生杂交。如果测不到 T_m 值，反义寡核苷酸将不可能发挥预期的疗效。对于反义寡核苷酸，T_m 值应在 50~70℃ 之间。若杂交分子的 T_m 值低于 50℃，在细胞内将不具有活性，因为杂交分子在进入细胞前便发生了解链。若杂交分子的 T_m 值高于 70℃，在细胞内也不具有活性，因为杂交分子在进入细胞后可能无法解链。

四、理化特性分析

反义寡核苷酸是针对相应的基因产生作用，因此需要对寡核苷酸的长度、序列、均一性、修饰基团等理化特性进行全面分析，便于药物安全、有效地应用。

1. 鉴别

（1）高效液相色谱法　目前，多数反义寡核苷酸药物都是通过 DNA 序列合成仪制备的。高效液相色谱法对合成寡核苷酸的分析具有重现性好且易于操作等特点，故采用高效液相色谱法分别测定并比较样品和对照品的相对保留时间，可达到定性鉴别的目的。分析工作中通常使用反相高效液相色谱法和阴离子交换高效液相色谱法。

反相高效液相色谱法是按照寡核苷酸的疏水性大小进行选择性分离的。反义寡核苷酸的保留时间与疏水性成正比。反义寡核苷酸在经反相高效液相色谱法纯化前需要键合疏水性保护基团，而失败序列由于结构的原因一般不能键合这些基团，从而使带保护基团的目标产物疏水性较强，保留时间较长。对于采用化学合成法制备的寡核苷酸，长度相差 1~2 个核苷酸的寡核苷酸杂质采用此法较难获得分离。

阴离子交换高效液相色谱法是按照不同长度磷酸骨架上所带负电荷差异进行分离的，长链寡核苷酸有较多的负电荷，被柱保留时间长。由于对硫代寡核苷酸骨架上的差异非常敏感，阴离子交换色谱可很好地分离长度相同的硫代和未完全硫代类似物，随着硫代磷酸基团数目的增加，保留时间依次缩短。保留时间与序列的长度相关，与碱基序列无关，长度相同的序列同一时间被洗脱。

（2）毛细管电泳法　毛细管电泳（CE）是以高电压和高电场为驱动力，以毛细管为分离通道，依据样品中各成分之间淌度和分配行为上的差异，而实现分离的液相分离技术。通常用于反义寡核苷酸分析的分离模式包括毛细管凝胶电泳（CGE）和毛细管区带电泳（CZE）。

CGE 基于分子大小的差别进行分离。通过采用 CGE 法分别测定并比较样品和对照品的相对迁移时间进行定性鉴别。使用内标或峰面积进行测定，CGE 还可作为寡核苷酸定量分析的方法，选择合适的内标消除因 CGE 的电迁移进样造成的进样误差和随毛细管老化引起的保留时间变化所带来的误差，使此法成为纯度和含量测定方法。

CGE 分辨率优于 HPLC，可很好地分离长度相差一个碱基的磷酸二酯寡核苷酸和硫代寡核苷酸，但对硫代寡核苷酸分子骨架上磷酸基的差异不敏感。

CZE 是根据被分离物质的荷质比的差异进行分离的 CE 系统。

（3）聚丙烯酰胺凝胶电泳法（PAGE 法）　此法对反义寡核苷酸的分离是根据其分子长度不同导致迁移速度的差异而实现的，较长的寡核苷酸由于分子质量较大因而迁移速度慢。PAGE 的相对保留时间可以作为定性鉴别的一个参数。此法因分辨率高而被用于纯度分析，是一种有效的分离技术，可高分辨分离多个样品。

2. 均一性　为保证反义寡核苷酸类药物安全、有效地用于临床，对杂质的控制是其质量控制中不可缺少的一部分。常规的杂质分类方法将杂质分为特殊杂质和一般杂质。

（1）特殊杂质的检测　在硫代寡核苷酸合成中，有两类特殊杂质，一类是失败序列，比全长产品少若干个核苷酸，最主要的是少一个核苷酸的 $n-1$ 序列。另一类是在硫代寡核苷酸的合成中硫代不充分造成的。

这两类杂质是反义寡核苷酸类药物中应予以控制的主要杂质。毛细管电泳法和高效液相色谱法在分离失败序列和截短序列等相关杂质方面具有许多独到之处，尤其是毛细管电泳法对此类杂质具有较高的分离度，可以很好地分离相差一个碱基的反义寡核苷酸。

此外，质谱法也可作为杂质检测的方法。

（2）杂质限量检查项目　水分、pH 及一般杂质如重金属、砷盐等检查需按照相应的方法进行检测。

五、生物学活性测定

由于反义寡核苷酸类药物是作用于特定的基因，从而阻止相应的蛋白质产生以达到特定的药物效应，因此对它进行生物学活性测定是质量控制中不可缺少的部分。生物学活性往往需要进行动物体内试验或通过细胞培养进行体外效价测定。这些方法的变异性较大，因此，在试验中要采用标准品进行校正。只有这样才能确保检测结果的可靠性和可比性。

岗位对接

本章是核酸类药物检验的专业知识和技能。要求从业人员掌握核酸类药物的外观性状、《中国药典》中核酸类药物的常规检查项目、方法、含量测定、结果计算；学会核酸类药物质量分析的一般步骤，并能熟练进行核酸类药物的质量分析。

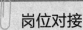

一、单项选择题

1. DNA 分子中含的戊糖是（　　）
　　A. 核糖　　　　　　　　B. 脱氧核糖　　　　　　　　C. 葡萄糖
　　D. 甘露糖　　　　　　　E. 多糖

2. 反义寡核苷酸的化学修饰中，应用最为广泛的是（　　）

A. 硫代   B. 甲基代   C. 碱基修饰

D. 核糖修饰   E. 杂环修饰

3. 核苷酸的最大吸收峰在 (　　)

A. 240nm   B. 260nm   C. 280nm

D. 320nm   E. 570nm

4. 下列属于嘌呤碱基特殊鉴别反应的是 (　　)

A. 苔黑酚反应   B. 与氨制硝酸银溶液反应

C. 与钼酸反应   D. 与二苯胺反应

E. 与浓硫酸反应

5. 通过与 (　　) 溶液反应产生沉淀可以检查核苷酸中是否有蛋白质

A. 苔黑酚   B. 二苯胺   C. 磺基水杨酸

D. 钼酸   E. 氨制硝酸银

6. 核糖与浓盐酸共热后, 与苔黑酚试剂反应, 溶液呈 (　　)

A. 鲜绿色   B. 蓝色   C. 红色

D. 黄色   E. 白色

7. 脱氧核糖可与二苯胺反应, 溶液呈 (　　)

A. 鲜绿色   B. 蓝色   C. 红色

D. 黄色   E. 白色

8. 核苷酸中的戊糖在水溶液中加间苯三酚, 在水浴上共热, 溶液呈 (　　)

A. 鲜绿色   B. 蓝色   C. 玫瑰红色

D. 黄色   E. 白色

9. 在 DNA 和 RNA 中不相同的碱基有 (　　)

A. U 和 T   B. A 和 T   C. A 和 G

D. C 和 G   E. T 和 G

10. 可以对反义寡核苷酸进行序列测定、分子量测定及杂质检测的方法是 (　　)

A. 质谱法   B. HPLC 法   C. 毛细管电泳法

D. 紫外-可见分光光度法   E. 聚丙烯酰胺凝胶电泳法

二、简答题

1. 简述嘌呤类药物的鉴别方法。

2. 简述嘌呤类核苷酸药物和嘧啶类核苷酸药物的含量测定方法。

(陈琳琳)

第十五章

多糖类药物的分析

学习目标

知识要求　**1. 掌握**　多糖类药物的概念；硫酸软骨素的鉴别、检查及含量测定方法。

　　　　　2. 熟悉　肝素效价测定的方法；细菌多糖、真菌多糖的鉴别、检查和含量测定方法。

　　　　　3. 了解　多糖类药物的分类及生物活性。

技能要求　1. 熟练掌握右旋糖酐 20 含量测定的操作方法。

　　　　　2. 学会鉴别多糖类药物的方法。

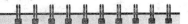

案例导入

案例：近年研究表明，产科疾病，如习惯性流产、胎儿宫内生长受限（FGR）、妊娠期胆汁淤积症（ICP）、子痫前期等，其发病均与胎盘内或母亲重要脏器内血栓前状态和血栓形成有关。多糖类药物低分子肝素（LMWH）是 20 世纪 70 年代发展起来的新型抗凝药物，目前已广泛用于临床预防和治疗肾静脉血栓、肺栓塞、心绞痛和弥散性血管内凝血（DIC）等。LMWH 在产科领域的应用也在增加，已有 LMWH 治疗重度子痫前期、习惯性流产、FGR 和 ICP 的报道。DIC 是产科大出血、胎盘早剥、羊水栓塞等严重产科并发症的最危重结局，合理应用 LMWH 是抢救 DIC 患者成功与否的关键。

讨论：1. 什么是多糖类药物？

　　　　2. 多糖类药物有哪些生理活性？

第一节　概述

一、多糖的概念及种类

　　糖类广泛分布于自然界生物体内，按其聚合的程度可分为单糖、寡糖和多糖。目前已发现许多糖类及其衍生物具有很高的药用价值，特别是多糖类，在抗凝、降血脂、提高机体免疫力、抗肿瘤、抗辐射方面具有显著的药理作用与疗效。

　　多糖是由 10 个以上的单糖以糖苷键相连而成的聚合物。由同一种单糖构成的多糖称为同多糖或均一多糖，如淀粉、糖原、纤维素等；由两种以上的单糖构成的多糖称为杂多糖或不均一多糖，如肝素、透明质酸等。

　　多糖广泛存在于高等植物、动物、微生物和海洋生物中，如植物的种子、茎和叶组织、动物黏液、昆虫及甲壳动物的壳真菌、细菌的胞内胞外等。多糖按其来源可分为以下几类。

1. 植物来源的多糖 是指从植物，尤其是从中药材中提取的水溶性多糖，如黄芪多糖、人参多糖、当归多糖、枸杞多糖、艾叶多糖、大黄多糖等。这类多糖大多数都没有细胞毒性，而且质量通过化学手段容易控制，已成为新药研究的发展方向之一。

2. 动物来源的多糖 是指从动物的组织、器官及体液中分离、纯化得到的多糖，这类多糖大多数是水溶性的黏多糖，而且也是最早用作药物的多糖，如肝素、硫酸软骨素、透明质酸、猪胎盘脂多糖等。

3. 微生物来源的多糖 是指来源于微生物的多糖，按照微生物的种类又可分为细菌多糖和真菌多糖，如右旋糖酐是由细菌发酵产生的一种葡聚糖，而香菇多糖、茯苓多糖、猪苓多糖、云芝多糖等均来源于真菌。

4. 海洋生物来源的多糖 是指从海洋、湖泊生物体内分离、纯化得到的多糖，如几丁质（壳多糖、甲壳素）、螺旋藻多糖等。这类多糖具有广泛的生物学效应。

本章重点介绍几种动物来源和微生物来源的多糖药物的分析。

表 15-1 目前国内已上市的部分多糖类药物

分类	多糖名称	国内上市药物
植物多糖	黄芪多糖	注射用黄芪多糖
	人参多糖	注射用人参多糖
动物多糖	肝素	肝素钠乳膏、肝素钠含片、低分子肝素钠凝胶、肝素（钠、钙）注射液、低分子量肝素（钠、钙）注射液
	硫酸软骨素	硫酸软骨素片、硫酸软骨素（硫酸软骨素A钠）胶囊/注射液、硫酸软骨素滴眼液
	透明质酸	玻璃酸钠注射液、玻璃酸钠滴眼液
细菌多糖	右旋糖酐	右旋糖酐（20、40、70）葡萄糖/氯化钠注射液、右旋糖酐70（甘油）滴眼液
	荚膜多糖	伤寒Vi多糖疫苗、23价肺炎球菌多糖疫苗、脑膜炎球菌多糖疫苗
真菌多糖	香菇多糖	香菇多糖注射液/胶囊
	云芝多糖	云芝多糖胶囊
	茯苓多糖	茯苓多糖口服液
	猪苓多糖	猪苓多糖注射液/胶囊
	灵孢多糖	灵孢多糖注射液

二、多糖类药物的生理活性

多糖类药品是目前研究最多的糖类药物，具有以下多种生理活性。

1. 调节机体免疫功能 猪苓多糖、香菇多糖等能提高机体的免疫功能，主要表现为影响补体活性，促进淋巴细胞增生，激活或提高吞噬细胞的功能，增强机体的抗炎、抗氧化和抗衰老能力。

2. 抗感染作用 甲壳素等可提高机体对细菌、病毒、真菌及原虫感染的抵抗能力，对皮下肿胀有治疗作用，可促进皮肤伤口愈合。

3. 抗辐射损伤作用 紫菜多糖、茯苓多糖、透明质酸等可以对抗 $^{60}Co-\gamma$ 射线，有抗辐射损伤的作用。

4. 抗凝血作用 肝素为天然抗凝剂，可用于防治血栓栓塞性疾病、心绞痛、充血性心力衰竭等，也可用于肿瘤的辅助治疗。甲壳素、黑木耳多糖、芦荟多糖等也具有抗凝作用。

5. 降血脂、抗动脉粥样硬化作用 硫酸软骨素、小分子肝素等具有降血脂、降胆固醇的作用，可用于动脉粥样硬化的防治。

6. 其他作用 多糖类药物很多，除上述活性作用外，还具有其他多方面的活性作用，如右旋糖酐、海藻酸钠能增加血容量，维持血压，抗休克；有些多糖还能促进细胞 DNA、蛋白质的合成，可促进细胞的增殖和生长。

拓展阅读

多糖类药物的研究概况

人类对多糖的研究与蛋白质和核酸同步，然而由于多糖结构复杂等原因，其研究远远落后于蛋白质和核酸。多糖作为药物研究始于20世纪50年代，截至目前，已发现数百种多糖具有生物活性。多糖链是生命科学中除肽链、核苷酸链之外具有重大意义的第三链，它比肽链和核苷酸链含有更多的生物信息，被认为是生命奥秘中的第三座里程碑。多糖链研究作为后基因组时代异军突起的课题已经纳入前沿研究，用以开发新药和再生医疗工程，并开始进入应用产业拓展阶段，已经形成研究网络。美国、日本及欧洲的一些国家已将多糖类药物的研究作为重点攻关项目。

第二节 黏多糖

黏多糖是广泛存在于动物体内的一种杂多糖，其化学组成为糖醛酸和氨基己糖交替出现，有时含硫键，也称为糖胺聚糖。另外因其结构中含有较多的羧基，并多含硫酸基，具有较强酸性，故也称酸性黏多糖。

黏多糖基本上由特定的重复双糖结构构成，在双糖单位中，包含一个氨基己糖（常是 N-乙酰化的）。黏多糖的糖残基，中性糖有 D-半乳糖、D-甘露糖、L-岩藻糖；糖醛酸有 D-葡萄糖醛酸、D-半乳糖醛酸、L-艾杜糖醛酸等；氨基己糖有氨基半乳糖、氨基葡萄糖。

黏多糖的代表药物主要有硫酸软骨素、肝素、透明质酸等。

一、硫酸软骨素

硫酸软骨素广泛存在于人和动物的软骨组织中，现多从猪的鼻软骨或鲸鱼、鲨鱼的软骨中提取。软骨素是由 D-葡萄糖醛酸和 N-乙酰-D-半乳糖胺组成的黏多糖，硫酸软骨素是软骨素的硫酸酯，硫酸软骨素有三种构型，即硫酸软骨素 A、硫酸软骨素 B、硫酸软骨素 C，每种分子构型，依下列所示的双糖为单元结构而重复不断地排列，其分子结构如下。

硫酸软骨素

$R_1 = SO_3H$，$R_2 = H$ 为硫酸软骨素 A；$R_1 = H$，$R_2 = SO_3H$ 为硫酸软骨素 C；

$R_1 = SO_3H$，$R_2 = H$，C_5异构化为硫酸软骨素 B

从结构式看出，硫酸软骨素 A 和 C 结构非常相似，差别只是氨基己糖的残基上硫酸酯的位置不同。其药用制剂主要含有硫酸软骨素 A 和硫酸软骨素 C，可防止脂质沉积和抑制血栓形成，用于防治冠心病和动脉粥样硬化，也可用于偏头痛和由链霉素引起的听觉障碍及肝炎的辅助治疗，可作为改善关节病的补充品，还可作为健康食品。经过多年的应用，已经证明硫酸软骨素对改善老年退行性关节炎、风湿性关节炎有一定的效果。

硫酸软骨素为白色粉末，无臭，无味，易吸湿，易溶于水，不溶于乙醇和丙酮等有机溶剂。遇水即膨胀或成黏浆，对热不稳定。需避光密封保存。硫酸软骨素分子中含有 — SO_3H、—COOH，易与 Na^+、K^+、Ca^{2+}等阳离子结合而成盐，盐类对热稳定。

硫酸软骨素常以钠盐形式存在，是 N-乙酰半乳糖胺（2-乙酰胺-2-脱氧-β- D-吡喃半乳糖）和 D-葡萄糖醛酸的共聚物的硫酸酯钠盐。下面以硫酸软骨素钠为例介绍硫酸软骨素的分析方法。

（一）鉴别

1. 高效液相色谱法 供试品溶液中三个主峰的保留时间应与对照品溶液中硫酸软骨素 B、硫酸软骨素 C 和硫酸软骨素 A 的保留时间一致。

2. 红外分光光度法 本品的红外光吸收图谱应与硫酸软骨素钠对照品的图谱一致。

3. 钠盐的鉴别 本品水溶液显钠盐的鉴别反应。

（二）检查

1. 含氮量 取本品，照氮测定法（《中国药典》2015 年版四部通则 0704 第二法）测定，按干燥品计算，含氮量应为 2.5%～3.5%。

2. 酸度 取本品 0.5g，加水 10ml 溶解后，依法测定，pH 应为 6.0～7.0。

3. 氯化物 取本品约 0.01g，依法检查，与标准氯化钠溶液 5ml 制成的对照液比较，不得更浓（0.5%）。

4. 硫酸盐 取本品 0.1g，依法检查，与标准硫酸钾溶液 2.4ml 制成的对照液比较，不得更浓（0.24%）。

5. 残留溶剂 取本品约 0.2g，精密称定，置顶空瓶中，精密加水 1ml 使溶解，密封，作为供试品溶液；另取乙醇适量，精密称定，用水定量稀释制成每 1ml 中约含乙醇 1.0mg 的溶液，精密量取 1ml，置顶空瓶中，密封，作为对照品溶液。照残留溶剂测定法，以聚乙二醇-20M（或极性相近）为固定液的毛细管柱为色谱柱；柱温为 60℃；进样口温度为 200℃；检测器温度为 250℃；顶空瓶平衡温度为 85℃，平衡时间为 45 分钟。取供试品溶液与对照品溶液分别顶空进样，记录色谱图。按外标法以峰面积计算，乙醇的残留量应符合规定。

6. 干燥失重 取本品，在 105℃干燥 4 小时，减失重量不得过 10.0%。

7. 炽灼残渣　取本品1.0g，依法检查，按干燥品计算，遗留残渣应为20.0%~30.0%。

8. 重金属　取炽灼残渣项下遗留的残渣，依法检查，含重金属不得过百万分之二十。

（三）含量测定

《中国药典》2015年版收载的方法为高效液相色谱法。

1. 色谱条件与系统适用性试验　用强阴离子交换硅胶为填充剂（Hypersil SAX 柱，4.6mm×250mm，5μm 或效能相当的色谱柱）；以水（用稀盐酸调节 pH 至3.5）为流动相 A，以 2mol/L 氯化钠溶液（用稀盐酸调节 pH 至3.5）为流动相 B；检测波长为232nm。按表15-2进行线性梯度洗脱。取对照品溶液注入液相色谱仪，出峰顺序为硫酸软骨素 B、硫酸软骨素 C 和硫酸软骨素 A，硫酸软骨素 B、硫酸软骨素 C 和硫酸软骨素 A 的分离度均应符合要求。

表15-2　硫酸软骨素梯度洗脱表

时间（分钟）	流动相 A（%）	流动相 B（%）
0	100	0
4	100	0
45	50	50

2. 测定法　取本品约0.1g，精密称定，置10ml量瓶中，加水溶解并定量稀释至刻度，摇匀，用0.45μm滤膜过滤，精密量取100μl，置具塞试管中，加三羟甲基氨基甲烷缓冲液（取三羟甲基氨基甲烷6.06g与醋酸钠8.17g，加水900ml使溶解，用稀盐酸调节 pH 至8.0，用水稀释至1000ml）800μl，充分混匀，再加入硫酸软骨素 ABC 酶液（取硫酸软骨素 ABC 酶适量，按标示单位用上述缓冲液稀释制成每100μl中含0.1U的溶液）100μl，摇匀，置37℃水浴中反应1小时，取出，在100℃加热5分钟，用冷水冷却至室温。以每分钟10 000转离心20分钟，取上清液，用0.45μm滤膜滤过，作为供试品溶液。精密量取20μl注入液相色谱仪，记录色谱图。另取硫酸软骨素钠对照品适量，精密称定，同法测定。按外标法以硫酸软骨素 B、硫酸软骨素 C 和硫酸软骨素 A 的峰面积之和计算，即得。

二、肝素

本品系自猪肠黏膜中提取的硫酸氨基葡聚糖的钠盐，是由不同分子量的糖链组成的混合物。肝素因最初从肝脏发现而得名，是最重要的生化药物之一，也是我国主要的出口药物之一。肝素广泛分布于哺乳动物的肝、肺、肾、胸腺、肠黏膜、肌肉和血液中，现主要从牛肺、猪肺或猪小肠黏膜中提取。它是一种由 D-葡萄糖胺、L-艾杜糖醛酸和 D-葡萄糖醛酸交替组成的黏多糖硫酸酯，其分子结构如下。

肝素

肝素具有强酸性，并高度带负电荷，它具有延长血凝时间的作用，还特异地同毛细血管壁上的脂蛋白酯酶结合，是预防手术后血栓形成和治疗急性静脉血栓的首选药物。除此之外，肝素或者衍生物还具有降血脂、抗炎、抗过敏及免疫调节等方面的作用。

肝素为白色或类白色粉末，有吸湿性，在水中易溶解。未分级肝素的分子量范围在 3000~30 000，重均分子量 12 000~15 000。20 世纪末开发出低分子肝素并已广泛应用于临床，低分子肝素的重均分子量为 3000~8000，不同方法得到的产品不仅重均分子量不同，分子结构也不尽相同。

肝素也常以盐的形式存在，下面以肝素钠为例介绍肝素的分析方法。肝素钠系自猪肠黏膜中提取的硫酸氨基葡聚糖的钠盐，是由不同分子量的糖链组成的混合物，具有延长血凝时间的作用，其分子量越大，活性越强。

（一）鉴别

1. 肝素钠抗 X a 因子效价与抗 II a 因子效价比应为 0.9~1.1。

2. 取本品适量，加水溶解并稀释制成每 1ml 中约含 10mg 的溶液，作为供试品溶液。采用高效液相色谱法测定，对照品溶液色谱图中，硫酸皮肤素峰高与肝素和硫酸皮肤素峰之间谷高之比不得少于 1.3，供试品溶液色谱图中，供试品溶液主峰的保留时间应与对照品溶液主峰的保留时间一致，保留时间相对偏差不得过 5.0%。

3. 本品的水溶液显钠盐鉴别（1）[《中国药典》2015 年版四部通则 0301 钠盐（1）]的反应。

（二）检查

1. 分子量与分子量分布　照分子排阻色谱法（《中国药典》2015 年版四部通则 0514）测定，以亲水改性键合硅胶为填充剂；以 0.1mol/L 醋酸铵溶液为流动相；流速为每分钟 0.6ml；柱温为 30℃；检测器为示差折光检测器。取系统适用性试验溶液 25μl，注入液相色谱仪，调整色谱系统，使主峰与溶剂峰能够彻底洗脱，重均分子量应在标示值 ±500 范围内。

2. 总氮量　取本品，照氮测定法测定，按干燥品计算，本品总氮（N）含量应为 1.3%~2.5%。

3. 酸碱度　取本品 0.10g，加水 10ml 溶解后，依法测定，pH 应为 5.0~8.0。

4. 溶液的澄清度与颜色　取本品 0.50g，加水 10ml 溶解后，溶液应澄清无色；如显浑浊，照紫外-可见分光光度法，在 640nm 的波长处测定吸光度，不得过 0.018；如显色，与黄色 1 号标准比色液比较，不得更深。

5. 核酸　取本品，精密称定，加水溶解并定量稀释制成每 1ml 中含 4mg 的溶液，照紫外-可见分光光度法，在 260nm 的波长处测定吸光度，不得过 0.10。

6. 蛋白质　取本品适量，精密称定，加水溶解并定量稀释制成每 1ml 中约含 30mg 的溶液，作为供试品溶液；另取牛血清白蛋白对照品适量，精密称定，分别加水溶解并定量稀释制成每 1ml 中各含 0、10、20、30、40 与 50μg 的溶液，作为对照品溶液，照蛋白质含量测定法测定。按干燥品计算，本品含蛋白质不得过 0.5%。

7. 相关物质　精密量取供试品溶液 20μl，注入液相色谱仪，记录色谱图。供试品溶液色谱图中硫酸皮肤素的峰面积不得大于对照品溶液中硫酸皮肤素的峰面积（2.0%）；除硫酸皮肤素峰外，不得出现其他色谱峰。

8. 钠　照原子吸收分光光度法（《中国药典》2015 年版四部通则 0406 第一法），在 330.0nm 的波长处分别测定对照品溶液和供试品溶液的吸光度。按干燥品计算，本品含钠（Na）应为 10.5%~13.5%。

此外，还有残留溶剂、干燥失重、炽灼残渣、重金属、细菌内毒素等检查项目。

（三）效价测定

1. 抗 Xa 因子法

（1）溶液的制备

①三羟甲基氨基甲烷-聚乙二醇 6000 缓冲液（pH8.4） 取三羟甲基氨基甲烷 6.06g、氯化钠 10.23g、乙二胺四醋酸二钠 2.8g、聚乙二醇 6000 1.0g，加水 800ml 使溶解，用盐酸调节 pH 至 8.4，用水稀释至 1000ml。

②标准品溶液与供试品溶液的制备 取标准品（S）和供试品（T）各适量，加①溶解并分别稀释制成 4 个不同浓度的溶液。该浓度应在 log 剂量-反应的线性范围内，一般为每 1ml 中含 0.01~0.1IU。

③抗凝血酶溶液 取抗凝血酶（ATⅢ），加①溶解并稀释制成每 1ml 中含抗凝血酶 1IU 的溶液。

④Xa 因子溶液 取 Xa 因子（FXa），加①溶解并稀释制成每 1ml 中约含 0.4IU（或 7.1nkat）的溶液，调整浓度，使其在以①代替肝素作为空白溶液（B_1、B_2）的抗 Xa 因子实验中，在 405nm 波长处的吸光度值在 0.8~1.0。

⑤发色底物溶液 取发色底物 S-2765（或其他 FXa 特异性发色底物），加水制成 0.003mol/L 的溶液，临用前用水稀释至 1mmol/L。

（2）测定法 取不同浓度的标准品（S）系列溶液或供试品（T）系列溶液及上述缓冲液（B），按 B_1、S_1、S_2、S_3、S_4、T_1、T_2、T_3、T_4、T_1、T_2、T_3、T_4、S_1、S_2、S_3、S_4、B_2 的顺序依次向各小管中分别精密加入约 20~50μl 相同体积（V）的上述缓冲液（B）、标准品（S）系列溶液或供试品（T）系列溶液，再精密加入相同体积（V）的抗凝血酶溶液，混匀，37℃平衡 2 分钟，每管精密加入 Xa 因子溶液适量（$2V$），混匀，37℃平衡 2 分钟，再精密加入发色底物溶液适量（$2V$），混匀，37℃准确保温 2 分钟后，再各精密加入 50%醋酸溶液适量（$2V$）终止反应。用适宜设备在 405nm 的波长处测定各管吸光度。B_1、B_2 两管的吸光度不得有显著性差异。以吸光度为纵坐标，标准品系列溶液（或供试品系列溶液）浓度的对数值为横坐标分别作线性回归，按生物检定统计法（《中国药典》2015 年版四部通则 1431）中的量反应平行线原理 4×4 法实验设计，计算效价及实验误差。平均可信限率（FL%）不得大于 10%。

2. 抗Ⅱa 因子法

（1）溶液的制备

①三羟甲基氨基甲烷-聚乙二醇 6000 缓冲液（pH8.4） 制法同"抗 Xa 因子法"中"溶液的制备"项下三羟甲基氨基甲烷-聚乙二醇 6000 缓冲液（pH 8.4）。

②标准品溶液与供试品溶液的制备 取标准品（S）和供试品（T）各适量，加①溶解并分别稀释制成 4 个不同浓度的溶液。该浓度应在 log 剂量-反应的线性范围内，一般为每 1ml 中含 0.005~0.05IU。

③抗凝血酶溶液 取抗凝血酶，加①溶解并稀释制成每 1ml 中含抗凝血酶 0.25IU 的溶液。

④凝血酶溶液 取凝血酶（FⅡa），加①溶解并稀释制成每 1ml 中约含 5IU 的溶液，调整浓度，使其在以三羟甲基氨基甲烷-聚乙二醇 6000 缓冲液（pH8.4）溶液代替肝素作为空白溶液（B_1、B_2）的抗Ⅱa 因子实验中，在 405nm 波长处的吸光度值为 0.8~1.0。

⑤发色底物溶液 取发色底物 S-2238（或其他 FⅡa 特异性发色底物），加水制成 0.003mol/L的溶液，临用前用水稀释至 0.625mmol/L。

（2）测定法　取不同浓度的标准品（S）系列溶液或供试品（T）系列溶液及上述缓冲液（B），按 B_1、S_1、S_2、S_3、S_4、T_1、T_2、T_3、T_4、T_1、T_2、T_3、T_4、S_1、S_2、S_3、S_4、B_2 的顺序依次向各小管中分别精密加入约 $20\sim50\mu l$ 相同体积（V）的上述缓冲液（B）、标准品（S）系列溶液或供试品（T）系列溶液，再精密加入相同体积（V）的抗凝血酶溶液，混匀，37℃平衡2分钟，每管精密加入凝血酶溶液适量（$2V$），混匀，37℃平衡2分钟，再精密加入发色底物溶液适量（$2V$），混匀，37℃准确保温2分钟后，再各精密加入50%醋酸溶液适量（$2V$）终止反应。用适宜设备在405nm的波长处测定各管吸光度。B_1、B_2两管的吸光度不得有显著性差异。以吸光度为纵坐标，标准品系列溶液（或供试品系列溶液）浓度的对数值为横坐标分别作线性回归，按生物检定统计法（《中国药典》2015年版四部通则1431）中的量反应平行线原理4×4法实验设计，计算效价及实验误差。平均可信限率（FL%）不得大于10%。

第三节　细菌多糖

细菌在生长过程中可以产生一些多糖类物质。典型的代表为右旋糖酐，又称为葡聚糖，系蔗糖经肠膜状明串珠菌发酵后生成的一种高分子葡萄糖聚合物。由于聚合的葡萄糖分子数目不同而产生不同分子量的产品。有高分子右旋糖酐（重均分子量10万~20万）、中分子右旋糖酐（重均分子量6万~8万）、低分子右旋糖酐（重均分子量2万~4万）、小分子右旋糖酐（重均分子量1万~2万）。临床上使用的是重均分子量为16 000~24 000，32 000~42 000 和 64 000~76 000 的右旋糖酐20、右旋糖酐40和右旋糖酐70，主要用作血浆代用品，用于出血性休克、创伤性休克及烧伤性休克等。

右旋糖酐的结构主要由葡萄糖（$1{\rightarrow}6$）α-糖苷键连接而成，同时含有（$1{\rightarrow}3$）α-和（$1{\rightarrow}4$）α-糖苷键连接形成的分支结构。

右旋糖酐为白色或类白色无定形粉末，无臭无味。易溶于热水，不溶于乙醇。其水溶液为无色或微带乳光的澄明液体。常温稳定，加热变色或分解，用

（$1{\rightarrow}6$）α-糖苷键的右旋糖酐

酸缓和水解可得到部分解聚产物，长时间水解得到葡萄糖。

一、鉴别

右旋糖酐经碱水解后产生葡萄糖，葡萄糖可使 Cu^{2+} 还原成红色氧化亚铜沉淀。具体操作方法：取本品0.2g，加水5ml溶解后，加氢氧化钠试液2ml与硫酸铜试液数滴，即生成淡蓝色沉淀，加热后变成红棕色沉淀。

二、检查

右旋糖酐的检查项目较多，除氯化物、重金属、干燥失重、炽灼残渣外，还有氮、分子量与分子量分布的检查。

（一）氮

右旋糖酐的发酵生产中混入的微量杂质蛋白采用检查氮的含量来控制。

取本品0.2g，置50ml凯氏烧瓶中，加硫酸1ml，加热消化至供试品成黑色油状物，放冷，加30%过氧化氢溶液2ml，加热消化至溶液澄清（如不澄清，可再加过氧化氢溶液0.5~1.0ml，继续加热），冷却至20℃以下，加水10ml，滴加5%氢氧化钠溶液使成碱

性，移至 50ml 比色管中，用水洗涤烧瓶，洗液并入比色管中，再用水稀释至刻度，缓缓加碱性碘化汞钾试液 2ml，随加随摇匀（溶液温度保持在 20℃以下）；如显色，与标准硫酸铵溶液（精密称取 105℃干燥至恒重的硫酸铵 0.4715g，置 100ml 量瓶中，加水溶解并稀释至刻度，混匀，作为贮备液。临用时精密量取贮备液 1.0ml，置 100ml 量瓶中，加水稀释至刻度，摇匀。每毫升相当于 10μg 的 N）1.4ml 加硫酸 0.5ml 用同一方法处理后的颜色比较，不得更深（0.007%）。

（二）分子量与分子量分布

发酵得到的产物分子量很大，需经水解才能得到右旋糖酐 20、右旋糖酐 40、右旋糖酐 70，如果水解不完全，就会引入大分子量的糖酐。

取本品适量，加流动相制成每毫升约含 10mg 的溶液，振摇，室温放置过夜，作为供试品溶液。另取 4~5 个已知分子量的右旋糖酐对照品，同法制成每毫升各含 10mg 的溶液作为对照品溶液。照分子排阻色谱法，用多糖测定用凝胶柱，以 0.71%硫酸钠溶液（内含 0.02%叠氮化钠）为流动相，柱温 35℃，流速每分钟 0.5ml，检测器为示差折光检测器。

称取葡萄糖和蓝色葡聚糖 2000 适量，分别用流动相制成每毫升约含 10mg 的溶液，取 20μl 注入液相色谱仪，测得保留时间 t_T 和 t_0；供试品溶液和对照品溶液色谱图中的保留时间 t_R 均应在 t_T 和 t_0 之间。理论板数按葡萄糖峰计算不小于 5000。

取上述各对照品溶液 20μl，分别注入液相色谱仪，记录色谱图，由 GPC 软件计算回归方程。取供试品溶液 20μl，同法测定，用 GPC 软件算出供试品的重均分子量及分子量分布。

10%大分子部分重均分子量分别不得大于 70 000（右旋糖酐 20）、120 000（右旋糖酐 40）、185 000（右旋糖酐 70），10%小分子部分重均分子量分别不得小于 3500（右旋糖酐 20）、5000（右旋糖酐 40）、15 000（右旋糖酐 70）。

三、含量测定

右旋糖酐的含量测定用分光光度法。此法是根据右旋糖酐水溶液的旋光度在一定范围内与浓度成正比来测定含量。下面以右旋糖酐 20 氯化钠注射液的含量测定为例。

精密量取本品 10ml，置 25ml（6%规格）或 50ml（10%规格）量瓶中，加水稀释至刻度，摇匀，照旋光度测定法测定，按下式计算右旋糖酐的含量。

$$C = 0.5128\alpha$$

式中，C 为每 100ml 注射液中含有右旋糖酐的量，g；α 为测得的旋光度×稀释倍数 2.5（6%规格）或 5.0（10%规格）。

氯化钠的含量测定方法采用银量法，具体方法为精密量取本品 10ml，置锥形瓶中，加铬酸钾指示液数滴，用硝酸银滴定液（0.1mol/L）滴定。每 1ml 硝酸银滴定液（0.1mol/L）相当于 5.844mg 的 NaCl。

第四节　真菌多糖

真菌多糖是食用菌中所含的最重要的药效成分。具有显著提高免疫力，抗肿瘤的药理活性。灵芝、冬虫夏草、灰树花、木耳、银耳、香菇、猴头菇、白灵菇、竹黄、云芝、鸡腿蘑、松茸、桑黄等食用菌，都含有真菌多糖。本节以云芝多糖和香菇多糖为例介绍真菌多糖的分析方法。

云芝多糖最早是从彩绒革盖菌的菌丝体中提取分离得到。是一种分子量在 10 万以上，富含 β-1，4、β-1，3 或 β-1，4、β-1，6 糖苷键的葡聚糖，另有甘露糖、木糖、半乳糖、鼠李糖和阿拉伯糖。同时，多糖链上结合着小分子蛋白质（多肽）组成蛋白多糖。云芝多糖分为胞内、胞外多糖，两者的组成不同，生理活性各异，前者具有抑瘤作用，而且有免疫激活作用，后者无抑瘤作用，只有免疫激活作用。实际应用的是胞内、胞外多糖的混合物。

香菇多糖是从香菇菌子实体中提取、纯化的多糖肽类高分子物质，其基本结构为每 5 个 β-（1→3）结合的葡萄糖直链上有 2 个 β-（1→3）结合侧链的高分子葡聚糖。其多糖部分主要是甘露糖和葡聚糖、少量的岩藻糖、半乳糖、及阿拉伯糖等；肽链则以天门冬氨酸、赖氨酸、组氨酸、谷氨酸、甘氨酸及丝氨酸等 18 种氨基酸组成。是一种具有免疫调节作用的抗肿瘤辅助药物，能促进 T、B 淋巴细胞增殖，提高自然杀伤细胞活性。适用于慢性病毒性肝炎、肝中毒、肝硬化、肿瘤及免疫功能低下症。

一、鉴别

（一）葡萄糖的鉴别反应

真菌多糖经酸性水解产生葡萄糖，经浓硫酸脱水后，生成糠醛衍生物，再与两分子的 α-萘酚缩合成醌型化合物而呈紫红色。

取 2% 的云芝多糖溶液 1ml 加 5% α-萘酚乙醇液 2 滴，摇匀，沿管壁缓缓加入硫酸 0.5ml，在两液层界面应显紫色。

（二）蛋白质的鉴别反应

云芝多糖经强酸水解后，蛋白质与多糖连接的键断裂，蛋白质被水解为小分子多肽、氨基酸，可与茚三酮丙酮试液反应产生蓝紫色。多肽、氨基酸还可以在碱性条件下与 Cu^{2+} 发生双缩脲反应而呈粉红色。

操作方法：取本品约 0.2g，置于试管中，加 10mol/L 盐酸 4ml，在沸水浴中加热 40 分钟，移至蒸发皿内蒸干，残渣加水约 2ml 使溶解，滤过，取滤液 1 滴滴于层析滤纸上，风干后滴加茚三酮丙酮溶液 2 滴，晾干后呈紫色，剪取此色斑部分置试管中，加硫酸铜溶液 2ml，振摇，溶液逐渐显粉红色。

二、检查

除干燥失重、重金属、炽灼残渣等杂质外，真菌多糖的有关杂质主要为来自于提取所用的真菌的杂质。如部分水解的低聚糖以及混入的核酸、蛋白质等。

1. 单糖 香菇多糖产品中有部分单糖，规定单糖的含量以无水葡萄糖计不得超过 10%。

具体方法：取本品约 0.5g，精密称定，加蒸馏水 60ml，加热使溶解，放冷，加氢氧化钠试液至中性，精密加入碘滴定液（0.1mol/L）25ml，摇匀，逐滴加入氢氧化钠试液 4ml，剧烈振摇，密塞，暗处放置 10 分钟，加稀硫酸 4ml，立即用硫代硫酸钠滴定液（0.1mol/L）滴定，至近终点时，加淀粉指示液 2ml，继续滴定至蓝色消失，并将滴定结果用空白试验校正，即得。每毫升碘滴定液（0.1mol/L）相当于 9.008mg 的无水葡萄糖。

2. 蛋白质 对真菌多糖中混入的杂蛋白的量进行控制。取香菇多糖溶于蒸馏水中，使含量为 100mg/ml，加入 30% 磺基水杨酸，不得浑浊。

另外，一般多糖类在 200nm 或小于 200nm 波长处有最大吸收峰，用紫外-可见分光光度法于 200~400nm 处进行扫描，在 260nm 和 280nm 处应无最大吸收峰，如有吸收峰则表示可能混入核酸或蛋白质。

三、含量测定

酸水解真菌多糖产生葡萄糖，利用葡萄糖的还原性采用斐林试剂或碘量法进行测定。云芝多糖的含量测定方法如下。

1. 总糖 取本品粗粉约 5g，精密称定，置锥形瓶中，精密加水 120ml，称定重量，加热回流 1 小时，放冷，再称定重量，用水补足减失的重量，摇匀，用脱脂棉滤过，精密量取滤液 40ml，加酚酞指示液 1~2 滴，用氢氧化钠试液调节 pH 至中性，加稀硫酸 25ml，加热回流 4 小时，放冷，用氢氧化钠试液调节 pH 至中性，精密加入碘滴定液（0.1mol/L）25ml，逐滴加氢氧化钠试液 4ml，边加边剧烈振荡，密塞，置暗处放置 10 分钟，加稀硫酸 4ml，立即用硫代硫酸钠滴定液（0.1mol/L）滴定，至近终点时，加淀粉指示液 2ml，继续滴定至蓝色消失，并将滴定结果用空白试验校正，即得。每毫升碘滴定液（0.1mol/L）相当于 9.008mg 的无水葡萄糖。

2. 单糖 精密称取总糖项下的滤液 40ml，按总糖项下方法，自"加酚酞指示液 1~2滴"起，同法操作，每毫升碘滴定液（0.1mol/L）相当于 9.008mg 的无水葡萄糖。

3. 云芝多糖 总糖含量减去单糖的含量，即为云芝多糖的含量。按干燥品计算，含云芝多糖以无水葡萄糖计，不得少于 3.2%。

岗位对接

本章是多糖类药物分析专业知识和技能。要求从业人员掌握多糖类药物的概念，硫酸软骨素的鉴别、检查及含量测定方法；熟悉肝素效价测定的方法，细菌多糖、真菌多糖的鉴别、检查和含量测定方法；了解多糖类药物的分类及生物活性；熟练掌握右旋糖酐20含量测定的操作方法；学会运用多糖类药物的鉴别方法鉴别多糖类药物。

目标检测

一、选择题

（一）单项选择题

1. 下列不属于多糖类药物的是（　　）

  A. 肝素　　　　　　　　B. 硫酸软骨素　　　　　　　C. 透明质酸

  D. 胆酸　　　　　　　　E. 香菇多糖

2. 下列多糖类药物的含量测定可用氨基己糖比色法测定的是（　　）

  A. 肝素钠　　　　　　　B. 硫酸软骨素　　　　　　　C. 右旋糖酐

  D. 云芝多糖　　　　　　E. 香菇多糖

3. 下列说法错误的是（　　）

  A. 大多数葡聚糖水中溶解度小，不溶于有机溶剂，酸性黏多糖则易溶于水

  B. 黏多糖类药物常见的杂质有核酸、蛋白质、硫、重金属等

  C. 肝素钠不需要检查分子量及分子量分布

  D. 各种多糖类药物均有一定的比旋度

E. 硫酸软骨素除了可以用氨基己糖法测定含量以外，还可以用紫外-可见分光光度法来定量

4. 关于氨基己糖比色法测定硫酸软骨素的含量，错误的是（　　）

A. 氨基己糖是硫酸软骨素在酸性条件下水解后释放出的，它在碱性条件下可与乙酰丙酮反应

B. 该方法中所用的对照品为盐酸氨基葡萄糖

C. 加入乙酰丙酮后，为防止其挥发，反应试管应立即加塞

D. 测定中必须用无醛乙醇，否则影响测定结果

E. 氨基己糖的含量除以 39% 即为硫酸软骨素的含量

（二）多项选择题

1. 下列多糖类药物的检查项目中需测定分子量和分子量分布的是（　　）

A. 透明质酸　　　　　B. 肝素钠　　　　　　C. 右旋糖酐 40

D. 硫酸软骨素　　　　E. 香菇多糖

2. 肝素的效价测定可采用（　　）

A. 氨基己糖比色法　　B. 碘量法　　　　　　C. 色原底物法

D. 茚三酮反应法　　　E. 一期法

3. 云芝多糖可用下列哪些方法鉴别（　　）

A. α-萘酚反应法　　　B. 碘量法　　　　　　C. 茚三酮反应法

D. 色原底物法　　　　E. 沉淀法

4. 下列说法正确的是（　　）

A. 临床使用的硫酸软骨素多为硫酸软骨素 A 和 C 的盐的混合物

B. 黏多糖类药物的含量可通过测定硫的含量来测定

C. 云芝多糖为多糖肽类高分子化合物，可通过茚三酮反应鉴别

D. 香菇多糖本身是多糖肽类物质，因此不需要对其中的杂蛋白量进行控制

E. 右旋糖酐的生产中混入的杂蛋白可采用检查氮的含量来控制

二、简答题

1. 硫酸软骨素的检查项目有哪些？

2. 右旋糖酐为什么要测定分子量分布？

3. 简述氨基己糖比色法测定硫酸软骨素含量的原理和方法。

实训八　右旋糖酐 20 氯化钠注射液中右旋糖酐 20 含量的测定

【实训目的】

1. 掌握右旋糖酐 20 含量测定方法。

2. 熟悉旋光计的操作方法。

3. 了解旋光计的测定原理。

【实训原理】

平面偏振光通过含有某些光学活性化合物的液体或溶液时能引起旋光现象，使偏振光的

平面向左或向右旋转。旋转的度数称为旋光度。在一定波长与温度下，偏振光透过每1ml含有1g旋光性物质的溶液且光路为长1dm时，测得的旋光度称为比旋度。比旋度（或旋光度）可以用于鉴别或检查光学活性药品的纯杂程度，亦可用于测定光学活性药品的含量。

本品为右旋糖酐20与氯化钠的灭菌水溶液。含右旋糖酐20应为标示量的95.0%~105.0%。

【实训内容】

（一）实训用品

1. 药品 右旋糖酐20氯化钠注射液（10%规格）。

2. 器材 刻度吸管、量瓶、旋光计。

（二）实训操作

精密量取本品10ml，置50ml量瓶中，用水稀释至刻度，摇匀，将测定管用供试溶液冲洗数次后，缓缓注入供试液体，置于旋光计内检测读数，用同法读取旋光度3次，取3次的平均数，即得供试液的旋光度。

（三）结果计算

将测得的旋光度带入下列公式，即得供试品溶液的含量。

$$C = 0.5128\alpha$$

式中，C为每100ml注射液中含右旋糖酐20的量，g；α为测得的旋光度×稀释倍数5.0（10%规格）。

【实训报告】

右旋糖酐20氯化钠注射液含量测定

品名：_____　　　　批号：_____

规格：_____　　　　检验日期：_____

检定依据：2015年版《中国药典》

检测环境：温度：_____　　　　　　湿度：_____

取样量：

旋光度测定结果：　第一次 $\alpha=$

　　　　　　　　　第二次 $\alpha=$

　　　　　　　　　第三次 $\alpha=$

计算：

结论：　　　　　　　□符合规定　　　　　　　　□不符合规定

检验人：　　　　　　　　　　　　　　　　　复核人：

【实训注意】

1. 旋光度测定一般应在溶液配制后30分钟内进行。

2. 在将供试品注入测定管中时，注意勿产生气泡。

（姜　源）

第十六章

维生素及辅酶类药物的分析

学习目标

知识要求　**1. 掌握**　常见维生素类药物（维生素 A、维生素 B_1、维生素 C）及其制剂的鉴别、检查和含量测定方法。

　　　　　2. 熟悉　其他维生素类药物的鉴别、检查和含量测定方法。

　　　　　3. 了解　辅酶类药物的质量分析内容。

技能要求　1. 熟练进行维生素 A、维生素 B_1、维生素 C 的含量测定和计算。

　　　　　2. 学会常用的维生素类药物质量分析。

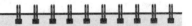

案例导入

案例： 2016 年 3 月山东省食品药品监督管理局发布了近期抽检信息通告。229 批次样品中合格 221 批次，不合格 8 批次。不合格品种包括维生素 D、维生素 D_3、维生素 B_6 等。其中济宁某生物科技有限公司生产的钙 D 咀嚼片（批号 20140806）被检不合格，维生素 D 含量不足 $29\mu g/100g$，而标准规定含量应为 $200\sim325\mu g/100g$。洛阳某生物工程有限公司的产品中维生素 D 含量仅为标准值最低量的七分之一左右。

讨论： 维生素类药物应从哪些方面进行质量控制？

第一节　概述

一、维生素类药物的分类与作用

维生素是维持生物正常生命过程所必需的一类微量小分子有机物。它们不是构成机体组织的基础物质，也不能为机体提供能量，绝大多数维生素以辅酶或辅基的形式参与各种酶促反应。目前已经发现的维生素有 60 多种，通常人们根据发现的先后顺序，将其命名为维生素 A、维生素 B、维生素 C、维生素 D、维生素 E、维生素 K 等，后来发现有些维生素实际上是几种成分的混合物。如维生素 B 可以分出维生素 B_1、维生素 B_2 等。人和动物缺乏维生素时不能正常生长并发生特异性病变，即所谓维生素缺乏症。

维生素结构上基本没有相似性，来源也各异，按溶解性分为脂溶性和水溶性两类。常用的脂溶性维生素包括维生素 A、维生素 D、维生素 E、维生素 K 等。水溶性维生素包括维生素 B 族（维生素 B_1、维生素 B_2、维生素 B_6、维生素 B_{12}）、维生素 C、烟酸、烟酰胺、肌醇、叶酸及生物素等。

《中国药典》2015 年版收载的维生素类原料和制剂共有 30 多种。本章仅对常用的维生素 A、维生素 B_1、维生素 C、维生素 D 的化学结构、理化性质及分析方法和含量测定等进行介绍。

二、辅酶类药物

（一）辅酶 A

辅酶 A（CoA）主要起传递酰基的作用，是各种酰化反应的辅酶，—SH 携带酰基，故通常以 CoASH 表示，CH_3—CO—SCoA。CoA 在糖、脂、氨基酸代谢以及体内重要物质如乙酰胆碱、卟啉和肝糖原等的合成中起重要作用。酰基载体蛋白与脂肪酸的合成关系密切。CoA 广泛用作各种疾病的重要辅助药物。

（二）辅酶 Q

辅酶 Q 又称泛醌，广泛存在于动物和细菌的线粒体中，辅酶 Q 的活性部分是它的醌环结构，主要功能是作为线粒体呼吸链氧化-还原酶的辅酶，在酶与底物分子之间传递电子。

第二节　维生素类药物的分析

一、维生素 A 的分析

维生素 A 在自然界中主要来自鱼肝油，目前多用人工合成方法制取。《中国药典》2015 年版收载的维生素 A 是指人工合成的维生素 A_1 醋酸酯结晶加精制植物油制成的油溶液，其制剂有维生素 A 胶丸、维生素 AD 胶丸和维生素 AD 滴剂三个品种。

（一）结构与性质

1. 化学结构　维生素 A 的结构为具有一个共轭多烯侧链的环己烯，因而具有多种立体异构体。天然维生素 A 主要是全反式维生素 A，全反式维生素 A 醇或醋酸酯的生物活性最高。另外还有多种其他异构体，它们具有相似的化学性质，但具有不同的光谱特征。

维生素 A

R＝H，维生素 A 醇；R＝$COCH_3$，维生素 A 醋酸酯

2. 理化性质　维生素 A 一般为淡黄色黏性油状物（加热至 60℃，应为澄清透明溶液），无腐败油臭，在空气中易氧化，遇光易变色。可以与三氯甲烷、乙醚、环己烷、石油醚按照任意比例混溶，易溶于异丙醇，微溶于乙醇，不溶于水。分子中含有多个共轭多烯醇侧链，性质不稳定，易被空气中氧或氧化剂氧化，易被紫外光裂解，遇光易变质。在受热或有金属粒子存在时更易被氧化变质，生成无活性的环氧化物，如维生素 A 醛、维生素 A 酸等。在三氯甲烷中能与三氯化锑试剂作用，产生不稳定的蓝色。在环己烷或乙醇溶液中，最大的吸收峰在 325～328nm。其无水乙醇溶液在盐酸催化下加热，可发生脱水反应生成脱水维生素 A，脱水维生素 A 在 348、367 和 389nm 波长处有最大吸收。

（二）鉴别试验——三氯化锑反应

维生素 A 在无水、无醇三氯甲烷中与三氯化锑试剂反应，形成不稳定的碳正离子，显示蓝色，渐变成紫红色。其机制为维生素 A 和三氯化锑中存在的亲电试剂氯化高锑作用形成不稳定的蓝色碳正离子。鉴别方法为取供试品（维生素 A 油）1 滴，加三氯甲烷 2ml 与

25%三氯化锑的三氯甲烷溶液 0.5ml，即显蓝色，渐变成紫红色。注意本反应需要在无水、无醇条件下进行，因为水可以使三氯化锑水解成氯化氧锑，而乙醇可以和碳正离子作用使正电荷消失。

（三）检查

1. 酸值 通过检查游离酸的含量来检测酸值。具体检查方法：取乙醇和乙醚各 15ml，置于锥形瓶中，加酚酞指示剂 5 滴，滴加 0.1mol/L 氢氧化钠标准溶液，滴定至微显粉红色以中和溶剂所含酸性杂质，再加本品 2g，振荡使完全溶解，用 0.1mol/L 氢氧化钠标准溶液滴定至微显粉红色，酸值小于等于 2。

2. 过氧化值 维生素 A 分子中含有共轭双键，易生成过氧化杂质。该杂质在酸性溶液中可与碘化钾饱和溶液生成碘单质，碘单质遇淀粉溶液显蓝色。具体检查方法：取本品 1g加冰醋酸–三氯甲烷（6∶4）30ml，振荡溶解，加饱和碘化钾溶液 1ml，振摇 1 分钟，加蒸馏水 100ml，加淀粉指示液 1ml，用标准硫代硫酸钠溶液 0.01mol/L 滴定至蓝色消失，并用空白试验校正滴定结果。消耗标准硫代硫酸钠溶液不得过 1.5ml。

（四）含量测定

维生素 A 含量测定方法有三氯化锑比色法、紫外–可见分光光度法、高效液相色谱法，目前各国药典均采用紫外–可见分光光度法。

维生素 A 在 325～328nm 波长之间有最大吸收峰，可用于含量测定。由于维生素 A 制剂中含有稀释用油和维生素 A 原料药，而原料药中含有多种异构体、氧化降解物、合成中间体、副产物等杂质干扰测定。为了排除这些干扰目前各国药典均采用紫外–可见分光光度法（三点校正法）测定维生素 A 的生物效价。《中国药典》2015 年版规定，根据供试品的纯度采用不同的测定方法及数据处理对维生素 A 原料及其制剂的效价进行测定。

表 16-1　维生素 A 在不同溶剂中的紫外吸收数据

溶剂	维生素 A 醇			维生素 A 醋酸酯		
	λ（nm）	$E_{1cm}^{1\%}$	换算因数（F）	λ（nm）	$E_{1cm}^{1\%}$	换算因数（F）
环己烷	326.5	1755	1900	327.5	1530	1900
异丙醇	325	1820	1830	325	1600	1830

1. 生物效价和换算因数 维生素 A 含量采用生物效价（国际单位，IU）表示，维生素 A 制剂不同，其换算单位也不一样。《中国药典》2015 年版对维生素 A 国际单位换算的规定如下：1 个维生素 A 单位 = 0.300μg 的全反式维生素 A 醇 = 0.344μg 的全反式维生素 A 醋酸酯。在计算生物效价时需要乘以换算系数。计算方法如下：已知 0.300μg 的全反式维生素 A 醇相当于一个单位的维生素 A，则

$$1g \text{ 维生素 A 醇相当于维生素 A 的单位数} = \frac{1\,000\,000}{0.300} = 3\,333\,333\,（IU/g）$$

已知异丙醇中维生素 A 醇的吸收系数 $E_{1cm}^{1\%}$ 为 1820，则

$$\frac{(E_{1cm}^{1\%})\text{样品}}{(E_{1cm}^{1\%})\text{纯品}} = \frac{(IU/g)\text{样品}}{(IU/g)\text{纯品}}$$

$$(IU/g)\text{样品} = (E_{1cm}^{1\%})\text{样品} \times \frac{(IU/g)\text{纯品}}{(IU/g)\text{纯品}} = (E_{1cm}^{1\%})\text{样品} \times \frac{3\,333\,333}{1820} = (E_{1cm}^{1\%})\text{样品} \times 1830$$

$$\text{换算因数}\ F = \frac{\text{效价}/(IU/g)\text{纯品}}{\text{吸收系数}(E_{1cm}^{1\%})\text{纯品}} = 1830$$

用同样的方法可以计算出其他的换算因数 F。

2. 原理 本法是在三个波长处测得吸光度，根据校正公式计算吸光度 A 校正值后，再计算含量，故本法称为"三点校正法"。该原理主要基于：杂质的无关吸收在 310～340nm 的波长范围内几乎呈一条直线，且随波长的增长吸光度下降。物质对光吸收呈加和性的原理。即在某一样品的吸收曲线上，各波长处的吸光度是维生素 A 与杂质吸光度的代数和，因而吸收曲线也是二者的叠加。

3. 测定方法 维生素 A 测定方法项下有第一法和第二法，如果供试样品对测定产生干扰的杂质含量符合测定要求，不影响结果测定则采用第一法，否则按照第二法经过皂化除去干扰组分后测定。

（1）第一法（直接测定法） 适用于维生素 A 醋酸酯。测定方法：精密称取适量供试品，用环己烷溶解并定量稀释成每毫升含 9～15 个单位的溶液，按照分光光度法测定其最大吸收波长，如果吸收峰波长在 326～329nm 之间，分别测定样品在 300、316、328、340、360nm 处的吸光度。计算各吸光度与 328nm 处吸光度比值，如果不超过表 16-2 中规定值的 ±0.02，按照公式 16-5、16-6 计算含量。

表 16-2 各测定波长处吸光度与 328nm 波长处吸光度比值理论值

波长（nm）	吸光度比值	波长（nm）	吸光度比值
300	0.555	340	0.811
316	0.907	360	0.299
328	1.000		

$$1g\ 供试样品中维生素\ A\ 的含量(IU/g) = E_{1cm}^{1\%} \times 1900 = \frac{A_{328实测}}{cL} \times 1900 \tag{16-1}$$

$$制剂标示量百分数 = \frac{E_{1cm}^{1\%} \times 1900 \times \overline{W}}{标示量} \times 100\% = \frac{A_{328实测} \times D \times 1900 \times \overline{W}}{W \times 100 \times L \times 标示量} \times 100\% \tag{16-2}$$

式中，$A_{328实测}$ 为供试品在 328nm 处吸光度；D 为供试溶液的稀释倍数；$\overline{W}$ 为用于供试品的平均重量，g；W 为取样量，g；L 为比色皿的厚度，cm；c 为供试品浓度，g/100ml。

如果供试品吸收峰波长在 326～329nm 之间，但是所测定的吸光度与 328nm 处吸光度比值超过表 15-2 中规定的 ±0.02，首先按照公式 16-3 计算校正吸光度，然后根据公式 16-4 计算校正吸光度与实际吸光度差值与实际吸光度的百分比（d）。

$$A_{328校正} = 3.52 \times (2A_{328} - A_{326} - A_{340}) \tag{16-3}$$

$$d = \frac{A_{328校正} - A_{328实测}}{A_{328实测}} \times 100\% \tag{16-4}$$

如果 $d \leq \pm3\%$，仍然按公式 16-1、16-2 进行含量计算；如果 d 在 -15%～-3% 之间，用 $A_{328校正}$ 代替 $A_{328实测}$，按公式 16-3、16-4 进行含量计算；如果 d 超出 -15% 或 +3% 应采用第二法。

（2）第二法（皂化法） 适用于维生素 A 含量不高的样品，可减少脂溶性物质的干扰，但费时且易导致维生素 A 损失。

①皂化 根据样品中维生素 A 含量的不同，精密称取 0.5～5g 样品于三角瓶中。加入 10ml 50%氢氧化钾及 20～40ml 乙醇，于电热板上回流 30 分钟至皂化完全为止。

②提取　将皂化瓶内混合物移至分液漏斗中，以 30ml 水洗皂化瓶，洗液并入分液漏斗。如有渣子，可用脱脂棉漏斗滤入分液漏斗内。用 50ml 乙醚分两次洗皂化瓶，洗液并入分液漏斗中。振摇并注意放气，静置分层后，水层放入第二个分液漏斗内。皂化瓶再用约 30ml 乙醚分两次冲洗，洗液倾入第二个分液漏斗中。振摇后，静置分层，水层放入三角瓶中，醚层与第一个分液漏斗合并。重复至水液中无维生素 A 为止。

③洗涤　将约 30ml 水加入第一个分液漏斗中，轻轻振摇，静置片刻后，放去水层。加 15~20ml 0.5mol/L 氢氧化钾溶液于分液漏斗中，轻轻振摇后，弃去下层碱液，除去醚溶性酸皂。继续用水洗涤，每次用水约 30ml，直至洗涤液与酚酞指示剂呈无色为止（约 3 次）。醚层液静置 10~20 分钟，小心放出析出的水。

④浓缩　将乙醚液经过无水硫酸钠滤入三角瓶中，再用约 25ml 乙醚冲洗分液漏斗和硫酸钠两次，洗液并入三角瓶内。置冰浴上蒸馏，回收乙醚。待瓶中剩约 5ml 乙醚时取下，用减压抽气法至干，立即加入一定量的异丙醇使溶液中维生素 A 含量在 9~15IU 范围内。

⑤测定　测定吸收峰的波长，并分别测定样品在 300、310、325、334nm 处的吸光度。

⑥计算　如果吸收峰波长在 323~327nm 之间并且 $A_{300}/A_{325} \leq 0.73$，或按公式 16-5、16-6 计算，$f$ 在 ±3% 以内，则按式 16-7 或 16-8 进行含量计算。

$$A_{325校正} = 6.815 \times A_{325} - 2.555 \times A_{310} - 4.260 \times A_{334} \tag{16-5}$$

$$f = \frac{A_{325校正} - A_{325实测}}{A_{325实测}} \tag{16-6}$$

1g 供试样品中维生素 A 含量（IU/g）$= E_{1cm}^{1\%} \times 1830 = \frac{A_{325实测}}{cL} \times 1830 \tag{16-7}$

制剂标示量百分数 $= \dfrac{E_{1cm}^{1\%} \times 1830 \times \overline{W}}{标示量} \times 100\% = \dfrac{A_{328实测} \times D \times 1830 \times \overline{W}}{W \times 100 \times L \times 标示量} \times 100\%$

$$\tag{16-8}$$

式中，符号含义同公式 16-3 和 16-4。

如果 f 在 ±3% 以外，以 $A_{325校正}$ 代替 $A_{325实测}$ 按式 16-7 或 16-8 进行含量计算。如果最大吸收波长不在 323~327nm 之间并且 $A_{300}/A_{325} > 0.73$ 时，表示供试样品中杂质含量过高应采用色谱法将未皂化部分纯化后再进行测定。

3. 注意事项　对维生素 A 的测定有影响的杂质主要包括维生素 A_2、维生素 A_3、维生素 A 的氧化产物、维生素 A 在光照下产生的无生物活性的聚合物鲸醇、维生素 A 的异构体以及合成时产生的中间体。《中国药典》2015 年版采用"三点校正法"消除杂质吸收的影响。《中国药典》2015 年版规定维生素的生物效价用"单位/克（IU/g）"表示，每个"单位"相当于全反式维生素 A 醋酸酯 0.344μg 或全反式维生素 A 醇 0.300μg，即 $F =$ 效价 (IU/g)$/E_{1cm}^{1\%}$。

二、维生素 B_1 的分析

维生素 B_1 是最早被提纯的维生素，《中国药典》2015 年版收载的维生素 B 族药物有维生素 B_1、维生素 B_2、泛酸、叶酸等。

（一）理化性质

1. 化学结构　维生素 B_1 又名盐酸硫胺，是由氨基嘧啶环和噻唑环通过亚甲基连接而成的季铵化合物的盐酸盐。

维生素 B₁

2. 理化性质 维生素 B₁为白色结晶或结晶性粉末，有微弱的特臭，味苦，干燥品在空气中迅速吸收约 4% 的水分。易溶于水，在乙醇中微溶，在乙醚中不溶。水溶液显酸性，且在酸性溶液中较稳定。维生素 B₁中的噻唑环在碱性介质中可开环，再与嘧啶环上的氨基环合，经铁氰化钾等氧化剂氧化生成具有荧光的硫色素。维生素 B₁分子结构中含有杂环，可与硅钨酸等生物碱沉淀试剂反应生成沉淀。维生素 B₁分子结构中具有共轭双键，对紫外光有吸收。

（二）鉴别

1. 硫色素反应 维生素 B₁在碱性溶液中，可被铁氰化钾氧化生成硫色素。硫色素溶于正丁醇（或异丁醇）中，显蓝色荧光。鉴别方法：取本品约 5mg，加氢氧化钠试液 2.5ml 溶解后，加铁氰化钾试液 0.5ml 与正丁醇 5ml，强力振摇 2 分钟，放置使分层，上面的醇层显强烈的蓝色荧光；加酸使成酸性，荧光即消失；再加碱使成碱性，荧光又显出。

2. 红外光谱 取本品适量，加水溶解，水浴蒸干，在 105℃ 干燥 2 小时测定。本品的红外光吸收图谱应与对照的图谱（《药品红外光谱集》1205 图）一致。

3. 氯化物反应 维生素 B₁是一种盐酸盐，故本品的水溶液显氯化物的鉴别反应。

（三）检查

1. 酸度 取本品 0.50g，加水 20ml 溶解后，依法测定，pH 应为 2.8~3.3。

2. 溶液的澄清度与颜色 取本品 1.0g，加水 10ml 溶解后，溶液应澄清无色；如显色，与对照液（取比色用重铬酸钾液 0.1ml，加水适量使成 10ml）比较，不得更深。

3. 硫酸盐 取本品 2.0g，依法检查，与标准硫酸钾溶液 2.0ml 制成的对照液比较，不得更浓（0.01%）。

4. 硝酸盐 取本品 1.0g，加水溶解使成 100ml，取 1.0ml，加水 4.0ml 与 10% 氯化钠溶液 0.5ml，摇匀，精密加入稀靛胭脂试液（取靛胭脂试液，加等量的水稀释。临用前，量取本液 1.0ml，用水稀释至 50ml，照紫外-可见分光光度法，在 610nm 的波长处测定，吸光度应为 0.3~0.4）1ml，摇匀，沿管壁缓缓加硫酸 5.0ml，立即缓缓振摇 1 分钟，放置 10 分钟，与标准硝酸钾溶液（精密称取在 105℃ 干燥至恒重的硝酸钾 81.5mg，置 50ml 量瓶中，加水溶解并稀释至刻度，摇匀，精密量取 5ml，置 100ml 量瓶中，加水稀释至刻度，摇匀。每 1ml 相当于 50μg 的 NO_3^-）0.50ml 用同一方法制成的对照液比较，不得更浅（0.25%）。

5. 有关物质 精密称取本品约 10mg，加流动相稀释制成每 1ml 中含维生素 B₁1mg 的溶液，作为供试品溶液，精密量取 1ml，置 100ml 量瓶中，加流动相稀释至刻度，摇匀，作为对照溶液。照高效液相色谱法测定，用十八烷基硅烷键合硅胶为填充剂；以甲醇-乙腈-0.02mol/L 庚烷磺酸钠溶液（含 1% 三乙胺，用磷酸调 pH 至 5.5）（9∶9∶82）为流动相；检测波长为 254nm，理论板数按维生素 B₁计算不低于 2000，主峰与前后峰的分离度应符合要求。取对照溶液 20μl 注入液相色谱仪，调节检测灵敏度，使主成分色谱峰的峰高约为满量程的 20%。精密量取供试品溶液与对照溶液各 20μl，分别注入液相色谱仪，记录色谱图至主成分峰保留时间的 3 倍，供试品溶液色谱图中如有杂质峰（扣除溶剂峰），各杂质峰面积的和不得大于对照溶液主峰面积 1/2（0.5%）。

6. 干燥失重 取本品，在 105℃干燥至恒重，减失重量不得过 5.0%。

7. 炽灼残渣 不得过 0.1%。

8. 铁盐 取本品 1.0g，加水 25ml 溶解后，依法检查，与标准铁溶液 2.0 ml 制成的对照液比较，不得更深（0.002%）。

9. 重金属 取本品 1.0g，加水 25ml 溶解后，依法检查，含重金属不得过百万分之十。

10. 总氯量 取本品约 0.2g，精密称定，加水 20ml 溶解后，加稀醋酸 2ml 与溴酚蓝指示液 8～10 滴，用硝酸银滴定液（0.1mol/L）滴定至显蓝紫色。每 1ml 硝酸银滴定液（0.1mol/L）相当于 3.54mg 的氯（Cl）。按干燥品计算，含总氯量应为 20.6%～21.2%。

（四）含量测定

维生素 B_1 及其制剂常用的含量测定方法包括非水溶液滴定法、紫外-可见分光光度法等。通常依据不同的制剂选择合适的测定方法。

1. 紫外-可见分光光度法

（1）原理 维生素 B_1 分子结构中具有共轭双键，在紫外光区有吸收，可在 246nm 波长处测定吸光度，进行含量测定。

（2）测定方法 取维生素 B_1 片 20 片，精密称定，研细，精密称取适量（约相当于维生素 B_1 25mg），置 100ml 量瓶中，加盐酸溶液（9→1000）约 70ml，振摇 15 分钟使维生素 B_1 溶解，加盐酸溶液（9→1000）稀释至刻度，摇匀，用干燥滤纸滤过，精密量取滤液 5ml，置另一个 100ml 量瓶中，再加盐酸溶液（9→1000）稀释至刻度，照紫外-可见分光光度法，在 246nm 波长处测定吸光度，按吸收系数（$E_{1cm}^{1\%}$）为 421 计算，即得。按公式 16-9 计算。

$$标示量（\%）= \frac{\dfrac{A}{E_{1cm}^{1\%}} \times \dfrac{1}{100} \times V \times D \times \bar{W}}{W \times 标示量} \times 100\% \tag{16-9}$$

式中，A 为吸光度；D 为供试品的稀释倍数；W 为称取维生素 B_1 片粉重量，mg；$\bar{W}$ 为平均片重，mg；V 为起始溶液体积，100ml。

（4）偏差控制 两份平行样结果相对偏差应在 1.0% 之内。

2. 非水溶液滴定 主要用来测定有机碱及其氢卤酸盐、磷酸盐、硫酸盐、有机酸盐以及有机酸的碱金属盐类药物的含量，维生素 B_1 分子结构中含有两个碱性基团，即已成盐的氨基和季铵基团，在非水溶液中均可被高氯酸滴定。《中国药典》2015 年版采用电位滴定法指示终点。

（1）电位滴定法原理 电位滴定的终点可由两点法确定。

$$V_e = \left[(10^{\Delta E/S}-1) / (V_1 \times 10^{\Delta E/S}-V_2) \right] \times V_1 V_2$$

当 $V_2/V_1 \leqslant 1.04$ 时，公式可简化为：

$$V_e = (V_2 \times 10^{\Delta E/S}-V_1) / (10^{\Delta E/S}-1)$$

V_e 是终点时的标准溶液体积，V_1、V_2 是滴定终点前附近两点分别消耗标准溶液的体积。ΔE 是相应两次电极电位差，S 是电位响应斜率。本法是测定维生素 B_1 的简便方法，适用于原料药含量的测定。

（2）测定方法 取本品约 0.12g，精密称定，加冰醋酸 20ml 微热溶解后，放冷，加醋酐 30ml，照电位滴定法，用高氯酸滴定液（0.1mol/L）滴定，并将滴定的结果用空白试验校正。每 1ml 高氯酸滴定液（0.1mol/L）相当于 16.86mg 的 $C_{12}H_{17}ClN_4OS \cdot HCl$。按干燥品计算，含 $C_{12}H_{17}ClN_4OS \cdot HCl$ 不得少于 99.0%。

三、维生素 C 的分析

维生素 C 又称抗坏血酸，是胶原蛋白形成所必需的物质，可预防和治疗坏血病等。

（一）结构及理化性质

1. 化学结构 维生素 C 具有与羰基共轭的烯二醇结构，与糖类十分相似。

2. 理化性质 维生素 C 为白色结晶或结晶性粉末，无臭，味酸，久置渐变微黄。在水中易溶，在乙醇中略溶，在三氯甲烷或乙醚中不溶。分子中有两个手性碳原子，因而具有旋光性，含本品为 0.10g/ml 的水溶液，比旋度为 +20.5°~+21.5°。与糖的结构相似，具有糖类性质的反应；结构中的烯二醇具有极强的还原性，易被氧化为去氢维生素 C，氢化又可还原为维生素 C，去氢维生素 C 在碱性溶液或强酸性溶液中，可进一步水解生成二酮古洛糖酸而失去活性。烯二醇结构中的 C_2-OH 由于受共轭效应影响酸性极弱（$pK_2 = 11.5$），C_3-OH 酸性较强（$pK_1 = 4.17$），故维生素 C 水溶液显酸性，能与碳酸氢钠作用生成钠盐。结构中具有共轭双键，在稀盐酸溶液中，在 243nm 波长处有最大吸收；若在中性或碱性条件下，则波长红移至 265nm。

L-抗坏血酸（有生物活性）　L-去氢抗坏血酸（有生物活性）　L-二酮古洛糖酸（无生物活性）

（二）鉴别

1. 与硝酸银反应 维生素 C 分子中有烯二醇的结构，具有极强的还原性，可被硝酸银氧化为去氢维生素 C，同时产生黑色银沉淀。鉴别方法为取本品 0.2g 加水 10ml 溶解后，取该溶液 5ml，加硝酸银试液 0.5ml，即生成银的黑色沉淀。

2. 与 2,6-二氯靛酚反应 2,6-二氯靛酚为一氧化性的染料，其氧化型在酸性介质中为玫瑰红色，碱性介质中为蓝色。当 2,6-二氯靛酚钠与维生素 C 作用后，被还原成无色的酚亚胺。鉴别方法为取本品 0.2g，加水 10ml 溶解后，取该溶液 5ml，加二氯靛酚钠试液 1~2 滴，试液的颜色即消失。

3. 红外光谱 利用维生素 C 分子在红外光区的特征吸收进行鉴定。本品的红外光吸收图谱应与对照的图谱（《药品红外光谱集》450 图）一致。

玫瑰红色　　　　　　　　　　　　　　　　　无色

（三）检查

1. 溶液澄清度与颜色　维生素C及其制剂在贮存期间易变色，且颜色随贮存时间的延长而逐渐加深。这是因为维生素C的水溶液在高于或低于pH5~6时，受空气、光线和温度的影响，分子中的内酯环可发生水解，并进一步发生脱羧反应生成糠醛聚合物而呈色。检查方法为取供试品3.0g，加水15ml振摇使溶解，经4号垂熔玻璃漏斗滤过，取滤液，以水为参比，在420nm的波长处测定，吸光度不得超过0.03。

2. 铁　取本品5.0g两份，分别置25ml量瓶中，一份中加0.1mol/L硝酸溶液溶解并稀释至刻度，摇匀，作为供试品溶液；另一份中加标准铁溶液1.0ml，加0.1mol/L硝酸溶液溶解并稀释至刻度，摇匀，作为对照溶液。照原子吸收分光光度法，在248.3nm的波长处分别测定，供试溶液测得吸光度为b，对照溶液测得吸光度为a，则$(a-b)$为标准铁的吸收。对照品溶液和供试品溶液测得吸光度应符合规定要求$b < (a-b)$。

3. 铜　取本品2.0g两份，分别置25ml量瓶中，一份中加0.1mol/L硝酸溶液溶解并稀释至刻度，摇匀，作为供试品溶液；另一份中加标准铜溶液（精密称取硫酸铜393mg，置1000ml量瓶中，加水稀释至刻度，摇匀，精密量取10ml，置100ml量瓶中，加水稀释至刻度，摇匀）1.0ml，加0.1mol/L硝酸溶液溶解并稀释至刻度，摇匀，作为对照溶液。照原子吸收分光光度法，在324.8nm的波长处分别测定，应符合规定。

4. 炽灼残渣　按炽灼残渣检查法检查，不得过0.1%。

5. 重金属　取本品1.0g，加水溶解成25ml，依法检查，含重金属不得过百万分之十。

6. 细菌内毒素　取本品，加碳酸钠（170℃加热4小时以上）适量，使混合，依法检查，每1mg维生素C中含内毒素的量应小于0.02EU（供注射用）。

7. 草酸　取本品0.25g，加水4.5ml，振摇使维生素C溶解，加氢氧化钠试液0.5ml，加稀醋酸1ml，加氯化钙试液0.5ml，摇匀，放置1小时，作为供试品溶液；另精密称取草酸75mg，置500ml量瓶中，加水稀释至刻度，摇匀，精密量取5ml，加稀醋酸1ml，加氯化钙试液0.5ml，摇匀，放置1小时，作为对照品溶液。供试品溶液产生的浑浊不得浓于对照品溶液（0.3%）。

（四）含量测定——碘量法

碘量法是滴定分析中常用的分析方法之一，利用I_2/I^-中等强度的氧化还原能力，能与多种氧化剂或还原剂发生定量反应，进而测定含量，常用直接碘量法和间接碘量法。

1. 原理　维生素C具有强还原性，在稀醋酸溶液中，可被碘定量氧化，以淀粉为指示剂，终点溶液显蓝色。根据碘滴定液消耗的体积，可计算出维生素C的含量。

2. 测定方法 取本品约 0.2g，精密称定，加新煮沸并冷却的蒸馏水 100ml 与稀醋酸 10ml 使溶解，加淀粉指示液 1ml，立即用碘滴定液（0.1mol/L）滴定，至溶液显蓝色并在 30 秒内不褪色。每 1ml 碘滴定液（0.1mol/L）相当于 8.806mg 的 $C_6H_8O_6$。按公式 16-10 计算，含 $C_6H_8O_6$ 不得少于 99.0%。

$$百分含量 = \frac{V \times T \times F \times 10^{-3}}{W_样} \times 100\% \tag{16-10}$$

式中，V 为消耗滴定液的体积，ml；T 为滴定度，mg；F 为校正系数；$W_样$ 为样品的取样量，g。

四、维生素 D 的分析

维生素 D 是甾醇的衍生物，是一类抗佝偻病维生素的总称，可以防止佝偻病。目前已知的维生素 D 类物质有 10 多种。《中国药典》2015 年版主要收载了维生素 D_2 和维生素 D_3 原料药，维生素 D_2 胶丸和注射剂，维生素 D_3 注射剂。

（一）结构和理化性质

1. 化学结构 维生素 D_2 为 9，10 开环的骨化醇或麦角骨化醇，维生素 D_3 为 9，10 开环的胆骨化醇，两者的差异是维生素 D_3 少一个双键和一个甲基。

维生素D_2　　　　　　　　　维生素D_3

2. 理化性质 维生素 D_2、维生素 D_3 为无色针状晶体或白色结晶粉末；遇光与空气易变质；水中不溶，易溶于有机溶剂，微溶于植物油；含有烯键，极不稳定，遇光及氧化剂易被氧化变质，效价降低，毒性增强；含有手性碳原子，因此具有旋光性；能与酸发生显色反应，其三氯甲烷溶液，加醋酸与硫酸，有黄→红→紫→绿的颜色变化；具有特定的紫外吸收（取本品，加无水乙醇溶解，定量稀释成 10μg/ml 的溶液，在 265nm 处测定），维生素 D_2 吸收系数为 460~490，维生素 D_3 吸收系数为 465~495。

（二）鉴别

1. 醋酐-浓硫酸法 取维生素 D_2 或维生素 D_3 约 0.5mg，加三氯甲烷 5ml 溶解后，加醋酐 0.3ml 与硫酸 0.1ml，振摇，初显黄色，渐变红色，迅即变为紫色，最后成绿色。

2. 高效液相色谱法 在含量测定项下记录的色谱图中，维生素 D_2 或维生素 D_3 供试品溶液主峰的保留时间应与对照品溶液主峰的保留时间一致。

3. 红外光谱法 维生素 D_2 或维生素 D_3 红外光吸收图谱应与对照的图谱（《药品红外光谱集》452 图、453 图）一致。

（三）检查

1. 麦角甾醇 《中国药典》2015 年版规定维生素 D_2 要检查麦角甾醇。方法为取本品 10mg 加 90% 乙醇 2ml，加洋地黄皂苷溶液 2ml（取洋地黄皂苷 20mg 加 90% 乙醇 2ml，加热溶解制成），混合，放 18 小时，不得出现浑浊和沉淀。

2. 有关物质 取本品约 25mg，置 100ml 棕色量瓶中，加异辛烷 80ml，避免加热，超声使完全溶解，放冷，用异辛烷稀释至刻度，摇匀，作为供试品溶液；精密量取 1ml，置 100ml 棕色量瓶中，用异辛烷稀释至刻度，摇匀，作为对照溶液。照含量测定项下的色谱条件，精密量取供试品溶液与对照溶液各 100μl，分别注入液相色谱仪，记录色谱图至维生素 D_2 或维生素 D_3 峰保留时间的 2 倍。供试品溶液的色谱图中如有杂质峰，除前维生素 D_2 或前维生素 D_3 峰外，单个杂质峰面积不得大于对照溶液主峰面积的 0.5 倍（0.5%），各杂质峰面积的和不得大于对照溶液主峰面积（1.0%）。

（四）含量测定

采用正相高效液相色谱法。本法系用高效液相色谱法测定维生素 D（包括维生素 D_2 和维生素 D_3）及其制剂，维生素 AD 制剂或鱼肝油中所含维生素 D 及前维生素 D 经折算成维生素 D 的总量，以单位表示，每单位相当于维生素 D 0.025μg。测定应在半暗室中及避免氧化的情况下进行。

无维生素 A 醇及其他杂质干扰的供试品可用第一法测定，否则应按第二法处理后测定；如果按第二法处理后，前维生素 D 峰仍受杂质干扰，仅有维生素 D 峰可以分离时，则应按第三法测定。

1. 第一法

（1）对照品贮备液的制备　根据各制剂中所含维生素 D 的成分，精密称取相应的维生素 D_2 或维生素 D_3 对照品 25mg，置 100ml 棕色量瓶中，加异辛烷 80ml，避免加热，用超声处理助溶 1 分钟使完全溶解，加异辛烷至刻度，摇匀，充氮密塞，避光，0℃ 以下保存。测定维生素 D_2 时，应另取维生素 D_3 对照品 25mg，同法制成维生素 D_3 对照品贮备溶液，供系统适用性试验用。

（2）内标溶液的制备　称取邻苯二甲酸二甲酯 25mg，置 25ml 量瓶中，加正己烷至刻度，摇匀。

（3）色谱条件与系统适用性试验　用硅胶为填充剂，正己烷–正戊醇（997：3）为流动相，检测波长为 254nm。精密量取维生素 D_3 对照品贮备溶液 5ml，置具塞玻璃容器中，通氮后密塞，置 90℃ 水浴中加热 1 小时，取出迅速冷却，加正己烷 5ml，摇匀，置 1cm 具塞石英吸收池中，在两支 8W 主波长分别为 254nm 和 365nm 的紫外光灯下，将石英吸收池斜放 45°，并距灯管 5~6cm，照射 5 分钟，使溶液中含有前维生素 D_3、反式维生素 D_3、维生素 D_3 和速甾醇 D_3；取此溶液注入液相色谱仪，测定维生素 D_3 的峰值，先后进样 5 次，相对标准偏差应不大于2.0%；前维生素 D_3（与维生素 D_3 的比保留时间约为 0.5）与反式维生素 D_3（与维生素 D_3 的比保留时间约为 0.6）以及维生素 D_3 与速甾醇 D_3（与维生素 D_3 的比保留时间约为 1.1）的峰分离度均应大于 1.0。

（4）校正因子测定　精密量取对照品贮备溶液和内标溶液各 5ml，置 50ml 量瓶中，加正己烷至刻度，摇匀；取一定量注入液相色谱仪，计算维生素 D 的校正因子 f_1。另精密量取对照品贮备溶液 5ml 置 50ml 量瓶中，加入 2, 6–二叔丁基对甲酚结晶 1 粒，通氮气排除空气后，密塞，于 90℃ 水浴中加热 1.5 小时，取出迅速冷却至室温，精密加内标溶液 5ml，加正己烷至刻度，摇匀；取一定量注入液相色谱仪，按公式 16–11 计算前维生素 D 折算成维生素 D 的校正因子 f_2。

$$f_2 = (A_s m_r - f_1 m_s A_{r_1}) / A_{r_2} m_s \tag{16-11}$$

式中，A_s 为内标的峰值；m_r 为加入对照品的量；f_1 为维生素 D 的校正因子；m_s 为加入内标物质的量；A_{r_1} 为维生素 D 的峰值；A_{r_2} 为前维生素 D 的峰值。

（5）含量测定　取各制剂项下制备的供试品溶液进行测定，按公式 16–12 计算维生素 D 及前维生素 D 折算成维生素 D 的总量（m_i）。

$$m_i = (f_1 A_{i_1} + f_2 A_{i_2})\, m_s / A_s \qquad (16-12)$$

式中，A_{i_1} 为维生素 D 的峰值；A_{i_2} 为前维生素 D 的峰值；m_s 为加入内标物质的量；A_s 为内标的峰值。

2. 第二法 精密称取供试品适量（相当于维生素 D 总量 600U 以上，重量不超过 2.0g），置皂化瓶中，加乙醇 30ml、抗坏血酸 0.2g 与 50%（W/W）氢氧化钾溶液 3ml[若供试量为 3g，则加 50%（W/W）氢氧化钾溶液 4ml]，置水浴上加热回流 30 分钟，冷却后，自冷凝管顶端加水 10ml 冲洗冷凝管内壁，将皂化液移至分液漏斗中，皂化瓶用水 60~100ml 分数次洗涤，洗液并入分液漏斗中，用不含过氧化物的乙醚振摇提取 3 次，第一次 60ml，以后每次 40ml，合并乙醚液，用水洗涤数次，每次约 100ml，洗涤时应缓缓旋动，避免乳化，直至水层遇酚酞指示液变为无色，静置，分取乙醚提取液，加入干燥滤纸条少许振摇除去乙醚提取液中残留的水分，分液漏斗及滤纸条再用少量乙醚洗涤，洗液与提取液合并，置具塞圆底烧瓶中，在水浴上低温蒸发至约 5ml，再用氮气流吹干，迅速精密加入甲醇 3ml，密塞，超声处理助溶后，移入离心管中，离心，取上清液作为供试品溶液 A。

净化用色谱柱系统分离维生素 D：精密量取上述供试品溶液 A 500μl，注入以十八烷基硅烷键合硅胶为填充剂的液相色谱柱，以甲醇-乙腈-水（50：50：2）为流动相进行分离，检测波长为 254nm。从记录仪上观察色谱图，要求维生素 D 与前维生素 D 为叠峰，并能与维生素 A 及其他干扰含量测定的杂质分开；准确收集含有维生素 D 及前维生素 D 混合物的全部流出液，置具塞圆底烧瓶中，用氮气流迅速吹干，精密加入已知内标浓度的正己烷溶液适量（不少于 2ml，并使每 1ml 中含维生素 D 为 50~140U，内标物质与维生素 D 的重量比约为 4：1），密塞，超声处理助溶，即为供试品溶液 B。

取供试品溶液 B，按第一法进行含量测定，进样量为 100~200μl。

3. 第三法

（1）供试品溶液的制备　取制剂项下制备的供试品溶液 A，按上述第二法净化用色谱柱系统分离维生素 D 项下的方法处理，至"用氮气流迅速吹干"后，加入异辛烷 2ml 溶解，通氮气排除空气后，密塞，置 90℃水浴中，加热 1.5 小时后，立即通氮气在 2 分钟内吹干，迅速精密加入正己烷 2ml，溶解后，即为供试品溶液 C。

（2）对照品溶液的制备　精密量取对照品贮备液适量，加异辛烷定量稀释制成每 1ml 中约含维生素 D 50 单位，精密量取 2ml 置具塞圆底烧瓶中，照供试品溶液制备项下的方法，自"通氮排除空气后"起，依法操作，得对照品溶液。

（3）含量测定　在上述第一法的色谱条件下，取对照品溶液与供试品溶液 C，交替精密进样 200μl，量取维生素 D 的峰值，按外标法计算含量。

第三节　辅酶类药物的分析

本节以辅酶 Q_{10} 为例，介绍辅酶类药物的分析方法。辅酶 Q_{10} 是一种存在于自然界的脂溶性醌类化合物，其结构与维生素 K、维生素 E、质体醌相似。在人体细胞内参与能量制造及活化，泛醌分子中含有一个由多个异戊二烯单位组成的、与对苯醌母核相连的侧链，该侧链的长度根据泛醌的来源而有不同，一般含有 n（$n=6~10$）个异戊二烯单位。对于哺乳动物，$n=10$，因此又称辅酶 Q_{10}。

分子中的醌式结构使泛醌具有氧化型与还原型两种形式，在细胞内这两种形式可以相互转变，这是泛醌作为电子传递体的基础。

辅酶 Q_{10} 存在于多数真核细胞中，尤其是线粒体。它是呼吸链组分之一；其在线粒体内膜上的含量远远高于呼吸链其他组分的含量，而且脂溶性使它在内膜上具有高度的流动性，特别适合作为一种流动的电子传递体。

（一）物理性质

1. 性状 辅酶 Q_{10} 为黄色或橙黄色结晶性粉末，无臭无味，遇光易分解。

2. 溶解性 辅酶 Q_{10} 在三氯甲烷、苯、丙酮、乙醚、石油醚中溶解，在乙醇中微溶，在水中不溶。

3. 熔点 辅酶 Q_{10} 的熔点为 48～52℃。

（二）鉴别

1. 取含量测定项下的溶液，加硼氢化钠 50mg，摇匀，溶液黄色消失。

2. 在含量测定项下记录的色谱图中，供试品溶液主峰的保留时间应与对照品溶液主峰的保留时间一致。

3. 本品的红外光吸收图谱应与辅酶 Q_{10} 对照品的图谱一致。

（三）检查

1. 有关物质 称取本品 50mg，置 50ml 量瓶中，加无水乙醇约 30ml，在 50℃ 水浴中振摇，使溶解，放冷至室温。再加无水乙醇稀释至刻度，作为供试品溶液；精密量取供试品溶液 1ml，置 100ml 量瓶中，加无水乙醇稀释至刻度，作为对照溶液。取对照溶液 5μl 注入液相色谱仪，照含量测定项下的色谱条件，调节检测灵敏度，使主成分峰高为满量程的 25%。再取供试品溶液 5μl，注入液相色谱仪，记录色谱图至主成分峰保留时间的 2 倍。各杂质峰面积的和不得大于对照溶液的主峰面积。

2. 异构体 本操作应避光进行。取本品，加正己烷溶解并稀释制成每 1ml 中含 1mg 的溶液，作为供试品溶液；精密量取 1ml，置 200ml 量瓶中，用正己烷稀释至刻度，摇匀，作为对照溶液（临用新制）。照高效液相色谱法立即测定。用硅胶为填充剂（4.6mm×250mm，5μm）；以正己烷-乙酸乙酯（97:3）为流动相，流速为每分钟 2.0ml；检测波长为 275nm。辅酶 Q_{10} 峰的保留时间约为 10 分钟，异构体峰的相对保留时间约为 0.9，异构体峰与辅酶 Q_{10} 峰的分离度应符合要求。

理论板数按辅酶 Q_{10} 峰计算应不低于 3000。精密量取供试品溶液与对照溶液各 20μl，分别注入液相色谱仪，记录色谱图。供试品溶液色谱图中如有杂质峰，异构体峰面积不得大于对照溶液的主峰面积（0.5%）。

3. 水分 取本品，以三氯甲烷为溶剂，照水分测定法测定，含水分不得过 0.2%。

4. 炽灼残渣 取本品 1.0g，依法检查，残渣不得过 0.1%。

5. 重金属 取炽灼残渣项下遗留的残渣，依法检查，含重金属不得过百万分之二十。

（四）含量测定

照高效液相色谱法测定，避光操作。

1. 色谱条件与系统适用性试验 用十八烷基硅烷键合硅胶为填充剂，甲醇-无水乙醇（1:1）为流动相，检测波长 275nm，柱温 35℃。理论板数按辅酶 Q_{10} 峰计算应不小于 3000。

2. 测定方法 取本品 50mg，精密称定，置 50ml 量瓶中，加无水乙醇 40ml，置 50℃ 水浴中加热使溶解，放冷至室温，加无水乙醇稀释至刻度，摇匀。取 10μl 注入液相色谱仪，记录色谱图，另取经五氧化二磷干燥至恒重的辅酶 Q_{10} 对照品，同法测定，按外标法以峰面积计算。

岗位对接

本章主要介绍维生素、酶类药物的质量检验。要求从业人员掌握《中国药典》对维生素原料及制剂和辅酶类药物的质量要求；掌握常用的含量测定方法、测定结果的计算；学会维生素原料及制剂和辅酶类药物质量分析的一般步骤，并能熟练进行各种维生素原料及制剂和辅酶类药物的质量分析。

目标检测

一、选择题

（一）单项选择题

1. 检查维生素 B_1 中重金属时，如果取样量为 1.0g，要求含重金属不得超过百万分之五，应吸取标准铅溶液（每毫升相当于 0.001mg 铅）（　　）

　　A. 0.2ml　　　　　　　　　　B. 0.4ml　　　　　　　　　　C. 0.5ml

　　D. 1.0ml　　　　　　　　　　E. 2.0ml

2. 碘量法测定维生素 C 含量时，每 1ml 碘滴定液（0.05mol/L）相当于维生素 C 的量为（　　）

　　A. 17.613mg　　　　　　　　B. 8.806mg　　　　　　　　C. 5.871mg

　　D. 4.403mg　　　　　　　　　E. 5.834 mg

3. 《中国药典》2015 年版规定紫外-可见分光光度法测定中，溶液的吸光度应控制在（　　）

　　A. 0.00~2.00　　　　　　　　B. 0.3~1.0　　　　　　　　C. 0.2~0.8

　　D. 0.1~1.0　　　　　　　　　E. 0.3~0.7

4. 维生素 B_1 在碱性溶液中与铁氰化钾作用，产生（　　）

　　A. 荧光素钠　　　　　　　　　B. 荧光素　　　　　　　　　C. 硫色素

　　D. 有色络合物　　　　　　　　E. 盐酸硫胺

（二）多项选择题

1. 维生素 D 常采用的鉴别试验有（　　）

　　A. 醋酐-浓硫酸反应　　　　　B. 三氯化锑反应　　　　　　C. 比旋度鉴别

　　D. 红外光谱方法鉴别　　　　　E. 紫外-可见分光光度法

2. 下列药物性质属于物理常数的有（　　）

　　A. 吸收系数　　　　　　　　　B. 旋光度　　　　　　　　　C. 折光率

　　D. 熔点　　　　　　　　　　　E. 馏程

二、简答题

1. 维生素 A 进行鉴别时，为何需要在无水、无醇条件下进行？

2. 维生素 A 鉴别，如何根据制剂的纯度选择相应的检测方法？

3. 维生素 B_1 含量测定方法有哪些？

4. 测定维生素 C 含量时要用煮沸后冷却的水，为什么？加入稀醋酸的作用是什么？

三、设计题

查阅《中国药典》及相关标准，设计维生素 A 的检验方法，详细说明检验过程。

实训九　维生素C片的含量测定

【实训目的】

1. 掌握维生素C的结构特点和理化性质。
2. 熟悉维生素C原料药及其制剂的质量分析方法和结果计算。
3. 了解其他维生素的常用分析方法。

【实训原理】

维生素C具有强还原性，在稀醋酸溶液中，可被碘定量氧化，以淀粉为指示剂，终点溶液显蓝色。根据碘滴定液消耗的体积，可计算出维生素C的含量。

【实训内容】

1. 实训用品

(1) 仪器　天平、碘量瓶（250ml）、量瓶、滴定管等。

(2) 药品与试剂　维生素C片、碘滴定液、5g/L淀粉指示剂、稀醋酸。

2. 实训操作　取维生素C片20片，精密称定，研细，精密称取适量（约相当于维生素C 0.2g），置100ml量瓶中，加新煮沸放冷的水100ml与稀醋酸10ml的混合液适量，振摇使维生素C溶解并稀释至刻度，摇匀，经干燥滤纸迅速滤过，精密量取滤液50ml，加淀粉指示液1ml，用碘滴定液（0.05mol/L）滴定，至溶液显蓝色并持续30秒钟不褪色。每1ml碘滴定液（0.05mol/L）相当于8.806mg的$C_6H_8C_6$。

3. 计算

$$标示量(\%) = \frac{V \times T \times F \times \bar{W} \times 10^{-3}}{W_{样} \times 标示量} \times 100\%$$

式中，V为消耗滴定液的体积，ml；T为滴定度，mg；F为校正系数；$W_{样}$为样品取样量，g；$\bar{W}$为平均片重，g。

【实训报告】

维生素C片含量测定记录

品名：_____　　　批号：_____

规格：_____　　　检验日期：_____

检定依据：《中国药典》2015年版_____

检测环境：温度：_____　　　湿度：_____

精密称定20片质量：

平均片重：

消耗滴定液的体积：第一份 $V=$　　　　ml

　　　　　　　　　　第二份 $V=$　　　　ml

　　　　　　　　　　第三份 $V=$　　　　ml

计算：

结论：　　　　　　　□符合规定　　　　　　　□不符合规定

检验人：　　　　　　　　　　　　　　　复核人：

【实训注意】

1. 实验中所用指示剂为淀粉溶液。I_2与淀粉形成蓝色的包合物，灵敏度很高。温度升高，灵敏度反而下降。淀粉指示剂要在接近终点时加入。

2. 用新煮沸并冷却的蒸馏水配制碘试剂，否则碘因氧气和二氧化碳的作用而分解，使滴定时消耗碘溶液的体积偏大。

【实训思考】

1. 哪些因素会影响实验的精确度？

2. 为什么维生素 C 含量可以用碘量法测定？

3. 维生素 C 本身是酸，为什么测定时还要加入醋酸？

（崔润丽）

第十七章

甾体激素类药物的分析

学习目标

知识要求　**1. 掌握**　各类甾体激素类药物的结构特点与分析方法之间的关系；常用的鉴别方法及原理；高效液相色谱法在甾体激素类药物质量分析中的应用。

　　　　　　2. 熟悉　甾体激素类药物中有关物质的杂质检查方法；紫外-可见分光光度法、四氮唑比色法测定含量的原理和方法。

　　　　　　3. 了解　游离磷酸盐、残留溶剂、硒等特殊杂质的检查方法；异烟肼比色法、Kober 比色法等测定药物含量。

技能要求　1. 熟练进行甾体激素类药物的质量分析。

　　　　　2. 学会高效液相色谱法、薄层色谱法等操作技术。

　　　　　3. 能够熟练使用高效液相色谱仪等相关仪器设备。

案例导入

案例： 甾体化合物广泛存在于动物、植物和微生物中，以往大多从天然物质中提取原料，再经过化学方法改造而得，现在采用微生物转化技术，利用微生物的酶对甾体底物的某一部位进行特定的化学反应来获得。微生物转化甾体化合物的反应类型有羟化、脱氢、侧链切断及 A 环芳香化反应等。如孕酮的转化中，利用黑根霉实现 C_{11} 上的 α 羟基化反应生成 11α-羟基化孕酮；可的松可在微生物转化下发生脱氢生成去氢可的松；莱氏化合物 S 在犁头霉菌的作用下生成氢化可的松，但在产物中，除所需的 β 体氢化可的松外，还产生表氢可的松（α 体）、少量的其他位置的羟基化合物及未转化的化合物，这些需在后期的分离纯化中去除。这些与该甾体激素类药物具有相似结构的杂质是该类药物的主要特殊杂质。

讨论：1. 如何检查甾体激素类药物的杂质？

　　　2. 甾体激素类药物的质量控制包含哪些项目？

第一节　概述

一、甾体激素类药物分类

　　甾体激素类药物是指分子结构中含有甾体结构的激素类药物，一部分为天然物，一部分为人工合成，无论哪种来源，结构中均具有环戊烷并多氢菲母核，包含 3 个六元环与 1 个五元环，基本骨架如下：

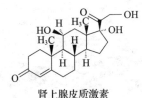

甾体激素类药物是临床上一类重要的药物，主要包括肾上腺皮质激素和性激素两大类。性激素又分为雄性激素及蛋白同化激素、孕激素、雌激素。《中国药典》2015 年版收载的肾上腺皮质激素类药物主要有醋酸可的松、氢化可的松、醋酸地塞米松、醋酸氟轻松、曲安西龙等；雄性激素和蛋白同化激素有甲睾酮、丙酸睾酮、苯丙酸诺龙等；孕激素有黄体酮、醋酸甲地孕酮等；雌激素有雌二醇、炔雌醇等。此外，还有在性激素基础上改造成的口服避孕药，代表药物如炔诺酮、炔诺孕酮等。

二、甾体激素类药物的结构特点

各类甾体激素类药物的结构特点如表 17-1 所示。

表 17-1   甾体激素类药物的分类及结构特点

药物分类	结构特点
肾上腺皮质激素	（1）具有 21 个碳原子 （2）A 环具有 Δ^4-3-酮基 （3）C_{17} 具有 α-醇酮基并多数有 α-羟基 （4）C_{10}、C_{13} 具有角甲基；C_{11} 具有羟基或酮基 （5）有些皮质激素具有 C_1、C_2 之间双键，6α、9α-卤素，16α-羟基等
雄性激素及蛋白同化激素	（1）具有 19 个碳原子 （2）蛋白质同化激素具 18 个碳原子（C_{10} 上无角甲基） （3）A 环具有 Δ^4-3-酮基 （4）C_{17} 上无侧链，多数是一个 β-羟基或酯，有些具有 α-甲基
孕激素	（1）具有 21 个碳原子 （2）A 环具有 Δ^4-3-酮基 （3）C_{17} 上甲酮基，有些具有 α-羟基，或与醋酸、己酸等形成酯

续表

药物分类	结构特点
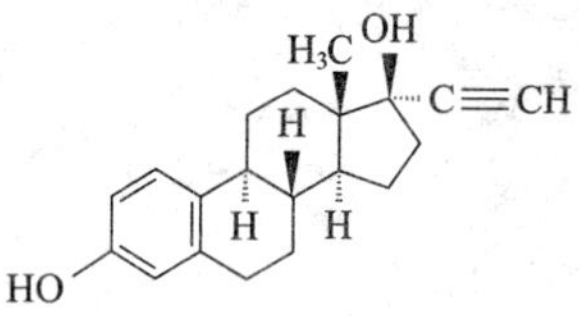 雌性激素	（1）具有 18 个碳原子 （2）A 环为苯环 （3）C_3 上具有酚羟基且有些形成了酯或醚 （4）C_{10} 上无角甲基 （5）C_{17} 具有 β-羟基或酮基，有些羟基形成酯，有些具乙炔基

第二节　甾体激素类药物的鉴别、检查和含量测定

一、鉴别

（一）化学鉴别法

1. 与强酸呈色反应　多数甾体激素能与硫酸、磷酸、高氯酸、盐酸等呈色，其中以与硫酸的呈色反应应用较广。甾体激素与硫酸的呈色反应操作简便，反应灵敏，目前为各国药典所用。不同的甾体激素类药物遇硫酸后的变化见表 17-2。

表 17-2　不同甾体激素遇硫酸后的呈色反应

药物名称	颜色	荧光	加水稀释后现象
氢化可的松	棕黄色至红色	绿色	黄色至橙黄色，微带绿色荧光，有少量絮状沉淀
醋酸可的松	黄色或微带橙色	无	颜色消失，溶液澄清
十一酸睾酮	黄色	黄绿色	—
己酸羟孕酮	微黄色	无	由绿色经红色至带蓝色荧光的红紫色
炔雌醇	橙红色	黄绿色	玫瑰红色絮状沉淀
炔雌醚	橙红色	黄绿色	红色沉淀

2. 官能团的反应

（1）酮基的呈色反应　大多甾体激素分子的 C_3 和 C_{20} 位上含有酮基，能与羰基试剂肼发生呈色反应，产生黄色物质腙，可用于鉴别。常用的试剂有 2，4-二硝基苯肼、异烟肼、硫酸苯肼等。

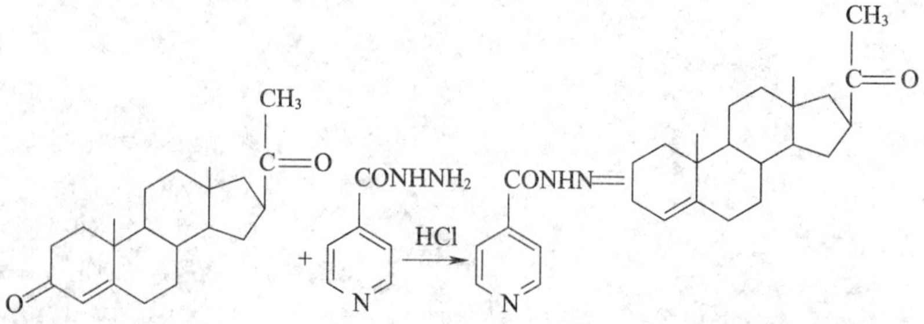

黄体酮　　　　　异烟肼　　　　　异烟腙

（2）甲酮基的呈色反应　甾体激素分子中含有甲酮基以及活泼的亚甲基时，能与亚硝基铁氰化钠、间二硝基酚、芳香醛类发生呈色反应，例如在碳酸钠与醋酸铵存在的条件下，黄体酮的甲醇溶液与亚硝基铁氰化钠反应显蓝紫色，这是黄体酮灵敏、专属的鉴别方法。

（3）有机氟的呈色反应　含氟的甾体激素类药物（如醋酸氟轻松、醋酸地塞米松等），经氧瓶燃烧后生成无机氟化物，可在 pH4.3 的条件下与茜素氟蓝及硝酸亚铈发生反应，生成蓝紫色水溶性配合物。

（4）C_{17} 位 α-醇酮基的呈色反应　肾上腺皮质激素类药物的 C_{17} 位上有 α-醇酮基，具有强还原性，可与以下物质发生氧化还原反应。

①与碱性酒石酸铜试液（斐林试剂）反应生成橙红色氧化亚铜沉淀，如取醋酸地塞米松约 10mg，加甲醇 1ml 微温溶解后，加入热的碱性酒石酸铜试液 1ml，即生成红色沉淀，其反应方程式如下：

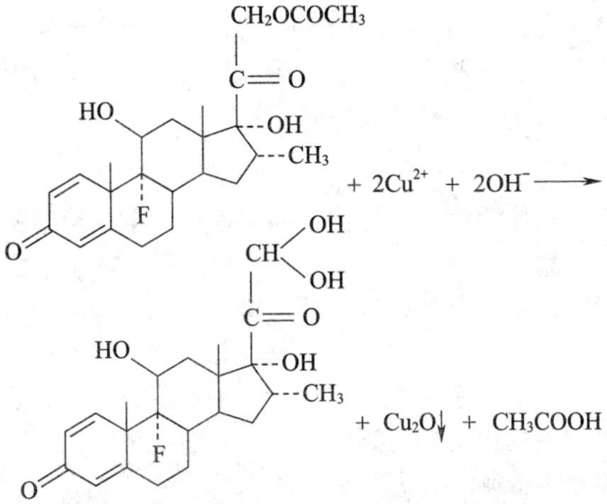

②与氨制硝酸银反应生成黑色银沉淀，如醋酸去氧皮质酮的鉴别：取本品约 5mg，加乙醇 0.5ml 溶解后，加氨制硝酸银试液 0.5ml，即生成黑色沉淀。

③与氧化剂四氮唑盐发生呈色反应，产物的颜色随所用试剂条件不同而定，多为红色或蓝色。如醋酸泼尼松的鉴别：取本品约 1mg，加乙醇 2ml 使溶解，加 10% 氢氧化钠溶液 2 滴与氯化三苯四氮唑试液 1ml，即显红色。

（5）酚羟基的呈色反应　雌激素 C_3 上有酚羟基，可与重氮苯磺酸反应生成红色偶氮染料，《中国药典》2015 年版收载的苯丙酸雌二醇利用该法进行鉴别。另外酚羟基还可与 Fe^{3+} 反应，生成紫色配合物。

（6）炔基的沉淀反应　含炔基的甾体激素如炔雌醇、炔诺酮、炔诺孕酮等，遇到硝酸银生成白色的炔银盐沉淀，可用于鉴别。

$$R-C\equiv CH + AgNO_3 \longrightarrow R-C\equiv CAg\downarrow + HNO_3$$

（7）酯的反应　部分甾体激素类药物具有醋酸酯、戊酸酯及己酸酯的结构，可先行水解，生成相应的羧酸，再根据羧酸的性质来鉴别。

3. 衍生物熔点测定　许多甾体激素类药物或其酯、肟、缩氨脲的衍生物具有特征性强的熔点，可用作鉴别。

（二）仪器分析法

1. 薄层色谱法　薄层色谱法具有简便、快速、分离效能高等优点，适用于甾体激素类药物，特别是甾体激素类制剂的鉴别。如《中国药典》2015 年版收载的醋酸泼尼松眼膏、倍他米松磷酸钠注射液、炔诺孕酮炔雌醚片、左炔诺孕酮炔雌醚片、十一酸睾酮注射液、复方炔诺孕酮片、醋酸甲羟孕酮片等均采用薄层色谱法进行鉴别。

2. 高效液相色谱法　高效液相色谱法在甾体激素类药物的鉴别中广泛使用，《中国药典》2015 年版收载的醋酸地塞米松、醋酸曲安奈德、丙酸睾酮、苯丙酸诺龙、黄体酮、炔诺孕酮、炔雌醇、炔雌醚等多种原料药及其制剂均采用高效液相色谱法进行鉴别，在含量测定项下记录的色谱图中，供试品溶液主峰的保留时间应与对照品溶液主峰的保留时间一致。

3. 紫外-可见分光光度法　甾体激素类药物的分子中存在 Δ^4-3-酮基、苯环或其他的共轭系统，具有紫外吸收。可用规定吸收波长和吸光度比值法进行鉴别。如丙酸倍氯米松的乙醇溶液（20μg/ml）在 239nm 处具有最大吸收，吸光度为 0.57~0.60，在 239nm 与 263nm 波长处的吸光度比值应为 2.25~2.45。

4. 红外吸收光谱法　红外吸收光谱具有很强的特征性，是鉴别甾体激素类药物有效、可靠的方法，广泛为各国药典所用。《中国药典》2015 年版收载的甾体激素类原料大多采用该法鉴别。鉴别方法是按要求制作的供试品的红外吸收图谱与对照图谱一致。标准红外图谱收载于国家药典委员会编的《药品红外光谱集》中。

二、杂质检查

甾体激素类药物多由甾体激素及结构类似的其他甾体激素经结构改造而来，生产过程中会引入原料、中间体、副产物、异构体、降解物等杂质，有些杂质与该甾体激素类药物具有相似的结构，故甾体激素类药物在进行纯度检查时，除一般杂质外，还检查其特殊杂质——其他甾体，即药物的"有关物质"的检查，并应符合限度规定。此外，有些甾体激素还有其他检查项目，如地塞米松磷酸钠、氢化可的松磷酸钠中需进行游离磷酸盐的检查，地塞米松磷酸钠中要做残留的甲醇、丙酮检查，醋酸地塞米松、醋酸氟轻松、曲安奈德需进行硒的检查，炔雌醇需进行雌酮的检查等。

（一）有关物质

《中国药典》2015 年版主要采用薄层色谱法和高效液相色谱法进行有关物质的检查，各国药典也广泛采用这两种方法作为本类药物的纯度检查方法。

1. 薄层色谱法　甾体激素类药物中多数杂质未知，且一般都具有甾体母核结构，和药物结构相似，所以各国药典大多采用主成分自身对照法检查，即制备一定浓度的供试品溶液，取供试品溶液一定量，按限度规定稀释制成另一低浓度溶液作为对照液，点样、展开、检测比较，杂质斑点数目及每个杂质斑点不得超过限量。《中国药典》2015 年版收载的部分该类药物的色谱条件见表 17-3。

表 17-3　部分甾体药物的薄层色谱条件

药物	薄层板	展开剂	显色与检视方法	结果判定
醋酸氟氢可的松	硅胶 G	二氯甲烷-乙醚-甲醇-水（385∶75∶40∶6）	在 105℃ 干燥 10 分钟，放冷，喷以碱性四氮唑蓝试液，立即检视	供试品溶液如显杂质斑点，不得多于 2 个，其颜色与对照溶液的主斑点比较，不得更深
丙酸倍氯米松	硅胶 G	二氯乙烷-甲醇-水（95∶5∶0.2）	105℃ 干燥 10 分钟，放冷，喷以碱性四氮唑蓝试液，立即检视	供试品溶液如显杂质斑点，不得多于 2 个，其颜色与对照溶液的主斑点比较，不得更深

药物	薄层板	展开剂	显色与检视方法	结果判定
醋酸去氧皮质酮	硅胶 GF$_{254}$	二氯甲烷-乙醚-甲醇-水（77：15：8：1.2）	在紫外光灯（254nm）下检视	供试品溶液如显杂质斑点，与对照溶液（1）所显的主斑点比较，不得更深，如有1个杂质斑点深于对照溶液（1）的主斑点，与对照溶液（2）所显的主斑点比较，不得更深[对照溶液（1）和（2）浓度分别为0.1mg/ml和0.2mg/ml]
炔孕酮	硅胶 G	三氯甲烷-甲醇（95：5）	喷以硫酸-乙醇（2：8），在120℃干燥5分钟，置紫外光灯（365nm）下检视	供试品溶液如显杂质斑点，其荧光强度与对照溶液的主斑点比较，不得更深（0.5%）
左炔诺孕酮炔雌醚片	硅胶 G	三氯甲烷-甲醇（96：4）	喷以临用新制的10%磷钼酸乙醇溶液，在105℃干燥10分钟，放冷，立即检视	供试品溶液如显杂质斑点，与对照品溶液所显的主斑点比较，不得更深

2. 高效液相色谱法 高效液相色谱法是《中国药典》中甾体激素类药物有关物质的检查中应用最广泛的方法，检查方法多采用主成分自身对照法，在各品种项下对供试品规定了杂质峰的个数，各杂质峰的面积及其总和的限量。多数甾体激素所采用的高效液相色谱条件具有通性，如表17-4所示。

表17-4 甾体药物有关物质检查所采用的高效液相色谱条件

色谱柱填充剂	流动相	检测器	供试液、对照液制备	结果判定
十八烷基硅烷键合硅胶	各种不同比例的甲醇-水或乙腈-水混合溶剂	紫外吸收检测器（检测波长因品种而异）	将供试品配制成高、低两种浓度的溶液，高浓度者为供试液，低浓度者为对照液	供试液色谱图中的杂质峰不得超过1个或规定的个数；各杂质峰面积或其总和不得大于对照液主峰面积的一定分数

（二）游离磷酸盐

地塞米松磷酸钠为地塞米松与磷酸形成的磷酸酯二钠盐，所以在其生产和贮存过程中可能引入磷酸盐，因此《中国药典》2015年版规定地塞米松磷酸钠需进行游离磷酸盐的检查。检查方法为钼蓝比色法，利用在酸性溶液中磷酸盐与钼酸铵 $[(NH_4)_2MoO_4]$ 反应，生成磷钼酸铵 $(NH_4)_3[P(Mo_3O_{10})_4]$，再经还原形成磷钼酸蓝（钼蓝），在740nm处有最大吸收，通过比较供试品溶液与对照品溶液的吸光度来控制药物中游离磷酸盐的量。

（三）残留溶剂

甲醇和丙酮为地塞米松磷酸钠生产过程中使用的溶剂，如产品中含有大量此类溶剂，对人体危害极大，为控制产物中甲醇与丙酮的量，《中国药典》2015 年版采用气相色谱法检查残留的甲醇与丙酮。

（四）硒

部分甾体激素类药物需进行硒的检查，因其合成线路中要使用二氧化硒脱氢工艺。硒检查的基本原理是：用氧瓶燃烧法将药物进行有机破坏，使硒转化为高价硒（Se^{6+}），以硝酸溶液为吸收液；再加盐酸羟胺溶液将 Se^{6+} 还原为 Se^{4+}；在 pH2.0±0.2 的条件下与 2,3-二氨基萘试液反应，生成 4,5-苯并苯硒二唑，用环己烷提取后，照紫外-可见分光光度法，在 378nm 的波长处分别测定吸光度。供试品溶液的吸光度不得大于对照溶液的吸光度。

三、含量测定

甾体激素类药物，可根据其不同类别所具有的官能团和整个分子结构特征的性质，采用比色法、紫外-可见分光光度法、色谱法、滴定分析法等测定其含量。以下主要讨论高效液相色谱法、紫外-可见分光光度法、比色法等常用的方法。

（一）高效液相色谱法

高效液相色谱法具有样品用量少、分离效能好、灵敏度高、速度快等特点，为各国药典广泛采用。《中国药典》2015 年版收载的甾体激素类原料及制剂，大多采用高效液相色谱法测定含量，居各种分析方法之首，一般采用内标法，测定时以不同的甾体激素类药物作为内标。

甾体激素类药物含量测定的色谱系统多采用反相高效液相色谱法，固定相多为十八烷基硅烷键合硅胶，流动相大多是甲醇和水或乙腈和水组成的混合液，为提高分离效果，有时在流动相中加入醋酸或者磷酸缓冲液来调节流动相的 pH。因为大多数甾体激素都具有 Δ^4-3-酮基及苯环等共轭结构，故采用紫外检测器于 240nm 或 280nm 波长检测。

（二）紫外-可见分光光度法

甾体激素类药物分子中存在 Δ^4-3-酮基及苯环等共轭系统，在紫外光区有特征吸收。具有 Δ^4-3-酮基的肾上腺皮质激素、雄性激素和蛋白同化激素、孕激素及许多口服避孕药在 240nm 波长附近有最大吸收，具苯环结构的雌激素在 280nm 波长附近有最大吸收。

紫外-可见分光光度法准确、简便，《中国药典》2015 年版中用紫外-可见分光光度法测定甾体激素类药物原料及制剂含量的品种数量仅次于高效液相色谱法。

（三）比色法

当供试品本身在紫外-可见区没有强吸收，或虽有吸收，但为避免干扰或提高灵敏度，而加入适当的显色剂显色后测定的方法，即为比色法。用比色法测定时，由于显色时影响显色深浅的因素较多，应取供试品与对照品同时操作。

1. 四氮唑比色法

（1）四氮唑盐的种类　四氮唑盐有两种，一种是红四氮唑（RT），又称2,3,5三苯基氯化四氮唑（TTC），其还原产物为不溶于水的深红色三苯甲臜，λ_{max} 在 480~490nm；另一种是蓝四氮唑（BT），即 3,3'-二甲氧苯基-双-4,4'-（3,5-二苯基）氯化四氮唑，其还原产物为暗蓝色的双甲臜，λ_{max} 在 525nm 左右。RT 与 BT 的结构式如下：

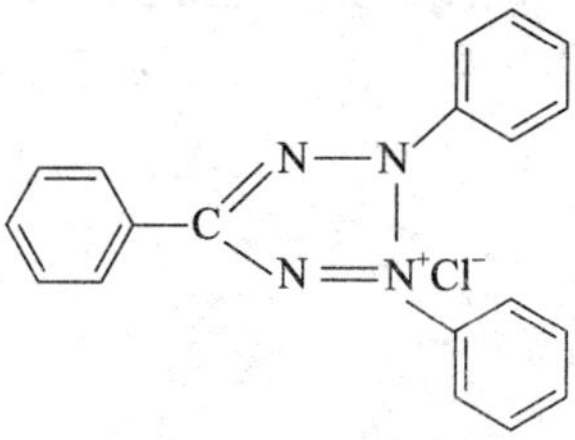

RT 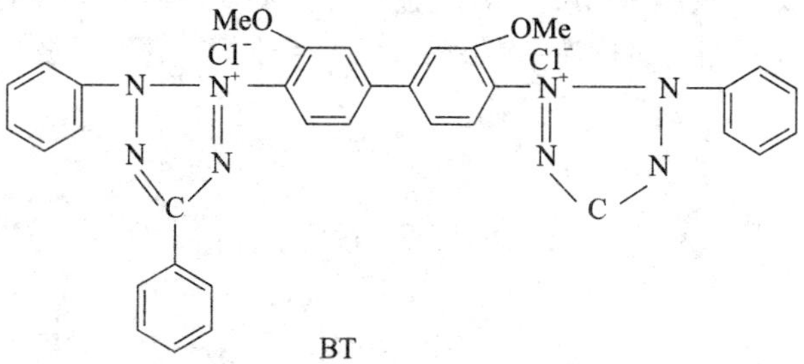   BT

（2）反应原理　肾上腺皮质激素的 $C_{17}-\alpha-$ 醇酮基具还原性，在强碱性溶液中能将四氮唑盐定量地还原生成有色的甲臜，其反应机制为 $\alpha-$ 醇酮基失去两个电子被氧化成 20-酮-21-醛基，而四氮唑得到两个电子，开环形成甲臜而呈色。生成的产物颜色随所用试剂和条件而定，多为红色或蓝色。有色甲臜在可见光区有最大吸收，且具有一定的稳定性，可用比色法测定肾上腺皮质激素类药物的含量。

以 RT 为例，反应式如下：

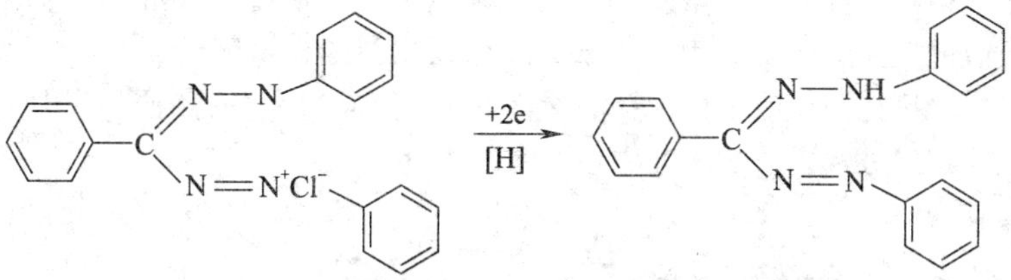

（3）测定方法及影响因素　以《中国药典》2015 年版收载的醋酸地塞米松注射液的含量测定方法为例。取本品，摇匀，精密量取 5ml（约相当于醋酸地塞米松 25mg），置 100ml 量瓶中，加无水乙醇适量，振摇使醋酸地塞米松溶解并稀释至刻度，摇匀，滤过，取续滤液作为供试品溶液；另取醋酸地塞米松对照品约 25mg，精密称定，置 100ml 量瓶中，加无水乙醇溶解并稀释至刻度，摇匀，作为对照品溶液。精密量取供试品溶液与对照品溶液各 1ml，分别置干燥具塞试管中，各精密加无水乙醇 9ml 与氯化三苯四氮唑试液 1ml，摇匀，再各精密加氢氧化四甲基铵试液 1ml，摇匀，在 25℃的暗处放置 40~50 分钟，照紫外-可见分光光度法，在 485nm 的波长处分别测定吸光度，计算，即得。

四氮唑比色法用于皮质激素类药物部分制剂的含量测定，但测定结果受多种因素的影响，因此操作时要严格控制试验条件。一般影响测定结果准确性的因素有以下几种。

①基团影响　C_{11}-酮基取代的甾体的反应速率快于 C_{11}-羟基取代的甾体；C_{21}-羟基酯化后较其母体羟基的反应速率减慢。

②溶剂和水分的影响　含水量大时会使呈色速率减慢，但含水量不超过 5% 时，对结果几乎无影响，故多数采用 95% 乙醇，必要时也采用无水乙醇，另外醛有还原性，会使吸光度增高，故一般采用无醛乙醇为溶剂。

③碱的种类及加入顺序的影响　氢氧化四甲基铵是常用的最理想的碱，皮质激素与氢氧化四甲基铵长时间接触后，会有部分分解，故先加四氮唑盐溶液，再加碱液为宜。

④温度与时间的影响　一般说来，呈色速率随温度升高而加快。通常在室温或 30℃ 恒温条件下显色，易得重现性较好的结果。《中国药典》2015 年版采用的显色条件为 25℃暗处反应 40~45 分钟。

⑤空气中氧及光线的影响　反应产物对光和空气中的氧敏感，因此需用避光容器并在暗处显色。同时应在达到最大呈色时间后，立即测定吸光度。

2. 异烟肼比色法　甾体激素类药物的 C_3-酮基与其他位置上的酮基都能在酸性条件下与羰基试剂异烟肼缩合，形成黄色的异烟腙，在一定波长下具有最大吸收。其反应方程式为：

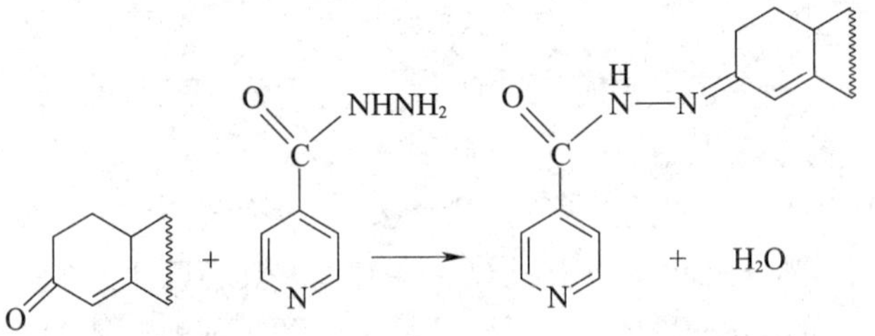

某些具有两个酮基的甾体激素可形成双腙，如氢化可的松、黄体酮等。异烟肼比色法测定甾体激素类药物的含量，同样受到多种因素的影响，如溶剂、水分、酸的种类和浓度、温度、光线和氧、反应专属性等，操作中应严格控制条件，才能获得准确的结果。

3. 柯柏（Kober）反应比色法　Kober 反应是指雌激素与硫酸-乙醇共热被氧化生成黄色产物，用水或稀硫酸稀释后，重新加热发生颜色改变，最终生成红色产物，并在 515nm 附近有最大吸收的反应。此反应用于雌激素类药物制剂的含量测定。在比色测定前采用分离提取，测定中严格控制反应条件，并消除背景干扰可获得满意的结果。《中国药典》2015 年版采用本法测定复方炔诺孕酮滴丸中炔雌醇的含量。

第三节　常见甾体激素类药物的质量分析

一、醋酸地塞米松的质量分析

醋酸地塞米松为肾上腺皮质激素类药物，其结构式为：

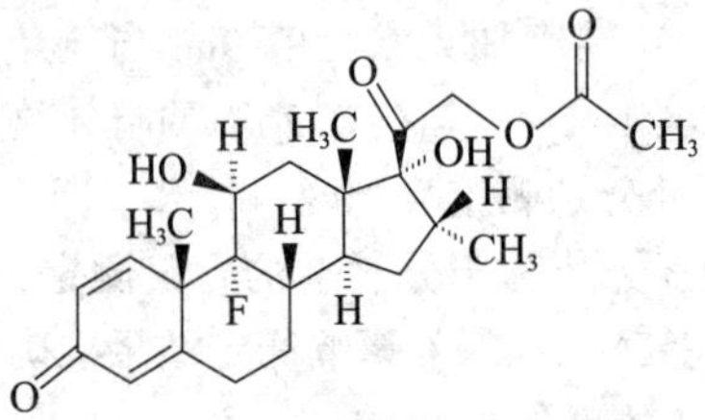

醋酸地塞米松为白色或类白色的结晶或结晶性粉末，无臭。在丙酮中易溶，在甲醇或无水乙醇中溶解，在乙醇或三氯甲烷中略溶，在乙醚中极微溶解，在水中不溶。

（一）鉴别

1. 取本品约 10mg，加甲醇 1ml，微温溶解后，加热的碱性酒石酸铜试液 1ml，即生成红色沉淀。

2. 在含量测定项下记录的色谱图中，供试品溶液主峰的保留时间应与对照品溶液主峰的保留时间一致。

3. 本品的红外光吸收图谱应与对照的图谱（《药品红外光谱集》546 图）一致。

4. 取本品约 50mg，加乙醇制氢氧化钾试液 2ml，置水浴中加热 5 分钟，放冷，加硫酸溶液（1→2）2ml，缓缓煮沸 1 分钟，即发生乙酸乙酯的香气。

5. 本品显有机氟化物的鉴别反应。

（二）检查

检查项目中除干燥失重与炽灼残渣外，还有有关物质及硒的检查。

1. 有关物质 取本品适量，精密称定，加流动相溶解并制成每1ml约含0.5mg的溶液，作为供试品溶液（临用新制）；另取地塞米松对照品适量，精密称定，加流动相溶解并制成每1ml约含0.5mg的溶液，精密量取1ml与供试品溶液1ml置同一100ml的量瓶中，用流动相稀释至刻度，摇匀，作为对照溶液。照含量测定项下的色谱条件，精密量取供试品溶液与对照溶液各20μl，分别注入液相色谱仪，记录色谱图至供试品溶液主成分峰保留时间的2倍。供试品溶液的色谱图中如有与对照溶液中地塞米松峰保留时间一致的杂质峰，按外标法以峰面积计算，不得过0.5%；其他单个杂质峰面积不得大于对照溶液中醋酸地塞米松峰面积的0.5倍（0.5%），各杂质峰面积（与地塞米松峰保留时间一致的杂质峰面积乘以1.13）的和不得大于对照溶液中醋酸地塞米松峰面积（1.0%）。供试品溶液色谱图中小于对照溶液中醋酸地塞米松峰面积0.01倍（0.01%）的峰忽略不计。

2. 硒 取本品0.10g，用二氨基萘比色法（《中国药典》2015年版四部通则0804）检查，应符合规定（0.005%）。

（三）含量测定

1. 色谱条件与系统适用性试验 用十八烷基硅烷键合硅胶为填充剂；以乙腈-水（40:60）为流动相；检测波长为240nm。取有关物质项下的对照溶液20μl注入液相色谱仪，出峰顺序依次为地塞米松与醋酸地塞米松，地塞米松峰与醋酸地塞米松峰的分离度应大于20.0。

2. 测定法 取本品适量，精密称定，加甲醇溶解并定量稀释制成每1ml约含50μg的溶液，作为供试品溶液，精密量取20μl注入液相色谱仪，记录色谱图；另取醋酸地塞米松对照品，同法测定。按外标法以峰面积计算，即得。

《中国药典》2015年版中，除醋酸地塞米松注射液采用四氮唑法测定含量外，其原料药及其片剂、乳膏均采用高效液相色谱法测定含量。

二、黄体酮的质量分析

黄体酮为孕激素类药物，其结构式为：

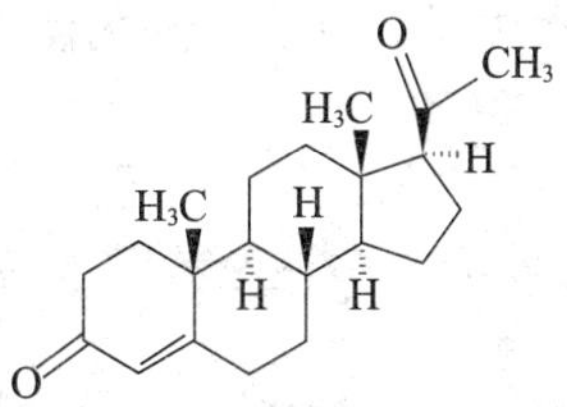

黄体酮为白色或类白色的结晶性粉末，无臭。在三氯甲烷中极易溶解，在乙醇、乙醚或植物油中溶解，在水中不溶。

（一）鉴别

1. 取本品约5mg，加甲醇0.2ml溶解后，加亚硝基铁氰化钠的细粉约3mg、碳酸钠与醋酸铵各约50mg，摇匀，放置10~30分钟，应显蓝紫色。

2. 取本品约0.5mg，加异烟肼约1mg与甲醇1ml溶解后，加稀盐酸1滴，即显黄色。

3. 在含量测定项下记录的色谱图中，供试品溶液主峰的保留时间应与对照品溶液主峰的保留时间一致。

4. 本品的红外光吸收图谱应与对照的图谱（《药品红外光谱集》434图）一致。

（二）检查

检查项目中除干燥失重外，还有有关物质的检查，《中国药典》2015 年版采用高效液相色谱法检查，条件与含量测定项下的色谱条件相同，用不加校正因子的主成分自身对照法测定。

具体方法：取本品，加甲醇溶解并稀释制成每 1ml 约含 1mg 的溶液，作为供试品溶液；精密量取 1ml，置 100ml 量瓶中，用甲醇稀释至刻度，摇匀，作为对照溶液。照含量测定项下的色谱条件，精密量取供试品溶液与对照溶液各 10μl，分别注入液相色谱仪，记录色谱图至主成分峰保留时间的 2 倍，供试品溶液色谱图中如有杂质峰，单个杂质峰面积不得大于对照溶液主峰面积的 0.5 倍（0.5%），各杂质峰面积的和不得大于对照溶液主峰面积（1.0%）。供试品溶液色谱图中小于对照溶液主峰面积 0.05 倍的色谱峰忽略不计。

（三）含量测定

1. 色谱条件与系统适用性试验　用辛烷基硅烷键合硅胶为填充剂；以甲醇-乙腈-水（25∶35∶40）为流动相；检测波长为 241nm。取本品 25mg，置 25ml 量瓶中，加 0.1mol/L 氢氧化钠甲醇溶液 10ml 使溶解，置 60℃ 水浴中保温 4 小时，放冷，用 1mol/L 盐酸溶液调节至中性，用甲醇稀释至刻度，摇匀，取 10μl 注入液相色谱仪，调节流速使黄体酮峰的保留时间约为 12 分钟，黄体酮峰与相对保留时间约为 1.1 的降解产物峰的分离度应大于 4.0。

2. 测定法　取本品适量，精密称定，加甲醇溶解并定量稀释制成约 0.2mg/ml 的溶液，作为供试品溶液，精密量取 10μl 注入液相色谱仪，记录色谱图；另取黄体酮对照品，同法测定。按外标法以峰面积计算，即得。

三、雌二醇的质量分析

雌二醇为雌激素类药物，其结构式如下：

雌二醇为白色或类白色结晶性粉末，无臭。在丙酮中溶解，在乙醇中略溶，在水中不溶。

（一）鉴别

1. 取本品约 2mg，加硫酸 2ml 溶解，溶液显黄绿色荧光，加三氯化铁试液 2 滴，即显草绿色，再加水稀释，溶液变为红色。

2. 取含量测定项下的供试品溶液，照紫外-可见分光光度法测定，在 280nm 波长处有最大吸收。

3. 本品的红外光吸收图谱应与对照的图谱（《药品红外光谱集》681 图）一致。

（二）检查

除检查水分与炽灼残渣外，还进行有关物质的检查。

具体方法：取本品，加含量测定项下的流动相溶解并制成约 1mg/ml 的溶液，作为供试品溶液；精密量取 1ml 置 100ml 量瓶中，用流动相稀释至刻度，摇匀，作为对照溶液。另取雌二醇与雌酮各适量，加流动相溶解并稀释制成每 1ml 中各约含 0.1mg 的溶液，作为系统适用性溶液。照含量测定项下的色谱条件，检测波长为 220nm。取系统适用性溶液 10μl 注入液相色谱仪，雌二醇峰与雌酮峰的分离度应大于 2.0。精密量取供试品溶液与对照溶液各 10μl 分别注入液相色谱仪，记录色谱图至主成分峰保留时间的 2 倍。供试品溶液的色谱图中如有杂质峰，单个杂质峰面积不得大于对照溶液主峰面积的 0.5 倍（0.5%），各杂质峰面积的和不得大于对照溶液主峰面积（1.0%）。

（三）含量测定

1. 色谱条件与系统适用性试验 用十八烷基硅烷键合硅胶为填充剂；以乙腈－水（55：45）为流动相；检测波长为 205nm，理论板数按雌二醇峰计算不低于 3000。

2. 测定法 取本品适量，精密称定，加甲醇溶解并制成约 0.50mg/ml 的溶液，精密量取 10ml，置 200ml 量瓶中，用流动相稀释至刻度，摇匀，作为供试品溶液，精密量取 20μl 注入液相色谱仪，记录色谱图；另取雌二醇对照品，同法测定。按外标法以峰面积计算，即得。

《中国药典》2015 年版中，雌二醇及其缓释贴片均采用高效液相色谱法测定含量。

岗位对接

本章是甾体激素类生物药物检验专业知识和技能。要求从业人员掌握《中国药典》对甾体激素类药物的质检要求；掌握甾体激素类药物的鉴别方法、有关物质的检查方法、含量测定方法；具备运用高效液相色谱法、紫外-可见分光光度法、薄层色谱法等方法对药品进行质量分析的技能，具备良好的分析问题、解决问题的能力。

目标检测

一、选择题

（一）单项选择题

1. 甾体激素类药物的分子结构特点是（ ）

    A. 分子结构中有酚羟基　　　　　　　　　　B. 分子结构中有炔基

    C. 分子结构中有 $C_{17}-\alpha$ 酮醇基　　　　　　D. 分子结构中有环戊烷多氢菲核

    E. 分子结构中有甲酮基

2. 甾体激素的分子结构中 A 环为苯环的是（ ）

    A. 雄性激素　　　　　　B. 蛋白同化激素　　　　　　C. 雌激素

    D. 孕激素　　　　　　　E. 肾上腺皮质激素

3. 黄体酮灵敏、专属的鉴别反应是（ ）

    A. 甲酮基的呈色反应　　　B. 有机氟的呈色反应　　　C. 酮基的呈色反应

    D. $C_{17}-\alpha-$醇酮基的还原反应　　E. 乙炔基的呈色反应

4. 四氮唑比色法可用于下列哪个药物的含量测定（ ）

    A. 可的松　　　　　　　B. 睾丸素　　　　　　　C. 雌二醇

    D. 炔雌醇　　　　　　　E. 黄体酮

5. 甾体激素类药物的母核类同，但基团差异明显，通用而特征性强的鉴别方法是（ ）

    A. 紫外光谱　　　　　　B. 核磁共振谱　　　　　　C. 质谱

    D. 红外光谱　　　　　　E. 气相色谱

6. Kober 反应用于定量测定的药物为（　　　　）
   A. 口服避孕药　　　　　　　B. 雌激素　　　　　　　C. 雄性激素
   D. 皮质激素　　　　　　　　E. 孕激素

7. 某药物与硫酸-乙醇共热产生黄色，冷却后加水或稀硫酸稀释，加热显桃红色，此药物
   是（　　　　）
   A. 睾丸素　　　　　　　　　B. 黄体酮　　　　　　　C. 雌二醇
   D. 炔诺酮　　　　　　　　　E. 可的松

8. 与斐林试剂反应呈阳性的是（　　　　）
   A. 黄体酮　　　　　　　　　B. 雌二醇　　　　　　　C. 丙酸睾酮
   D. 炔雌醇　　　　　　　　　E. 醋酸地塞米松

9. 能与硝酸银反应，生成白色沉淀的甾体激素类药物分子结构特点在于含有（　　　　）
   A. 酯基　　　　　　　　　　B. 卤素　　　　　　　　C. 炔基
   D. 亚甲基　　　　　　　　　E. 苯环

10. 用四氮唑比色法测定药物含量时，以下叙述错误的是（　　　　）
    A. 反应需要在碱性条件下进行
    B. 溶剂含水量大时会使呈色速率减慢
    C. 呈色速率随温度升高而加快
    D. 反应产物为异烟腙
    E. 反应产物对光和空气中的氧敏感

（二）多项选择题

1. 下列药物与类别对应正确的是（　　　　）
   A. 氢化可的松——皮质激素　　B. 雌二醇——雌激素　　　C. 醋酸地塞米松——孕激素
   D. 睾酮——雄性激素　　　　　E. 黄体酮——蛋白同化激素

2. 下列哪些结构特征可用于皮质激素类药物的鉴别（　　　　）
   A. C_{17}-α-醇酮基　　　　　B. C_3-酮基　　　　　　C. 酚羟基
   D. 活泼亚甲基　　　　　　　E. 甲酮基

3. 《中国药典》2015 年版规定甾体激素类药物检查有关物质，主要采用的方法有（　　　　）
   A. 高效液相色谱法　　　　　B. 紫外-可见分光光度法　　C. 红外光谱法
   D. 薄层色谱法　　　　　　　E. 气相色谱法

4. 薄层色谱法检查甾体激素类药物中的其他甾体时，常用的显色剂是（　　　　）
   A. 三氯化锑　　　　　　　　B. 硫酸　　　　　　　　C. 氢氧化四甲基铵
   D. 红四氮唑　　　　　　　　E. 蓝四氮唑

5. 醋酸地塞米松的鉴别方法有（　　　　）
   A. 硫酸显色法　　　　　　　　　　　　　　B. 四氮唑比色法
   C. 异烟肼比色法　　　　　　　　　　　　　D. 与斐林试剂反应生成橙红色沉淀
   E. 与硝酸银生成白色银盐沉淀

6. 氢化可的松含量测定可采用下列哪些方法（　　　　）
   A. 紫外-可见分光光度法　　　B. 异烟肼比色法　　　　C. 反相高效液相色谱法
   D. 四氮唑比色法　　　　　　　E. 硫酸苯肼法

7. 在酸性溶液中能与异烟肼试剂反应产生黄色化合物的甾体激素有（　　　　）
   A. 黄体酮　　　　　　　　　B. 睾丸素　　　　　　　C. 炔雌醇
   D. 可的松　　　　　　　　　E. 地塞米松

8. 甾体激素类药物可用紫外-可见分光光度法测定含量，它们的 λ_{max} 在（　　）

A. 325nm 左右　　　　　　　B. 3400cm^{-1}左右　　　　　　C. 1680cm^{-1}左右

D. 240nm 左右　　　　　　　E. 280nm 左右

9. 用于雌二醇的鉴别方法有（　　）

A. 与三氯化铁反应　　　　　　　　　　B. 紫外-可见分光光度法

C. 原子吸收分光光度法　　　　　　　　D. 与 2，4-二硝基苯肼的呈色反应

E. 与碘化铋钾试液的呈色反应

二、简答题

1. 甾体激素类药物的母核是什么？可分为哪几类？各类结构有何特征？

2. 如何根据甾体激素类药物的结构特征进行鉴别？

3. 甾体激素类药物如何检查有关物质？用自身对照法检查限量的优点是什么？举例说明。

4. 四氮唑比色法测定皮质激素类药物的原理是什么？碱和四氮唑应以何种顺序加入？

三、计算题

1. 检查醋酸氟氢松中的有关物质，取供试品制成每 1ml 中含 3.0mg 的溶液，作为供试品溶液；精密量取 1ml，置 50ml 量瓶中，加三氯甲烷-甲醇（9∶1）稀释至刻度，制成对照品溶液。吸取上述两种溶液各 5μl，分别点于同一硅胶 G 薄层板上，展开后，晾干，显色，供试品溶液如显杂质斑点，不得多于 2 个，其颜色与对照溶液的主斑点比较，不得更深。计算有关物质的含量限度。

2. 醋酸可的松片（规格：5mg）含量测定方法如下：取本品 20 片，精密称取 1.1563g，研细，精密称取细粉 0.2297g，置 100ml 量瓶中，加无水乙醇 75ml，振摇 1 小时，使醋酸可的松溶解，加无水乙醇稀释至刻度，摇匀，滤过，精密量取续滤液 5ml，置另一 100ml 量瓶中，加无水乙醇稀释至刻度，摇匀，照紫外-可见分光光度法，在 238nm 的波长处测定吸光度为 0.388。已知 $C_{23}H_{30}O_6$ 的吸收系数（$E_{1cm}^{1\%}$）为 390。试计算占标示量的百分率。

（蔡晶晶）

第十八章

基因工程药物的分析

学习目标

知识要求　1. **掌握**　基因工程和基因工程药物的概念、特点；基因工程药物鉴别、检查、含量测定的一般方法；常见基因工程药物的分析项目和流程。

2. **熟悉**　基因工程药物生产的一般过程和质量控制特点；基因工程药物分析方法原理。

3. **了解**　基因工程药物及其药品分析的发展和现状。

技能要求　1. 熟练掌握基因工程药物常用检查及含量测定操作方法。

2. 学会电泳技术及其他纯度检查技术。

3. 学会基因工程药物的含量测定基本技术。

案例导入

案例：1973 年，美国加利福尼亚大学旧金山分校的 Herber Boyer 教授和斯坦福大学的 Stanley Cohen 教授共同完成了一项著名的实验。他们选用了一个仅含有单一 EcoR I 位点的质粒载体 pSC101，并用 EcoR I 将其切为线性分子，然后将该线性分子与同样具有 EcoR I 黏性末端的另一质粒 DNA 片断和 DNA 连接酶混合，从而获得了具有两个复制起始位点的新的 DNA 组合（图 18-1）。

讨论：1. DNA 重组技术带来了哪些技术革命？

2. DNA 重组技术包含哪几个关键步骤？

随着现代生物技术的飞速发展，越来越多的利用基因工程原理研发、制造的药物应运而生。这些药物大多应用在癌症、自身免疫疾病等严重危害人类健康疾病的治疗中。基因工程药物目前已经成为研究热点，并逐步成为经济增长的强大动力。

第一节　概述

一、基因工程药物的概念

（一）基因工程

基因工程（gene-engineering）是 20 世纪 70 年代兴起的一门新技术，它的核心就是 DNA 重组技术（recombinant DNA technique），是指按照人类的需要，从分子水平上改造生物的遗传特性，继而改变生物的表型。

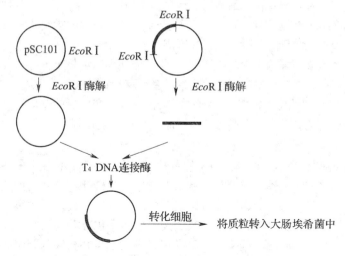

图 18-1　第一例 DNA 重组分子的诞生

第一个 DNA 重组分子的出现证明，人类可以利用基因工程技术打破不同物种之间的天然屏障，将不同物种的基因组合在一起。具体来讲，基因工程实际运用的基本步骤分六步，如图 18-2 所示。

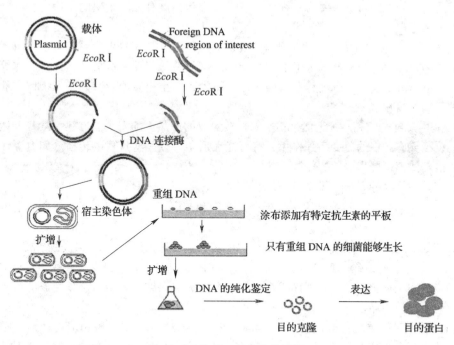

图 18-2　基因工程的基本过程

1. 获得外源目的基因　从生物细胞中分离出基因组 DNA，利用酶切、PCR 技术、反转录或者人工合成获得带有外源目的基因的 DNA 片段。

2. 形成重组 DNA 分子　利用限制性内切酶酶切，获得末端匹配的目的基因和载体 DNA。然后用 DNA 连接酶将含有外源基因的 DNA 片断接到载体上，形成 DNA 重组分子。

3. 重组 DNA 分子导入受体细胞　指借助于人工手段（转化或转导）将 DNA 重组分子

导入受体细胞中。短时间培养转化细胞，进行自体增殖，以扩增产生大量目的基因。

4. 对转化细胞进行筛选、鉴定和分析 筛选带有目的基因的重组工程细胞，并设法鉴定。然后分离扩增得到的目的基因，进行基因测序分析。

5. 基因工程细胞的获得和培养 将目的基因克隆到表达载体上，导入受体细胞，进行反复筛选鉴定分析，获得使外源基因高效表达的基因工程菌或细胞。

6. 基因产物的分离纯化 大规模培养基因工程细胞，产生目的基因产物，运用适当的方法进行下游分离纯化，得到符合要求的终产品（蛋白、抗体等）。

（二）基因工程药物

基因工程药物是指利用重组 DNA 技术构建基因工程菌或动物细胞，利用这些重组的微生物细胞或者动物细胞大规模培养及目的基因产物的分离纯化，产生出的能够治疗癌症等重大疾病或者一些罕见遗传病的药用蛋白质或者抗体。1982 年美国诞生第一个成功上市的基因工程重组人胰岛素以来，基因工程药物的发展经历了以往药物研究开发无法想象的速度和效果，基因工程药物时代的到来，使人类正式进入了生物药物的新纪元。基因工程药物有以下三个突出特点。

1. 基因工程药物利用重组 DNA 技术，将之前从天然来源的材料中难以获取的药用蛋白质大规模生产成为可能。许多具有治疗作用的蛋白质，例如细胞因子、干扰素、白介素和集落刺激因子在自然状态下体内的产生量非常微小，难以满足临床开发和应用。由于基因工程药物生产操作的对象主要为工程菌或者工程细胞，具有无限繁殖的生命力，可供大规模生产重组蛋白。

2. 基因工程药物常用作癌症、自身免疫疾病的治疗，其疗效更为精准有效。由于基因工程药物的研发设计是从分子水平上改造受体细胞的遗传特性，从根本上针对癌症等免疫系统病变进行分子设计，产生具有精准治疗作用的重组蛋白质或者基因工程抗体物质，提高这些疾病的治疗水平。

3. 基因工程药物相对于天然生物来源直接提取的产品更加安全。以往，某些天然来源生产的疫苗会有潜在的免疫病理作用，有可能无形中导致一些疾病的传播。如血源性乙肝疫苗可能导致乙型肝炎病毒的传播。

（三）主要的基因工程药物简介

基因工程药物主要包括基因工程蛋白类药物和基因工程疫苗以及近年飞速发展的基因工程抗体药物。

1. 基因工程蛋白类药物 基因工程蛋白类药物是一种人用重组 DNA 蛋白制品，是采用重组 DNA 技术，对编码所需蛋白质的基因进行遗传修饰，利用质粒或病毒载体将目的基因导入适当的宿主细胞，表达并翻译成蛋白质，经过提取和纯化等步骤制备而成的具有生物学活性的蛋白质制品。

（1）基因工程重组人胰岛素 胰岛素是一种多肽类激素，是一种由哺乳动物胰腺 B 细胞分泌的由两个二硫键连接，两个肽链连接的 51 个氨基酸的小分子蛋白。胰岛素对于碳水化合物、蛋白质、脂肪的代谢和储存有着多方面的作用，具有维持血糖稳定，调节控制细胞内多种代谢途径的重要功能。总体来讲，胰岛素使血糖中葡萄糖的来源减少，去路增加，因而注射外源性胰岛素可在一定程度上纠正血糖过高的各种代谢紊乱，并可延缓、防止糖尿病及其并发症的发展进程。

拓展阅读

胰岛素的发展

1921年人类首次从牛胰腺中分离出牛胰岛素，1922年应用于临床。1965年，我国科学家首次人工合成结晶牛胰岛素。在基因工程重组人胰岛素出现之前，人们从动物胰脏中提取动物胰岛素，但是动物胰岛素与人胰岛素在氨基酸的组成上存在差异，会产生免疫反应，影响疗效，而且胰岛素的天然提取效率较低，价格昂贵。

1982年10月，美国FDA批准重组人胰岛素上市，改变了人类糖尿病的治疗历史。如今，基因工程重组人胰岛素的生产实现了原核细胞表达（大肠埃希菌）和真核细胞表达（酵母）。近年来，突变体技术的应用，促进了基因工程重组胰岛素的更新换代。2013年丹麦某制药公司几种胰岛素突变体的销售额都远高于第一代基因工程胰岛素产品。

（2）基因工程重组人干扰素 干扰素是一类具有广谱抗病毒活性的小分子蛋白物质。其抗病毒活性源自被病毒感染细胞分泌的对其他病毒的攻击性，生物学效应是通过与敏感细胞膜表面的特异性受体结合而启动的。

根据氨基酸结构、抗原性和细胞来源，可将干扰素分为三类：干扰素α、干扰素β和干扰素γ。其中，干扰素α由白细胞产生，干扰素β由成纤维细胞产生，干扰素γ由T细胞和NK细胞产生。干扰素α与干扰素β称为I型干扰素，这是由于它们具有相同的细胞表面受体，拥有相似的生物学作用。其中，干扰素α由165个或166个氨基酸组成，主要用于治疗白血病、黑色素瘤、乙型肝炎等疾病。干扰素β是含166个氨基酸的糖蛋白，主要治疗与免疫应答有关的神经系统疾病。干扰素γ是II型干扰素，由143个氨基酸组成，主要用于治疗类风湿关节炎、HPV感染、宫颈癌、生殖器疣等。

基因工程技术生产的重组人干扰素上市之前，人们从白细胞中提取干扰素，但存在纯度较低（只有约1%），含有各种干扰素的混合物，而且含量不等以及潜在病毒感染等问题。目前在市场上销售的干扰素制品主要是基因工程药物，主要有重组人干扰素α1b、重组人干扰素α2a、重组人干扰素α2b、重组人干扰素β、重组人干扰素γ等产品，剂型有粉针剂、喷雾剂等。

（3）基因工程重组白介素与肿瘤坏死因子 白介素是一类介导白细胞间相互作用的一类细胞因子。其中，白介素-2为133个氨基酸组成的单肽链糖蛋白。用于激活免疫效应细胞和产生协同效应因子，以清除肿瘤细胞或细菌感染细胞。肿瘤坏死因子，是一类能直接造成肿瘤死亡的细胞因子，可直接诱导肿瘤细胞的凋亡。

目前，利用基因工程技术生产的重组细胞因子作为生物应答调节剂用于肿瘤、造血障碍、病毒感染等疑难杂症的治疗，取得了很好的治疗效果。这类药物的一个突出优点在于本身作为人体自身成分，可调节机体的新陈代谢和提高免疫功能，不良反应小，很低剂量就能发挥显著疗效。

2. 基因工程重组单克隆抗体药物 是指采用各种单克隆抗体筛选技术、重组DNA技术及细胞培养技术制备的单克隆抗体治疗药物，包括完整免疫球蛋白、具有特异性靶点的免疫球蛋白片段、基于抗体结构的融合蛋白、抗体偶联药物等。其作用机制是通过与相应抗原的特异性结合，直接发挥中和或阻断作用，或者间接通过 Fc 效应子发挥包括抗体依赖和补体依赖细胞毒作用等生物学功能。

随着抗体技术的发展及动物细胞大规模培养技术的成熟，涌现出了非常多的拥有特异性的基因工程重组单克隆抗体药物，临床上广泛应用于诱导被动免疫、影像诊断、器官移植和治疗肿瘤、心血管疾病。

3. 基因工程疫苗类药物 是指采用基因重组技术将编码病原微生物保护性抗原的基因重组到细菌（如大肠埃希菌）、酵母或细胞，经培养、增殖后，提取、纯化所表达的保护性抗原制成的疫苗。包括基因工程亚单位疫苗、基因工程载体疫苗、核酸疫苗、蛋白质工程疫苗等。

（1）**基因工程亚单位疫苗** 这类疫苗是将基因工程表达的蛋白抗原纯化后制成的。这类疫苗产量大、免疫原性好，纯度高，是传统血源性亚单位疫苗的很好的替代药物。

重组乙型肝炎疫苗是第一个被批准应用于临床的基因工程亚单位疫苗。基因工程乙肝疫苗已经得到了广泛的研究、大规模生产和临床应用。在此之前，乙肝疫苗都是血源性的，即直接从乙型肝炎患者的血液中纯化而来。这种生产方式有三大弊端：第一，生产不能无限量供应。最终的供应量取决于乙肝感染者血浆来源的量；第二，容易被存活的完整乙肝病毒颗粒污染，如无严格的纯化流程，终产品极易造成接种者感染乙肝病毒；第三，血浆产品存在的未预期的不良反应。重组 DNA 技术出现以后，通过 HBsAg 基因的克隆和在大肠埃希菌、酿酒酵母和哺乳动物细胞系中的表达，实现了乙肝疫苗安全的无限量供应。

（2）**基因工程载体疫苗** 这类疫苗是将病原体抗原相关的基因插入到非病原体载体基因组中，使插入基因在载体表面表达，以预防病原体的入侵。基因工程载体疫苗多为活疫苗，抗原无需纯化，载体本身就是一种很好的佐剂，发挥较好的免疫增强作用。疫苗载体大部分是病毒来源的，常用的有牛痘病毒和腺病毒。

二、基因工程药物的生产和质量控制

（一）基因工程药物的生产

基因工程药物作为微生物或动物细胞培养的生物制品，其生产制造遵循 GMP 中的生物制品制造规范，具体来讲，有以下几点特殊性。

1. 生物制品的生产涉及生物过程和生物材料，如细胞培养、活生物体材料提取等。这些生产过程存在固有的可变性，因而其副产物的范围和特性也存在可变性，甚至培养过程中所用的物料也是污染微生物生长的良好培养基。

2. 生物制品质量控制所使用的生物学分析技术通常比理化测定具有更大的可变性。

3. 为提高产品效价（免疫原性）或维持生物活性，常需在成品中加入佐剂或保护剂，致使部分检验项目不能在制成成品后进行。

4. 从产品的化学成分来看，基因工程药物主要为蛋白质和核酸等生物大分子，其生物活性容易受酸、碱、高温的影响，因此生产、检定、保存、运输条件要求较高。

5. 从应用上来看，基因工程药物不仅有治疗性药物，而且还有预防性的疫苗等药物，由于这些药物大多数用于健康人群，特别是健康的儿童，故安全性方面的要求更加重要。

6. 生产基因工程药物操作应当在符合规定的相应级别的洁净区内进行。

一般来讲，基因工程药物的生产分为上游大规模细胞培养（微生物细胞或者动物细胞）和下游产品的分离纯化、制剂以及包装过程。工程细胞的来源、管理及检定应符合《生物制品生产检定用菌毒种管理规程》和《生物制品生产检定用动物细胞基质制备及检定规程》的相关要求。生产过程中使用的原材料和辅料应符合相关要求。应采用经过验证的生产工艺进行生产，并对生产工艺全过程进行控制。

（二）基因工程药物生产的质量控制

药物的生产讲求过程控制，不能靠最终的检验来控制药品的质量。基因工程药物亦如此，基因工程药物的质量控制关键是保证其安全性和有效性。基因工程药物与传统药物最大的不同在于，一是它来源于活的细胞，目标产品有其固定的易变性；二是生产原材料涉及基因的操作，需要在生产过程中对其可能产生的遗传诱变进行质量控制。

1. 原材料的质量控制　包括目的基因、表达载体、宿主细胞的检查。

2. 大规模培养的质量控制　基因工程药物质量控制的关键在于保证基因的稳定、一致和不被污染。在大规模培养的质量控制中，必须保证细胞库的稳定一致。细胞库通常包括主细胞库和工作细胞库。

细胞库需进行支原体、外源病毒因子等相关微生物污染的检测，并确认细胞基质没有被污染。已知携带内源逆转录病毒的啮齿类细胞株，如 CHO 细胞等，应采取风险控制策略，在工艺中采用物理、化学等手段对其进行去除或灭活。

3. 下游纯化的质量控制　下游工艺质量要求的目标是保证去除糖类、核酸、杂蛋白及其他杂质。

要求对纯化工艺中可能残存的有害物质进行严格检测，这些组分包括固定相或者流动相中的化学试剂、各类亲和色谱柱的脱落抗体或配基以及可能对目标制品关键质量属性造成影响的各种物质等。

三、基因工程药物分析的特点

由于基因工程药物的生产过程有别于化学药物，其生产过程更易受到污染，因此基因工程药物分析的最大特点在于分析的复杂性和分析手段的多样性。

（一）基因工程药物分析的复杂性

基因工程药物大多是大分子物质，如大分子糖蛋白、大分子免疫球蛋白等，结构复杂。这些药物拥有复杂的一级结构的同时，也拥有由一级结构决定的高级结构，而高级结构往往是决定其生物学活性的关键，所以，在最终产品的分析上，往往是以一级结构的分析检验为重点，包括蛋白质含量、蛋白质纯度、等电点、分子量、氨基酸组成分析、氨基酸序列测定、质谱测定、肽图分析等，兼顾高级结构的分析。

基因工程药物均是利用活细胞（微生物细胞或哺乳动物细胞）的大规模培养来制备，其生产过程涉及很多生物材料和生命过程，因此需要对原材料、种子细胞、纯化工艺过程、最终产品进行全面质量控制。

（二）基因工程药物分析手段的多样性

近年来随着高效液相色谱、高效毛细管电泳、肽图分析等方法的广泛应用，理化测定对于基因工程设计、生产的成分清楚、结构明确的重组蛋白质类药物的分析越来越重要，大有替代生物测定的趋势。《中国药典》2015 年版规定，应尽可能采用准确的理化分析方法或体外生物学方法取代动物实验进行基因工程类药物的质量检定。除了先进的生物学理化测定手段外，免疫学检测技术的发展也使基因工程药物的免疫学检测成为常规分析手段。

第二节　基因工程药物的鉴别、检查、含量测定和生物学活性测定

一、鉴别

基因工程药物成品的鉴别方法应高度特异，并应基于分子结构和（或）其他特有的专

属性进行分析（如肽图、特异性免疫或其他适宜的方法）。根据制品特性，选择理化、生物和（或）免疫化学中的一种或一种以上的检测方法进行鉴别。由于基因工程药物的种类较多，其鉴别方法也有很大差别。以下简单介绍基因工程药物鉴别常用的方法和技术手段。

（一）高效液相色谱技术

高效液相色谱技术常用于重组多肽类激素及亚单位疫苗的鉴别，基因工程药物是在体外用活细胞培养生产，大部分拥有复杂的构象和生理活性，其分析要求温和的溶液环境和良好的生物兼容性。常规的高效液相色谱仪管道多为不锈钢材质，对蛋白质有吸附，且容易被盐侵蚀，因此宜选用无金属部件的生物惰性液相色谱系统，该系统对于生物活性物质的分离、分析有非常好的效果。高效液相色谱还具有速度快、灵敏度高、样品可回收等优点。除了鉴别外，高效液相色谱在成品的纯度分析、含量测定中也有广泛应用。

（二）免疫印迹法

免疫印迹法又称为转移印迹法、蛋白质印迹法，是将分析 DNA 的 Southern 印迹技术拓展到蛋白质领域，与免疫分析技术相结合后诞生的方法，是将聚丙烯酰胺凝胶电泳技术与固相免疫测定技术相结合而建立起来的一种免疫生化电泳技术。以供试品与特异性抗体结合后，抗体再与酶标抗体特异性结合，通过酶学反应的显色，对供试品的抗原特异性进行检查。该法灵敏度高，操作简便。试剂用量少，广泛应用于各种蛋白质分析。该法被《中国药典》2015 年版收录，常用于重组细胞因子类、重组多肽类激素的鉴别，也广泛应用于检测蛋白质水平的表达。

1. 基本原理 以供试品与特异性抗体结合后，抗体再与酶标抗体特异性结合，通过酶学反应显色，对供试品的抗原特异性进行检查。

具体来讲，经过 PAGE 分离的蛋白质样品，转移到固相载体（例如硝酸纤维素薄膜）上，固相载体以非共价键形式吸附蛋白质，且能保持电泳分离的多肽类型及其生物学活性不变。以固相载体上的蛋白质或多肽作为抗原，与对应的抗体起免疫反应，再与酶或同位素标记的第二抗体起反应，经过底物显色或放射自显影以检测电泳分离的特异性目的基因表达的蛋白成分。

2. 试剂配制

（1）TG 缓冲液 称取三羟甲基氨基甲烷 15.12g 与甘氨酸 72g，加水溶解并稀释至 500ml。4℃保存。

（2）EBM 缓冲液 量取 TG 缓冲液 20ml、甲醇 40ml，加水稀释至 200ml。4℃保存。

（3）TTBS 缓冲液 称取三羟甲基氨基甲烷 6.05g 与氯化钠 4.5g，量取聚山梨酯 80 0.55ml，加适量水溶解，用盐酸调 pH 至 7.5，加水稀释至 500ml。4℃保存。

（4）底物缓冲液 称取 3，3′-二氨基联苯胺盐酸盐 15mg，加甲醇 5ml 与 30%过氧化氢 15μl，加 TTBS 缓冲液 25ml 使溶解，即得。临用现配。

3. 具体操作

（1）SDS-聚丙烯酰胺凝胶电泳，供试品与阳性对照品上样量应大于 100ng。

（2）转膜 电泳后，取出凝胶，切去凝胶边缘，浸于 EBM 缓冲液中 30 分钟。另取与凝胶同样大小的厚滤纸 6 张、硝酸纤维素膜 1 张，用 EBM 缓冲液浸透。用半干胶转移仪进行转移：在电极板上依次放湿滤纸 3 张、硝酸纤维素膜 1 张、电泳凝胶、湿滤纸 3 张，盖上电极板，按 0.8mA/cm² 硝酸纤维素膜恒电流转移 45 分钟。

（3）封闭 取出硝酸纤维素膜浸入封闭液（10%新生牛血清的 TTBS 缓冲液或其他适宜封闭液）封闭 60 分钟。

（4）一抗杂交　弃去液体，加入 TTBS 缓冲液 10ml，摇匀，加入适量的供试品抗体（参考抗体使用说明书的稀释度稀释），室温过夜。

（5）二抗杂交　硝酸纤维素膜用 TTBS 缓冲液淋洗 1 次，再用 TTBS 缓冲液浸洗 3 次，每次 8 分钟。弃去液体，再加入 TTBS 缓冲液 10ml，摇动加入适量的生物素标记的第二抗体，室温放置 40 分钟。

（6）底物显色　硝酸纤维素膜用 TTBS 缓冲液淋洗 1 次，再用 TTBS 缓冲液浸洗 3 次，每次 8 分钟。弃去液体，再加 TTBS 缓冲液 10ml，摇动，加入适量的亲和素溶液和生物素标记的辣根过氧化物酶溶液，室温放置 60 分钟。硝酸纤维素膜用 TTBS 缓冲液淋洗 1 次，再用 TTBS 缓冲液浸洗 4 次，每次 8 分钟。弃去液体，加入适量底物缓冲液，室温、避光条件下显色，显色程度适当时水洗终止反应。

4. 结果判定　阳性结果应呈现明显色带。阴性结果不显色。

5. 注意事项

（1）操作中戴手套，手上的油脂和分泌物会阻止蛋白质的转移。

（2）如检测小于 20kD 的蛋白质应用 0.2μm 的膜，并可省略转移时的平衡步骤。

（3）避免产生气泡，以保证电流均匀通过凝胶。

（4）各层均需用转移缓冲液浸湿。转膜完毕后的所有步骤，一定要注意膜的保湿，避免膜干燥，否则极易产生较高的背景。

（三）酶联免疫法

酶联免疫法（ELISA）是将已知的抗原或抗体吸附在固相载体表面，使抗原抗体反应在固相表面进行。常用于重组亚单位疫苗的鉴别，其结果应含相应的免疫抗原。采用抗原与抗体的特异反应将待测物与酶连接，然后通过酶与底物产生颜色反应，用于定量测定。测定的对象可以是抗体也可以是抗原。

实际分析工作中，最常用的测抗原的方法是双抗体夹心法。该法属于非竞争结合测定，适宜检测分子中具有至少两个抗原决定簇的多价抗原。

1. 工作原理　利用连接于固相载体上的抗体和酶标抗体分别与样品中被检测抗原分子上两个抗原决定簇结合，形成固相抗体–抗原–酶标抗体免疫复合物（图 18–3）。复合物的形成量与待测抗原的含量成正比。测定复合物中的酶作用于加入的底物后生成的有色物质量（OD 值），即可确定待测抗原含量。

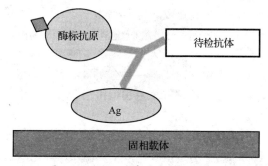

图 18–3　双抗体夹心法原理示意图

2. 主要材料

（1）固相载体　在 ELISA 过程中作为吸附剂。最常用的是聚苯乙烯和聚氯乙烯。它们有较强的吸附蛋白质的性能，抗体或蛋白质抗原吸附其上后仍保留原来的免疫学活性。

（2）微量滴定板　常用微量滴定板为 96 孔式，特点是可以同时进行大量标本的检测，并可在特制的比色计上迅速读出结果。聚苯乙烯经射线照射后吸附性增加。

（3）酶结合物　酶与抗体或抗原结合的产物，可发生酶促反应，显示出生物放大作用。常用的酶为辣根过氧化物酶和碱性磷酸酶。

3. 操作方法

（1）加样　加一定稀释的待检样品 0.1ml 于已包被的反应孔中，置 37℃ 孵育 1 小时，然后洗涤。同时做空白孔、阴性对照孔及阳性对照孔。

（2）加酶标抗体　于各反应孔中加入新鲜稀释的酶标抗体（经滴定后的稀释度）0.1ml，37℃ 孵育 0.5~1 小时，洗涤。

（3）加底物液显色　于各反应孔中加入临时配制的底物溶液 0.1ml，37℃ 反应 10~30 分钟。

（4）终止反应　于各反应孔中加入 2mol/L 硫酸 0.05ml。

4. 结果判定　于白色背景上，直接用肉眼观察结果，即反应孔内颜色越深，阳性程度越强，阴性反应为无色或极浅。也可测 OD 值，在 ELISA 检测仪上，以空白对照孔调零后测各孔 OD 值，若大于规定的阴性对照 OD 值的 2.1 倍，即为阳性。

二、检查方法

基因工程药物的检查包括产品的纯度、活性、安全性、稳定性和一致性等项目。一般来讲，基因工程药物的检定分为原液检定、半成品检定和成品检定。原液检定的检查项目有蛋白质含量、纯度、生物学活性等。半成品检定的检查项目包括细菌内毒素检查、无菌检查、微生物限度检查等。成品检定中的检查项目包括物理检查、化学检定、无菌检查、微生物限度检查、菌体蛋白质残留量检查、异常毒性检查、生物学活性检查等。

（一）SDS-聚丙烯酰胺凝胶电泳法

SDS-聚丙烯酰胺凝胶电泳，即十二烷基磺酸钠-聚丙烯酰胺凝胶电泳，简称 SDS-PAGE，是一种广泛应用于基因工程药物终产品纯度检测的常用方法。终产品中的蛋白质类杂质和重组药用蛋白质均可以通过染色及其后的激光扫描密度分析清晰显示出来，并且可以定量。该法技术成熟、操作简便、误差小，试剂易得，且非常灵敏。

聚丙烯酰胺凝胶电泳是一种以聚丙烯酰胺凝胶为介质的电泳方法，其分离效果与所带电荷、分子大小和形状有关系。聚丙烯酰胺凝胶是由单体丙烯酰胺（Acr）和交联剂 *N*，*N*-甲叉双丙烯酰胺（Bis）在加速剂和催化剂的作用下聚合并联成三维网状结构的凝胶，以此凝胶为支持物的电泳称为聚丙烯酰胺凝胶电泳（PAGE）。

SDS-聚丙烯酰胺凝胶电泳是在聚丙烯酰胺电泳过程加入 SDS，大多数蛋白质都能与 SDS 结合，并且所有蛋白质由于 SDS 的加入，消除了不同蛋白质分子的电荷效应，使其均带有大量负电荷。其电泳迁移率仅取决于蛋白质分子量的大小，蛋白质在电场中仅按照蛋白质分子的大小进行分离，并且可用常规染色法也可用紫外扫描法进行分子量测定，一次实验可以获得多种定量数据。

重组蛋白质需用至少用两种方法来测定未知样品的分子量，互相验证。如电荷异常或构象异常的蛋白质、带有较大辅基的蛋白质（如某些糖蛋白）以及一些结构蛋白（如胶原蛋白等）不能用 SDS-聚丙烯酰胺凝胶电泳法测定其分子量。这些蛋白质本身带有大量正电荷，因此，尽管结合了正常比例的 SDS，仍不能完全掩盖其原有正电荷的影响。

另外，两条以上肽链组成的蛋白质，在 SDS 和巯基乙醇的作用下，解离成亚基或单条肽链，电泳条带会带有两条。SDS-聚丙烯酰胺凝胶电泳测定的只是它们的亚基或单条肽链的分子量，而不是完整分子的分子量。为了得到更全面的资料，还必须用其他方法测定其分子量及分子中肽链的数目等，与 SDS-聚丙烯酰胺凝胶电泳的结果互相参照。

（二）肽图分析

肽图分析是进行基因工程一致性分析的重要技术手段。此法是根据蛋白质分子量大小以及氨基酸组成特点，使用专一性较强的蛋白水解酶作用于特殊的肽链位点，将蛋白质裂解成较小的片段，通过一定的分离检测手段，可以是一维电泳、二维电泳、反相高压液相色谱。利用这种处理程序，一个标准的蛋白质可以形成特征性的指纹图谱，不同批次的产品肽指纹图谱可与之比较。这样就可以检测出单一的或者多种氨基酸的替换、删除、插入或者修饰，此技术对于监控不同批次产品的一致性有着重要意义。

1. 技术原理 本法系通过蛋白酶或化学物质裂解蛋白质后，采用适宜的分析方法鉴定蛋白质一级结构的完整性和准确性。最常用的化学裂解物是溴化氰（用来切断甲硫氨酸残基碳端的肽键）。最常用的酶裂解试剂是胰蛋白酶和 V8 蛋白酶，胰蛋白酶作用于精氨酸和赖氨酸的羧基端，V8 蛋白酶作用于负电性氨基酸的羧基端，在某些条件下（pH=4.0），只专一作用于谷氨酸的羧基端。在分离手段方面，高效液相色谱技术和高效毛细管电泳技术成为肽图分析的主要方法。《中国药典》2015 年版中收录了胰蛋白酶裂解-反相高效液相色谱法、溴化氰裂解法。

2. 具体方法

（1）胰蛋白酶裂解-反相高效液相色谱法

①色谱条件 蛋白质与多肽分析用辛烷基硅烷键合硅胶或十八烷基硅烷键合硅胶为填充剂；柱温 30℃±5℃，对照品与供试品保存温度为 2~8℃；以 0.1%三氟乙酸的水溶液为流动相 A 液，以 0.1%三氟乙酸的乙腈溶液为流动相 B 液，流速为每分钟 1ml，梯度洗脱 70 分钟（A 液从 100%~30%，B 液从 0~70%），检测波长为 214nm。

②检查法 取供试品溶液及对照品溶液（均为每 1ml 中含 1mg 的溶液，如供试品和对照品浓度不够，则应浓缩至相应的浓度），分别用 1%碳酸氢铵溶液充分透析，按 1：50（W/W）加入胰蛋白酶溶液到供试品溶液与对照品溶液中，于 37℃保温 16~24 小时后，按 1：10 加入 50%醋酸溶液，以 10 000r/min 离心 5 分钟（或用 0.45μm 滤膜滤过），精密量取上清液 100μl，分别注入液相色谱仪，梯度洗脱，记录色谱图。将供试品溶液的图谱与对照品溶液的图谱进行比较，即得。

（2）溴化氰裂解-SDS-聚丙烯酰胺凝胶电泳法 取供试品与对照品适量（约相当于蛋白质 50μg），用水透析 16 小时，冷冻干燥，加溴化氰裂解液〔称取溴化氰 0.3g，加甲酸（70→100）1ml 使溶解〕20μl 溶解，室温放置 24 小时，裂解物加水 180μl，再冷冻干燥。冻干的裂解物用水复溶至适当浓度。照 SDS-聚丙烯酰胺凝胶电泳法（胶浓度 20%）进行电泳，用银染法染色。将供试品图谱与对照品图谱进行比较，即得。

（三）等电聚焦电泳法

等电聚焦电泳法（IEF）是一项广泛应用的蛋白质分析和制备技术。它的原理是两性电解质在电泳场中沿凝胶方向形成一个 pH 梯度，由于蛋白质为两性化合物，其所带的电荷与介质的 pH 有关，带电的上样蛋白质在电泳中向极性相反的方向迁移，当到达其等电点（pI，此处的 pH 使相应的蛋白质静电荷为零，只有带静电荷的蛋白质才能在电场中迁移）时，电流达到最小，不再移动，从而达到检测蛋白质类和肽类供试品等电点的目的。

在基因工程药物的分析中，等点聚焦常用于确定产物的均一性和不同批次产品的一致性。IEF 也用于分析货架期产品的稳定性。《中国药典》2015 年版收录了等点聚焦法，分为垂直板的等电聚焦和水平板的等电聚焦。

（四）毛细管电泳法

毛细管电泳法（HPCE）的出现为基因工程药物的分析、质量控制开辟了新的篇章，其在质量控制中发挥的作用也越来越重要。该法中蛋白质的分离是在一个毛细管中进行的，而分离的原理与其他电泳方法一样，也是基于蛋白质在电场中迁移率的差异。毛细管电泳在高电压下进行，拥有电泳和色谱的双重优点，分辨率高、灵敏度高、分析速度快以及操作简便。毛细管电泳不使用有机溶剂，毒性小，分离模式也多种多样。

（五）质谱分析

质谱技术近年来广泛用于基因工程药物的纯度分析、分子量测定、序列测定、二硫键测定等检查项目中。若蛋白质变异体仅缺失一个氨基酸残基，用质谱技术也能非常方便地使其与天然蛋白质区分开来。其高分辨率还表现在，质谱与 HPLC 和 HPCE 联用，可以对诸如糖肽结构和糖肽的不均一性进行分析。

三、含量测定

基因工程药物的主要成分为各种结构复杂的蛋白质，且有效性取决于其生物学活性，因此，蛋白质含量测定作为基因工程药物含量测定的重要指标。

对于基因工程蛋白多肽类药物来讲，对终产物中总蛋白的定量分析是质量控制中非常重要的一环。蛋白质含量测定有很多方法，《中国药典》2015 年版收载了凯氏定氮法、双缩脲法、福林酚试剂法（Lowry 法）、考马斯亮蓝法、2,2'-联喹啉-4,4'-二羧酸法（BCA 法）、紫外-可见分光光度法等 6 种，其原理、特点各不相同，但都是基于不同蛋白质具有不同的理化特性。具体操作详见第十二章，6 种方法列表比较如下。

表 18-1　《中国药典》2015 年版收载的蛋白质含量测定方法的比较

方法	原理	灵敏度
凯氏定氮法	蛋白质为含氮的有机化合物，当与硫酸和硫酸铜、硫酸钾一同加热消化时蛋白质分解，分解的氨与硫酸结合生成硫酸铵。然后碱化蒸馏使氨游离，用硼酸液吸收后以硫酸滴定液滴定，根据酸的消耗量算出含氮量，再将含氮量乘以换算系数，即为蛋白质的含量	灵敏度较低，适用于 0.2~2.0mg 氮的测定
双缩脲法（Biuret 法）	蛋白质分子中含有的两个以上肽键在碱性溶液中与 Cu^{2+} 形成紫红色络合物，在一定范围内其颜色深浅与蛋白质浓度呈正比，以蛋白质对照品溶液作标准曲线，采用比色法在 540nm 处测定供试品中蛋白质的含量	灵敏度低，测定范围可达 1~10mg
2,2'-联喹啉-4,4'-二羧酸法	蛋白质分子在碱性溶液中将 Cu^{2+} 还原为 Cu^+，2,2'-联喹啉-4,4'-二羧酸（BCA）与 Cu^+ 结合形成紫色复合物，在一定范围内其颜色深浅与蛋白质浓度呈正比，以蛋白质对照品溶液作标准曲线，采用比色法在 562nm 处测定供试品中蛋白质的含量	灵敏度较高，测定范围可达 80~400μg
福林酚试剂法（Lowry 法）	蛋白质分子中含有的肽键在碱性溶液中与 Cu^{2+} 螯合形成蛋白质-铜复合物，此复合物使酚试剂的磷钼酸还原，产生蓝色化合物，同时在碱性条件下酚试剂易被蛋白质中酪氨酸、色氨酸、半胱氨酸还原呈蓝色反应。在一定范围内其颜色深浅与蛋白质浓度呈正比，以蛋白质对照品溶液作标准曲线，采用比色法在 750nm 处测定供试品中蛋白质的含量	灵敏度高，测定范围为 20~250μg

续表

方法	原理	灵敏度
考马斯亮蓝法（Bradford 法）	在酸性溶液中考马斯亮蓝 G250 与蛋白质分子中的碱性氨基酸（精氨酸）和芳香族氨基酸结合形成蓝色复合物，在一定范围内其颜色深浅与蛋白质浓度呈正比，以蛋白质对照品溶液作标准曲线，采用比色法测定供试品中蛋白质的含量	灵敏度较高，测定范围为 1～200μg
紫外-可见分光光度法	蛋白质分子中含有共轭双键的酪氨酸、色氨酸等芳香族氨基酸，在 280nm 波长处具最大吸光度，在一定范围内其吸光度大小与蛋白质浓度呈正比	灵敏度较差

由于组成蛋白质的基本单位是氨基酸，氨基酸通过脱水缩合形成肽链，蛋白质是一条或多条多肽链组成的生物大分子。《中国药典》中明确指出，不同品种应针对自身蛋白质特性选择适宜的测定方法并做相应方法学验证，同时应尽可能选用与待测定品种蛋白质结构相同或相近的蛋白质为对照品。

除了以上基于紫外-可见分光光度检测技术的理化分析方法外，《中国药典》还收录了高效液相色谱含量测定方法，例如，重组人粒细胞刺激因子蛋白质含量测定法。

四、生物学活性测定

根据生物制品性质、药效学特点，活性测定可分为体外测定法、体内测定法、酶促反应测定法、免疫学活性测定法和相对结合活性测定法等。

1. 体外细胞培养测定法

（1）促进细胞生长作用　大多数细胞因子都能促进某种细胞生长或为某种细胞株生长依赖因子，利用其不同特点进行活性测定的产品有重组人粒细胞刺激因子（NFS-60 细胞/MTT 比色法）、重组人粒细胞巨噬细胞刺激因子（TF-1 细胞/MTT 比色法）、重组人白介素-2（CTLL-2 细胞/MTT 比色法）、重组牛碱性成纤维细胞生长因子（细胞增殖法/MTT 比色法）、重组人表皮生长因子（细胞增殖法/MTT 比色法）等。

（2）细胞增殖抑制法　利用基因工程制品能抑制某种细胞增殖的特点进行活性测定，如《中国药典》2015 年版三部新增品种尼妥珠单抗注射液的生物学活性测定法（《中国药典》2015 年版四部通则 3531 第一法）。该法系依据人肺癌淋巴结转移细胞（H292）在不同浓度尼妥珠单抗注射液作用下生长情况不同，检测其生物学活性。

（3）细胞病变抑制法　本法系依据干扰素（IFN）可以保护人羊膜细胞（WISH）免受水泡性口炎病毒（VSV）破坏的作用，用结晶紫对存活的 WISH 细胞染色，在波长 570nm 处测定其吸光度，可得到 IFN 对 WISH 的保护效应曲线，以此测定 IFN 生物学活性（《中国药典》2015 年版四部通则 3523）。

2. 体内测定法　利用动物体内某些指标的变化测定生物制品的活性。如重组人促红素注射液（CHO 细胞）生物学活性测定（《中国药典》2015 年版四部通则 3522），系依据人促红素（EPO）可刺激网织红细胞生成的作用，给小鼠皮下注射 EPO 后，其网织红细胞数量随 EPO 注射剂量的增加而升高。利用网织红细胞数对红细胞数的比值变化，通过剂量反应平行线法检测 EPO 体内生物学活。

3. 生化酶促反应测定法　如注射用重组链激酶生物学活性测定法（《中国药典》2015 年版四部通则 3529），系依据链激酶和纤溶酶原形成的复合物能激活游离的纤溶酶原为有生物学活性的纤溶酶，纤溶酶能降解人纤维蛋白为可溶性的纤维蛋白片段，在纤维蛋白平板上出现透明的溶解圈，以此定量测定重组链激酶的生物学活性。

4. 免疫学活性测定法　基因工程产品化学本质是蛋白质，对于异种蛋白有相应的免疫原性，利用此特点将不同的制品制成相应的单克隆抗体或多克隆抗体，采取 ELISA 法测定其含量。

5. 相对结合活性测定法　如《中国药典》2015 年版三部新增品种尼妥珠单抗注射液的生物学活性测定法（第二法），该法系依据不同浓度尼妥珠单抗注射液与人肺癌 H125 细胞结合情况不同，用流式细胞术（FCM）检测尼妥珠单抗注射液相对结合活性。FCM 是一种对液流中排成单列的细胞或其他生物微粒（如微球、细菌、小型模式生物等）逐个进行快速定量分析和分选的技术。它通过测定单个细胞或细胞器的生物学性质，如线粒体电位、细胞膜上磷脂酰丝氨酸（PS）的改变等，并把特定的细胞或细胞器从群体中加以分类收集。

第三节　几种常见基因工程药物的分析

一、基因工程重组胰岛素

基因工程重组胰岛素为一种广泛应用的降血糖药，为白色或类白色的结晶性粉末。本品在水、乙醇和乙醚中几乎不溶，在稀盐酸和稀氢氧化钠溶液中易溶。贮藏时需要遮光，密闭，在-15℃以下保存。

（一）鉴别

1. 高效液相色谱法　在含量测定项下记录的色谱图中，供试品溶液主峰的保留时间应与对照品溶液主峰的保留时间一致。

2. 肽图分析　取本品适量，加 0.1%三氟醋酸溶液溶解并稀释制成每 1ml 中含 10mg 的溶液，取 20μl；加 0.2mol/L 三羟甲基氨基甲烷-盐酸缓冲液（pH7.3）20μl、0.1%V8 酶溶液 20μl 与水 140μl，混匀，置 37℃水浴中 2 小时后，加磷酸 3μl，作为供试品溶液；另取重组人胰岛素对照品适量，同法制备，作为对照品溶液。照含量测定项下的色谱条件，以 0.2mol/L 硫酸盐缓冲液（pH2.3）-乙腈（90∶10）为流动相 A，以乙腈-水（50∶50）为流动相 B，进行梯度洗脱。取对照品溶液和供试品溶液各 25μl，分别注入液相色谱仪，记录色谱图，供试品溶液的肽图谱应与对照品溶液的肽图谱一致。

（二）检查

1. 有关物质　取本品适量，加 0.01mol/L 盐酸溶液溶解并稀释制成每 1ml 中含 3.5mg 的溶液，作为供试品溶液。照含量测定项下的色谱条件，以 0.2mol/L 硫酸盐缓冲液（pH2.3）-乙腈（82∶18）为流动相 A，以乙腈-水（50∶50）为流动相 B，进行梯度洗脱。调节流动相比例使重组人胰岛素主峰的保留时间约为 25 分钟，系统适用性试验应符合含量测定项下的规定。取供试品溶液 20μl 注入液相色谱仪，记录色谱图，按峰面积归一化法计算，含 A_{21} 脱氨人胰岛素不得大于 1.5%，其他杂质峰面积之和不得大于 2.0%。

2. 高分子蛋白质　取本品适量，加 0.01mol/L 盐酸溶液溶解并稀释制成每 1ml 中约含 4mg 的溶液，作为供试品溶液。照分子排阻色谱法试验。以亲水改性硅胶为填充剂（5～10μm）；以冰醋酸-乙腈-0.1%精氨酸溶液（15∶20∶65）为流动相；流速为每分钟 0.5ml；

检测波长为276nm。取重组人胰岛素单体–二聚体对照品，加0.01mol/L盐酸溶液溶解并稀释制成每1ml中约含4mg的溶液，取100μl注入液相色谱仪，重组人胰岛素单体峰与二聚体峰的分离度应符合要求。取供试品溶液100μl注入液相色谱仪，记录色谱图，扣除保留时间大于重组人胰岛素主峰的其他峰面积，按峰面积归一化法计算，保留时间小于重组人胰岛素主峰的所有峰面积之和不得大于1.0%。

3. 干燥失重 取本品0.2g，在105℃干燥至恒重，减失重量不得过10.0%。

4. 炽灼残渣 取本品约0.2g，依法检查，遗留残渣不得过2.0%。

5. 锌 精密称取本品适量，加0.01mol/L盐酸溶液溶解并定量稀释制成每1ml中约含0.1mg的溶液。另精密量取锌单元素标准溶液（每1ml含Zn1000μg）适量，用0.01mol/L盐酸溶液分别定量稀释成每1ml中含锌0.2、0.4、0.6、0.8、1.0与1.2μg的锌标准溶液。照原子吸收分光光度法，在213.9nm的波长处测定吸光度，按干燥品计，含锌（Zn）量不得大于1.0%。

6. 微生物限度检查 取本品0.3g，照微生物计数法检查，1g供试品中需氧菌总数不得过300cfu。

7. 细菌内毒素检查 取本品，依法检查，每1mg重组人胰岛素中含内毒素的量应小于10EU。

8. 菌体蛋白残留量 取本品适量，依法检查，每1mg重组人胰岛素中菌体蛋白残留量不得过10ng。

9. 外源性DNA残留量 取本品适量，依法检查，每1剂量重组人胰岛素中宿主DNA不得过10ng。

10. 生物活性 取本品适量，照胰岛素生物测定法，每组的实验动物数可减半，实验采用随机设计，照生物检定统计法中量反应平行线测定随机设计法计算效价，每1mg的效价不得少于15U。

（三）含量测定

照高效液相色谱法测定。取本品适量，精密称定，加0.01mol/L盐酸溶液溶解并定量稀释制成每1ml中含0.35mg（约10U）的溶液（临用新配）。精密量取20μl注入液相色谱仪，记录色谱图；另取重组人胰岛素对照品适量，同法测定。按外标法以重组人胰岛素峰与A_{21}脱氨人胰岛素峰面积之和计算，即得。

二、基因工程重组干扰素

基因工程重组干扰素可以多种表达体系生产，包括大肠埃希菌、真菌、酵母和某些哺乳动物细胞系如中国仓鼠卵巢细胞系和猴肾细胞系。《中国药典》2015年版收录的干扰素达19种，包括重组人干扰素α1b、重组人干扰素α2a、重组人干扰素α2b、干扰素γ。现以重组人干扰素α2b注射液（假单胞菌）为例，介绍此类药物的分析检验方法。

重组人干扰素α2b注射液（假单胞菌）是由高效表达人干扰素α2b基因的腐生型假单胞菌，经发酵、分离和高度纯化后获得的重组人干扰素α2b制成。在生产过程中需要对原液、半成品、成品进行分析检验。

（一）鉴别

按免疫印迹法或免疫斑点法测定，应为阳性。

（二）检查

1. 外观 应为无色或微黄色、略带黏稠的液体。

2. 装量 依法检查，应符合规定。

3. pH 应为 5.0~7.5。

4. 分子量 用还原型 SDS-聚丙烯酰胺凝胶电泳法，分离胶胶浓度为 15%，加样量应不低于 1.0μg，制品的分子量应为 19.2kD±1.9kD。

5. 等电点 用等电聚焦电泳法进行测定。主区带应为 5.7~6.7，且供试品的等电点图谱应与对照品的一致。

6. 紫外光谱 依紫外-可见分光光度法进行测定。用水或生理氯化钠溶液将供试品稀释至 100~500μg/ml，在光路 1cm、波长 230~360nm 下进行扫描，最大吸收峰波长应为 278nm±3nm。

7. 肽图 依肽图检查法测定，应与对照品图形一致。

8. N-端氨基酸序列 至少每年测定 1 次，用氨基酸序列分析仪测定，N-端序列应为 Cys-Asp-Leu-Pro-Gln-Thr-His-Ser-Leu-Gly-Ser-Arg-Arg-Thr-Leu。

（三）检查

1. 纯度检查 两种方法测定的纯度应一致，且均符合不低于 95.0% 的要求。

（1）电泳法 采用非还原型 SDS-聚丙烯酰胺凝胶电泳法，分离胶胶浓度为 15%，加样量应不低于 10μg（考马斯亮蓝 R250 染色法）或 5μg（银染法）。经扫描仪扫描，纯度应不低于 95.0%。

（2）高效液相色谱法 色谱柱以适合分离分子质量为 5~60kD 蛋白质的色谱用凝胶为填充剂；流动相为 0.1mol/L 磷酸盐-0.1mol/L 氯化钠缓冲液，pH7.0；上样量应不低于 20μg；在波长 280nm 处检测，以干扰素色谱峰计算的理论板数应不低于 1000。按面积归一化法计算，干扰素主峰面积应不低于总面积的 95.0%。

2. 外源性 DNA 残留量 采用 DNA 探针杂交法或荧光染色法。每 1 支（瓶）应不高于 10ng。

3. 宿主菌蛋白质残留量 依假单胞菌菌体蛋白质残留量测定法进行测定，此法采用酶联免疫法，也可采用经验证的酶联免疫试剂盒进行测定，结果应不高于蛋白质总量的 0.02%。

4. 残余抗生素活性 依抗生素残留量检查法测定，结果不应有残余氨苄西林或其他抗生素活性。

5. 细菌内毒素 依法检查，每 300 万 IU 应小于 10EU。

6. 无菌 依法检查，应符合规定。

（四）含量/效价测定

1. 蛋白质含量 依蛋白质含量测定法中的福林酚法（Lowry 法）测定。

2. 生物学活性 依据干扰素生物学活性测定法进行测定。此法中共收录了两种方法，分别是细胞病变抑制法和报告基因法。其中报告基因法适用于 I 型干扰素。结果应为标示量的 80%~150%。

3. 比活性 该值为生物学活性与蛋白质含量之比，每 1mg 蛋白质应不低于 $1.0×10^8$IU。

三、基因工程重组乙肝疫苗

《中国药典》2015 年版收录的重组乙型肝炎疫苗均为基因工程重组亚单位疫苗，其主要成分是乙型肝炎病毒表面抗原，注射入人体后，可使机体产生抗乙型肝炎病毒的免疫力，用于预防乙型肝炎。基因工程重组乙型肝炎疫苗分别由重组酿酒酵母、重组 CHO 细胞和重组汉逊酵母表达的乙型肝炎（简称乙肝）病毒表面抗原（HBsAg）经纯化而来。另有甲型乙型肝炎疫苗是将甲型肝炎（简称甲肝）病毒抗原与重组酿酒酵母表达的乙型肝炎病毒表面抗原（HBsAg）分别经铝佐剂吸附后，按比例混合制成。以下以重组乙型肝炎疫苗（CHO 细胞）为例，介绍《中国药典》2015 年版三部的分析检验方法。

（一）鉴别

采用酶联免疫法检查，应证明含有 HBsAg。

（二）一般检查

1. 外观 应为乳白色混悬液体，可因沉淀而分层，易摇散，不应有摇不散的块状物。

2. 装量 依法检查，应不低于标示量。

3. 渗透压摩尔浓度 依法测定，应符合批准的要求。

4. pH 应为 5.5~6.8。

5. 铝含量 应不高于 0.43mg/ml。

6. 游离甲醛含量 应不高于 50μg/ml。

（三）杂质检查

1. 特异蛋白带 采用还原型 SDS-聚丙烯酰胺凝胶电泳法，分离胶胶浓度 15%，浓缩胶胶浓度 5%，上样量为 5μg，银染法染色。应有 23kD、27kD 蛋白带，可有 30kD 蛋白带及 HBsAg 多聚体蛋白带。

2. 纯度 采用 SEC-HPLC 法测定。亲水树脂体积排阻色谱柱，排阻极限 1000kD，孔径 100nm，粒度 17μm，直径 7.5mm，长 30cm；流动相为 0.05mol/L 磷酸盐缓冲液（pH6.8）；检测波长 280nm；上样量 100μl。按面积归一化法计算 HBsAg 纯度，应不低于 95.0%。

3. N-端氨基酸序列（每年至少测定 1 次） 用氨基酸序列分析仪测定，N-端氨基酸序列应为 Met-Glu-Asn-Thr-Ala-Ser-Gly-Phe-Leu-Gly-Pro-Leu-Leu-Val-Leu。

4. 支原体检查 依法检查，应符合规定。

5. 牛血清白蛋白残留量 采用联免疫法测定供试品中残余牛血清白蛋白（BSA）含量，结果应不高于 50ng/剂。

6. CHO 细胞 DNA 残留量 应不高于 10pg/剂。

7. CHO 细胞蛋白质残留量 采用酶联免疫法测定，应不高于总蛋白质含量的 0.05%。

8. 细菌内毒素 半成品中，每 10μg 蛋白质应小于 5EU。成品中，应小于 10EU/剂。

9. 抗生素残留量 生产过程中加入抗生素的应进行该项检查。采用酶联免疫法检测，应不高于 50ng/剂。

10. 无菌 依法检查，应符合规定。

11. 异常毒性检查 依法检查，应符合规定。

（四）含量/效价测定

1. 蛋白质含量采用福林酚法，结果应为 100~200μg/ml。

2. CHO 细胞来源的重组乙型肝炎疫苗的效价测定采用体内法。乙肝疫苗接种于动物后产生抗体（抗-HBs），用系列稀释的供试品与参考品免疫小鼠后，采集小鼠血清，用适当的免疫分析法测定抗-HBs，由参考品与供试品的半数有效剂量（ED_{50}）之比求出供试品的相对效价。

3. 酿酒酵母和汉逊酵母表达的重组乙型肝炎疫苗进行体外相对效力检查。该法以酶联免疫法测定供试品中的乙型肝炎病毒表面抗原（HBsAg）含量，并以参考品为标准，采用双平行线分析法计算供试品的相对效力。

岗位对接

　　本章是基因工程药物质量分析专业知识。要求从业人员掌握《中国药典》对基因工程药物分析的要求，掌握基因工程药物的特点和常规理化分析及效价测定方法；能熟练进行基因工程药物的分析检验。

目标检测

一、名词解释

1. SDS-PAGE
2. ELISA
3. Western Blotting

二、单项选择题

1. 高效毛细管电泳和一般电泳法的区别在于（　　　）
   A. 电渗流的速度　　　　　　　　B. 使用毛细管柱　　　　　　　　C. 操作自动化
   D. 毛细管容易冷却　　　　　　　E. 分辨率

2. 下列不属于基因工程药物常用分析检验方法的是（　　　）
   A. SDS-聚丙烯酰胺凝胶电泳法　　　　　B. 高效液相色谱法
   C. 酶联免疫吸附测定法　　　　　　　　D. 化学定性鉴别试验
   E. 等电聚焦电泳法

3. 《中国药典》2015 年版中，基因工程重组乙肝疫苗（CHO）细胞采用的效价测定方法是
   （　　　）
   A. 体内法　　　　　　　　　　　B. 体外相对效力测定法
   C. 电泳法　　　　　　　　　　　D. 高效液相色谱法
   E. WISH 细胞病变抑制法

4. 《中国药典》2015 年版三部收录的 Ⅰ 型干扰素的生物学活性测定法为（　　　）
   A. SDS-聚丙烯酰胺凝胶电泳法　　　　　B. 高效液相色谱法
   C. 报告基因法　　　　　　　　　　　　D. 细胞病变抑制法
   E. 等电聚焦电泳法

三、简答题

1. 用 SDS-聚丙烯酰胺凝胶电泳法测定蛋白质分子量时为什么要用巯基乙醇？
2. 阐述酶联免疫检测反应的基本原理及方法。
3. 简述等电聚焦电泳的原理及应用。

（韩　璐）

第十九章

其他常见生物药物的分析

学习目标

知识要求　**1. 掌握**　预防类、治疗类、体内外诊断类生物药物的概念和种类。
　　　　　　2. 熟悉　预防类、治疗类、体内外诊断类生物药物的生产过程和药物分析方法。
　　　　　　3. 了解　预防类、治疗类、体内外诊断类生物药物质量分析的一般步骤。
技能要求　学会其他常见生物药物的分析技术。

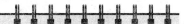

案例导入

案例：流感病毒的传染源是急性期的流感患者和流感病毒的携带者，流感病毒是经飞沫传播侵入易感者的呼吸道，流感的症状主要为鼻塞、流鼻涕、咳嗽、喉咙痛等。如果更严重一点就会发生全身症状，比如全身发冷、发热、头痛、全身酸痛等。少数人还会蔓延到支气管，引起间质性肺炎。更有一些老年人或者婴幼儿因为抵抗力差，甚至会引起全身性继发的细菌感染，导致死亡。

讨论：1. 防止流感的发生，是否可以借助疫苗技术？
　　　　2. 谈谈你所知的疫苗以及它们是如何生产和检验的。

第一节　预防类生物药物的分析

一、概述

　　《中国药典》2015 年版收录的预防类生物药物有 48 种，均为疫苗类药物，用于传染病预防。疫苗是以病原微生物或其组成成分、代谢产物为起始材料，采用生物技术制备而成，用于预防、治疗人类相应疾病的生物制品。疫苗接种人体后可刺激免疫系统产生特异性体液免疫和（或）细胞免疫应答，使人体获得对相应病原微生物的免疫力。人用疫苗按其组成成分和生产工艺可分为灭活疫苗、减毒活疫苗、亚单位疫苗、基因工程重组蛋白疫苗和其他类疫苗。

二、分析方法及应用实例

　　预防类生物药物的分析项目一般包括鉴别，理化测定，纯度，效力，异常毒性检查，无菌检查，细菌内毒素检查，佐剂、防腐剂及工艺杂质残留物检测等，其中工艺杂质主要包括以传代细胞生产的病毒性疫苗中宿主细胞蛋白质和 DNA 残留以及生产过程中用于培养、灭活、提取和纯化等工艺过程的化学、生物原材料残留物，如牛血清、甲醛和 β-丙内酯等灭活剂、抗生素残留等，由于制品特性无法在成品中检测的工艺杂质，应在适当的中间产物取样检测，其检测结果应能准确反映每一成品剂量中的残留水平。依据具体情况，成品的部分检定项目可在贴签或包装前进行。

应尽可能采用准确的理化分析方法或体外生物学方法取代动物实验进行生物制品质量检定，以减少动物的使用。检定用动物，除另有规定外，均应采用清洁级或清洁级以上的动物；小鼠至少应来自封闭群动物。

现分别以不同种类的疫苗分析应用实例介绍其分析检验方法。

（一）冻干人用狂犬病疫苗（Vero 细胞）的分析

人用狂犬病疫苗（Vero 细胞）是一种灭活疫苗，系用狂犬病病毒固定毒接种于 Vero 细胞，经培养、收获、浓缩、灭活病毒、纯化后，加入适宜稳定剂冻干制成。用于预防狂犬病。本品为白色疏松体，复溶后为澄明液体，不含任何防腐剂。

1. 鉴别 采用酶联免疫法检查，应证明含有狂犬病病毒抗原。

2. 检查 包括外观、渗透压摩尔浓度、pH、水分、牛血清白蛋白残留量、抗生素残留量、Vero 细胞 DNA 残留量、Vero 细胞蛋白质残留量、无菌检查、异常毒性检查、细菌内毒素检查、热稳定性试验。

3. 效价测定 采用体内 NIH 法进行测定。此法是将供试品免疫小鼠后，产生相应的抗体，通过小鼠抗体水平的变化测定供试品的免疫原性。冻干人用狂犬病疫苗（Vero 细胞）每剂应不低于 2.5IU。

测定法：用不同稀释度的供试品及参考疫苗分别免疫 12~14g 小鼠 16 只，每只小鼠腹腔注射 0.5ml，间隔 1 周再免疫 1 次。小鼠于第一次免疫后 14 天，用经预先测定的含 5~100LD$_{50}$ 的病毒量进行脑内攻击，每只 0.03ml；同时将攻击毒稀释成 100、10^{-1}、10^{-2} 和 10^{-3} 进行毒力滴定，每个稀释度均不少于 8 只小鼠。小鼠攻击后逐日观察 14 天，并记录死亡情况，统计第 5 天后死亡和呈典型狂犬病脑症状的小鼠。计算供试品和参考疫苗 ED$_{50}$ 值。计算相对效力。

注意事项：动物免疫时应将疫苗保存于冰浴中；各组动物均应在同样条件下饲养；攻击毒原病毒液（100）注射的小鼠应 80% 以上死亡。

（二）麻疹减毒活疫苗

麻疹减毒活疫苗是用麻疹病毒减毒株接种原代鸡胚细胞，经培养、收获病毒液后，加入适宜稳定剂冻干制成。成品为乳酪色疏松体，复溶后为橘红色或淡粉红色澄明液体。其有效成分是麻疹减毒活病毒，注射入人体后，可刺激机体产生抗麻疹病毒的免疫力，用于预防麻疹。

1. 鉴别 将稀释至 500~2000 CCID$_{50}$/ml 的病毒液与适当稀释的麻疹病毒特异性免疫血清等量混合后，置 37℃ 水浴 60 分钟，接种 Vero 细胞或 FL 细胞，在适宜的温度下培养 7~8 天判定结果。麻疹病毒应被完全中和（无细胞病变）；同时设血清和细胞对照，均应为阴性；病毒对照的病毒滴度应不低于 500 CCID$_{50}$/ml。

2. 检查 外观、渗透压摩尔浓度、pH、水分、牛血清白蛋白残留量、无菌检查、异常毒性检查、细菌内毒素检查、热稳定性试验。

3. 病毒滴定 取疫苗 3~5 瓶混合滴定，将其做 10 倍系列稀释，每稀释度供试品接种 Vero 细胞或 FL 细胞，置适宜温度下培养 7~8 天判定结果。应同时进行病毒参考品滴定。病毒滴度应不低于 3.3lg CCID$_{50}$/ml。

（三）A 群脑膜炎球菌多糖疫苗

本品为亚单位疫苗，系用 A 群脑膜炎奈瑟球菌培养液经提取获得的荚膜多糖抗原，纯化后加入适宜稳定剂后冻干制成。为白色疏松体,复溶后为澄明液体。有效成分为 A 群脑膜炎奈瑟球菌荚膜多糖。接种本疫苗后,可使机体产生体液免疫应答。用于预防 A 群脑膜炎奈瑟球菌引起的流行性脑脊髓膜炎。

1. 鉴别 采用免疫双扩散法,本品与 A 群脑膜炎奈瑟球菌抗体应形成明显沉淀线。

2. 检查 外观、装量差异、渗透压摩尔浓度、水分、多糖分子大小测定、无菌检查、异常毒性检查、热原检查、细菌内毒素检查。

多糖分子大小测定是以每 5 批疫苗至少抽 1 批检查多糖分子大小。KD 值应不高于 0.40,KD 值小于 0.5 的洗脱液多糖回收率应大于 65%。

3. 多糖含量 每一次人用剂量多糖含量应不低于 30μg。根据以下比例(多糖含量与磷含量比为 1000:75),先测定磷含量,应不低于 2.25μg,再计算出多糖含量。

第二节 治疗类生物药物的分析

治疗类生物制品在《中国药典》2015 年版三部中收录了 78 种,除基因工程药物外,还有治疗类生物制品,主要包括抗毒素、抗血清、免疫球蛋白以及其他血液制品。

一、免疫血清及毒素

免疫血清是由相应抗原免疫动物后取得的血浆,经消化、纯化制成的抗毒素、抗血清或免疫球蛋白制剂。用于临床治疗或被动免疫预防。毒素是特定细菌经液体培养后,将其外毒素纯化、结晶后制成的注射剂,用于临床治疗。

(一)抗狂犬病血清

本品系由狂犬病病毒固定毒免疫马所得的血浆,经胃酶消化后纯化制得的液体抗狂犬病球蛋白制剂。用于配合狂犬病疫苗预防狂犬病。

1. 鉴别 每批成品至少抽取 1 瓶做以下鉴别试验。

(1)动物中和试验 供试品应能中和狂犬病病毒。

(2)免疫双扩散或酶联免疫吸附试验 采用免疫双扩散法进行,供试品仅与抗马的血清产生沉淀线;或采用酶联免疫法,供试品应与马 IgG 抗体反应呈阳性。

2. 检查

(1)外观 应为无色或淡黄色的澄明液体,无异物,久置有微量可摇散的沉淀。

(2)渗透压摩尔浓度 应符合批准的要求。

(3)装量 依法检查,应不低于标示量。

(4)pH 应为 6.0~7.0。

(5)蛋白质含量 应不高于 170g/L。

(6)氯化钠含量 应为 7.5~9.5g/L。

(7)硫酸铵含量 应不高于 1.0g/L。

(8)防腐剂含量 如加硫柳汞,含量应不高于 0.1g/L;如加间甲酚,含量应不高于 2.5g/L。

(9)甲苯残留量 生产工艺中如添加甲苯,需检测甲苯残留量,应不高于 0.089%。

(10)纯度检查 白蛋白检查:将供试品稀释至 2% 的蛋白质浓度,进行琼脂糖凝胶电泳分析(《中国药典》2015 年版四部通则 0541 第三法),应不含或仅含痕量白蛋白迁移率的蛋白质成分。

F(ab′)$_2$ 含量采用 SDS-聚丙烯酰胺凝胶电泳法测定，上样量约 25μg，F(ab′)$_2$ 含量应不低于 60%；IgG 含量应不高于 5%。

（11）无菌检查　依法检查，应符合规定。

（12）热原检查　依法检查，应符合规定。注射剂量按家兔体重每 1kg 注射 3.0ml。

（13）异常毒性检查　依法检查，应符合规定。

3. 效价测定　采用小鼠中和试验法进行抗体效价测定。抗狂犬病血清效价应不低于 200IU/ml。每瓶抗狂犬病血清装量应不低于标示量。

（二）注射用 A 型肉毒毒素

本品系用 A 型肉毒结晶毒素经稀释，加入稳定剂后冻干制成。A 型肉毒结晶毒素是由 A 型肉毒梭菌培养，除菌过滤后毒素经纯化制成。A 型肉毒结晶毒素是一种嗜神经性毒素，可用于眼睑痉挛、面肌痉挛、斜视等肌张力障碍性疾病的治疗。

1. 鉴别　取注射用水 1ml，溶解 A、B、C、D、E、F 型冻干肉毒诊断血清，分别于各血清管中加 1ml 含 100LD$_{50}$ 左右的本品。另取 2 支试管，各加 1ml 生理氯化钠溶液，再分别加入上述同浓度的本品溶液，其中 1 支煮沸 20 分钟作为毒素阴性对照，另 1 支与混有毒素的诊断血清管同时置 37℃结合 45 分钟，作为毒素阳性对照。各组分别取 26~30 日龄 SPF 级昆明小鼠 2~3 只，每只腹腔注射 0.5ml，观察 4 日内小鼠死亡情况，A 型肉毒毒素判定标准：A 型、混合型和阴性对照组小鼠存活，其他型（B、C、D、E、F 型）和毒素对照组小鼠死亡，则毒素为 A 型肉毒毒素。

2. 检查

（1）外观　应为白色疏松体，复溶后轻轻摇动，应呈无色或淡黄色澄明液体。

（2）装量差异　应符合规定。

（3）可见异物　应符合规定。

（4）渗透压摩尔浓度　应符合批准的要求。

（5）水分　应不高于 3.0%。

（6）pH　复溶后 pH 应在稀释剂 pH 的 ±0.5 范围内。

（7）无菌检查　依法检查，应符合规定。

（8）细菌内毒素检查　依法检查，应不高于 3.5EU/瓶。

3. 效价测定　采用平行线法进行小鼠腹腔注射，对 A 型肉毒毒素进行效价测定。此法依据 A 型肉毒毒素肌肉麻痹效应对小鼠的致死作用，将供试品与参考品分别做系列稀释后注入小鼠体内，通过计算半数致死量（LD$_{50}$），并根据质反应平行线法对供试品的 LD$_{50}$ 测定值进行校正，从而推算出每瓶供试品中所含 A 型肉毒毒素的小鼠 LD$_{50}$ 总量（LD$_{50}$ 即为 1 个 A 型肉毒毒素效价单位）。相对效价应为标示量的 80%~120%。

二、人免疫球蛋白及凝血因子

人免疫球蛋白及凝血因子均是人血液制品，人免疫球蛋白又分为广谱的和特异性的免疫球蛋白。其中，特异性的人免疫球蛋白已上市的有狂犬病、破伤风、乙型肝炎等免疫球蛋白。人凝血因子制剂包括因子Ⅷ、因子Ⅸ、凝血酶原复合物（含因子Ⅱ、因子Ⅶ、因子Ⅸ、因子Ⅹ）以及纤维蛋白原。

现以人免疫球蛋白为例，介绍分析方法。

（一）生产及作用机制

人免疫球蛋白的生产是由健康人血浆，经低温乙醇法分离、纯化、超滤、除菌过滤后制成原液，并经有机溶剂和去污剂进行病毒去除和灭活处理，制成成品。人免疫球蛋白是一类广谱的抗病毒、抗菌、抗毒素的治疗性生物制品，主要成分是 IgG，具有中和相应感染性抗原的作用，用于常见病毒性感染的被动免疫。

（二）鉴别

人免疫球蛋白的鉴别方法有两种，分别是免疫双扩散法和免疫电泳法。

1. 免疫双扩散法　仅与抗人血清或血浆产生沉淀线，与抗马、抗牛、抗猪、抗羊血清或血浆不产生沉淀线。

2. 免疫电泳法　与正常人血清或血浆比较，主要沉淀线应为 IgG。

（三）蛋白质含量测定

在人免疫球蛋白的原液检定、半成品检定及成品检定中，均要进行此项检验。其中，原液检定及半成品检定采用双缩脲法，成品检定采取凯氏定氮法。

（四）纯度检查

在人免疫球蛋白的原液检定、半成品检定及成品检定中，均要进行此项检验，均采用醋酸纤维素薄膜电泳法，结果应不低于蛋白质总量的 90.0%。

（五）抗体效价

在人免疫球蛋白成品检定中需进行以下三种抗体的抗体效价测定。

1. 抗-HBs　采用经验证的酶联免疫或放射免疫方法进行检测，测定结果每 1g 蛋白质应不低于 6.0IU。

2. 白喉抗体　按照人免疫球蛋白中白喉抗体效价测定法进行测定。本法系依据绵羊红细胞经醛化和鞣酸化处理后，具有较强的吸附蛋白质的能力，能将白喉类毒素吸附于红细胞表面上，若遇到供试品或标准品中相应抗体，会发生抗原抗体结合，产生特异性凝集，通过比较凝集反应终点测定供试品中白喉抗体效价。测定结果应为每 1g 蛋白质不低于 3.0HAU。

3. 甲型肝炎抗体　如用于预防甲型肝炎，则应采用酶联免疫法进行甲型肝炎抗体检测，测定结果应不低于 100IU/ml。

三、微生态活菌制品

微生态活菌制品系由人体内正常菌群成员或具有促进正常菌群生长和活性作用的无害外籍细菌，经培养、收集菌体、干燥成菌粉后，加入适宜辅料混合制成。用于预防和治疗因菌群失调引起的相关症状和疾病。

在《中国药典》2015 年版三部中，对微生态活菌制品进行了专门介绍。其中检定包括菌粉检定、半成品检定和成品检定。成品检定包括鉴别试验、理化检查、活菌数测定、杂菌检查和安全性试验。

（一）鉴别

检查成品中所含的目的菌是否符合生产用菌种的特性。对成品进行生长特性、染色镜检和生化反应检查，应符合规定。对于多价制品，则需逐一检查单价菌特性。

（二）检查

包括外观、干燥失重、粒度（散剂、颗粒剂）、装量（重量）差异、崩解时限（胶囊剂、片剂），结果应符合规定。

（三）活菌数测定

按微生态活菌制品活菌数测定法测定每克制品中的活菌数，应符合规定。多价制品应分别测定各单价活菌数。

测定法：无菌称取 3.0g 制品或菌粉（胶囊取内容物），加入 27.0ml 稀释液中，充分摇匀，做 10 倍系列稀释（最终稀释度根据不同的指标要求而定）。取最终稀释度的菌液 100μl，滴入选择性琼脂培养基平皿上，共做 3 个平皿，并以玻棒涂布均匀，置适宜条件下培养，到期观察每个平皿菌落生长情况，并计数。当平皿菌落数小于 10 或大于 300 时，应调整最终稀释度，重新测定。根据 3 个平皿菌落总数按公式 19-1 计算活菌数。

$$活菌数（cfu/g）= 3 个平皿菌落数之和/（3×10×最终稀释度）\qquad（19-1）$$

（四）杂菌检查

目的是检查菌粉、半成品及成品中外源微生物的污染程度及情况，检查项目包括控制菌检查，非致病性杂菌、真菌计数。

（五）安全试验

安全试验是通过动物进行的非特异性毒性检查，应根据制品的使用途径和人用剂量确定试验方法。

第三节 体内外诊断类生物药物的分析

一、体内诊断类生物药物的分析

《中国药典》2015 年版三部收录的体内诊断类药物有 4 种，分别是结核菌素纯蛋白衍生物、卡介菌纯蛋白衍生物、布氏菌纯蛋白衍生物和锡克试验毒素，主要用于某些传染性疾病的临床诊断和敏感性测试。现以卡介菌纯蛋白衍生物为例，简单介绍此类生物药物的分析。卡介菌纯蛋白衍生物系用卡介菌经培养、杀菌、过滤除去菌体后纯化制成的纯蛋白衍生物，用于结核病的临床诊断、卡介苗接种对象的选择及卡介苗接种后机体免疫反应的监测。

（一）鉴别

取经卡介菌致敏的豚鼠至少 4 只，皮内注射 0.2ml 本品，24 小时后豚鼠的平均硬结反应直径（纵、横直径相加除以 2）均应不小于 5mm。

（二）检查

1. 外观 应为无色澄明液体，无不溶物或异物。

2. 装量 依法检查，应不低于标示量。

3. pH 应为 6.8~7.4。

4. 苯酚含量 应不高于 3.0g/L。

5. 无菌 依法检查，应符合规定。

6. 异常毒性 依法检查，应符合规定。

（三）效价测定

取经卡介菌致敏的、体重为 400~600g 的豚鼠，皮内注射 0.2ml 标准品与本品，至少各 4 只，注射后 24 小时、48 小时各观察结果 1 次（可根据 48 小时的反应结果判定），计算本品和 BCG-PPD 标准品的平均硬结反应直径，计算累计值，并求其比值，应为 0.8~1.2。

二、体外诊断类生物药物的分析

《中国药典》2015 年版三部收录的体外诊断类药物有 7 种，其中 1 种是用于 ABO 血型测定，另外 6 种是用于相关病毒和传染性疾病检测，检测的病毒有乙型肝炎病毒、丙型肝炎病毒、人类免疫缺陷病毒；检测的传染病有梅毒。现以乙型肝炎病毒表面抗原诊断试剂盒（酶联免疫法）为例进行简单介绍。

本品系用乙型肝炎病毒表面抗体（抗-HBs）包被的微孔板和酶标记抗-HBs 及其他试剂制成，应用双抗体夹心酶联免疫法原理检测人血清或血浆中的乙型肝炎病毒表面抗原（HBsAg）。

（一）检查

1. 外观 液体组分应澄清透明；冻干组分应呈白色或棕色疏松体。

2. 溶解时间 冻干组分应在 3 分钟内溶解。

（二）阴性和阳性参考品符合率

阴性参考品符合率用国家参考品或经国家参考品标化的参考品进行检定，不得出现假阳性。

阳性参考品符合率用国家参考品或经国家参考品标化的参考品进行检定，检测 3 份浓度值大于 $5×10^4$ IU/ml 的 HBsAg 阳性参考品，不得出现假阴性。

（三）最低检出量

用国家参考品或经国家参考品标化的参考品进行检定，HBsAg adr、adw 及 ay 亚型的最低检出量应符合要求。

（四）精密性

用国家参考品或经国家参考品标化的参考品进行检定，CV（%）应不高于 15%（$n=10$）。

（五）稳定性试验

出厂前进行，各试剂组分于 37℃ 放置至少 3 天（有效期为 6 个月），应符合（二）、（三）、（四）项的要求。

岗位对接

本章是其他生物药物（预防类、治疗类、诊断类）质量分析专业知识。要求从业人员掌握其他预防类、治疗类、诊断类生物药物的外观性状、《中国药典》中此类药物的常规检查项目和方法；学会这些生物药物质量分析的一般步骤。

目标检测

一、单项选择题

1. 现对人免疫球蛋白的原液和半成品进行蛋白质含量测定，依据《中国药典》2015 年版三部的规定，应采取的方法是（ ）

    A. 凯氏定氮法   B. 双缩脲法   C. 考马斯亮蓝法

    D. 福林酚法   E. HPLC 法

2. 皮内注射用卡介苗属于（ ）

    A 减毒活疫苗   B. 灭活疫苗   C. 亚单位疫苗

    D. 基因工程重组疫苗   E. 联合疫苗

二、名词解释

1. 微生态活菌制品

2. 灭活疫苗

3. 免疫血清
4. 人免疫球蛋白

三、简答题
1. 人免疫球蛋白的抗体效价测定需要测定的抗体种类是哪三种？
2. 抗狂犬病血清如何进行效价测定？
3. 人免疫球蛋白的鉴别方法有哪些？
4. 冻干人用狂犬病疫苗（Vero 细胞）如何进行效价测定？

（韩　璐）

第四篇 制剂分析

第二十章

片剂分析

学习目标

知识要求　**1. 掌握**　片剂辅料的干扰及其排除方法；片剂含量测定结果的表示方法。
　　　　　2. 熟悉　片剂分析的基本步骤；片剂的常规检查。
　　　　　3. 了解　片剂分析的特点。
技能要求　1. 熟练掌握片剂分析的检查项目中重量差异、崩解时限测定的基本步骤
　　　　　　和方法。
　　　　　2. 学会含量均匀度、溶出度的检查。

案例导入

案例： 2014年，央视网揭露了"茯苓山药片"的庐山真面目。经过辽宁省药品监管、检验部门调查、取证以及检测，郑州某生物技术有限公司生产的所谓治疗糖尿病的特效药"茯苓山药片"被定性为假药，这种药不仅不能治病，还可能含有致命的违禁成分。

讨论：1. 什么是假药？
　　　2. "茯苓山药片"被定性为假药的原因有哪些？

　　药物制剂是原料药加适宜的辅料，通过一定工艺制备而来的，在进行药品质量检测时，要根据原辅料的性质、剂型特点和生产工艺综合考虑。本章以片剂分析为例，介绍片剂常规检验项目，包括重量差异、崩解时限、溶出度、脆碎度、含量均匀度等常规检测技术以及片剂的含量分析技术。安全性检查的相关知识已在第二篇介绍。

第一节　概述

一、片剂及其质量要求

　　片剂系指原料药物或与适宜的辅料制成的圆形或异形的片状固体制剂。片剂以口服普通片（也包括普通包衣片）为主，另有含片、舌下片、口腔贴片、咀嚼片、分散片、可溶

片、泡腾片、阴道片、阴道泡腾片、缓释片、控释片、肠溶片与口崩片等。

《中国药典》2015 年版规定，片剂在生产与贮藏期间应符合下列规定。

1. 原料药物与辅料应混合均匀，含药量小或含毒、剧药的片剂，应根据原料药物的性质采用适宜方法使其分散均匀。

2. 凡属挥发性或对光、热不稳定的原料药物，在制片过程中应采取遮光、避热等适宜方法，以避免成分损失或失效。

3. 压片前的物料、颗粒或半成品应控制水分，以适应制片工艺的需要，防止片剂在贮存期间发霉、变质。

4. 根据依从性需要，片剂中可加入矫味剂、芳香剂和着色剂等，这类片剂一般有含片、口腔贴片、咀嚼片、分散片、泡腾片、口崩片等。

5. 为增加稳定性、掩盖原料药物不良臭味、改善片剂外观等，可对制成的药片包糖衣或薄膜衣。对一些遇胃液易破坏、刺激胃黏膜或需要在肠道内释放的口服药片，可包肠溶衣。必要时，薄膜包衣片剂应检查残留溶剂。

6. 片剂外观应完整光洁，色泽均匀，有适宜的硬度和耐磨性，以免包装、运输过程中发生磨损或破碎。除另有规定外，非包衣片应符合片剂脆碎度检查法的要求。

7. 片剂的微生物限度应符合要求。

8. 根据原料药物和制剂的特性，除来源于动物、植物多组分且难以建立测定方法的片剂外，溶出度、释放度、含量均匀度等应符合要求。

9. 除另有规定外，片剂应密封贮存。生物制品原液、半成品和成品的生产及质量控制应符合相关品种要求。

二、片剂分析方法的选择

和其他制剂一样，片剂外观性状和内在的物理、化学性质，直接影响药品使用过程中主药的释放和吸收，干扰临床药效。包括片剂在内的任何药物制剂必须按《中国药典》正文检查项目以及制剂通则的规定，进行相应项目的检查。

（一）消除辅料的干扰

片剂的辅料包括填充剂、黏合剂、崩解剂、润滑剂等，这些成分的存在可能会干扰药物的鉴别和含量的测定，在制定片剂分析方法时，必须考虑如何消除辅料的干扰，对于复方制剂，还要考虑不同有效成分之间的相互干扰。

（二）根据药物含量确定分析方法

含量测定是药物检测中必需的项目。原料药分析，主要考虑分析方法的准确性和精密度，但是对于制剂中的主药，因其含量较低，分析方法首要考虑的是灵敏度和专属性，在选择分析方法时应该重点考察检测限和定量限，故仪器分析、薄层层析、高效液相色谱法较容量分析法，更适合制剂的含量分析。

（三）只检查在制备和贮运过程中产生的杂质

从原料药制成制剂，要经过一定的生产工艺，原料药需经过质量检测后方能投产，所以制剂分析时不必重复分析原料药物的所有检查项目，而只检查在制备和贮运过程中产生的杂质。如胰酶肠溶片检查制剂过程中可能引入的微生物，而膜酶则检查脂肪与干燥失重。

三、片剂分析的基本步骤

首先是性状描述，包括外观、溶解性、物理常数等；其次是鉴别，包括一般鉴别和其他鉴别；然后是检查，包括限量检查、特性检查、生物检查、生物测定和有关物质检查等；最后是含量（效价）测定。

第二节 片剂的常规检查

片剂需检查的项目包括与主药相关的杂质检查以及与制剂相关的常规检查，通过常规项目的检查，保证药品使用的有效性和安全性。检查方法按照《中国药典》2015 年版四部制剂通则进行，生物药物检查方法也可查阅《中国药典》2015 年版三部的附录。

一、重量差异检查

在片剂的制备过程中，片重因颗粒的流动性和均匀度、生产工艺、设备等因素而产生差异。重量差异系指按规定称量方法称取的每片重量与平均片重（或标示片重）之间的差异程度。片重差异的直接后果是每片主药含量的差异，从而影响用药剂量。通过重量差异检查，可控制每片重量的一致性，保证用药剂量的准确。《中国药典》2015 年版规定，凡规定检查含量均匀度的制剂，不再进行重量差异检查。

（一）仪器与用具

1. 分析天平　感量 0.1mg（适用于平均片重 0.30g 以下的片剂）或感量 1mg（适用于平均片重 0.30g 或 0.30g 以上的片剂）。

2. 扁形称量瓶。

3. 弯头或平头手术镊子。

（二）操作方法

1. 取空称量瓶，精密称定重量；再取供试品 20 片，置此称量瓶中，精密称定。两次称量值之差即为 20 片供试品的总重量，除以 20，得平均片重（$\overline{m}$）。

2. 从已称定总重量的 20 片供试品中，依次用镊子取出 1 片，分别精密称定重量，得各片重量。

（三）记录与计算

1. 记录每次称量数据。

2. 求出平均片重（$\overline{m}$），保留 3 位有效数字。修约至 3 位有效数字，选择重量差异限度。

3. 按表 20-1 中规定的重量差异限度，求出允许片重范围（$\overline{m}\pm\overline{m}\times$重量差异限度）。

表 20-1　片剂的重量差异限度

平均片重或标示片重	重量差异限度
0.30g 以下	±7.5%
0.30g 或 0.30g 以上	±5%

（四）结果判定

1. 每片重量均未超出允许片重范围（$\overline{m}\pm\overline{m}\times$重量差异限度）；或与平均片重相比较（凡无含量测定的片剂，每片重量应与标示片重比较），均未超出表 20-1 中的重量差异限度；或超出重量差异限度的药片不多于 2 片，且均未超出限度 1 倍。以上均判为符合规定。

2. 每片重量与平均片重相比较，超出重量差异限度的药片多于 2 片；或超出重量差异限度的药片虽不多于 2 片，但其中 1 片超出限度的 1 倍。以上均判为不符合规定。

（五）注意事项

1. 在称量前后，均应仔细查对药片数。检验过程中，应避免用手直接接触供试品。已取出的药片，不得再放回供试品原包装容器内。

2. 遇有检出超出重量差异限度的药片，宜另器保存，供必要时复核用。

3. 薄膜衣片在包衣后也应检查重量差异。

二、崩解时限检查

片剂口服后，需崩解、溶解后才能被机体吸收。崩解系指口服固体制剂在规定条件下全部崩解溶散或成碎粒，除不溶性包衣材料或破碎的胶囊壳外，应全部通过筛网。本法用于检查口服固体制剂在规定条件下的崩解情况。《中国药典》2015 年版规定，凡规定检查溶出度、释放度或分散均匀性的制剂，不再进行崩解时限检查。

（一）仪器装置与试剂

1. 升降式崩解仪　采用升降式崩解仪，主要结构为一能升降的金属支架与下端镶有筛网的吊篮（图 20-1），并附有挡板（图 20-2）。升降的金属支架上下移动距离为 55mm±2mm，往返频率为每分钟 30~32 次。另有 1000ml 烧杯和温度计。

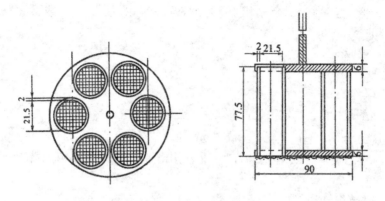

单位：mm

图 20-1　升降式崩解仪吊篮结构

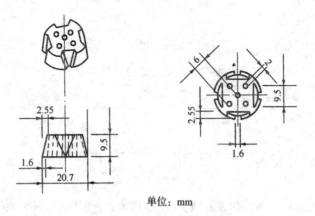

单位：mm

图 20-2　升降式崩解仪挡板结构

2. 试剂　人工胃液（取稀盐酸 16.4ml，加水约 800ml 与胃蛋白酶 10g，摇匀后，加水稀释成 1000ml）、人工肠液（含胰酶磷酸盐缓冲液，具体配制方法为取磷酸二氢钾 6.8g，加水 500ml 使溶解，用 0.1mol/L 氢氧化钠溶液调节 pH 至 6.8，另取胰酶 10g，加水适量使溶解，将两液混合后，加水稀释至 1000ml）。

（二）操作方法

将吊篮通过上端的不锈钢轴悬挂于支架上，浸入 1000ml 烧杯中，并调节吊篮位置使其下降至低点时筛网距烧杯底部 25mm，烧杯内盛有温度为 37℃±1℃ 的水，调节水位高度使吊篮上升至高点时筛网在水面下 15mm 处，吊篮顶部不可浸没于溶液中。

除另有规定外，取供试品 6 片，分别置上述吊篮的玻璃管中，启动崩解仪进行检查，各片均应在 15 分钟内全部崩解。如有 1 片不能完全崩解，应另取 6 片复试，均应符合规定。

（三）结果判定

1. 供试品 6 片均能在规定时间内全部崩解（不溶性包衣材料除外），并通过筛网，判定为符合规定。

2. 如第一次测定有 1 片不能完全崩解，应另取 6 片复试，每片均能在规定时间内全部崩解（不溶性包衣材料除外），并通过筛网，判定为符合规定。

3. 如第一次测定有 2 片（或以上）不能完全崩解，或复试中有 1 片不能完全崩解，则判定为不符合规定。

4. 肠溶片应先在盐酸溶液（9→1000）中检查 2 小时，若有裂缝、崩解或软化等现象，则判定为不符合规定。

三、脆碎度检查

脆碎度检查用于非包衣片的脆碎情况及其他物理强度的检查，如压碎强度等。

（一）仪器装置

内径约为 286mm，深度为 39mm，内壁抛光，一边可打开的透明耐磨塑料圆筒。筒内有一自中心轴套向外壁延伸的弧形隔片（内径为 80mm±1mm，内弧表面与轴套外壁相切），使圆筒转动时，片剂产生滚动（图 20-3）。圆筒固定于同轴的水平转轴上，转轴与电动机相连，转速为每分钟 25 转±1 转。每转动一圈，片剂滚动或滑动至筒壁或其他片剂上。

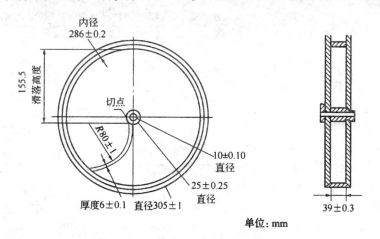

图 20-3　片剂脆碎度测定仪结构

（二）操作方法

片重为 0.65g 或以下者取若干片，使其总重约为 6.5g；片重大于 0.65g 者取 10 片。用吹风机吹去片剂脱落的粉末，精密称重，置圆筒中，转动 100 次。取出，同法除去粉末，精密称重，减失重量不得超过 1%，且不得检出断裂、龟裂及粉碎的片。如减失重量超过

1%时，应复测2次，3次的平均减失重量不得过1%，并不得检出断裂、龟裂及粉碎的片。

（三）结果判定

1. 减失重量小于1%，判定为符合规定。
2. 减失重量超过1%时，应复测2次，3次的平均减失重量小于1%，判定为符合规定。
3. 减失重量大于1%，或复测2次，3次的平均减失重量大于1%，则判定为不符合规定。
4. 若出现断裂、龟裂及粉碎等现象，则判定为不符合规定。

（四）特殊情况

1. 如供试品的形状或大小使片剂在圆筒中形成不规则滚动时，可调节圆筒的底座，使与桌面成约10°的角，试验时片剂不再聚集，能顺利下落。
2. 对于形状或大小在圆筒中形成严重不规则滚动或特殊工艺生产的片剂，不适用本法检查。
3. 对易吸水的制剂，操作时应注意防止吸湿。

四、溶出度测定

片剂溶出度系指在规定条件下活性成分从片剂溶出的速率和程度，在缓释制剂、控释制剂、肠溶制剂及透皮贴剂等制剂中也称释放度。药物溶出的速率和程度受药物溶解度、辅料性质以及生产工艺等因素影响。溶出度是评价片剂等口服固体制剂质量的一个重要指标，在体外通过模拟胃肠道内环境，测定制剂在胃肠道崩解、溶出的情况。难溶性药物一般都应进行溶出度测定。凡进行溶出度检查的药物，不再进行崩解时限的检查。

溶出度测定法是在37℃±0.5℃恒温下，按照规定的方法操作，在规定时间内取样测定供试品溶出量，依据《中国药典》标准判定供试品是否符合规定的方法。《中国药典》2015年版四部收录了5种测定方法，详见表20-2。

表20-2　溶出度测定方法

序号	方法	适用剂型
第一法	篮法	普通制剂、缓释制剂或控释制剂、肠溶制剂
第二法	桨法	普通制剂、缓释制剂或控释制剂、肠溶制剂
第三法	小杯法	普通制剂、缓释制剂或控释制剂
第四法	桨碟法	透皮贴剂
第五法	转筒法	透皮贴剂

以第一法为例介绍溶出度测定。

（一）仪器装置

溶出度仪由转篮、溶出杯、恒温装置、电机等组成。

1. 转篮　分篮体与篮轴两部分，均为不锈钢或其他惰性材料（所用材料不应有吸附作用或干扰供试品活性成分的测定）制成，其形状如图20-4所示。篮体A由方孔筛网（丝径为0.28mm±0.03mm，网孔为0.40mm±0.04mm）制成，呈圆柱形，转篮内径为20.2mm±1.0mm，上下两端都有封边。篮轴B的直径为9.75mm±0.35mm，轴的末端连一圆盘，作为转篮的盖；盖上有一通气孔（孔径为2.0mm±0.5mm）；盖边系两层，上层直径与转篮外径相同，下层直径与转篮内径相同；盖上的3个弹簧片与中心成120°角。篮轴与电动机相连，由速度调节装置控制电动机的转速，使篮轴的转速在各品种项下规定转速的±4%范围之内。转篮旋转时，篮轴与溶出杯的垂直轴在任一点的偏离均不得大于2mm，转篮下缘的摆动幅度不得偏离轴心1.0mm。

2. 溶出杯　一般由硬质玻璃或其他惰性材料制成的底部为半球形的 1000ml 杯状容器, 内径为 102mm±4mm (圆柱部分内径最大值和内径最小值之差不得大于 0.5mm), 高为 185mm±25mm; 溶出杯配有适宜的盖子, 盖上有适当的孔, 中心孔为篮轴的位置, 其他孔供取样或测量温度用。溶出杯置恒温水浴或其他适当的加热装置中。

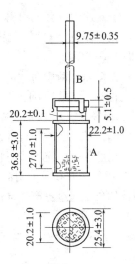

单位: mm

图 20-4　溶出度仪的转篮装置

A. 篮体; B. 篮轴

（二）操作方法

1. 测定前准备工作　在测定前, 应按照使用说明书以及《中国药典》的规定, 安装溶出度仪。

（1）确认仪器处于水平状态, 转轴的垂直度应与溶出杯的中心线相吻合。转篮旋转时, 篮轴与溶出杯的垂直轴在任一点的偏离均不得大于 2mm, 转篮下缘的摆动幅度不得偏离轴心 1.0mm。

（2）安装转篮, 使转篮底部距溶出杯的内底部 25mm±2mm。

2. 供试品的溶出

（1）分别量取溶出介质置各溶出杯内, 实际量取的体积与规定体积的偏差应在 ±1% 范围之内。

（2）开启仪器的预制温度, 使溶出介质的温度保持在 37℃±0.5℃, 每个溶出杯中的温差控制在 0.5℃ 内。

（3）待溶出介质温度恒定在 37℃±0.5℃ 后, 取供试品 6 片分别投入 6 个干燥的转篮内, 将转篮降入溶出杯中, 注意避免供试品表面产生气泡, 立即按各品种项下规定的转速启动仪器, 计时; 至规定的取样时间 (实际取样时间与规定时间的差异不得过 ±2%), 吸取溶出液适量 (取样位置应在转篮或桨叶顶端至液面的中点, 距溶出杯内壁 10mm 处; 需多次取样时, 所量取溶出介质的体积之和应在溶出介质的 1% 之内, 如超过总体积的 1% 时, 应及时补充相同体积的温度为 37℃±0.5℃ 的溶出介质, 或在计算时加以校正), 立即用适当的微孔滤膜滤过, 自取样至滤过应在 30 秒内完成。

3. 溶出量的测定　取澄清滤液, 照该品种项下规定的方法测定 (一般采用紫外-可见分光光度法, 也可采用高效液相色谱法), 计算每片的溶出量。

（三）结果处理与判定

1. 结果处理　《中国药典》规定, 溶出量按照公式 20-1 计算, 即实际溶出量相当于标示量的百分数:

$$溶出量 (\%) = \frac{实际溶出量}{标示量} \times 100\% \tag{20-1}$$

若采用吸收系数 ($E_{1cm}^{1\%}$) 法时, 可按公式 20-2 计算:

$$溶出量 (\%) = \frac{A \times D \times V}{E_{1cm}^{1\%} \times L \times 100 \times S} \times 100\% \tag{20-2}$$

式中, A 为供试品溶液的吸光度; D 为稀释倍数; V 为溶出介质的体积, ml; $E_{1cm}^{1\%}$ 为吸收系数; L 为吸收池光路长度, cm; S 为供试品的标示量, g。

2. 结果判定　符合下述条件之一者, 可判为符合规定。

（1）6 片中, 每片的溶出量按标示量计算, 均不低于规定限度 (Q)。

（2）6 片中, 如有 1~2 片低于 Q 但不低于 Q-10%, 且其平均溶出量不低于 Q。

（3）6片中，有1~2片低于Q，其中仅有1片低于$<Q-10\%$，但不低于$Q-20\%$，且其平均溶出量不低于Q时，应另取6片复试；初、复试的12片中有1~3片低于Q，其中仅有1片低于$Q-10\%$，但不低于$Q-20\%$，且其平均溶出量不低于Q。

以上结果判断中所示的10%、20%是指相对于标示量的百分率（%）。

（四）注意事项

1. 为确保测定结果准确，应对新安装或出现异常的溶出度仪用溶出度标准片对仪器进行性能确认试验，按照标准片的说明书操作，试验结果应符合标准片的规定。对于正常使用的溶出度仪也应定期进行性能确认试验。

2. 因气体存在可能对测定结果产生干扰，故需对溶出介质进行脱气处理，同时在测定时转篮的放置应避免产生气体。

3. 应使用各品种项下规定的新鲜配制的溶出介质，除另有规定外，室温下体积为900ml；若溶出介质为缓冲液，当需要调节pH时，一般调节pH至规定pH±0.05之内。

4. 应按照品种各论中规定的取样时间取样，自6杯中完成取样的时间应在1分钟内。

五、含量均匀度检查

片剂的含量均匀度系指每片含量符合标示量的程度。某些主药含量小的药品，在生产过程中可能因为工艺或设备等原因，导致含量均匀度的差异。含量均匀度检查的目的在于控制每片含量的均一性，从而保证用药剂量准确。

除另有规定外，片剂每一个单剂标示量小于25mg或主药含量小于每一个单剂重量25%者，应检查含量均匀度。复方制剂仅检查符合上述条件的组分，多种维生素或微量元素一般不检查含量均匀度。

凡检查含量均匀度的片剂，一般不再检查重量差异；当全部主成分均进行含量均匀度检查时，复方制剂一般亦不再检查重量差异。

（一）检查方法

除另有规定外，取供试品10个，照各品种项下规定的方法，分别测定每一个单剂以标示量为100的相对含量x_i。同时记录测定的条件和数据。

（二）结果处理及判定

1. 结果处理 根据每一个单剂以标示量为100的相对含量x_i计算平均值$\overline{X}$和标准差S以及标示量与均值之差的绝对值A，计算公式为公式20-3、20-4和20-5。

$$\overline{X}=\frac{x_1+x_2+x_3+\cdots+x_i}{i} \tag{20-3}$$

$$S=\sqrt{\frac{\sum_{i=1}^{n}(x_i-\overline{x})^2}{n-1}} \tag{20-4}$$

$$A=|100-\overline{X}| \tag{20-5}$$

2. 结果判定

（1）若$A+2.2S\leq15.0$，则供试品的含量均匀度符合规定。

（2）若$A+S>15.0$，则不符合规定。

（3）若$A+2.2S>15.0$，且$A+S<15$，则应另取供试品20片复试。

（4）根据初、复试结果，计算30个单剂的均值$\overline{X}$、标准差S和A。再按《中国药典》2015年版四部规定计算和判定。

（5）如该品种项下规定含量均匀度的限度为±20%或其他数值时，（1）至（3）项中的

15.0 应改为 20.0 或其他相应的数值，其余不变。

（三）注意事项

1. 当含量测定与含量均匀度检查所用检测方法不同时，而且含量均匀度未能从响应值求出每一个单剂含量情况下，可按《中国药典》2015 年版四部规定，用系数校正法求得每片以标示量为 100 的相对含量 x_i。

2. 供试品的主药需完全溶解，必要时可采取超声处理或者用研磨法，促使其溶解。

3. 若用紫外-可见分光光度法测定含量均匀度时，所需溶剂需保持其均一性，一次配够，用量较大时，需混合均匀后使用。

4. 测定时，溶液需澄清，可采用过滤、离心等办法使溶液澄清。

第三节 片剂的含量/效价测定

片剂除含主药外，还含有赋形剂和其他成分，故每片的实际重量超过标示量。含量/效价测定是继性状、鉴别和检查之后片剂的第四个重要的质量指标。通过对药物中有效成分或指示性成分含量/效价的准确测定，是评价药物质量、判断药物优劣、保证药物疗效的重要手段之一。本节介绍片剂含量/效价测定中所使用到的方法及计算、辅料干扰与排除方法。

一、基本概念

（一）含量的表示方法

药物制剂的含量用百分标示量（标示量%）表示。以片剂为例，标示量是指每一片中含有主药的量。例如辅酶 Q_{10} 片规格为 15mg，表示每片辅酶 Q_{10} 片中，含主药辅酶 Q_{10} 的量为 15mg。百分标示量即每片药片中药物的实际含量（实测）与标示量的比值，如公式 20-6 表示：

$$百分标示量（\%）= \frac{实测量}{标示量} \times 100\% \tag{20-6}$$

（二）含量的限度范围

《中国药典》对原料药和制剂都规定了含量的限度范围，在制剂生产过程中，不可避免会产生误差，只要误差不影响药品的有效性和安全性，一般允许含量有 ±5% ~ ±10% 的误差。如复方维生素 C 钠咀嚼片，含维生素 C 与维生素 C 钠按维生素 C 计，应为标示量的 93.0% ~ 107.0%。

二、片剂含量测定的方法与计算

（一）容量分析法

容量分析法包括直接滴定法和剩余量滴定法。

1. 直接滴定法 用滴定液直接滴定被测物质溶液，再根据消耗滴定液的浓度与体积计算出供试品含量的方式，是最基本、最常用的滴定方式。

由于每片重有差异，故在片剂含量测定时一般取样 10 片（或 20 片），精密称取总重量，研细，充分混匀后称取适量（m_s）进行测定，则可以计算出每克粉末中药物的含量，再乘以平均片重后，即可得到每片药片中药物的实际含量，如公式 20-7 表示：

$$每片实际含量（g 或 mg）= 每克粉末中药物含量×平均片重 = \frac{实测量}{m_s} \times 平均片重 \tag{20-7}$$

$$片剂标示量（\%）= \frac{实测量×平均片重}{m_S×标示量}×100\% \qquad (20-8)$$

$$片剂标示量（\%）= \frac{V×T×F×\overline{W}}{m_S×S×1000}×100\% \qquad (20-9)$$

如果采用空白试验校正，则用公式 20-10 计算：

$$片剂标示量（\%）= \frac{(V-V_0)×T×F×\overline{W}}{m_S×S×1000}×100\% \qquad (20-10)$$

式中，V 为供试品消耗滴定液的量，ml；V_0 为空白试验消耗滴定液的量，ml；F 为滴定液浓度校正因子；T 为滴定度，mg/ml；m_S 为供试品的取样量，g；S 为标示量，mg；$\overline{W}$ 为平均片重，g。

2. 剩余量滴定法　也称返滴定，是先使被测物质 A 与一定过量的标准溶液 B_1 作用，反应完全后，再用另一种滴定液 B，滴定剩余的标准溶液 B_1，由实际消耗的滴定液 B_1 的量，按照公式 20-11 计算被测物质 A 的含量。

$$片剂标示量（\%）= \frac{(V_0-V)×T×F×\overline{W}}{m_S×S×1000}×100\% \qquad (20-11)$$

式中，V_0 为空白试验消耗滴定液 B 的量，ml；V 为滴定液 B 消耗滴定液 B_1 的量，ml；F 为滴定液浓度校正因子；T 为滴定度，mg/ml；m_S 为供试品的取样量，g；S 为标示量，mg；$\overline{W}$ 为平均片重，g。

（二）紫外-可见分光光度法

分光光度法是通过测定被测物质在特定波长处或一定波长范围内的吸光度或发光强度，对该物质进行定性和定量分析的方法。

1. 基本原理　紫外-可见分光光度法的定量基础是朗伯-比耳定律，公式 20-12。

$$A = \lg\frac{1}{T} = ECL \qquad (20-12)$$

式中，A 为吸光度；T 为透光率；L 为液层厚度，cm；E 为吸收系数，常用的是百分吸收系数（$E_{1cm}^{1\%}$），其物理意义为当溶液浓度为 1%（g/ml），液层厚度为 1cm 时的吸光度值；C 为 100ml 溶液中所含被测物质的量，g（按干燥品或无水物计算）。

物质对光的选择性吸收波长以及相应的吸收系数是该物质的物理常数。当已知某纯物质在一定条件下的吸收系数后，可在同样条件将该供试品配成溶液，测定其吸光度，即可由上式计算出供试品中被测物质的含量。

2. 测定与计算

（1）对照品比较法　按各品种项下的方法，分别配制供试品溶液和对照品溶液，在规定的波长处分别测定其吸收度后，按公式 20-13 计算含量，即得。

$$片剂标示量（\%）= \frac{\dfrac{A_{样}}{A_{对}}×C_{对}×D×V×\overline{W}}{m_S×S}×100\% \qquad (20-13)$$

式中，$A_{样}$ 为样品溶液的吸光度；$A_{对}$ 为对照品溶液的吸光度；$C_{对}$ 为对照品溶液的浓度，mg/ml；D 为稀释倍数；m_S 为供试品的取样量，g；V 为供试品溶液的定容体积，ml；$\overline{W}$ 为平均片重，g；S 为标示量，mg。

对照品比较法可以在一定程度上克服测定条件对结果的影响，测定时，供试品溶液和对照品溶液的浓度及测定条件应一致。

（2）吸收系数法　按各品种项下的方法配制供试品溶液，在规定的波长处测定其吸光度，再以该品种在规定条件下的吸收系数计算含量，按公式20-14计算。用本法测定时，应注意仪器的校正和检定。

$$片剂标示量（\%）=\frac{\dfrac{A}{E_{1cm}^{1\%}\times L\times 100}\times V\times D\times \bar{W}}{m_S\times S}\times 100\%\tag{20-14}$$

式中，A 为供试品溶液的吸光度；V 为供试品溶液的体积，ml；D 为稀释倍数；m_S 为供试品的取样量，g；$E_{1cm}^{1\%}$ 为百分吸收系数；L 为吸收池光路长度，cm；S 为标示量，g；$\bar{W}$ 为平均片重，g。

（三）色谱法

色谱法是将混合物中各组分分离后在线或离线分析的方法。具有灵敏度高、选择性高、分析速度快、应用范围广等特点，是分析混合物最有效的手段。广泛应用于药品的鉴别、纯度检查和含量测定。包括高效液相色谱法和气相色谱法。

1. 相关概念

（1）内标法　将一定重量的纯物质作为内标物加到准确称量的供试品中，然后对含有内标物的样品进行色谱分析，分别测定内标物和待测组分的峰面积（或峰高）及相对校正因子，按公式即可求出被测组分在样品中的百分含量。内标法是色谱分析中一种比较准确的定量方法，尤其在没有标准物对照时，此方法更显其优越性。

（2）外标法　是以待测成分的对照品作为对照物质，在同样条件下相对比较以求得供试品含量。此法的准确性与样品的重复性和条件的稳定性相关。

2. 测定与计算　在测定前，需按照《中国药典》的规定对仪器进行系统适用性试验。

（1）内标法　按品种正文项下的规定，精密称量对照品和内标物质，分别配成溶液，各精密量取适量，混合配成校正因子测定用的对照溶液。取一定量进样，记录色谱图。测量对照品和内标物质的峰面积或峰高，按公式20-15计算校正因子，再取各品种项下含有内标物质的供试品溶液，进样，记录色谱图，测量供试品中待测成分和内标物质的峰面积或峰高，按公式20-16计算含量（供试品浓度）。片剂标示量按公式20-17计算。

$$f=\frac{A_S/C_S}{A_R/C_R}\tag{20-15}$$

$$C_x=f\times \frac{A_x}{A_S'/C_S'}\tag{20-16}$$

$$片剂标示量\%=\frac{C_x\times D\times V\times \bar{W}}{m_S\times S}\times 100\%\tag{20-17}$$

式中，f 为内标法校正因子；A_S 为含内标物质的对照品溶液中内标物质的峰面积或峰高；A_R 为含内标物质的对照品溶液中对照品的峰面积或峰高；C_S 为含内标物质的对照品溶液中内标物质的浓度，mg/ml；C_R 为含内标物质的对照品溶液中对照品的浓度，mg/ml；C_x 为含内标物质的供试品溶液中供试品的浓度，mg/ml；A_x 为含内标物质的供试品溶液中供试品的峰面积或峰高；A_S' 为含内标物质的供试品溶液中内标物质的峰面积或峰高；C_S' 为含内标物质的供试品溶液中内标物质的浓度，mg/ml；V 为供试品溶液的定容体积，ml；D 为稀释倍数；m_S 为供试品的取样量，g；S 为标示量，g；$\overline{W}$ 为平均片重，g。

（2）外标法　按各品种项下的规定，精密称量对照品和供试品，配制成溶液，分别精密量取一定量，进样，记录色谱图，测量对照品溶液和供试品溶液中待测物质的峰面积（或峰高），按公式 20-18 计算含量（供试品浓度），片剂标示量按公式 20-19 计算。

$$C_x = C_R \times \frac{A_x}{A_R} \tag{20-18}$$

$$片剂标示量\% = \frac{C_x \times D \times V \times \overline{W}}{m_S \times S} \times 100\% \tag{20-19}$$

式中，C_x 为供试品的浓度，mg/ml；C_R 为对照品的浓度，mg/ml；A_x 为供试品的峰面积或峰高；A_R 为对照品的峰面积或峰高；V 为供试品溶液的定容体积，ml；D 为稀释倍数；m_S 为供试品的取样量，g；S 为标示量，g；$\overline{W}$ 为平均片重，g。

三、辅料对含量/效价测定的干扰与排除

辅料在片剂中的存在对药物的测定有影响时，应根据主药和辅料的理化性质，采用适当的方法予以排除。下面介绍常见附加成分的干扰及排除方法。

（一）糖类的干扰与排除

淀粉、糊精、蔗糖、乳糖等是片剂常用的赋形剂。其中乳糖有还原性；淀粉、糊精、蔗糖无还原性，但水解后可产生葡萄糖，葡萄糖为醛糖，它可被强氧化剂氧化成葡萄糖醛酸。在选择含糖类附加剂片剂的含量测定方法时，应避免使用氧化性强的滴定剂。

（二）硬脂酸镁的干扰与排除

硬脂酸镁是片剂常用的润滑剂。采用非水溶液滴定法测定主药含量时，一般硬脂酸镁的干扰不严重，如果主药的含量较少，而硬脂酸镁的含量较大时，由于硬脂酸镁也能消耗高氯酸，造成干扰。可用有机溶剂剂（如丙酮、三氯甲烷和乙醚等）进行提取后蒸干或部分蒸干后再进行非水溶液滴定；也可加入掩蔽剂以排除干扰。如加草酸或酒石酸等有机酸掩蔽，机制为有机酸与硬脂酸镁作用，生成在冰醋酸和醋酐中难溶的酒石酸镁沉淀；同时产生的硬脂酸，对测定结果无干扰；片剂中主药含量较少时，为了消除硬脂酸镁的干扰，可采用紫外-可见分光光度法。

（三）滑石粉等的干扰与排除

赋形剂中如有滑石粉、硫酸钙、淀粉等，因在水中不易溶解，导致溶液浑浊。用紫外-可见分光光度法、比旋法和比浊法等测定片剂中主药的含量时，有干扰，可用过滤法排除。

岗位对接

本章是药品检验相关专业人员必须掌握的专业知识和操作技能。要求从业人员掌握《中国药典》片剂常规检查项目及其检查方法，片剂含量测定及计算的方法；掌握各项常规检查的结果判断；掌握辅料对含量测定干扰的排除方法；能熟练进行片剂各项常规检查，并正确判定结果。

目标检测

一、选择题

（一）单项选择题

1. 凡规定检查含量均匀度的片剂，一般不再进行（　　）
   A. 崩解时限检查　　　　　　B. 重量差异检查　　　　　C. 溶出度检查
   D. 含量检查　　　　　　　　E. 微生物限度检查

2.《中国药典》2015 年版规定，片剂崩解时限检查的取样量是（　　）片
   A. 5　　　　　　　　　　　B. 6　　　　　　　　　　　C. 10
   D. 12　　　　　　　　　　　E. 20

3. 片剂含量表示方法是（　　）
   A. g/10g　　　　　　　　　B. g/ml　　　　　　　　　C. g/L
   D. 百分含量　　　　　　　　E. 百分标示量

4. 某片剂每片主药含量应为 0.40g，测得压片前颗粒中主药百分含量为 80%，片重约为
   （　　）
   A. 0.2g　　　　　　　　　　B. 0.32g　　　　　　　　　C. 0.50g
   D. 0.56g　　　　　　　　　　E. 0.64g

（二）多项选择题

1. 片剂的常规检查项目有（　　）
   A. 片重差异检查　　　　　　B. 崩解度检查　　　　　　C. 溶出度检查
   D. 脆碎度检查　　　　　　　E. 含量均匀度检查

2. 受硬脂酸镁干扰的含量测定方法有（　　）
   A. 分光光度法　　　　　　　B. 直接滴定法　　　　　　C. 配位滴定法
   D. 氧化还原法　　　　　　　E. 含量均匀度检查法

二、简答题

1. 简述崩解时限检查法、溶出度测定法和含量均匀度检查法的基本概念和常用技术。
2. 简述溶出度测定转篮法的操作过程和注意事项。
3. 除另有规定外，何种情况下可以不进行含量均匀度的检查？
4. 硬脂酸镁在非水滴定中的干扰如何排除？
5. 用剩余量滴定法测定药品含量时，A 滴定液是否需要标定？为什么？

实训十　阿司匹林片的质量分析

【实训目的】

1. 掌握阿司匹林片的质量检测操作及其结果判断与分析。
2. 理解测定过程中的原理和过程。
3. 了解同类制剂的质量检测。

【实训原理】

片剂外观性状和内在的物理、化学性质直接影响药品使用过程中主药的释放和吸收，

干扰临床药效。包括片剂在内的任何药物制剂必须按《中国药典》正文检查项目以及四部制剂通则的规定，进行相应项目的检查。

片剂需检查的项目包括与主药相关的杂质检查以及与制剂相关的常规检查，通过常规项目的检查，保证药品使用的有效性和安全性。检查方法按照《中国药典》2015 年版四部规定，生物药物检查方法也可查阅《中国药典》2015 年版三部的附录。

【实训内容】

（一）实训用品

1. 仪器 高效液相色谱仪、溶出度仪、紫外-可见分光光度计、电子天平、分析天平、称量瓶、小烧杯、量筒、焦头滴管、移液管、容量瓶、注射器、漏斗、乳钵、玻棒、干燥器等。

2. 试剂 三氯化铁、1%冰醋酸的甲醇溶液、水杨酸、人工胃液。

3. 供试品 阿司匹林片。

（二）实训操作

1. 性状 本品为白色片。

2. 鉴别

（1）取本品的细粉适量（约相当于阿司匹林 0.1g），加水 10ml，煮沸，放冷，加三氯化铁试液 1 滴，即显紫堇色。

（2）在含量测定项下记录的色谱图中，供试品溶液主峰的保留时间应与对照品溶液主峰的保留时间一致。

3. 检查

（1）游离水杨酸 临用新制。

①供试液的制备 取本品细粉适量（约相当于阿司匹林 0.5g），精密称定，置 100ml 量瓶中，用 1%冰醋酸的甲醇溶液振摇使阿司匹林溶解，并稀释至刻度，摇匀，用滤膜滤过，取续滤液作为供试品溶液。

②对照品溶液的制备 取水杨酸对照品约 15mg，精密称定，置 50ml 量瓶中，加 1%冰醋酸的甲醇溶液溶解并稀释至刻度，摇匀，精密量取 5ml，置 100ml 量瓶中，用 1%冰醋酸的甲醇溶液稀释至刻度，摇匀，作为对照品溶液。

③测定 以上溶液配制好后立即精密量取对照品溶液与供试品溶液各 10μl 分别注入液相色谱仪，记录色谱图。用十八烷基硅烷键合硅胶为填充剂；以乙腈-四氢呋喃-冰醋酸-水（20：5：5：70）为流动相；检测波长为 303nm。供试品溶液色谱图中如有与水杨酸峰保留时间一致的色谱峰，按外标法以峰面积计算，不得超过阿司匹林标示量的 0.3%。

（2）溶出度

①测定前的准备工作 在测定前，应按照使用说明书以及《中国药典》的规定，安装溶出度仪。确认仪器处于水平状态，转轴的垂直度应与溶出杯的中心线相吻合。转篮旋转时，篮轴与溶出杯的垂直轴在任一点的偏离均不得大于 2mm，转篮下缘的摆动幅度不得偏离轴心 1.0mm。安装转篮，使转篮底部距溶出杯的内底部 25mm±2mm。

②盐酸溶液量取 分别量取盐酸溶液（稀盐酸 24ml 加水至 1000ml，即得）500ml 置各溶出杯内，实际量取的体积与规定体积的偏差应在±1%范围之内。

③开机预热。

④待溶出介质温度恒定在 37℃±0.5℃后，取供试品 6 片分别投入 6 个干燥的转篮内，

将转篮降入溶出杯中，注意避免供试品表面产生气泡，启动，转速为每分钟 100 转，依法操作，经 30 分钟时，取溶液 10ml 滤过，取续滤液作为供试品溶液，自取样至滤过应在 30 秒内完成，平行做两个。

⑤另取阿司匹林对照品，精密称定，加 1% 冰醋酸的甲醇溶液溶解并稀释制成每 1ml 中含 0.08mg 的溶液，作为阿司匹林对照品溶液；取水杨酸对照品，精密称定，加 1% 冰醋酸的甲醇溶液溶解并稀释制成每 1ml 中含 0.01mg 的溶液，作为水杨酸对照品溶液。

⑥照含量测定项下的色谱条件，精密量取供试品溶液、阿司匹林对照品溶液与水杨酸对照品溶液各 10μl，分别注入液相色谱仪，记录色谱图。按外标法以峰面积分别计算每片中阿司匹林与水杨酸含量，将水杨酸含量乘以 1.304 后，与阿司匹林含量相加即得每片溶出量。限度为标示量的 80%，应符合规定。

⑦结果处理与判定　按照以下公式计算溶出量。

$$溶出量（\%）= \frac{A \times D \times V}{E_{1cm}^{1\%} \times L \times 100 \times S} \times 100\%$$

式中，A 为供试品溶液的吸光度；D 为稀释倍数；V 溶出介质的体积，ml；$E_{1cm}^{1\%}$ 为吸收系数；L 为吸收池光路长度，cm；S 为供试品的标示量，g。

（3）片重差异检查

①取空称量瓶，精密称定重量；再取供试品 20 片，置此称量瓶中，精密称定。两次称量值之差即为 20 片供试品的总重量，除以 20，得平均片重（$\bar{W}$）。

②从已称定总重量的 20 片供试品中，依次用镊子取出 1 片，分别精密称定重量，得各片重量。

③记录与计算　记录每次称量数据；求出平均片重（$\bar{W}$），保留 3 位有效数字，修约至 3 位有效数字，选择重量差异限度。按《中国药典》规定的重量差异限度，求出允许片重范围（$\bar{W} \pm \bar{W} \times$ 重量差异限度）。

4. 含量测定

（1）色谱条件与系统适用性试验　用十八烷基硅烷键合硅胶为填充剂；以乙腈–四氢呋喃–冰醋酸–水（20：5：5：70）为流动相；检测波长为 276nm。理论板数按阿司匹林峰计算不低于 3000，阿司匹林峰与水杨酸峰的分离度应符合要求。

（2）测定

①供试品制备　取本品 20 片，精密称定，充分研细，精密称取细粉适量（约相当于阿司匹林 10mg），置 100ml 量瓶中，加 1% 冰醋酸的甲醇溶液强烈振摇使阿司匹林溶解，并用 1% 冰醋酸的甲醇溶液稀释至刻度，摇匀，滤膜滤过，取续滤液作为供试品溶液。

②对照品　取阿司匹林对照品，精密称定，加 1% 冰醋酸的甲醇溶液振摇使溶解并定量稀释制成每 1ml 中约含 0.1mg 的溶液。

③精密量取 10μl 注入液相色谱仪，记录色谱图。

④结果处理与判定　按外标法以峰面积计算，计算公式如下：

$$片剂标示量（\%）= \frac{C_x \times D \times V \times \bar{W}}{m_S \times S} \times 100\%$$

式中，C_x 为供试品的浓度，mg/ml；V 为供试品溶液的定容体积，ml；D 为稀释倍数；m_S 为供试品的取样量，g；S 为标示量，mg；$\bar{W}$ 为平均片重，g。

【实训报告】

阿司匹林片的质量检测记录

品名：_____　　　　　　批　　号：_____

规格：_____　　　　　　检验日期：_____

检定依据：《中国药典》2015 年版

检测环境：温度：_____　　　　　　湿　　度：_____

性状：_____

【鉴别】（1）取细粉_____g，加水 10ml，煮沸，放冷，加三氯化铁试液 1 滴，即显紫_____色。

（2）供试品保留时间：_____，对照品保留时间：_____

对照品是否一致：□一致　　□不一致

【检查】

项目	结果							判定
游离水杨酸	含量：_____							□符合规定 □不符合规定
溶出度检查	序号	1	2	3	4	5	6	平均	□符合规定 □不符合规定
	溶出量（%）								
	限度为标示量的 80%								

项目	序号	1	2	3	4	5	平均 片重 （g）	判定
片重差异检查	片重（g）							□符合规定 □不符合规定
	序号	6	7	8	9	10		
	片重（g）							
	序号	11	12	13	14	15		
	片重（g）							
	序号	16	17	18	19	20		
	片重（g）							

【含量测定】

$$片剂标示量（\%）=\frac{C_x \times D \times V \times W}{m_S \times S}\times 100\% = \underline{\qquad\qquad}\times 100\%$$

$$= $$

结论：　　　　　　□符合规定　　　　　　　　□不符合规定

检验人：_____　　　　　　　　复核人：_____

【实训注意】

1. 按实际情况记录供试品的来源、规格、批号、数量等信息。

2. 凡检查了溶出度的片剂不再检查崩解时限，因此本供试品"其他"项下只检查重量差异。

　　3. 在实训过程中，要及时、真实记录。

　　4. 按照标准操作规程操作各仪器。

【实训思考】

1. 溶出度测定取样时，从取样到过滤为什么应在 30 秒内完成？

2. 为什么含量测定时，不直接使用重量差异检查时的平均片重？

（黄　璇）

第二十一章

注射剂分析

学习目标

知识要求　**1. 掌握**　注射剂的常规检查项目和检查方法；附加成分的干扰类型和排除方法；含量测定方法和结果的计算。
　　　　　　2. 熟悉　注射剂分析的基本步骤。
　　　　　　3. 了解　注射剂的分类。
技能要求　能熟练利用《中国药典》进行注射剂的质量分析。

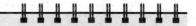

案例导入

案例：2008 年 10 月 5 日，云南省某医院在对该院 19 位患者的治疗中使用黑龙江省某制药厂生产的刺五加注射液后有 6 名患者先后出现周身不适、恶心、胸闷、发冷、呕吐、昏迷、血压降低等症状，其中 3 名患者最后因循环衰竭抢救无效死亡。药品监管部门通报事件调查结果：2008 年 7 月 1 日，昆明特大暴雨造成库存的刺五加注射液被雨水浸泡，使药品受到细菌污染。销售人员张某从公司调来刺五加注射液的各种包材，更换后继续销售，受污染药品最终导致 3 死 3 伤的悲剧。

讨论：1. 为什么要进行注射剂的质量分析？
　　　　2. 怎样进行注射剂的质量分析？
　　　　3. 注射剂质量分析的内容有哪些？

为了方便运输、使用和贮藏药物，更好地发挥其疗效、降低不良反应，在临床使用前往往将药物制备成适当的剂型，称为药物制剂。《中国药典》2015 年版四部收载的药物制剂有 40 多种。

制剂分析主要是利用物理、化学、微生物学的方法对不同剂型的药物进行分析，以检验其是否符合药品质量标准的要求。

第一节　概述

一、注射剂的概念和分类

（一）概念

注射剂系指药物与适宜的溶剂或分散介质制成的供注入体内的灭菌溶液、乳状液或混悬液及供临用前配制或稀释成溶液或混悬液的粉末或浓溶液的无菌制剂。

（二）注射剂的分类

注射剂可分为注射液、注射用无菌粉末和注射用浓溶液三类。

1. 注射液 系指原料药物或与适宜的辅料制成的供注入体内的无菌液体制剂，包括溶液型、乳状液型或混悬型等注射液。可用于皮下注射、皮内注射、肌内注射、静脉注射、静脉滴注、鞘内注射、椎管内注射等。其中，供静脉滴注用的大容量注射液（除另有规定外，一般不小于100ml，生物制品一般不小于50ml）也可称为输液。如盐酸精氨酸注射液、黄体酮注射液、醋酸可的松注射液等。

2. 注射用无菌粉末 系指原料药物或与适宜辅料制成的供临用前用无菌溶液配制成注射液的无菌粉末或无菌块状物，一般采用无菌分装或冷冻干燥法制得。可用适宜的注射用溶剂配制后注射，也可用静脉输液配制后静脉滴注。以冷冻干燥法制备的生物制品注射用无菌粉末，也可称为注射用冻干制剂。如注射用青霉素钠、注射用环磷酰胺等。

3. 注射用浓溶液 系指原料药物与适宜辅料制成的供临用前稀释后静脉滴注用的无菌浓溶液。如注射用唑来膦酸等。

二、注射剂分析的基本步骤

注射剂是目前应用最广泛的剂型之一，注射剂分析遵循制剂分析的一般步骤，首先对注射剂的色泽、澄明度等外观性状进行观察，然后进行 pH、渗透压等物理常数的测定，再进行鉴别试验，鉴别无误后进行检查（包括限量检查、特性检查、生物检查和有关物质检查），最后进行注射剂的含量或效价测定。

第二节　注射剂的制剂常规检查

《中国药典》2015 年版四部通则 0102 规定注射剂的常规检查项目有：装量、装量差异、渗透压摩尔浓度、可见异物、不溶性微粒、中药注射剂有关物质、重金属及有害元素残留量、无菌、细菌内毒素或热原。

一、装量检查

为了保证注射剂的注射用量不少于标示量，需要对注射液和注射用浓溶液的装量进行检查，并应符合规定。

（一）一般供试品检查法

供试品标示装量不大于 2ml 者，取供试品 5 支（瓶）；2ml 以上至 50ml 者，取供试品 3 支（瓶）。开启时注意避免损失，将内容物分别用相应体积的干燥注射器及注射针头抽尽，然后缓慢连续地注入经标化的量入式量筒内（量筒的大小应使待测体积至少占其额定体积的 40%，不排尽针头中的液体），在室温下检视。测定油溶液、乳状液或混悬液时，应先加温（如有必要）、摇匀，再用干燥注射器及注射针头抽尽后，同前法操作，放冷（加温时），检视。每支（瓶）的装量均不得少于其标示量。

（二）生物制品多剂量供试品检查法

取供试品 1 支（瓶），按标示的剂量数和每剂的装量，分别用注射器抽出，按上述步骤测定单次剂量，应不低于标示量。

（三）标示装量为 **50ml 以上的注射液及注射用浓溶液检查法**

照最低装量检查法（《中国药典》2015 年版四部通则 0942）检查，应符合规定。也可采用重量除以相对密度计算装量，方法如下：准确量取供试品，精密称定，求出每 1ml 供试品的重量（即供试品的相对密度）；精密称定用干燥注射器及注射针头抽出或直接缓慢倾出供试品内容物的重量，再除以供试品相对密度，得出相应的装量。

（四）预装式注射器和弹筒式装置的供试品检查法

标示装量不大于 2ml 者，取供试品 5 支（瓶）；2ml 以上至 50ml 者，取供试品 3 支（瓶）。供试品与所配注射器、针头或活塞装配后将供试品缓慢连续注入容器（不排尽针头中的液体），按单剂量供试品要求进行装量检查，应不低于标示量。

二、装量差异检查

为了保证药物含量的均匀性，保证临床用药剂量的准确性，需要对注射用无菌粉末进行装量差异检查，并应符合规定。

具体检查方法：取供试品 5 瓶（支），除去标签、铝盖，容器外壁用乙醇擦净，干燥，开启时注意避免玻璃屑等异物落入容器中，分别迅速精密称定；容器为玻璃瓶的注射用无菌粉末，首先小心开启内塞，使容器内外气压平衡，盖紧后精密称定。然后倾出内容物，容器用水或乙醇洗净，在适宜条件下干燥后，再分别精密称定每一容器的重量，求出每瓶（支）的装量与平均装量。每瓶（支）装量与平均装量相比较（如有标示装量，则与标示装量相比较），应符合表 21-1 的规定，如有 1 瓶（支）不符合规定，应另取 10 瓶（支）复试，应符合规定。

凡规定检查含量均匀度的注射用无菌粉末，一般不再进行装量差异检查。

表 21-1　注射用无菌粉末装量差异限度

平均装量或标示装量	装量差异限度
0.05g 及 0.05g 以下	±15%
0.05g 以上至 0.15g	±10%
0.15g 以上至 0.50g	±7%
0.50g 以上	±5%

三、渗透压摩尔浓度测定

生物膜，例如人体的细胞膜或毛细血管壁，一般具有半透膜的性质，溶剂通过半透膜由低浓度向高浓度溶液扩散的现象称为渗透，阻止渗透所需要施加的压力称为渗透压。在涉及溶质扩散或通过生物膜的液体转运的各种生物过程中，渗透压都起着极其重要的作用。注射剂要有一定的渗透压，其渗透压要求与血浆渗透压相等或接近；静脉输液应尽可能与血液等渗。在制备注射剂时，必须关注其渗透压，处方中添加了渗透压调节剂的制剂，均应控制其渗透压摩尔浓度。

静脉输液、营养液、电解质或渗透利尿药（如甘露醇注射液）等制剂，应在药品说明书上标明其渗透压摩尔浓度，以便临床医生根据实际需要对所用制剂进行适当的处置（如稀释）。正常人体血液的渗透压摩尔浓度范围为 285～310mOsmol/kg，0.9%氯化钠注射液或5%葡萄糖注射液的渗透压摩尔浓度与人体血液相当。溶液的渗透压依赖于溶液中溶质粒子的数量，是溶液的依数性之一，通常以渗透压摩尔浓度（Osmolality）来表示，它反映的是溶液中各种溶质对溶液渗透压贡献的总和。

渗透压摩尔浓度的单位，通常以每千克溶剂中溶质的毫渗透压摩尔来表示，可按公式21-1 计算毫渗透压摩尔浓度（mOsmol/kg）。

$$毫渗透压摩尔浓度（mOsmol/kg）= \frac{每千克溶剂中溶解的溶质克数}{分子量} \times n \times 1000$$

$$(21-1)$$

式中，n 为一个溶质分子溶解或解离时形成的粒子数。在理想溶液中，葡萄糖 $n=1$，氯化钠或硫酸镁 $n=2$，氯化钙 $n=3$，枸橼酸钠 $n=4$。

在生理范围及很稀的溶液中，其渗透压摩尔浓度与理想状态下的计算值偏差较小；随着溶液浓度增加，与计算值比较，实际渗透压摩尔浓度下降。例如 0.9% 氯化钠注射液，按上式计算，毫渗透压摩尔浓度是 $2 \times 1000 \times 9/58.4 = 308 \text{mOsmol/kg}$，而实际上在此浓度时氯化钠注射液的 n 稍小于 2，其实际测得值是 286mOsmol/kg。这是由于在此浓度条件下，一个氯化钠分子解离所形成的两个离子会发生某种程度的缔合，使有效离子数减少的缘故。复杂混合物（如水解蛋白注射液）的理论渗透压摩尔浓度不容易计算，因此往往采用实际测定值表示。

通常采用测量溶液的冰点下降值来间接测定其渗透压摩尔浓度。在理想的稀溶液中，冰点下降符合 $\Delta T_f = K_f \cdot m$ 的关系，式中，ΔT_f 为冰点下降，K_f 为冰点下降常数（当水为溶剂时为 1.86），m 为重量摩尔浓度。而渗透压符合 $P_o = K_o \cdot m$ 的关系，式中，P_o 为渗透压，K_o 为渗透压常数，m 为溶液的重量摩尔浓度。由于两式中的浓度等同，故可以用冰点下降法测定溶液的渗透压摩尔浓度。

（一）仪器

用冰点下降的原理设计的渗透压摩尔浓度测定仪通常由制冷系统、用来测定电流或电位差的热敏探头和振荡器（或金属探针）组成。测定时将探头浸入供试溶液中心，并降至仪器的冷却槽中。启动制冷系统，当供试溶液的温度降至凝固点以下时，仪器采用振荡器（或金属探针）诱导溶液结冰，自动记录冰点下降的温度。仪器显示的测定值可以是冰点下降的温度也可以是渗透压摩尔浓度。

（二）渗透压摩尔浓度测定仪校正用标准溶液的制备

取基准氯化钠试剂，于 500~650℃ 干燥 40~50 分钟，置干燥器（硅胶）中放冷至室温。根据需要，按表 21-2 中所列数据精密称取适量，溶于 1kg 水中，摇匀，即得。

表 21-2　渗透压摩尔浓度测定仪校正用标准溶液

每 1kg 水中氯化钠的重量（g）	毫渗透压摩尔浓度（mOsmol·kg⁻¹）	冰点下降温度（℃）
3.087	100	0.186
6.260	200	0.372
9.463	300	0.558
12.684	400	0.744
15.916	500	0.930
19.147	600	1.116
22.380	700	1.302

（三）供试品溶液

除另有规定外，应结合临床用法，直接测定或按各品种项下规定的具体溶解或稀释方法制备供试品溶液，并使其摩尔浓度处于表 21-2 中测定范围内。例如注射用无菌粉末，可采用药品标签或说明书中的规定溶剂溶解并稀释后测定。需特别注意的是，供试品溶液经稀释后，粒子间的相互作用与原溶液有所不同，一般不能简单地将稀释后的测定值乘以稀释倍数来计算原溶液的渗透压摩尔浓度。

（四）测定法

按仪器说明书操作，首先取适量新沸放冷的水调节仪器零点，然后由表 21-2 中选择两种标准溶液（供试品溶液的渗透压摩尔浓度应介于两者之间）校正仪器，再测定供试品溶液的渗透压摩尔浓度或冰点下降值。

除另有规定外，静脉输液及椎管注射用注射液按各品种项下的规定，照渗透压摩尔浓度测定法测定，并应符合规定。

四、可见异物检查

可见异物系指存在于注射剂中，在规定条件下目视可以观测到的不溶性物质，其粒径或长度通常大于 50μm。注射剂中若有不溶性物质，使用后可能引起脉管炎、过敏反应，较大的微粒甚至会堵塞毛细血管。因此，注射剂在出厂前，应采用适宜的方法逐一进行可见异物检查并同时剔除不合格产品。临用前，需在自然光下目视检查（避免阳光直射），如有可见异物，不得使用。

可见异物检查法按照《中国药典》2015 年版四部通则 0904 进行检查，有灯检法和光散射法两种。一般常用灯检法，也可采用光散射法。灯检法不适用的品种，如用深色透明容器包装或液体色泽较深（一般深于各标准比色液 7 号）的品种可选用光散射法；混悬型、乳状液型注射液不能使用光散射法。

结果规定，供试品中不得检出金属屑、玻璃屑、长度超过 2mm 的纤维、最大粒径超过 2mm 的块状物以及静置一定时间后轻轻旋转时肉眼可见的烟雾状微粒沉积物、无法计数的微粒群或摇不散的沉淀以及在规定时间内较难计数的蛋白质絮状物等明显可见异物。供试品中如检出点状物、2mm 以下的短纤维和块状物等微细可见异物，生化药品或生物制品若检出半透明的小于约 1mm 的细小蛋白质絮状物或蛋白质颗粒等微细可见异物，除另有规定外，生物制品注射液、非生物制品注射液、注射用无菌制剂均应符合《中国药典》2015 年版四部通则 0904 的规定，详见表 21-3、21-4 和 21-5。

表 21-3　生物制品注射液结果判定

类别	微细可见异物限度	
	初试 20 支（瓶）	初、复试 40 支（瓶）
注射液	装量 50ml 及以下，每支（瓶）中微细可见异物不得超过 3 个 装量 50ml 及以上，每支（瓶）中微细可见异物不得超过 5 个 如仅有 1 支（瓶）超出，符合规定 如检出 2 支（瓶）超出，复试 如检出 3 支（瓶）及以上超出，不符合规定	2 支（瓶）以上超出，不符合规定

表 21-4　非生物制品注射液结果判定

类别		微细可见异物限度	
		初试 20 支（瓶）	初、复试 40 支（瓶）
注射液	静脉用	如 1 支（瓶）检出，复试 如 2 支（瓶）或以上检出，不符合规定	超过 1 支（瓶）检出，不符合规定
	非静脉用	如 1~2 支（瓶）检出，复试 如 2 支（瓶）以上检出，不符合规定	超过 2 支（瓶）检出，不符合规定

表 21-5　注射用无菌制剂结果判定

类　别		每支（瓶）中微细可见异物限度
生物制品	复溶体积 50ml 及以下	≤3 个
	复溶体积 50ml 以上	≤5 个
非生物制品	冻干	≤3 个
	非冻干	≤5 个

五、不溶性微粒检查

除另有规定外，可见异物检查项检查符合规定后，用于静脉注射、静脉滴注、鞘内注射、椎管内注射的溶液型注射液、注射用无菌粉末及注射用浓溶液还需要进行不溶性微粒的大小及数量的检查，并应符合规定。

不溶性微粒检查法（《中国药典》2015 年版四部通则 0903）有光阻法和显微计数法两种。当光阻法测定结果不符合规定或供试品不适于用光阻法测定时，应采用显微计数法进行测定，并以显微计数法的测定结果作为判定依据。光阻法不适用于黏度过高和易析出结晶的制剂，也不适用于进入传感器时容易产生气泡的注射剂。对于黏度过高，采用两种方法都无法直接测定的注射液，可用适宜的溶剂稀释后测定。

拓展阅读

不溶性微粒检测仪

不溶性微粒检测仪主要包括取样器、传感器和计算机控制的检测及数据处理系统三部分。应用在药品检测领域，采用光阻法技术中的传感器原理检查静脉用注射剂及供静脉注射用无菌原料药中不溶性微粒的大小和数量。

被检测的液体通过专门设计的流通室，与液体流向垂直的入射光束由于被液体中的粒子阻挡而减弱，从而使传感器输出的信号降低，这种信号变化与粒子通过光束时的截面积大小成正比，这种比例关系可以反映粒子的大小。每一个粒子通过光束时引起一个电压脉冲信号，脉冲信号的多少反映了粒子的数量。

结果规定，标示装量为 100ml 或 100ml 以上的静脉用注射液，除另有规定外，光阻法为每 1ml 中含 $10\mu m$ 及 $10\mu m$ 以上的微粒数不得过 25 粒，含 $25\mu m$ 及 $25\mu m$ 以上的微粒数不得过 3 粒；而显微计数法分别为 12 粒、2 粒。标示装量为 100ml 以下的静脉用注射液、静脉注射用无菌粉末、注射用浓溶液及供注射用无菌原料药，除另有规定外，光阻法为每个供试品容器（份）中含 $10\mu m$ 及 $10\mu m$ 以上的微粒数不得过 6000 粒，含 $25\mu m$ 及 $25\mu m$ 以上的微粒数不得过 600 粒；而显微计数法分别为 3000 粒、300 粒。

第三节　注射剂的含量/效价测定

为了保证药液的稳定性，减少其对人体组织的刺激性，抑制微生物生长等原因，注射剂在制备成溶液的过程中，常常会加入一些附加剂，如调节酸度的 pH 调节剂、调节等渗的渗透压调节剂、防止或延缓药物氧化的抗氧剂（如焦亚硫酸钠、维生素 C、亚硫酸氢钠、亚硫酸钠、硫代硫酸钠等）、抑制微生物生长的抑菌剂、增溶剂与助溶剂和局部止痛剂等。虽然这些附加成分不会全部对含量/效价测定产生影响，但是其中的某些附加剂对注射剂的含量测定可能会带来一些干扰，测定时需予以排除。

一、附加剂不干扰含量/效价测定

当注射剂处方比较简单，或注射剂中主药的含量较大、无附加成分或附加成分不干扰主药测定时，可以直接进行注射剂主药的含量测定。

二、附加剂干扰含量/效价测定

当附加成分对主药的含量/效价测定产生干扰时，可分别采用以下方法进行排除。

（一）抗氧剂的干扰和排除

具有还原性药物的注射剂，在生产时常常需要加入焦亚硫酸钠、维生素 C、亚硫酸氢钠、亚硫酸钠、硫代硫酸钠等抗氧剂来增加药物的稳定性。这些附加成分有较强的还原性，有些还具紫外吸收特性，主要对以氧化还原反应为原理的氧化还原滴定法和亚硝酸钠滴定法、紫外–可见分光光度法（如维生素 C）等产生干扰。可分别采用以下方法进行干扰的排除。

1. 加入掩蔽剂 常用的掩蔽剂有丙酮和甲醛。当采用碘量法、铈量法、亚硝酸钠滴定法测定含有亚硫酸钠、亚硫酸氢钠、焦亚硫酸钠等作为抗氧剂的注射剂中主药的含量时，这些抗氧剂会对含量测定产生干扰，使测定结果偏高，可利用丙酮或甲醛能与这些抗氧剂发生亲核加成反应，生成加成产物，从而排除干扰。反应式如下：

$$Na_2S_2O_5 + H_2O \longrightarrow 2NaHSO_3$$

$$\underset{\underset{CH_3CCH_3}{\overset{O}{\|}}}{} + NaHSO_3 \longrightarrow H_3C - \underset{\underset{SO_3Na}{|}}{\overset{\overset{OH}{|}}{C}} - CH_3$$

$$HCHO + NaHSO_3 \longrightarrow HO - \underset{\underset{H}{|}}{\overset{\overset{H}{|}}{C}} - SO_3Na$$

$$HCHO + Na_2SO_3 + H_2O \longrightarrow HO - \underset{\underset{H}{|}}{\overset{\overset{H}{|}}{C}} - SO_3Na + NaOH$$

例如，维生素 C 注射液中含有还原性更强的抗氧剂亚硫酸氢钠，若采用碘量法测定维生素 C 注射液的含量，抗氧剂亚硫酸氢钠也会消耗碘滴定液，使测定结果偏高。因此，《中国药典》规定加入丙酮作掩蔽剂，以消除亚硫酸氢钠对维生素 C 注射液含量测定的干扰。

丙酮和甲醛都可掩蔽亚硫酸钠、亚硫酸氢钠、焦亚硫酸钠，但是在选择时还应注意甲醛自身的还原性。

2. 加酸后加热分解 亚硫酸钠、亚硫酸氢钠和焦亚硫酸钠在强酸性条件下都可分解，产生二氧化硫气体，经加热可全部逸出而除去。分解反应如下：

$$Na_2S_2O_5 + H_2O \longrightarrow 2NaHSO_3$$

$$NaHSO_3 + HCl \longrightarrow H_2SO_3 + NaCl$$

$$H_2SO_3 \overset{\triangle}{\longrightarrow} SO_2\uparrow + H_2O$$

$$Na_2S_2O_3 + 2HCl \longrightarrow H_2S_2O_3 + 2NaCl$$

$$H_2S_2O_3 \longrightarrow H_2SO_3 + S\downarrow$$

$$H_2SO_3 \xrightarrow{\triangle} SO_2\uparrow + H_2O$$

例如，盐酸普鲁卡因胺注射液中常加入亚硫酸氢钠作抗氧剂，对亚硝酸钠滴定法会产生干扰，因此，《中国药典》在用亚硝酸钠滴定法进行盐酸普鲁卡因胺注射液的含量测定时，规定加入盐酸并加热，使抗氧剂分解，并且盐酸也参与滴定反应，以消除干扰。

3. 加入弱氧化剂氧化 一些弱氧化剂如过氧化氢或硝酸，能将亚硫酸盐或亚硫酸氢盐氧化成硫酸盐或硫酸氢盐，而不氧化被测药物，同时也不消耗滴定液，以此来排除抗氧剂的干扰。反应式如下：

$$Na_2SO_3 + H_2O_2 \longrightarrow Na_2SO_4 + H_2O$$

$$NaHSO_3 + H_2O_2 \longrightarrow NaHSO_4 + H_2O$$

$$Na_2SO_3 + 2HNO_3 \longrightarrow Na_2SO_4 + 2NO_2\uparrow + H_2O$$

$$2NaHSO_3 + 4HNO_3 \longrightarrow Na_2SO_4 + 4NO_2\uparrow + H_2SO_4 + 2H_2O$$

4. 利用主药和抗氧剂紫外吸收光谱的差异进行测定 当维生素 C 作为抗氧剂时，由于其本身具有紫外吸收的特性，在 243nm 波长处有最大吸收，因此会对用紫外-可见分光光度法进行药物含量测定产生干扰。可以利用主药和抗氧剂维生素 C 紫外吸收光谱的差异，选择不同的吸收波长进行测定，以排除干扰。

例如，盐酸氯丙嗪注射液中加入维生素 C 作抗氧剂。盐酸氯丙嗪在紫外光区的 254nm 和 306nm 波长处有两个吸收峰，而抗氧剂维生素 C 的最大吸收峰在 243nm 波长处，其在 254nm 处也有一定的吸收，会干扰含量测定，但维生素 C 在 306nm 波长处却没有吸收，因此，可以选择 306nm 作为盐酸氯丙嗪注射液含量测定的吸收波长，以排除维生素 C 的干扰。

（二）等渗调节剂的干扰和排除

为了配成等渗溶液，注射剂中常常加入等渗调节剂氯化钠。氯化钠中的氯离子对以银量法进行的主药含量测定会产生干扰，钠离子对以离子交换法进行的主药含量测定会产生干扰，应设法排除。

例如，测定右旋糖酐 20 氯化钠注射液中右旋糖酐 20 的含量，因右旋糖酐 20 具旋光性，而氯化钠无旋光性，故可采用旋光度法测定其含量，而不受氯化钠的干扰。

又如，复方乳酸钠葡萄糖注射液中乳酸钠的含量测定，由于注射液中含有氯化钠，当用离子交换法测定乳酸钠的含量时，氯化钠会干扰其测定。测定步骤如下。

1. 用强酸性阳离子交换树脂进行离子交换、洗脱

$$R—SO_3H + CH_3CHOHCOONa \longrightarrow R—SO_3Na + CH_3CHOHCOOH$$

$$R—SO_3H + NaCl \longrightarrow R—SO_3Na + HCl$$

2. 用氢氧化钠滴定液滴定

$$CH_3CHOHCOOH + NaOH \longrightarrow CH_3CHOHCOONa + H_2O$$

$$HCl + NaOH \longrightarrow NaCl + H_2O$$

氢氧化钠滴定液在滴定由乳酸钠经阳离子交换树脂进行离子交换后洗脱得到的乳酸的同时会一并滴定由氯化钠经阳离子交换树脂进行离子交换后洗脱得到的盐酸，使得测定结果偏高，因此，必须另外再用银量法测定复方乳酸钠葡萄糖注射液中氯化钠的含量，再将氯化钠所消耗的硝酸银的物质的量从用离子交换法中所消耗的氢氧化钠的物质的量中扣除，从而求得注射液中乳酸钠的含量。

（三）助溶剂的干扰和排除

注射剂中常会添加一些既能帮助主药溶解又能使注射液比较稳定的物质，即助溶剂。助溶剂的存在可能会对主药的含量测定产生干扰。

例如，葡萄糖酸钙在水中的溶解度仅为3%，若要配制成10%的葡萄糖酸钙注射液，往往会加入乳酸钙、乳糖酸钙或氢氧化钙等钙盐作为助溶剂。当用配位滴定法进行葡萄糖酸钙注射液中主药的含量测定时，钙盐助溶剂会消耗滴定液，导致测定结果偏高。为排除干扰，常在制备过程中控制钙盐助溶剂的用量。《中国药典》规定，本品加入的钙盐按钙（Ca）计算，不得超过葡萄糖酸钙中含有钙量的5.0%。

（四）溶剂水的干扰和排除

注射剂一般以水作溶剂，因此当采用非水溶液滴定法测定主药含量时，溶剂水对非水溶液滴定法会产生干扰，必须将溶剂水先行除去，再进行测定。如果主药具有热稳定性，则测定前可在水浴上加热蒸发或在105℃下干燥除去水分，然后再按非水溶液滴定法测定；如果主药遇热容易分解，则可在适当的pH条件下，先用有机溶剂提取主药，再按原料药的方法进行测定。

例如，乳酸钠注射液的含量测定，《中国药典》规定在105℃干燥1小时，然后再用非水溶液滴定法测定其含量。

（五）溶剂油的干扰和排除

脂溶性药物在制备成注射剂时，往往将其配成油溶液，而且油溶液进行肌内注射时，还能够延长作用时间。我国多采用麻油、茶油或核桃油作为注射用油溶剂。由于注射用油中常常含有甾醇及三萜类物质，有可能对主药的含量测定产生干扰，消除干扰的方法有以下几种。

1. 有机溶剂稀释法　主药含量较高的注射用油溶液，若测定方法中规定取样量较少，则可用有机溶剂先稀释，使注射用油对测定的干扰作用降至最小后再测定。例如己酸羟孕酮注射液是注射用油溶液，《中国药典》规定用内容量移液管精密量取适量，加甲醇定量稀释制成20μg/ml的供试品溶液，再用高效液相色谱法测定其含量。这个过程中，稀释后的主药浓度仅为原来浓度的1/1250，大大降低了溶剂油对含量测定的干扰。

2. 有机溶剂提取后再测定法　若采用有机溶剂稀释法仍不能排除溶剂油的干扰，则可以采用提取分离的方法，使主药和溶剂油分离，再按不同方法进行含量测定。例如黄体酮注射液的含量测定，先用乙醚溶解，再挥干乙醚，然后用甲醇分次提取黄体酮成分，制备成供试品溶液，最后用高效液相色谱法测定其含量。

综上所述，进行注射剂的含量测定时，如果附加剂不干扰测定，当注射剂主药含量较大时，可按原料药相同的方法或直接蒸干后用重量法测定含量；当注射剂主药含量较小时，采用上述方法会消耗较多供试品，可以选择样品用量少、灵敏度高的方法；如果附加剂干扰测定，应设法排除干扰后再进行含量测定。

三、注射剂含量/效价测定结果的计算

注射剂含量/效价测定结果的计算和片剂的计算方法相似，结果亦均以标示量的百分含量来表示，以判定含量测定结果是否符合《中国药典》的规定。按公式21-2计算。

$$标示量(\%) = \frac{每支实际测得量(g/ml)}{标示量(g/ml)} \times 100\%$$

$$= \frac{供试品测得量（g）×每支容量（ml）}{供试品取用量（ml）×标示量（g）}×100\% \qquad (21-2)$$

（一）滴定分析法

滴定分析法测定注射剂的含量/效价时，常用的滴定方式有两种，即直接滴定法和剩余滴定法。

1. 直接滴定法

$$标示量(\%) = \frac{V \times T \times F \times 10^{-3} \times 每支容量}{m \times S} \times 100\% \qquad (21-3)$$

式中，V 为供试品消耗滴定液的体积，ml；T 为滴定度，mg/ml；F 为滴定液的浓度校正因数，$F = \dfrac{C_{实际}}{C_{规定}}$；$m$ 为供试品的取样量，ml；S 为注射剂的标示量，g。

2. 剩余滴定法

$$标示量(\%) = \frac{(V_0 - V) \times T \times F \times 10^{-3} \times 每支容量}{m \times S} \times 100\% \qquad (21-4)$$

式中，V 为供试品消耗滴定液的体积，ml；V_0 为空白试液消耗滴定液的体积，ml；T 为滴定度，mg/ml；F 为滴定液的浓度校正因数，$F = \dfrac{C_{实际}}{C_{规定}}$；$m$ 为供试品的取样量，ml；S 为注射剂的标示量，g。

（二）紫外-可见分光光度法

紫外-可见分光光度法测定注射剂的含量（效价）时，常用的测定方法有对照品对照法和吸收系数法。

1. 对照品对照法

$$标示量(\%) = \frac{C_R \times \dfrac{A_X}{A_R} \times D \times 每支容量}{m \times S} \times 100\% \qquad (21-5)$$

式中，C_R 为对照品溶液的浓度，mg/ml；A_X 为供试品溶液的吸光度值；A_R 为对照品溶液的吸光度值；D 为稀释倍数；m 为供试品的取样量，ml；S 为注射剂的标示量，mg。

2. 吸收系数法

$$标示量(\%) = \frac{\dfrac{A}{E_{1cm}^{1\%} \times L} \times \dfrac{1}{100} \times D \times 每支容量}{m \times S} \times 100\% \qquad (21-6)$$

式中，A 为供试品溶液的吸光度值；$E_{1cm}^{1\%}$ 为供试品的百分吸收系数；L 为比色皿的厚度，cm；D 为稀释倍数；m 为供试品的取样量，ml；S 为注射剂的标示量，g。

（三）色谱法

色谱法测定注射剂的含量（效价）时，常用的测定方法有外标法和内标加校正因子法。

1. 外标法

$$标示量(\%) = \frac{C_R \times \dfrac{A_X}{A_R} \times D \times 每支容量}{m \times S} \times 100\% \qquad (21-7)$$

式中，C_R 为对照品溶液的浓度，mg/ml；A_X 为供试品溶液的峰面积或峰高；A_R 为对照品溶液的峰面积或峰高；D 为稀释倍数；m 为供试品的取样量，ml；S 为注射剂的标示量，mg。

2. 内标加校正因子法

$$校正因子 f = \frac{A_S/C_S}{A_R/C_R} \tag{21-8}$$

$$标示量 \% = \frac{f \times \dfrac{A_X}{A'_S/C'_S} \times D \times 每支容量}{m \times S} \times 100\% \tag{21-9}$$

式中，f 为校正因子；A_S 为含内标物的对照品溶液中内标物质的峰面积或峰高；C_S 为含内标物的对照品溶液中内标物质的浓度，mg/ml；A_R 为含内标物的对照品溶液中对照品的峰面积或峰高；C_R 为含内标物的对照品溶液中对照品的浓度，mg/ml；A_X 为含内标物的供试品溶液中供试品的峰面积或峰高；A'_S 为含内标物的供试品溶液中内标物质的峰面积或峰高；C'_S 是含有内标物质的供试品溶液中内标物质的浓度，mg/ml；D 为稀释倍数；m 为供试品的取样量，ml；S 为注射剂的标示量，mg。

【例】盐酸吡硫醇注射液（规格 2ml∶100mg）的含量测定

取本品 10 支，倾倒出内容物，混匀，用移液管精密量取本品 2ml，置 100ml 量瓶中，用 0.01mol/L 盐酸溶液定量稀释至刻度，摇匀，精密量取稀释液 1ml，置 100ml 量瓶中，用 0.01mol/L 盐酸溶液定量稀释至刻度，摇匀。照紫外-可见分光光度法，在 295nm 的波长处测得的吸光度值为 0.412，按 $C_{16}H_{20}N_2O_4S_2 \cdot 2HCl$ 的吸收系数（$E_{1cm}^{1\%}$）为 403 计算，本品的含量是否符合规定？《中国药典》2015 年版规定本品含盐酸吡硫醇按 $C_{16}H_{20}N_2O_4S_2 \cdot 2HCl$ 计，应为标示量的 93.0%~107.0%。

解：

$$标示量(\%) = \frac{\dfrac{A}{E_{1cm}^{1\%} \times L} \times \dfrac{1}{100} \times 稀释倍数 \times 每支容量(ml)}{供试品取用量(ml) \times 标示量(g)} \times 100\%$$

$$= \frac{\dfrac{0.412}{403 \times 1} \times \dfrac{1}{100} \times 100 \times \dfrac{100}{1} \times 2}{2 \times 0.1} \times 100\%$$

$$= 102.2\%$$

根据《中国药典》2015 年版规定，本品按 $C_{16}H_{20}N_2O_4S_2 \cdot 2HCl$ 计算，含盐酸吡硫醇应为 93.0%~107.0%，故该供试品的含量测定结果符合规定。

岗位对接

　　本章是药品检验相关专业人员必须掌握的专业知识和技能。要求从业人员掌握注射剂的外观性状描述、《中国药典》注射剂的常规检查项目和方法及注射剂的含量测定和结果计算；学会注射剂质量分析的一般步骤，并能熟练进行注射剂的质量分析。

目标检测

一、选择题

（一）单项选择题

1. 注射剂的质量分析中，因为抗氧剂的存在，给分析工作带来诸多不便，以下不属于注射剂常用抗氧剂的是（　　）
    A. 维生素 C
    B. 亚硫酸钠
    C. 焦亚硫酸钠
    D. 硫代硫酸钠
    E. 甲醛

2. 注射剂中的溶剂水会对下列哪种分析方法产生干扰（　　）
    A. HPLC
    B. 非水溶液滴定法
    C. 配位滴定法
    D. 紫外-可见分光光度法
    E. 永停滴定法

3. 为了消除注射剂中抗氧剂亚硫酸钠对含量测定的干扰作用，可在测定前加入一种物质使其分解，这种物质是（　　）
    A. 氢氧化钠
    B. 丙酮
    C. 中性乙醇
    D. 盐酸
    E. 甲醛

（二）多项选择题

1. 注射剂的常规检查项目包括（　　）
    A. 装量
    B. 细菌内毒素或热原
    C. 无菌
    D. 微生物限度
    E. 不溶性微粒

2. 排除注射剂质量分析中抗氧剂的干扰，以下方法可行的有（　　）
    A. 加入掩蔽剂
    B. 加酸后加热分解
    C. 加碱后加热分解
    D. 加入弱氧化剂氧化
    E. 利用主药和抗氧剂紫外吸收光谱的差异进行测定

二、简答题

1. 简述注射剂质量分析的一般步骤。
2. 简述注射剂中溶剂油的干扰及排除方法。
3. 简述注射剂中溶剂水的干扰及排除方法。
4. 简述注射剂中等渗调节剂的干扰及排除方法。

三、计算题

烟酰胺注射液（1ml：50mg）的含量测定：取本品 10 支，倾倒出内容物，混匀，精密量取本品 1ml，置 100ml 量瓶中，加盐酸溶液（9→1000）定量稀释至刻度，摇匀，精密量取稀释液 3ml，置 100ml 量瓶中，加盐酸溶液（9→1000）定量稀释至刻度，摇匀，照紫外-可见分光光度法，在 261nm 波长处测得的吸光度为 0.652，按 $C_6H_6N_2O$ 的吸收系数（ $E_{1cm}^{1\%}$ ）为 430 计算，试计算本品的含量是否符合规定？《中国药典》2015 年版规定本品含烟酰胺（$C_6H_6N_2O$）应为标示量的 95.0%～105.0%。

实训十一　维生素 B_{12} 注射液的质量分析

【实训目的】

1. 掌握维生素 B_{12} 注射液的含量测定方法和结果计算。
2. 熟悉维生素 B_{12} 注射液的鉴别和检查方法。
3. 了解维生素 B_{12} 注射液质量分析的内容。

【实训原理】

维生素 B_{12} 为含钴的卟啉类化合物，属维生素类药物，制备成的注射液为粉红色至红色的澄明液体，主要用于巨幼细胞性贫血，也可用于神经炎的辅助治疗。

维生素 B_{12} 的分子结构中具有共轭体系，在紫外、可见光下有特征性吸收，最大吸收波长分别是 361nm 和 550nm，因此，根据其吸收光谱的形状和最大吸收波长处吸光度的比值，可以进行定性鉴别；测定最大吸收波长处的吸光度值，再利用朗伯-比尔定律可以进行含量测定和结果计算。

【实训内容】

（一）实训用品

1. 器材　紫外-可见分光光度计、石英比色皿、量瓶、移液管、pH 计、烧杯、注射器（带针头）、量筒、伞棚式灯检仪、高压蒸汽灭菌锅、恒温培养箱、无菌检查用培养基、封闭式薄膜过滤器等。

2. 试药　维生素 B_{12} 注射液（1ml∶0.5mg）、pH 标准缓冲液、无菌检查用菌种、冲洗液和稀释液等。

（二）实训操作

1. 性状　取本品目视观察，应为粉红色至红色的澄明液体。

2. 鉴别　取含量测定项下的供试品溶液，照紫外-可见分光光度法测定，供试品的吸收光谱图在 361nm 和 550nm 波长处应有最大吸收；361nm 波长处的吸光度与 550nm 波长处的吸光度比值应为 3.15~3.45。

3. 检查

（1）pH　取本品 20ml，置 50ml 烧杯中，选用玻璃电极作为指示电极、饱和甘汞电极或银-氯化银电极为参比电极的酸度计，分别用邻苯二甲酸盐标准缓冲液（25℃，pH4.01）、磷酸盐标准缓冲液（25℃，pH6.86）对 pH 计进行校正，校正无误后依法测定，pH 应为 4.0~6.0。

（2）装量　取本品 5 支，将内容物分别用相应体积的干燥注射器及注射针头抽尽（开启时注意避免损失），然后缓慢连续地注入经标化的量入式量筒内（量筒的大小应使待测体积至少占其额定体积的 40%，不排尽针头中的液体），在室温下检视，每支的装量均应不少于其标示量。

（3）可见异物　取本品 20 支，照可见异物检查法检查，应符合规定。

（4）无菌　取本品，照无菌检查法用薄膜过滤法检查，应符合规定。

4. 含量测定　避光操作。取本品 10 支，倾倒出内容物，混匀，精密量取本品 1ml，置 20ml 量瓶中，用纯化水定量稀释至刻度，摇匀，制备成含维生素 B_{12}25μg/ml 的供试品溶液。照紫外-可见分光光度法测定，记录 361nm 波长处的吸光度值，按维生素 B_{12}（$C_{63}H_{88}CoN_{14}O_{14}P$）的吸收系数（$E_{1cm}^{1\%}$）为 207 计算供试品的百分标示量。《中国药典》2015 年版规定，本品含维生素

B_{12}（$C_{63}H_{88}CoN_{14}O_{14}P$）应为标示量的 90.0%～110.0%。

【实训报告】

维生素 B₁₂注射液的质量检测记录

品　名：_____　　　　　批　号：_____

规　格：_____　　　　　检验日期：_____

检定依据：《中国药典》2015 年版

检测环境：温度：_____　　湿度：_____

检验项目	标准规定	检验结果
性状	应为粉红色至红色的澄明液体	
鉴别	在 361nm 和 550nm 波长处应有最大吸收；361nm 波长处的吸光度与 550nm 波长处的吸光度比值应为 3.15～3.45	
检查	1. pH　应为 4.0～6.0 2. 装量　每支的装量均应不少于其标示量 3. 可见异物　应符合规定 4. 无菌　应符合规定	
含量测定	含维生素 B₁₂应为标示量的 90.0%～110.0%	

结论：　　　　　□符合规定　　　　　□不符合规定

检验人：　　　　　　　　　　　　　　复核人：

【实训注意】

1. 在用紫外-可见分光光度法进行定性鉴别和含量测定时，注意石英比色皿的使用方法。

2. pH 计的玻璃电极使用前要活化，使用时注意温度对 pH 的影响，读数要等示数显示稳定后再读，使用后玻璃电极保存在饱和 KCl 溶液中。

3. 装量差异检查时，安瓿开启时注意避免损失。

4. 无菌检查法包括薄膜过滤法和直接接种法，只要供试品性质允许，应采用薄膜过滤法。

【实训思考】

1. 紫外-可见分光光度法测定维生素 B₁₂注射液含量和定性鉴别的原理是什么？

2. 用吸收系数法进行维生素 B₁₂注射液的含量测定，应注意什么？

（王梦禅）

第五篇 综 合 实 训

综合实训一

头孢氨苄的质量分析

【实训目的】

1. 掌握高效液相色谱外标法测定组分含量的方法。

2. 熟悉头孢氨苄含量测定的操作条件、操作要点及注意事项。

3. 了解原料药全检验分析的程序、高效液相色谱仪的结构及正确使用方法。

【实训原理】

1. 头孢氨苄

$$C_{16}H_{17}N_3O_4S \cdot H_2O \quad 365.41$$

本品为白色至微黄色结晶性粉末,微臭。在水中微溶,在乙醇或乙醚中不溶。制剂有干混悬剂、片剂、胶囊、颗粒。按无水物计算,含头孢氨苄($C_{16}H_{17}N_3O_4S$)不得少于95.0%。

2. 鉴别

(1) 高效液相色谱法 头孢氨苄是抗生素类药物,微溶于水,具苯环共轭结构,所以可用反相高效液相色谱法进行分离,并在254nm进行检测。

(2) 红外分光光度法 本品的红外光吸收图谱应与对照的图谱(《药品红外光谱集》1090 图)一致。

3. 检查

(1) 酸度 因头孢氨苄分子中有游离羧基,溶液显酸性,用pH测定法测定pH应符合《中国药典》要求。

(2) 有关物质 有关物质主要是在生产过程中带入的起始原料、中间体、聚合体、副反应产物以及贮藏过程中的降解产物等。头孢氨苄结构中有β-内酰胺环,不稳定,易引入间接产物,《中国药典》规定要检查有关物质。

4. 含量测定 头孢氨苄是抗生素类药物,微溶于水,具苯环共轭结构,所以可用反相高效液相色谱法进行分离,并在254nm进行检测,用外标法进行量测定。

【实训内容】

(一) 实训用品

1. 仪器 高效液相色谱仪、红外分光光度计、离心机、超声波清洗器、pH计。

2. 试剂 头孢氨苄，KBr（光谱纯），甲醇（色谱纯），其他试剂均为分析纯，水为重蒸水，磷酸盐缓冲液。

（二）实训操作

1. 鉴别

（1）高效液相色谱法 按照"含量测定"项下反相高效液相色谱法进行分离测定，供试品溶液主峰保留时间应与对照品溶液主峰保留时间一致。

（2）红外分光光度法 取头孢氨苄按 KBr 压片法压片，测定本品的红外光吸收图谱，应与对照的图谱一致。

2. 检查

（1）酸度 取本品 50mg，加水 10ml 溶解后，照 pH 测定法测定，pH 应为 3.5~5.5。

（2）有关物质 精密称取本品适量，加流动相 A 溶解并定量稀释制成每 1ml 中约含 1.0mg 的溶液，作为供试品溶液；精密量取 1ml，置 100ml 量瓶中，用流动相 A 稀释至刻度，摇匀，作为对照溶液；取 7-氨基去乙酰氧基头孢烷酸对照品和 α-苯甘氨酸对照品各约 10mg，精密称定，置同一 100ml 量瓶中，加 pH7.0 磷酸盐缓冲液约 20ml，超声使溶解，再用流动相 A 稀释至刻度，摇匀，精密量取 2ml，置 20ml 量瓶中，用流动相 A 稀释至刻度，摇匀，作为杂质对照品溶液。照高效液相色谱法测定，用十八烷基硅烷键合硅胶为填充剂；流动相 A 为 0.2mol/L 磷酸二氢钠溶液（用氢氧化钠试液调节 pH 至 5.0），流动相 B 为甲醇，按下表进行线性梯度洗脱，检测波长为 220nm，取杂质对照品溶液 20μl 注入液相色谱仪，记录色谱图，7-氨基去乙酰氧基头孢烷酸峰与 α-苯甘氨酸峰间的分离度应符合要求；取供试品溶液适量，在 80℃ 水浴中加热 60 分钟，冷却，取 20μl 注入液相色谱仪，记录色谱图，头孢氨苄峰与相邻杂质峰间的分离度应符合要求。精密量取供试品溶液、对照溶液及杂质对照品溶液各 20μl，分别注入液相色谱仪，供试品溶液色谱图中如有杂质峰，7-氨基去乙酰氧基头孢烷酸与 α-苯甘氨酸按外标法以峰面积计算，均不得过 1.0%；其他单个杂质的峰面积不得大于对照溶液主峰面积的 1.5 倍（1.5%），其他各杂质峰面积的和不得大于对照溶液主峰面积的 2.5 倍（2.5%），供试品溶液色谱图中小于对照溶液主峰面积 0.05 倍的峰忽略不计。梯度洗脱时间及流动相比例见下表。

时间（分钟）	流动相 A（%）	流动相 B（%）
0	98	2
1	98	2
20	70	30
23	98	2
30	98	2

3. 含量测定

（1）色谱条件与系统适用性试验 用十八烷基硅烷键合硅胶为填充剂；以水-甲醇-3.86% 醋酸钠溶液-4% 醋酸溶液（742：240：15：3）为流动相；检测波长为 254nm；取供试品溶液适量，在 80℃ 水浴中加热 60 分钟，冷却，取 20μl 注入液相色谱仪，记录色谱图，头孢氨苄峰与相邻杂质峰间的分离度应符合要求。

（2）测定法 取本品约 50mg，精密称定，置 50ml 量瓶中，加流动相适量，充分振摇，使头孢氨苄溶解，再用流动相稀释至刻度，摇匀，滤过，精密量取续滤液 10ml，置 50ml 量瓶中，用流动相稀释至刻度，摇匀，作为供试品溶液，按上述色谱条件测定，即得。

另取头孢氨苄对照品约 50mg，精密称定，加流动相适量溶解并稀释至刻度，摇匀，精密量取 10ml，置 50ml 量瓶中，用流动相稀释至刻度，同法测定。按外标法以峰面积计算供试品中 $C_{16}H_{17}N_3O_4S$ 的含量。

【实训注意】

1. 流动相必须预先脱气，可用超声波震荡脱气。

2. 严格防止气泡进入色谱系统。吸液软管必须充满流动相，吸液管的烧结不锈钢过滤器必须始终浸在溶剂内。如变换溶剂瓶，必须先停泵，再将过滤器移到新的溶剂瓶内，然后再开泵使用。

3. 工作完毕后，应用适当溶剂（如甲醇）清洗。当使用腐蚀性较强的溶剂时，尤其是酸性溶剂或盐的缓冲液，更需注意清洗，以防系统零件被腐蚀损坏或盐析堵塞通道。流动相中含有醋酸盐缓冲液，故测定完毕后，要先用水冲洗柱子约 30~60 分钟，再用甲醇溶液冲洗 30 分钟。

【实训思考】

1. 试述反相高效液相色谱法的定义。在反相高效液相色谱法中常用的固定相和流动相是什么？

2. 简述外标法定量的原理、方法及特点。

3. 由于操作不当，系统中混入了气泡，对测定有何影响？如何排除这些气泡？

（李　珂）

综合实训二

维生素 E 片的质量分析

【实训目的】

1. 掌握色谱法中利用内标法测定药物含量的方法。
2. 熟悉气相色谱法测定维生素 E 片剂含量的方法、操作条件及要点。
3. 熟悉片剂全分析的程序及项目。
4. 了解气相色谱仪的结构、工作原理及正确使用。

【实训原理】

1. 维生素 E

$$C_{31}H_{52}O_3 \quad 472.75$$

维生素 E 在无水乙醇、丙酮、乙醚或植物油中易溶,在水中不溶。维生素 E 片为糖衣片,有三种规格,分别为 5mg、10mg 和 100mg,含维生素 E 应为标示量的 90.0%~110.0%。

2. 鉴别

(1)**硝酸反应** 维生素 E 在硝酸酸性条件下,水解生成生育酚,生育酚被硝酸氧化为邻醌结构的生育红而显橙红色进行鉴别。

(2)**气相色谱法** 维生素 E 有 α、β、γ 和 δ 等多种异构体,该法具有高度选择性,可选择性分离出维生素 E。

3. 检查

(1)**重量差异** 本品为糖衣片,应检查片芯的重量差异并符合规定,包糖衣后不再检查重量差异。

(2)**有关物质** 维生素 E 为苯并二氢吡喃醇的衍生物,苯环上有一个乙酰化的酚羟基,故又称生育酚醋酸酯。有 α、β、γ 和 δ 等多种异构体,其中 α 异构体的生理活性最强,因此要通过有关物质的检查控制其他异构体的含量。

4. 含量测定 本品的含量测定方法为气相色谱法(GC)。GC 是一种集分离、测定于一体的分析方法,适合于多组分混合物的定性、定量分析。可选择性分离维生素 E 及其异构体,以正三十二烷为内标,计算校正因子,从而推算样品的含量。内标法由于不受进样量和操作条件变化的影响,可以消除仪器、操作或制备样品时带来的误差,结果较准确。

【实训内容】

(一)实训用品

1. 仪器 气相色谱仪,电子天平,水浴锅。

2. 试剂 正己烷,正三十二烷,维生素 E 片,维生素 E 对照品。

(二)实训操作

1. 鉴别

(1)取本品 2 片,除去糖衣,研细,加无水乙醇 10ml,振摇使维生素 E 溶解,滤过,加硝酸 2ml，摇匀，在 75℃加热约 15 分钟，溶液显橙红色。

（2）在含量测定项下记录的色谱图中，供试品溶液主峰的保留时间应与对照品溶液主峰的保留时间一致。

2. 检查

（1）重量差异 取供试品 20 片，精密称定总重量，求得平均片重后，再分别精密称定每片的重量，每片重量与平均片重比较（凡无含量测定的片剂或有标示片重的中药片剂，每片重量应与标示片重比较），按下表中的规定，超出重量差异限度的不得多于 2 片，并不得有 1 片超出限度 1 倍。

平均片重或标示片重	重量差异限度
0.30g 以下	±7.5%
0.30g 及 0.30g 以上	±5%

（2）有关物质 取本品细粉适量（相当于维生素 E 25mg），加正己烷 10ml，振摇使维生素 E 溶解，滤过，取滤液作为供试品溶液；精密量取 1ml，置 100ml 棕色量瓶中，用正己烷稀释至刻度，摇匀，作为对照溶液。照维生素 E 有关物质项下的方法试验，供试品溶液的色谱图中如有杂质峰，α-生育酚（相对保留时间约为 0.87）峰面积不得大于对照溶液主峰面积的 1.5 倍（1.5%），其他单个杂质峰面积不得大于对照溶液主峰面积的 1.5 倍（1.5%），各杂质峰面积的和不得大于对照溶液主峰面积的 3.0 倍（3.0%）。

3. 含量测定

（1）色谱条件与系统适用性试验 载气为氮气；以用硅酮（OV-17）为固定液，涂布浓度为 2% 的填充柱或以 100% 二甲基聚硅氧烷为固定液的毛细管柱为分析柱；柱温 265℃；检测器为氢火焰离子化检测器（FID）；理论板数按维生素 E 峰计算不低于 500（填充柱）或 5000（毛细管柱），维生素 E 峰与内标物质峰的分离度应符合要求。

（2）校正因子的测定 取正三十二烷适量，加正己烷溶解并稀释成每 1ml 中含 1.0mg 的溶液，作为内标溶液。另取维生素 E 对照品 20mg，精密称定，置棕色具塞瓶中，精密加内标溶液 10ml，密塞，振摇使溶解，作为对照品溶液，取 1~3 μl 注入气相色谱仪，按公式 20-15 计算校正因子（f）。

（3）含量测定 取本品 20 片，精密称定，研细，称取适量（约相当于维生素 E 20mg），置棕色具塞锥形瓶中，精密加入内标溶液 10ml，密塞，振摇使维生素 E 溶解，静置，取上清液 1~3μl 注入气相色谱仪，并依法测定校正因子，按公式 20-15、20-16 计算，即得。

【实训注意】

1. 操作时要先开载气，这样可以保护检测器和色谱柱，某些固定液，如硅酮类、聚乙二醇等，在高温时遇氧会发生变化，在惰性的载气流下则稳定。

2. 注意防止柱温高于检测器温度，否则柱中蒸发出来的高沸点物质，包括固定液的流失和前次分析残留的物质，会冷凝在检测器上而使检测器污染。更应注意防止柱温超过柱的最高使用温度，否则柱固定液将大量流失或分解等。

3. 维生素 E 较易氧化，操作时注意避光。

【实训思考】

1. 试述气相色谱法的特点及适用范围。

2. 气相色谱法操作程序中，为什么要先打开载气，再加升柱温？实验结束时，为什么要先降温，再关闭载气？

3. 气相色谱法测定维生素 E 含量时为什么使用内标法？内标的选择原则是什么？

4. 维生素 E 含量测定的其他方法有哪些？各有什么特点？

（李　珂）

地塞米松磷酸钠注射液的质量分析

【实训目的】

1. 掌握地塞米松磷酸钠鉴别试验的原理及与药物结构的关系。掌握地塞米松磷酸钠含量测定的原理及方法。

2. 熟悉地塞米松磷酸钠注射液的全分析程序和项目。

3. 了解药物特殊杂质的来源和检查原理。

【实训原理】

1. 醋酸地塞米松磷酸钠

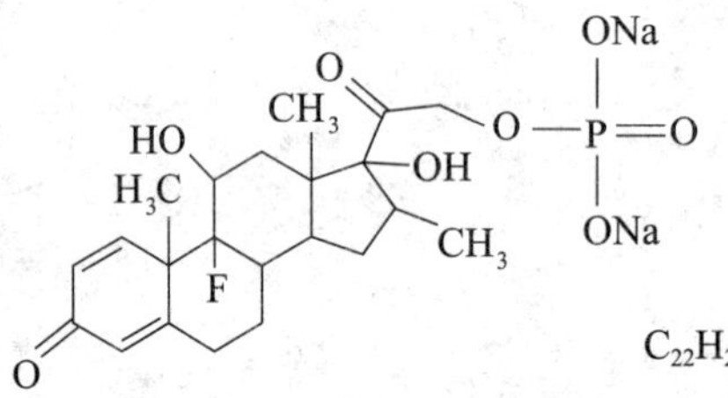

$$C_{22}H_{28}FNa_2O_8P \quad 516.41$$

本品为地塞米松磷酸钠的灭菌水溶液。含地塞米松磷酸钠（$C_{22}H_{28}FNa_2O_8P$）应为标示量的 90.0%~110.0%。

2. 鉴别

（1）因分子中含有 F，故本品显有机氟化物的鉴别反应。

（2）因分子中有共轭结构，可以采用高效液相色谱法紫外检测器检测，利用其与对照品保留时间是否相同，进行鉴别。

3. 检查

（1）pH 应为 7.0~8.5。

（2）细菌内毒素 细菌内毒素为能引起体温异常升高的因素之一，《中国药典》规定，注射液要进行细菌内毒素检查。

（3）有关物质 本类药物大多是通过其他甾体化合物结构改造而成，生产过程中可能引入合成原料、中间体、异构体以及降解产物等结构类似的其他化合物，因此可以通过有关物质的检查来控制其含量。

4. 含量测定 因本品分子中有共轭结构，可以采用高效液相色谱法紫外检测器检测，选择合适流动相，在 242nm 波长下利用外标法测定。

【实训内容】

（一）实训用品

1. 仪器 高效液相色谱仪，燃烧瓶，pH 计。

2. 试剂 地塞米松磷酸钠注射液，地塞米松，地塞米松磷酸钠对照品，茜素氟蓝，鲨试剂，氢氧化钠，醋酸，醋酸钠，硝酸亚铈，亚硫酸氢钠，三乙胺，甲醇（色谱纯），乙腈（色谱纯），磷酸。

（二）实训操作

1. 鉴别

（1）有机氟化物　取供试品约 7mg，照氧瓶燃烧法进行有机破坏，用水 20ml 与 0.01mol/L 氢氧化钠溶液 6.5ml 为吸收液，俟燃烧完毕后，充分振摇；取吸收液 2ml，加茜素氟蓝试液 0.5ml，再加 12% 醋酸钠的稀醋酸溶液 0.2ml，用水稀释至 4ml，加硝酸亚铈试液 0.5ml，即显蓝紫色；同时做空白对照试验。

（2）高效液相色谱法　在含量测定项下记录的色谱图中，供试品溶液主峰的保留时间应与对照品溶液主峰的保留时间一致。

2. 检查

（1）pH　照 pH 测定法测定该注射液 pH，应为 7.0~8.5。

（2）细菌内毒素　凝胶限度试验，应符合规定。

（3）有关物质　取本品适量，加流动相定量稀释制成每 1ml 中约含地塞米松磷酸钠 0.5mg 的溶液，作为供试品溶液；精密量取 1ml，置 100ml 量瓶中，用流动相稀释至刻度，摇匀，作为对照溶液；另取地塞米松对照品适量，精密称定，加甲醇溶解并定量稀释制成每 1ml 中约含 0.5mg 的溶液，精密量取 1ml，置 100ml 量瓶中，用流动相稀释至刻度，摇匀，作为对照品溶液；另称取地塞米松磷酸钠约 10mg，置 10ml 量瓶中，加亚硫酸氢钠溶液（称取亚硫酸氢钠约 15g，置 100ml 量瓶中），加水稀释至刻度，（用 30% 氢氧化钠溶液调节 pH 至 8.0）3ml，超声使溶解，用新沸冷水（用 30% 氢氧化钠溶液调节 pH 至 8.0）稀释至刻度，在水浴中加热 30 分钟，放冷，作为杂质 I 定位溶液。照地塞米松磷酸钠有关物质项下的色谱条件，柱温为 40℃。取杂质 I 定位溶液 20μl 注入液相色谱仪，调节流速使地塞米松磷酸钠峰的保留时间为 20~25 分钟，杂质 I 的相对保留时间约为 0.3。再精密量取供试品溶液、对照溶液和对照品溶液各 20μl，分别注入液相色谱仪，记录色谱图。供试品溶液色谱图中，如有与对照品溶液色谱图中地塞米松峰保留时间一致的峰，按外标法以峰面积计算，不得过标示量的 0.5%；如有与杂质 I 溶液色谱图中杂质 I 峰保留时间一致的色谱峰，按校正后的峰面积计算（乘以校正因子 1.41）不得大于对照溶液主峰面积（1.0%）；其他单个杂质峰面积不得大于对照溶液主峰面积的 0.5 倍（0.5%），校正后的杂质 I 峰面积与其他杂质峰面积的和不得大于对照溶液主峰面积的 2 倍（2.0%）。供试品溶液色谱图中与地塞米松磷酸钠峰相对保留时间为 0.2 之前的辅料峰忽略不计，小于对照溶液主峰面积 0.05 倍的色谱峰忽略不计（0.05%）。

3. 含量测定

（1）色谱条件与系统适用性试验　用十八烷基硅烷键合硅胶为填充剂；以三乙胺溶液（取三乙胺 7.5ml，加水稀释至 1000ml，用磷酸调节 pH 至 3.0±0.05）-甲醇-乙腈（55：40：5）为流动相；检测波长为 242nm。取地塞米松磷酸钠，加流动相溶解并稀释制成每 1ml 中约含 1mg 的溶液；另取地塞米松，加甲醇溶液并稀释制成每 1ml 中约含 1mg 的溶液。分别精密量取上述两种溶液适量，加流动相稀释制成每 1ml 中各约含 10μg 的混合溶液，取 20μl 注入液相色谱仪，记录色谱图，理论板数按地塞米松磷酸钠峰计算不低于 7000，地塞米松磷酸钠峰与地塞米松峰的分离度应大于 4.4。

（2）测定法　精密量取本品适量，用水定量稀释制成每 1ml 中约含地塞米松磷酸钠 0.4mg 的溶液，精密量取 5ml，置 50ml 量瓶中，用流动相稀释至刻度，摇匀，得供试品溶液。另取地塞米松磷酸酯对照品，同法测定。按外标法以峰面积乘以 1.0931 计算，即得。

【实训注意】

1. 在氧瓶燃烧法中不能用手拿无灰滤纸。应将滤纸夹在其他洁净纸张中间裁剪，并预先叠好并在分析天平中平衡约 30 分钟。称量、折叠及夹持供试品包时均应使用镊子。

2. 燃烧时要有防爆措施。点火时要远离氧气钢瓶，点燃后用手按紧瓶塞，并加水封闭瓶口，以防烟雾逸出。

【实训思考】

1. 何为有关物质？药物中有关物质的来源有哪些？

2. 简述氧瓶燃烧法的原理、仪器装置及要求。

3. 氧瓶燃烧法能用于哪些样品的预处理？氧瓶燃烧法如何选择样品吸收液和分析方法？

4. 氧瓶燃烧法的成败关键是什么？操作要点有哪些？

（李　珂）

维生素 A 软胶囊的质量分析

【实训目的】

1. 掌握维生素 A 软胶囊的含量测定方法和结果计算。
2. 熟悉维生素 A 软胶囊的鉴别和检查方法。
3. 了解维生素 A 软胶囊质量分析的内容。

【实训原理】

维生素 A 并非单一的一种化合物，而是有维生素 A_1（视黄醇）、维生素 A_2（去氢维生素 A）和维生素 A_3（去氢维生素 A）等不同的形态。在这三种形态中，维生素 A_1 活性最高，维生素 A_2 是维生素 A_1 的 30%~40%，维生素 A_3 是维生素 A_1 的 0.4%，故通常所说的维生素 A 是指维生素 A_1。天然来源主要是鱼肝油，为醋酸酯或棕榈酸酯等形式，目前多由人工合成。《中国药典》2015 年版收载的维生素 A 是指人工合成的维生素 A 醋酸酯结晶加精制植物油制成的油溶液。

维生素 A 溶于三氯甲烷中，在无水、无醇条件下，能与三氯化锑试剂作用，产生不稳定的蓝色，渐变为紫红色，可用于维生素 A 的鉴别。维生素 A 由环己烯连接一个共轭多烯侧链组成，分子结构中具多个不饱和键，有共轭体系，在紫外光下有特征性吸收；其制剂维生素 A 软胶囊中因含有稀释用油和维生素 A 原料药中混有的其他杂质等，会对维生素 A 的最大吸收波长产生干扰作用，故选择在三个波长处测定吸光度值，在规定条件下以校正公式校正后再进行含量计算，即采用"三点校正法"测定含量以消除干扰。

【实训内容】

（一）实训用品

1. 器材 分析天平（万分之一）、表面皿、镊子、崩解仪、紫外-可见分光光度计、石英比色皿、量瓶、移液管、烧杯、滴管、玻璃棒等。

2. 试药 维生素 A 软胶囊（规格：5000IU/粒）、乙醚、环己烷、三氯甲烷、三氯化锑等。

（二）实训操作

1. 性状 取本品目视观察，内容物应为黄色至深黄色油状液。

2. 鉴别 取本品内容物，用三氯甲烷稀释制成每 1ml 中含维生素 A10~20IU 的溶液，取 1ml 该溶液，加 25%三氯化锑的三氯甲烷溶液 2ml，即显蓝色，渐变成紫红色。

3. 检查

（1）装量差异 取本品 20 粒，分别精密称定重量，倾倒出内容物（不得损失囊壳），软胶囊囊壳用乙醚洗净，置通风处挥尽溶剂，再分别精密称定囊壳重量，求出每粒内容物的装量与平均装量。每粒装量与平均装量相比较（有标示装量的软胶囊，每粒装量与标示装量比较），超出装量差异限度的不得多于 2 粒，并不得有 1 粒超出限度的 1 倍。

平均装量或标示装量	装量差异限度
0.30g 以下	±10%
0.30g 及 0.30g 以上	±7.5%

（2）崩解时限　取本品6粒，分别置于崩解仪中吊篮的玻璃管内（若软胶囊漂浮于液面，可加挡板），启动崩解仪进行检查，各粒均应在1小时内全部崩解，如有1粒不能完全崩解，应另取6粒复试，均应符合规定。

4. 含量测定　照维生素A测定法（《中国药典》2015年版四部通则0721）项下紫外-可见分光光度法测定，根据每粒内容物的平均装量计算含量。测定方法如下。

取装量差异项下（记录平均装量）的本品内容物适量（约相当于维生素A 0.1g），精密称定，置50ml烧杯中，加环己烷溶解并定量转移至50ml量瓶中，用环己烷稀释至刻度，摇匀；精密量取5.0ml，置另一50ml量瓶中，用环己烷稀释至刻度，摇匀。以环己烷为空白，照紫外-可见分光光度法（《中国药典》2015年版四部通则0401），测定其最大吸收波长并记录λ_{max}值，同时测定下列波长处的吸光度并记录吸光度值：300、316、328、340、360nm，按三点校正法计算维生素A的含量。《中国药典》2015年版规定，本品每粒含维生素A应为标示量的90.0%～120.0%。

【实训报告】

维生素A软胶囊的质量检测记录

品名：_____　　　　批　　号：_____

规格：_____　　　　检验日期：_____

检定依据：《中国药典》2015年版_____

检测环境：温度：_____　　　　湿度：_____

检验项目	标准规定	检验结果
鉴别	加25%三氯化锑的三氯甲烷溶液，即显蓝色，渐变成紫红色	
检查	1. 装量差异　应符合规定 2. 崩解时限　应符合规定	
含量测定	每粒含维生素A应为标示量的90.0%～120.0%	

结论：　　　　　　　□符合规定　　　　　　　□不符合规定

检验人：　　　　　　　　　　　　　　　　复核人：

【实训注意】

1. 利用三氯化锑反应鉴别维生素A应注意无水、无醇条件，因为水会使三氯化锑水解成氯化氧锑，乙醇能和碳正离子作用使其正电荷消失，所以，仪器和试剂必须干燥无水，三氯甲烷应不含醇。

2. 装量差异检查时，囊壳用乙醚等易挥发的溶剂洗净，注意囊壳不要损失。

3. 崩解时限检查时，注意调节水位高度使吊篮上升至高点时筛网在水面下15mm处，吊篮顶部不可浸没于溶液中。

4. 校正公式采用三点法，除其中一点是在吸收峰波长处测得外，其他两点分别在吸收峰两侧的波长处测定，因此仪器波长要准确，在测定前应对仪器波长进行校正；若吸收峰波长不在326～329nm，则供试品需按皂化法测定（《中国药典》2015年版四部通则0721）。

【实训思考】

1. 用三点校正法测定维生素A的含量时，除其中一点是在吸收峰波长处测得外，为什么其他两点分别在吸收峰两侧的波长处测定？

2. 用紫外-可见分光光度法测定维生素A的含量时，若仪器波长不准确，怎样避免产生误差？

（王梦禅）

谷氨酸片的质量分析

【实训目的】

1. 掌握谷氨酸片的含量测定方法和结果计算。
2. 熟悉谷氨酸片的鉴别和检查方法。
3. 了解谷氨酸片质量分析的内容。

【实训原理】

谷氨酸是一种酸性氨基酸，分子内有两个羧基，化学名称为 α-氨基戊二酸，有左旋体、右旋体和外消旋体三种，《中国药典》2015 年版收载的是其左旋体，即 L-2-氨基戊二酸。谷氨酸在热水中溶解，在水中微溶，在稀盐酸或 1mol/L 氢氧化钠溶液中易溶。

可利用氨基酸的茚三酮反应或薄层色谱法进行谷氨酸的鉴别；茚三酮反应灵敏度高，根据反应生成的蓝紫色的深浅，用紫外-可见分光光度计在 567nm 波长处进行比色，可进行谷氨酸片的溶出度测定；同时由于谷氨酸是酸性氨基酸，可用酸碱滴定法进行含量测定。

【实训内容】

（一）实训用品

1. 器材　紫外-可见分光光度计、比色皿、量瓶、移液管、烧杯、玻璃棒、研钵、漏斗、滤纸、试管、表面皿、硅胶 G 板、层析槽、微量点样器或毛细管、烘箱、溶出度仪、量筒、水浴锅、分析天平（十万分之一）、镊子、崩解仪、碱式滴定管、锥形瓶等。

2. 试药　谷氨酸片（0.3g）、谷氨酸对照品、茚三酮、氢氧化钠、盐酸、正丁醇、冰醋酸、丙酮、磷酸盐缓冲液、溴麝香草酚蓝指示液等。

（二）实训操作

1. 性状　取本品目视观察，应为白色片。

2. 鉴别

（1）茚三酮反应　取本品细粉适量（约相当于谷氨酸 20mg），加水 20ml，加热使谷氨酸溶解，滤过，取滤液，加茚三酮约 20mg，加热，溶液应显蓝至紫蓝色。

（2）薄层色谱法　取本品细粉适量（约相当于谷氨酸 0.3g），加氢氧化钠试液适量，振摇使谷氨酸溶解后，滤过，滤液加盐酸中和，析出的结晶滤过，用水洗涤结晶，烘干；取结晶与谷氨酸对照品各 20mg，分别置 100ml 量瓶中，各加 0.5mol/L 盐酸溶液溶解并稀释至刻度，摇匀，作为供试品溶液与对照品溶液。照薄层色谱法（《中国药典》2015 年版四部通则 0502）试验，吸取上述两种溶液各 5μl，分别点于同一硅胶 G 薄层板上，以正丁醇-水-冰醋酸（2∶1∶1）为展开剂，展开，晾干，喷以茚三酮的丙酮溶液（1→50），在 80℃加热至斑点出现，立即检视。供试品溶液所显主斑点的位置和颜色应与对照品溶液的主斑点相同。

3. 检查

（1）溶出度　取本品，照溶出度与释放度测定法（《中国药典》2015 年版四部通则 0931 第二法），以磷酸盐缓冲液（pH7.2）1000ml 为溶出介质，转速为每分钟 100 转，依法操作，经 45 分钟时，取溶液 10ml 滤过，即为每 1ml 中约含 0.3mg 的溶液，取续滤液作为供试品溶液；另精密称取谷氨酸对照品 30mg，置 100ml 量瓶中，加磷酸盐缓冲液（pH7.2）溶解并定量稀释至刻度，制成每 1ml 中约含 0.3mg 的溶液，作为对照品溶液。精密量取供试品溶液和对照品溶液各 1ml，分别置 50ml 量瓶中，精密加入 0.5% 茚三酮溶液与磷酸盐缓冲液（pH7.2）各 1ml，摇匀，置水浴中加热 20 分钟，取出，放冷，用磷酸盐缓冲液（pH7.2）稀释至刻度，摇匀，照紫外-可见分光光度法，在 567nm 的波长处测定吸光度，计算每片的溶出量。限度为标示量的 70%，应符合规定。

凡规定检查溶出度、释放度的片剂，一般不再进行崩解时限检查。

（2）重量差异　取本品 20 片，精密称定总重量，求得平均片重后，再分别精密称定每片的重量，每片重量与平均片重比较，按下表的规定，超出重量差异限度的不得多于 2 片，并不得有 1 片超出限度 1 倍。

平均片重或标示片重	重量差异限度
0.30g 以下	±7.5%
0.30g 及 0.30g 以上	±5%

4. 含量测定　取本品 10 片，精密称定，研细，精密称取片粉适量（约相当于谷氨酸 0.4g），平行称定 3 份，各加沸水 50ml 使谷氨酸溶解，放冷，分别加溴麝香草酚蓝指示液 0.5ml，用氢氧化钠滴定液（0.1mol/L）滴定至溶液由黄色变为蓝绿色，记录所消耗的氢氧化钠滴定液（0.1mol/L）的体积。每 1ml 氢氧化钠滴定液（0.1mol/L）相当于 14.71mg 的维生素 A（$C_5H_9NO_4$）。《中国药典》2015 年版规定，本品含谷氨酸（$C_5H_9NO_4$）应为标示量的 95.0%~105.0%。

【实训报告】

谷氨酸片的质量检测记录

品名：_____　　　　　　批　　号：_____

规格：_____　　　　　　检验日期：_____

检定依据：《中国药典》2015 年版

检测环境：温度：_____　　　　　　湿度：_____

检验项目	标准规定	检验结果
性状	应为白色片	
鉴别	1. 茚三酮反应　溶液应显蓝至紫蓝色 2. 薄层色谱法　供试品溶液所显主斑点的位置和颜色应与对照品溶液的主斑点相同	
检查	1. 溶出度　限度为标示量的 70%，应符合规定 2. 重量差异　应符合规定	
含量测定	含谷氨酸（$C_5H_9NO_4$）应为标示量的 95.0%~105.0%	

结论：　　　　　　□符合规定　　　　　　　　　　□不符合规定

检验人：　　　　　　　　　　　　　　　　　　复核人：

【实训注意】

1. 薄层色谱法进行谷氨酸的鉴别时，注意硅胶 G 板的活化操作。

2. 溶出度测定时，注意量取的溶出介质的体积与规定体积的偏差最好在 ±1% 以内。

3. 滴定分析法测定含量时，注意滴定终点的控制。

【实训思考】

1. 溶出度测定中，经 45 分钟时，6 个溶出杯内样品溶液的取样操作应注意什么？

2. 用薄层色谱法进行谷氨酸的鉴别时，怎样进行检视操作？

（王梦禅）

综合实训六

杆菌肽软膏的质量分析

【实训目的】

1. 掌握杆菌肽软膏的含量测定方法和结果计算。
2. 熟悉杆菌肽软膏的鉴别和检查方法。
3. 了解杆菌肽软膏质量分析的内容。

【实训原理】

杆菌肽属于多肽类抗生素，对革兰阳性菌特别对金黄色葡萄球菌和链球菌具有杀菌作用，对淋病奈瑟菌、脑膜炎奈瑟菌等革兰阴性球菌和某些螺旋体、放线菌、阿米巴原虫也有一定作用。

管碟法是利用抗生素在琼脂培养基内的扩散作用，将已知浓度的标准品溶液与未知浓度的样品溶液在含有敏感试验菌的琼脂表面进行扩散渗透，形成含一定浓度的抗生素球形区，从而抑制试验菌的繁殖，呈现出透明的抑菌圈。根据抗生素在一定浓度范围内的对数剂量与抑菌圈的直径（面积）呈线性关系，通过比较标准品溶液与样品溶液产生抑菌圈的大小，计算出样品的效价。

【实训内容】

（一）实训用品

1. **器材** 恒温培养箱、分析天平、抑菌圈面积（直径）测量仪、培养皿（双碟）、小钢管（牛津杯）、镊子、量瓶、吸管、移液管、陶瓦盖、游标卡尺等。

2. **试药** 杆菌肽软膏［规格：8g（4000单位）］、杆菌肽标准品、1%乙二胺四乙酸二钠、正丁醇、冰醋酸、吡啶、乙醇、茚三酮、pH6.0灭菌磷酸盐缓冲液、0.9%灭菌氯化钠溶液等。

3. **培养基** 营养琼脂培养基（普通培养基）、效价测定用培养基（培养基Ⅱ）、培养基Ⅲ。具体配方和制备方法见附录。

4. **试验菌** 藤黄微球菌。

（二）实训操作

1. **性状** 取本品目视观察，应为淡黄色或黄色的油膏。

2. **鉴别** 取本品适量，加1%乙二胺四乙酸二钠溶液适量，置水浴上加热搅拌，使杆菌肽溶解，放冷，滤过，滤液制成每1ml中约含500杆菌肽单位的溶液，作为供试品溶液；另取杆菌肽标准品适量，加1%乙二胺四乙酸二钠溶液制成每1ml中含500杆菌肽单位的溶液，作为标准品溶液。照薄层色谱法试验，取上述两种溶液各5μl分别点于同一硅胶GF$_{254}$薄层板（临用前于105℃活化1~2小时）上，自然干燥，以正丁醇-冰醋酸-水-吡啶-乙醇（60:15:10:6:5）为展开剂，展开，晾干，喷以1%茚三酮的乙醇-吡啶（99:1）溶液，于105℃加热约5分钟，至出现棕红色斑点。供试品溶液所显主斑点的位置和颜色应与标准品溶液主斑点的位置和颜色相同。

3. **检查**

（1）粒度 取供试品适量，置于载玻片上涂成薄层，薄层面积相当于盖玻片面积，共涂 3 片，立即在 50~100 倍显微镜下检视盖玻片全部视野，均应无凝聚现象，并不得检出 50μm 及以上的粒子；再在 200~500 倍的显微镜下检视，均不得检出大于 180μm 的粒子。

（2）装量　取供试品 5 个（50g 以上者 3 个），除去外盖和标签，容器外壁用适宜的方法清洁并干燥，分别精密称定重量，除去内容物，容器用适宜的溶剂洗净并干燥，再分别精密称定空容器的重量，求出每个容器内容物的装量与平均装量，均应符合规定。如有 1 个容器装量不符合规定，则另取 5 个（50g 以上者 3 个）复试，应全部符合规定。

平均装量或标示装量	平均装量	每个容器装量
20g 以下	不少于标示装量	不少于标示装量的 93%
20~50g	不少于标示装量	不少于标示装量的 95%
50g 以上	不少于标示装量	不少于标示装量的 97%

4. 含量测定　照抗生素微生物检定法测定，测定方法如下。

（1）菌悬液的制备　取藤黄微球菌的营养琼脂斜面培养物，接种于盛有营养琼脂培养基的培养瓶中，在 26~27℃ 培养 24 小时，或采用适当方法制备的菌斜面，用培养基 Ⅲ 或 0.9% 灭菌氯化钠溶液将菌苔洗下，备用。

（2）配制标准品溶液、供试品溶液

①标准品溶液　准确称取杆菌肽标准品，溶解在一定量的灭菌蒸馏水中，制成每 1ml 含 100 杆菌肽单位的溶液，然后用 pH6.0 灭菌磷酸盐缓冲液分 2~3 步稀释，最终使成 S_2（高剂量）含 8.0 杆菌肽单位、S_1（低剂量）为每 1ml 含 4.0 杆菌肽单位的两种杆菌肽溶液。

②供试品溶液　取供试品约 2g，精密称定，置分液漏斗中，加不含过氧化物的乙醚 20ml，振摇使凡士林溶解，用 pH6.0 灭菌磷酸盐缓冲液提取 3~4 次，每次 10ml，合并提取液，用 pH6.0 灭菌磷酸盐缓冲液稀释，最终使成 T_2（高剂量）为每 1ml 含 8.0 杆菌肽单位、T_1（低剂量）为每 1ml 含 4.0 杆菌肽单位的两种杆菌肽样品溶液。

（3）配制效价测定用培养基　按《中国药典》2015 年版规定进行配制和灭菌。

（4）制备双碟

①倒底层培养基　用灭菌大口吸管（20ml）吸取预先在 100℃ 水浴中熔化的测定用培养基 20ml，注入培养皿，凝固后更换干燥的陶瓦盖，于 35~37℃ 培养箱中保温。

②倒含菌层　取出储备菌液，用灭菌吸管吸取菌悬液，加入 100ml 测定用培养基内，摇匀。用灭菌大口 10ml 吸管（或小量筒）吸取菌层培养基 5ml，迅速均匀摊布在底层培养基上，置于水平台上，盖上陶瓦盖，放置 20~30 分钟，备用。

（5）放置小钢管（牛津杯）　菌层凝固后，用灭菌镊子或钢管放置器在每一双碟中以等距离均匀安置 4 个牛津杯，注意使牛津杯平稳落在培养基上，各个牛津杯下落的高度应一致。盖上陶瓦盖，双碟静置 5~10 分钟，使牛津杯在琼脂内稍下沉稳定后，再开始滴加抗生素溶液。

（6）滴碟、培养　取上述标准品两溶液和供试品两溶液，用毛细滴管滴加到牛津杯内。滴加完毕后，盖上陶瓦盖，水平移入培养箱中，于 35~37℃ 培养 16~18 小时。

（7）测量抑菌圈及记录　培养 16~18 小时后，取出双碟，打开陶瓦盖，将牛津杯取出，放入消毒液中，换以玻璃盖。检查抑菌圈是否圆整，若破圈或抑菌圈不圆整，应弃之。用游标卡尺测量出每一抑菌圈的直径。测量时，眼睛视线应与读数刻度垂直，游标卡尺的尖端与抑菌圈直径的切点成垂直，然后测量并读数。数值保留至小数点后两位。也可用抑菌圈面积测量仪进行测量。

【实训报告】

杆菌肽软膏的质量检测记录

品名：_____ 批　　号：_____

规格：_____ 检验日期：_____

检定依据：《中国药典》2015 年版

检测环境：温度：_____ 湿度：_____

检验项目	标准规定	检验结果
性状	应为淡黄色或黄色的油膏	
鉴别	供试品溶液所显主斑点的位置和颜色应与标准品溶液主斑点的位置和颜色相同	
检查	1. 粒度　应符合规定 2. 装量　应符合规定	
含量测定	本品含杆菌肽应为标示量的 90.0%～120.0%	

结论：　　　　　　　□符合规定　　　　　　　□不符合规定

检验人：　　　　　　　　　　　　　　　　复核人：

【实训注意】

1. 滴加溶液的毛细滴管在滴加前必须用滴加液流洗 2～3 次，滴加溶液至牛津杯口平满，滴加溶液间隔不可过长。

2. 装量检查时，平均装量与每个容器装量（按标示装量计算百分率），取三位有效数字进行结果判断。

【实训思考】

试分析双碟中出现破圈或抑菌圈不完整现象的原因。

（陈琳琳）

综合实训七

注射用硫酸链霉素的质量分析

【实训目的】

1. 掌握注射用硫酸链霉素各检测项目的检查方法。
2. 熟悉注射用硫酸链霉素整个检验流程。

【实训原理】

注射用硫酸链霉素为硫酸链霉素的无菌粉末，其检测项目包括鉴别、检查、含量（活性成分）测定。其中，鉴别试验主要为理化方法。检查项目，针对抗生素在生产过程中可能引入的杂质，除一般杂质的检查外，还包括有关物质、聚合物、残留溶剂等杂质检查；为保证抗生素使用时的安全性，包括异常毒性、降压物质、热原、细菌内毒素、无菌等与安全性有关的生物检查项目。含量（活性成分）测定用生物学方法，即抗生素微生物检定法。

【实训内容】

（一）实训用品

1. 器材 超净工作台、恒温水浴器、纳氏比色管、红外光谱仪、减压干燥器、pH 计、分析天平（万分之一）、集菌仪、恒温培养箱、抑菌圈面积（直径）测量仪、培养皿（双碟）、小钢管（牛津杯）、镊子、量瓶、吸管、移液管、陶瓦盖、游标卡尺、无热原试管和移液枪头、酒精灯等。

2. 试剂、试液 氢氧化钠试液、8-羟基喹啉的乙醇溶液、次溴酸钠试液、硫酸铁铵溶液、氯化钡试液、标准硫酸钾溶液、标准比色液、浊度标准液、氯化钠注射液、鲎试剂、细菌内毒素工作标准品、内毒素检查用水等。

3. 药品 注射用硫酸链霉素。

4. 实验动物 小鼠。

5. 培养基 无菌检查用培养基（培养基制备见附录）。

（二）实训操作

1. 鉴别

（1）取本品约 0.5mg，加水 4ml 溶解后，加氢氧化钠试液 2.5ml 与 0.1%8-羟基喹啉的乙醇溶液 1ml，放冷至约 15℃，加次溴酸钠试液 3 滴，即显橙红色。

（2）取本品约 20mg，加水 5ml 溶解后，加氢氧化钠试液 0.3ml，置水浴上加热 5 分钟，加硫酸铁铵溶液（取硫酸铁铵 0.1g，加 0.5mol/L 硫酸溶液 5ml 使溶解）0.5ml，即显紫红色。

（3）本品的红外光吸收图谱应与对照的图谱（《药品红外光谱集》491 图）一致。

（4）本品的水溶液显硫酸盐的鉴别反应。

2. 检查

（1）**溶液的澄清度与颜色** 取本品 5 瓶，按标示量分别加水制成每 1ml 中含 20 万 U 的溶液，溶液应澄清无色；如显浑浊，与 2 号浊度标准液比较，均不得更浓；如显色，与各色 7 号标准比色液比较，均不得更深。

（2）干燥失重　取本品，以五氧化二磷为干燥剂，在 60℃减压干燥 4 小时，减失重量不得过 7.0%。

（3）酸度　取本品，加水制成每 1ml 中含 20 万 U 的溶液，依法测定，pH 应为 4.5~7.0。

（4）异常毒性（供注射用）　取本品，加氯化钠注射液制成每 1ml 中约含 2600U 的溶液，依法检查，按静脉注射法给药，观察 24 小时，应符合规定。

（5）细菌内毒素（供注射用）　取本品，依法检查，每 1mg 链霉素中含内毒素的量应小于 0.25EU。

（6）无菌（供无菌分装用）　取本品，用适宜溶剂溶解并稀释后，经薄膜过滤法处理，依法检查，应符合规定。另取装量 10ml 的 0.5%葡萄糖肉汤培养基 6 管，分别加入每 1ml 中含 2 万 U 的溶液 0.25~0.5ml，3 管置 30~35℃培养，另 3 管置 20~25℃培养，应符合规定。

（7）装量差异　取供试品，除去标签、铝盖，容器外壁用乙醇擦净，干燥，开启时注意避免玻璃屑等异物落入容器中，分别迅速精密称定。然后倾出内容物，容器用水或乙醇洗净，在适宜条件下干燥后，再分别精密称定每一容器的重量，求出每瓶的装量与平均装量。每瓶装量与平均装量比较（如有标示装量，则与标示装量比较），应符合表 21-1 的规定，如有 1 瓶不符合规定，应另取 10 瓶复试，应符合规定。

（8）可见异物　取供试品，用适宜的溶剂和适当的方法使药粉完全溶解后，按灯检法进行检查。注意所选的溶剂应无可见异物。供试品中不得检出金属屑、玻璃屑、长度超过 2mm 的纤维、最大粒径超过 2mm 的块状物以及静置一定时间后轻轻旋转时肉眼可见的烟雾状微粒沉积物、无法计数的微粒群或摇不散的沉淀以及在规定时间内较难计数的蛋白质絮状物等明显可见异物。

（9）不溶性微粒　取供试品，用水将容器外壁洗净，小心开启瓶盖，精密加入适量微粒检查用水，小心盖上瓶盖，缓缓振摇使内容物溶解，静置 2 分钟脱气泡，小心开启容器，采用不溶性微粒检测仪检测。供试品中含 10μm 及 10μm 以上的微粒数不得过 3000 粒，含 25μm 及 25μm 以上的微粒数不得过 300 粒。

（10）有关物质　取本品适量，加水溶解并稀释，制成每 1ml 中约含链霉素 3.5mg 的溶液，作为供试品溶液；精密量取适量，用水定量稀释制成每 1ml 中约含链霉素 35、70 和 140μg 的溶液，作为对照①、②和③。照高效液相色谱法测定，用十八烷基硅烷键合硅胶为填充剂，以 0.15mol/L 的三氟醋酸溶液为流动相，流速为每分钟 0.5ml，用蒸发光散射检测器检测。取链霉素标准品适量，加水溶解并稀释制成每 1ml 中约含链霉素 3.5mg 的溶液，置日光灯（3000lx）下照射 24 小时，作为分离度溶液；取妥布霉素标准品适量，用分离度溶液溶解并稀释制成每 1ml 中约含妥布霉素 0.06mg 的混合溶液，量取 10μl 注入液相色谱仪，记录色谱图。链霉素峰保留时间约为 10~12 分钟，链霉素峰与相对保留时间约为 0.9 处的杂质峰的分离度和链霉素峰与妥布霉素峰的分离度应分别大于 1.2 和 1.5。精密量取对照溶液①、②和③各 10μl，分别注入液相色谱仪，记录色谱图。以对照溶液浓度的对数值与相应峰面积的对数值计算线性回归方程，相关系数应不小于 0.99。另取供试品溶液，同法测定，记录色谱图至主成分峰保留时间的 2 倍，供试品溶液色谱图中如有杂质峰（硫酸根峰除外），用线性回归方程计算，单个杂质不得过 2.0%，杂质总量不得过 5.0%。

3. 含量测定　取装量差异项下的内容物，精密称取适量加灭菌水定量制成每 1ml 中约含 1000U 的溶液，照抗生素微生物检定法测定。1000 链霉素单位相当于 1mg 的 $C_{21}H_{39}N_7O_{12}$。按干燥品计算，每 1mg 的效价不得小于 720 链霉素单位；按平均装量计算，含链霉素应为标示量的 93.0%~107.0%。

【实训报告】

注射用硫酸链霉素的质量检验记录

品名：_____   批　号：_____

规格：_____   检验日期：_____

检定依据：《中国药典》2015 年版

检测环境：温度：_____   湿度：_____

检验项目	标准规定	检验结果
鉴别	1. 坂口反应 2. 麦芽酚反应 3. 红外光谱 4. 硫酸盐	
检查	1. 溶液的澄清度与颜色　应符合规定 2. 干燥失重　不得过 7.0% 3. 酸度　应为 4.5~7.0 4. 异常毒性　应符合规定 5. 细菌内毒素　每 1ml 应小于 0.25EU 6. 无菌　应符合规定 7. 装量差异　应符合规定 8. 可见异物　应符合规定 9. 不溶性微粒　应符合规定 10. 有关物质　应符合规定	
含量测定	93.0%~107.0%	

结论：　　　　　　　□符合规定　　　　　　　　　□不符合规定

检验人：　　　　　　　　　　　　　　　　　　复核人：

【实训注意】

1. 依据注射用硫酸链霉素各检测项目，统筹制订检测方案，节约检测时间及检测成本。

2. 注射用硫酸链霉素供试品，因其同时被多个检测项目使用，应避免被污染而导致检测结果不准确。

【实训思考】

注射用硫酸链霉素有哪些检测项目？为什么要进行这些项目的检测？

（史正文）

附 录

生物药物检测中常用的培养基

一、无菌检查法使用的培养基

无菌检查法使用的培养基可按以下处方制备，亦可使用按该处方生产的符合规定的脱水培养基。配制后应采用合格的灭菌方法灭菌。《中国药典》2015 年版中各培养基的配方及制备方法如下。

1. 硫乙醇酸盐流体培养基

酪胨（胰酶水解）	15.0g	酵母浸出粉	5.0g
葡萄糖	5.0g	氯化钠	2.5g
L-胱氨酸	0.5g	新配制的 0.1%刃天青溶液	1.0ml
硫乙醇酸钠	0.5g	（或硫乙醇酸 0.3ml）	
琼脂	0.75g	水	1000ml

除葡萄糖和刃天青溶液外，取上述成分混合，微温溶解，调节 pH 为弱碱性，煮沸，滤清，加入葡萄糖和刃天青溶液，摇匀，调节 pH 使灭菌后为 7.1 ± 0.2。分装置适宜的容器中，其装量与容器高度的比例应符合培养结束后培养基氧化层（粉红色）不超过培养基深度的 1/2，灭菌。在供试品接种前，培养基氧化层的高度不得超过培养基深度的 1/5，否则，需经 100℃ 水浴加热至粉红色消失（不超过 20 分钟），迅速冷却，只限加热 1 次，并防止被污染。硫乙醇酸盐流体培养基置 30～35℃ 培养。

2. 胰酪大豆胨液体培养基（TSB）

胰酪胨	17.0g	氯化钠	5.0g
大豆木瓜蛋白酶水解物	3.0g	磷酸氢二钾	2.5g
葡萄糖/无水葡萄糖	2.5g	水	1000ml

除葡萄糖外，取上述成分混合，微温溶解，滤过，调节 pH，使灭菌后在 25℃ 的 pH 为 7.3 ± 0.2，加入葡萄糖溶解后，分装，灭菌。

3. 中和或灭活用培养基

按上述硫乙醇酸盐流体培养基或胰酪大豆胨液体培养基的处方及制法，在培养基灭菌或使用前加入适宜的中和剂、灭活剂或表面活性剂，其用量同方法适用性试验。

4. 0.5%葡萄糖肉汤培养基（用于硫酸链霉素等抗生素的无菌检查）

胨	10.0g	牛肉浸出粉	3.0g
氯化钠	5.0g	水	1000ml
葡萄糖	5.0g		

除葡萄糖外，取上述成分混合，微温溶解，调节 pH 为弱碱性，煮沸，加入葡萄糖溶解后，摇匀，滤清，调节 pH，使灭菌后的 pH 为 7.2 ± 0.2，分装，灭菌。

5. 胰酪大豆胨琼脂培养基

胰酪胨	15.0g	氯化钠	5.0g
大豆木瓜蛋白酶水解物	5.0g	水	1000ml
琼脂	15.0g		

除琼脂外，取上述成分混合，微温溶解，调节 pH，使灭菌后在 25℃ 的 pH 为 7.3 ± 0.2，

加入琼脂，加热溶化后，摇匀，分装，灭菌。

6. 沙氏葡萄糖液体培养基（SDB）

动物组织胃蛋白酶水解物和胰酪胨等量混合	10.0g
葡萄糖	20.0g
水	1000ml

取上述成分混合，微温溶解，调节 pH 为弱碱性，煮沸，滤清，调节 pH，使灭菌后的 pH 为 7.2 ± 0.2，分装，灭菌。

7. 沙氏葡萄糖琼脂培养基

动物组织胃蛋白酶水解物和胰酪胨等量混合	10.0g	琼脂	15.0g
葡萄糖	40.0g	水	1000ml

除葡萄糖、琼脂外，取上述成分混合，微温溶解，调节 pH，使灭菌后的 pH 为 5.6 ± 0.2,，加入琼脂，加热溶化后，再加葡萄糖，摇匀，分装，灭菌。

二、微生物限度检查使用的培养基

1. 胰酪大豆胨液体培养基（TSB）、胰酪大豆胨琼脂培养基（TSA）、沙氏葡萄糖液体培养基（SDB） 照无菌检查法中培养基的制备方法制备。

2. 沙氏葡萄糖琼脂培养基（SDA） 照无菌检查法中培养基的制备方法制备。如使用含抗生素的 SDA，应确认培养基中所加的抗生素量不影响供试品中霉菌和酵母菌的生长。

3. 马铃薯葡萄糖琼脂培养基（PDA）

马铃薯（去皮）	200g	琼脂	14.0g
葡萄糖	20.0g	水	1000ml

取马铃薯，切成小块，加水 1000ml，煮沸 20~30 分钟，用 6~8 层纱布过滤，取滤液补水至 1000ml，调节 pH，使灭菌后在 25℃的 pH 为 5.6 ± 0.2，加入琼脂，加热溶化后，再加入葡萄糖，摇匀，分装，灭菌。

4. 玫瑰红钠琼脂培养基

胨	5.0g	玫瑰红钠	0.0133g
葡萄糖	10.0g	琼脂	14.0g
磷酸二氢钾	1.0g	水	1000ml
硫酸镁	0.5g		

除葡萄糖、玫瑰红钠外，取上述成分，混合，微温溶解，滤过，加入葡萄糖、玫瑰红钠，摇匀，分装，灭菌。

5. 硫乙醇酸盐流体培养基 照无菌检查法中培养基的制备方法制备。

6. 肠道菌增菌液体培养基

明胶胰酶水解物	10.0g	二水合磷酸氢二钠	8.0g
牛胆盐	20.0g	亮绿	15mg
葡萄糖	5.0g	水	1000ml
磷酸二氢钾	2.0g		

除葡萄糖、亮绿外，取上述成分混合，微温溶解，调节 pH，使加热后在 25℃的 pH 为 7.2 ± 0.2，加入葡萄糖和亮绿加热至 100℃，30 分钟，立即冷却。

7. 紫红胆盐葡萄糖琼脂培养基

酵母浸出粉	3.0g	中性红	30mg
明胶胰酶水解物	7.0g	结晶紫	2mg

脱氧胆酸钠	1.5g	琼脂	15.0g
葡萄糖	10.0g	水	1000ml
氯化钠	5.0g		

除葡萄糖、中性红、结晶紫、琼脂外，取上述成分混合，微温溶解，调节 pH，使加热后在25℃的 pH 为 7.4±0.2，加入葡萄糖、中性红、结晶紫、琼脂，加热煮沸。

8. 麦康凯液体培养基

明胶胰酶水解物	20.0g	溴甲酚紫	10mg
乳糖	10.0g	水	1000ml
牛胆盐	5.0g		

除乳糖、溴甲酚紫外，取上述成分混合，微温溶解，调节 pH，使灭菌后在25℃的 pH 为 7.3±0.2，加入乳糖、溴甲酚紫，分装，灭菌。

9. 麦康凯琼脂培养基

明胶胰酶水解物	20.0g	中性红	30mg
乳糖	10.0g	琼脂	13.5g
脱氧胆酸钠	1.5g	胨	3.0g
氯化钠	5.0g	水	1000ml
结晶紫	1mg		

除乳糖、中性红、结晶紫及琼脂外，取上述成分混合，微温溶解，调节 pH，使灭菌后在25℃的 pH 为 7.1±0.2，加入乳糖、中性红、结晶紫及琼脂，加热煮沸 1 分钟，并不断振摇，分装，灭菌。

10. RV 沙门菌增菌液体培养基

大豆胨	4.5g	六水合氯化镁	29.0g
氯化钠	8.0g	孔雀绿	36mg
磷酸氢二钾	0.4g	水	1000ml
磷酸二氢钾	0.6g		

除孔雀绿外，取上述成分混合，微温溶解，调节 pH，使灭菌后的 pH 为 5.2±0.2，加入孔雀绿，分装，灭菌，灭菌温度不能超过115℃。

11. 木糖赖氨酸脱氧胆酸盐琼脂培养基

酵母浸出粉	3.0g	氯化钠	5.0g
L-赖氨酸	5.0g	硫代硫酸钠	6.8g
木糖	3.5g	枸橼酸铁铵	0.8g
乳糖	7.5g	酚红	80mg
蔗糖	7.5g	琼脂	13.5g
脱氧胆酸钠	2.5g	水	1000ml

除三种糖、酚红、琼脂外，取上述成分混合，微温溶解，调节 pH，使加热后在25℃的 pH 为 7.4±0.2，加入三种糖、酚红、琼脂，加热至沸腾，冷却至50℃倾注平皿（不能在高压灭菌器中加热）。

12. 三糖铁琼脂培养基（TSI）

胨	20.0g	硫酸亚铁	0.2g
牛肉浸出粉	5.0g	硫代硫酸钠	0.2g
乳糖	10.0g	0.2%酚磺酞指示液	12.5ml
蔗糖	10.0g	琼脂	12.0g

葡萄糖	1.0g	水	1000ml
氯化钠	5.0g		

除三种糖、0.2%酚磺酞指示液、琼脂外，取上述成分混合，微温溶解，调节 pH，使灭菌后在 25℃的 pH 为 7.3±0.1，加入琼脂，加热溶化后，再加入其余各成分，摇匀，分装，灭菌，制成高底层（2~3cm）短斜面。

13. 溴化十六烷基三甲胺琼脂培养基

明胶胰酶水解物	20.0g	溴化十六烷基三甲胺	0.3g
氯化镁	1.4g	琼脂	13.6g
硫酸钾	10.0g	水	1000ml
甘油	10ml		

除琼脂外，取上述成分，混合，微温溶解，调节 pH，使灭菌后在 25℃的 pH 为 7.4±0.2，加入琼脂，加热煮沸 1 分钟后，分装，灭菌。

14. 甘露醇氯化钠琼脂培养基

胰酪胨	5.0g	动物组织胃蛋白酶水解物	2.5ml
牛肉浸出粉	1.0g	酚红	25mg
D-甘露醇	10.0g	琼脂	15.0g
氯化钠	75.0g	水	1000ml

除甘露醇、酚红及琼脂外，取上述成分混合，微温溶解，调节 pH，使灭菌后在 25℃的 pH 为 7.4±0.2，加热并振摇，加入甘露醇、酚红、琼脂，煮沸 1 分钟，分装，灭菌。

15. 梭菌增菌培养基

牛肉浸出粉	10.0g	盐酸半胱氨酸	0.5g
胨	10.0g	氯化钠	5.0g
酵母浸出粉	3.0g	醋酸钠	3.0g
可溶性淀粉	1.0g	琼脂	0.5g
葡萄糖	5.0g	水	1000ml

除葡萄糖外，取上述成分混合，加热煮沸使溶解，并不断搅拌，如需要，调节 pH，使灭菌后在 25℃的 pH 为 6.8±0.2，加入葡萄糖，摇匀，分装，灭菌。

16. 哥伦比亚琼脂培养基

胰酪胨	10.0g	肉胃蛋白酶水解物	5.0g
心胰酶水解物	3.0g	酵母浸出粉	5.0g
玉米淀粉	1.0g	氯化钠	5.0g
琼脂	10.0~15.0g（依凝固力）		
水	1000ml		

除琼脂外，取上述成分混合，加热煮沸使溶解，并不断搅拌，如需要，调节 pH，使灭菌后在 25℃的 pH 为 7.3±0.2，加入琼脂，加热溶化，分装，灭菌，如有必要，灭菌后冷至 45~50℃，加入相当于 20mg 庆大霉素的无菌硫酸庆大霉素，混匀，倾注平皿。

17. 念珠菌显色培养基

胨	10.2g	琼脂	15g
氯霉素	0.5g	水	1000ml
色素	22.0g		

除琼脂外，取上述成分混合，微温溶解，调节 pH 使加热后在 25℃的 pH 为 6.3±0.2，

加入琼脂，加热煮沸，不断搅拌至琼脂完全溶解，倾注平皿。

三、抗生素效价测定用培养基

1. 培养基 I

胨	5g	琼脂	15~20g
牛肉浸出粉	3g	水	1000ml
磷酸氢二钾	3g		

除琼脂外，混合上述成分，调节 pH 使其比最终的 pH 高 0.2~0.4，加入琼脂，加热溶化后滤过，调节 pH，使灭菌后的 pH 为 7.8~8.0 或 6.5~6.6，在 115℃灭菌 30 分钟。

2. 培养基 II

胨	6g	琼脂	15~20g
牛肉浸出粉	1.5g	葡萄糖	1g
酵母浸出粉	6g	水	1000ml

除琼脂和葡萄糖外，混合上述成分，调节 pH 使其比最终的 pH 高 0.2~0.4，加入琼脂，加热溶化后滤过，加葡萄糖溶解后，摇匀，调节 pH，使灭菌后的 pH 为 7.8~8.0 或 6.5~6.6，在 115℃，灭菌 30 分钟。

3. 培养基 III

胨	5g	磷酸氢二钾	3.68g
牛肉浸出粉	1.5g	磷酸二氢钾	1.32g
酵母浸出粉	3g	葡萄糖	1g
氯化钠	3.5g	水	1000ml

除葡萄糖外，混合上述成分，加热溶化后滤过，加葡萄糖溶解后，摇匀，调节 pH，使灭菌后的 pH 为 7.0~7.2，在 115℃灭菌 30 分钟。

4. 培养基 IV

胨	10g	葡萄糖	10g
氯化钠	10g	琼脂	20~30g
枸橼酸钠	10g	水	1000ml

除琼脂和葡萄糖外，混合上述成分，调节 pH 使其比最终的 pH 高 0.2~0.4，加入琼脂，在 109℃加热 15 分钟，于 70℃以上保温静置 1 小时后滤过，加葡萄糖溶解后，摇匀，调节 pH，使灭菌后的 pH 为 6.0~6.2，在 115℃灭菌 30 分钟。

5. 培养基 V

胨	10g	琼脂	20~30g
麦芽糖	40g	水	1000ml

除琼脂和麦芽糖外，混合上述成分，调节 pH 使其比最终的 pH 高 0.2~0.4，加入琼脂，加热溶化后滤过，加麦芽糖溶解后，摇匀，调节 pH，使灭菌后的 pH 为 6.0~6.2，在 115℃灭菌 30 分钟。

6. 培养基 VI

胨	8g	酵母浸出粉	5g
牛肉浸出粉	3g	磷酸二氢钾	1g
氯化钠	45g	琼脂	15~20g
磷酸氢二钾	3.3g	水	1000ml
葡萄糖	2.5g		

除琼脂和葡萄糖外，混合上述成分，调节 pH 使其比最终的 pH 高 0.2~0.4，加入琼脂，加热溶化后滤过，加葡萄糖溶解后，摇匀，调节 pH，使灭菌后的 pH 为 7.2~7.4，在 115℃灭菌 30 分钟。

7. 培养基Ⅶ

胨	5g	枸橼酸钠	10g
牛肉浸出粉	3g	琼脂	15~20g
磷酸氢二钾	7g	水	1000ml
磷酸二氢钾	3g		

除琼脂外，混合上述成分，调节 pH 使其比最终的 pH 高 0.2~0.4，加入琼脂，加热溶化后滤过，调节 pH，使灭菌后的 pH 为 6.5~6.6，在 115℃灭菌 30 分钟。

8. 培养基Ⅷ

酵母浸出粉	1g	琼脂	15~20g
硫酸铵	1g	磷酸盐缓冲液（pH6.0）	1000ml
葡萄糖	5g		

混合上述成分，加热溶化后滤过，调节 pH，使灭菌后的 pH 为 6.5~6.6，在 115℃灭菌 30 分钟。

9. 培养基Ⅸ

蛋白胨	7.5g	氯化钠	5.0g
酵母膏	2.0g	葡萄糖	10.0g
牛肉浸出粉	1.0g	水	1000ml

除葡萄糖外，混合上述成分，加热溶化后滤过，加葡萄糖溶解后，摇匀，调节 pH，使灭菌后的 pH 为 6.5，在 115℃灭菌 30 分钟。

10. 营养肉汤培养基

胨	10g	肉浸液	1000ml
氯化钠	5g		

取胨和氯化钠加入肉浸液，微温溶解后，调节 pH 为弱碱性，煮沸，滤清，调节 pH，使灭菌后的 pH 为 7.2±0.2，在 115℃灭菌 30 分钟。

11. 营养琼脂培养基

胨	10g	肉浸液	1000ml
氯化钠	5g	琼脂	15~20g

除琼脂外，混合上述成分，调节 pH 使其比最终的 pH 高 0.2~0.4，加入琼脂，加热溶化后滤过，调节 pH，使灭菌后的 pH 为 7.0~7.2，分装，在 115℃灭菌 30 分钟，趁热斜放使凝固成斜面。

12. 改良马丁培养基

胨	5.0g	酵母浸出粉	2.0g
硫酸镁	0.5g	琼脂	15~20g
磷酸氢二钾	1.0g	水	1000ml
葡萄糖	20.0g		

除葡萄糖外，混合上述成分，微温溶解，调节 pH 约为 6.8，煮沸，加入葡萄糖溶解后，摇匀，滤清，调节 pH，使灭菌后的 pH 为 6.4±0.2，分装，在 115℃灭菌 30 分钟，趁热斜放使凝固成斜面。

13. 多黏菌素 B 用培养基

蛋白胨	6.0g	酵母浸膏	3.0g
牛肉浸膏	1.5g	琼脂	15~20g
胰消化酪素	1.5g	水	1000ml
葡萄糖	1.0g		

除琼脂外，混合上述成分，调节 pH 使其比最终的 pH 高 0.2~0.4，加入琼脂，加热溶化后滤过，调节 pH，使灭菌后的 pH 为 6.5~6.7，在 115℃灭菌 30 分钟。

培养基可以采用相同成分的干燥培养基代替，临用时照使用说明配制和灭菌，备用。

参考文献

[1] 国家药典委员会. 中华人民共和国药典 [S]. 2015 年版. 北京：中国医药科技出版社，2015.

[2] 孙莹，吕洁. 药物分析 [M]. 第 2 版. 北京：人民卫生出版社，2013.

[3] 俞松林. 生物药物检测技术 [M]. 北京：人民卫生出版社，2009.

[4] 赵丽，陈红英. 生物药物检测技术 [M]. 北京：中国轻工业出版社，2015.

[5] 杭太俊. 药物分析 [M]. 第 7 版. 北京：人民卫生出版社，2014.

[6] 张立飞. 生物药物检测技术 [M]. 北京：化学工业出版社，2014.

[7] 金虹，杨元娟. 药物分析技术 [M]. 北京：中国医药科技出版社，2015.

[8] 中国药品生物制品检定所. 中国药品检验标准操作规范 [M]. 2005 年版. 北京：中国医药科技出版社，2005.

[9] 汪穗福. 药品生物测定技术 [M]. 北京：化学工业出版社，2009.

[10] 赵卫峰. 药品生物检定技术 [M]. 北京：中国医药科技出版社，2009.

[11] 李榆梅. 药学微生物实用技术 [M]. 北京：中国医药科技出版社，2008.

[12] 孙祎敏. 药品微生物检验技术 [M]. 北京：中国医药科技出版社，2013.

目标检测参考答案

第一章

一、名词解释（略）
二、简答题（略）

第二章

一、选择题
（一）单项选择题
1. C 2. E 3. E 4. B 5. D 6. D 7. D
（二）多项选择题
1. ABCD 2. ABCDE 3. BCD 4. ABCD
二、简答题（略）

第三章

一、选择题
（一）单项选择题
1. B 2. B 3. A
（二）多项选择题
1. ABC 2. ABCD
二、简答题（略）

第四章

一、选择题
（一）单项选择题
1. B 2. A
（二）多项选择题
1. ABCD 2. ABCDE
二、填空题
1. 生物药物的生产过程中引入；生物药物在贮存过程中受外界条件的影响，引起理化性质的变化而产生
2. 一般杂质；特殊杂质
3. 生物药物中存在的无治疗作用或影响生物药物的稳定性和疗效，甚至对人体健康有害的物质
4. 药物的纯度检查
三、判断题
1. × 2. √

第五章

一、选择题

（一）单项选择题

1. E 2. B 3. A 4. C 5. B 6. B 7. C 8. C

（二）多项选择题

1. DE 2. ABCD 3. BDE 4. ABDE 5. AD 6. ABDE

二、简答题（略）

第六章

一、选择题

（一）单项选择题

1. D 2. C 3. B 4. E 5. C 6. D 7. B 8. D

（二）多项选择题

1. ABD 2. ABCDE 3. AB 4. AB

二、简答题（略）

三、实例分析（略）

第七章

一、选择题

（一）单项选择题

1. C 2. B 3. B

（二）多项选择题

1. ABCDE 2. ACD

二、简答题（略）

三、实例分析（略）

第八章

一、选择题

（一）单项选择题

1. C 2. E 3. C 4. D 5. B 6. D 7. D 8. A 9. D

（二）多项选择题

1. ABCDE 2. ABCD 3. ABC

二、简答题（略）

三、计算题（略）

第九章

一、选择题

（一）单项选择题

1. D 2. A 3. D 4. A 5. B

（二）多项选择题

1. AD　2. ABCE

二、简答题（略）

第十章

一、简答题（略）

二、填空题

1. 琼脂扩散法（培养法）

2. DNA 探针杂交法；荧光染色法；DNA 探针杂交法

3. 酶联免疫法

4. 夹心法；间接法；竞争法；捕获法

5. 组胺

6. EDTA-2Na；剩余滴定法

7. 聚乙二醇；钡离子和碘离子

第十一章

一、选择题

（一）单项选择题

1. C　2. B　3. D　4. A　5. C

（二）多项选择题

1. ABCD　2. ABC　3. ADE

二、计算题（略）

三、实例分析（略）

第十二章

一、选择题

（一）单项选择题

1. C　2. C　3. C　4. C　5. D　6. D

（二）多项选择题

1. ABC　2. ACD　3. ABCDE　4. AC　5. ABDE

二、填空题

1. 分子量；N-末端氨基酸序列；外源 DNA

2. ELISA；双抗夹心法

3. 小鼠血糖法；小鼠子宫增重法；去垂体大鼠体重法和去垂体大鼠胫骨法

第十三章

一、单项选择题

1. C　2. D　3. C　4. B　5. A　6. D　7. B　8. D　9. E

二、简答题（略）

第十四章

一、单项选择题

1. B　2. A　3. B　4. B　5. C　6. A　7. B　8. C　9. A　10. A

二、简答题（略）

第十五章

一、选择题

（一）单项选择题

1. D　2. B　3. C　4. C

（二）多项选择题

1. BC　2. CE　3. AC　4. ACE

二、简答题（略）

第十六章

一、选择题

（一）单项选择题

1. C　2. B　3. E　4. C

（二）多项选择题

1. ABCD　2. ABCDE

二、简答题（略）

三、设计题（略）

第十七章

一、选择题

（一）单项选择题

1. D　2. C　3. A　4. A　5. D　6. B　7. C　8. E　9. C　10. D

（二）多项选择题

1. ABD　2. AB　3. AD　4. BDE　5. ABCD　6. ABCDE　7. ABDE　8. DE　9. AB

二、简答题（略）

三、计算题

1. 2.0%　2. 100.2%

第十八章

一、名词解释（略）

二、单项选择题

1. B　2. D　3. A　4. C

三、简答题（略）

第十九章

一、单项选择题

1. B　2. A

二、名词解释（略）

三、简答题（略）

第二十章

一、选择题

（一）单项选择题

1. B　2. E　3. E　4. C

（二）多项选择题

1. ABCDE　2. BC

二、简答题（略）

第二十一章

一、选择题

（一）单项选择题

1. E　2. B　3. D

（二）多项选择题

1. ABCE　2. ABDE

二、简答题（略）

三、计算题

$$标示量(\%) = \frac{\dfrac{A}{E_{1cm}^{1\%} \times L} \times \dfrac{1}{100} \times 稀释倍数 \times 每支容量(ml)}{供试品取用量(ml) \times 标示量(g)} \times 100\%$$

$$= \frac{\dfrac{0.652}{430 \times 1} \times \dfrac{1}{100} \times 100 \times \dfrac{100}{3} \times 1}{1 \times 50 \times 10^{-3}} \times 100\%$$

$$= 101.1\%$$

根据《中国药典》2015 年版规定，本品含烟酰胺（$C_6H_6N_2O$）应为标示量的 95.0%～105.0%，故该供试品的含量测定结果符合规定。

教学大纲

[供药品生产技术（生物制药方向）、药品生物技术等专业用]

一、课程任务

生物药物检测技术课程为高职高专职业教育药品生产技术（生物制药方向）、药品生物技术及相关专业的一门重要专业核心课程。本课程的主要内容包括生物药物检测的基础知识和基本理论；生物药物的杂质和限量检查；生物药物的无菌、微生物限度、热原及细菌内毒素、异常毒性等生物学检查项目；抗生素、氨基酸及蛋白质、酶、核酸、多糖、维生素及辅酶、激素类药物的含量及效价测定方法。本课程的任务是培养学生根据《中国药典》熟练完成各类生物药物安全性、有效性及卫生学检验等具体工作任务，掌握其相应的操作技能和理论知识，同时使学生树立全面控制药物质量的观念，培养严谨细致的学习态度，实事求是、认真负责的职业道德和工作作风。

二、课程目标

（一）知识目标

1. 掌握生物药物及生物药物检测的基本概念、基础理论；掌握生物药物的杂质和限量检查；掌握生物药物的无菌、微生物限度、热原及细菌内毒素、异常毒性等生物学检查项目；掌握各类生物药物的含量及效价测定方法。

2. 熟悉生物检定统计法及计算机运算，能对实验数据进行科学处理；熟悉生物药物其他杂质检查法；熟悉基因工程类药物的含量及效价测定方法。

3. 了解生物药物检测技术的最新进展。

（二）技能目标

1. 根据《中国药典》，熟练掌握杂质限量检查方法；熟练掌握无菌、微生物限度、热原及细菌内毒素、异常毒性的检查方法；熟练对各类生物药物进行含量及效价测定。

2. 学会生物药物检测的基本原理和一般步骤，并设计初步的检测方案。

（三）职业素质和态度目标

1. 培养学生科学严谨的工作态度、良好的职业道德、实事求是和依法检验的工作作风与良好的职业素质及行为规范。

2. 培养学生诚实守信、爱岗敬业、勤奋好学等优良品质，使学生成为高素质技能型人才。

3. 使学生牢固树立生物药物安全性及有效性概念。

三、教学时间分配

教学内容	学时数		
	理论	实践	合计
第一章　生物药物	2	0	2
第二章　生物药物检测	2	0	2
第三章　生物药物的质量标准和质量控制	2	0	2
第四章　生物药物的杂质	2	0	2
第五章　限量检查	6	4	10
第六章　无菌检查法	4	4	8

续表

教学内容	学时数		
	理论	实践	合计
第七章　微生物限度检查法	6	4	10
第八章　热原及细菌内毒素检查	6	4	10
第九章　异常毒性检查	2	0	2
第十章　其他杂质检查法	2	0	2
第十一章　抗生素类药物的分析	4	4	8
第十二章　氨基酸及蛋白质类药物的分析	4	4	8
第十三章　酶类药物的分析	2	4	6
第十四章　核酸类药物的分析	2	0	2
第十五章　多糖类药物的分析	2	4	6
第十六章　维生素及辅酶类药物的分析	2	4	6
第十七章　甾体激素类药物的分析	2	0	2
第十八章　基因工程药物的分析	2	0	2
第十九章　其他常见生物药物的分析	2	0	2
第二十章　片剂分析	4	4	8
第二十一章　注射剂分析	4	4	8
合计	64	44	108

四、教学内容和要求

篇	教学内容	教学要求	教学活动建议	参考学时	
				理论	实践
第一篇 绪论	第一章　生物药物 1. 生物药物的概念 2. 生物药物的分类	掌握 掌握	理论讲授 讨论 多媒体演示	2	0
	第二章　生物药物检测 1. 生物药物检测的基本程序 2. 生物药物检测的主要内容 3. 生物药物检测常用的定量分析方法 4. 生物药物检测的意义	掌握 掌握 掌握 熟悉	理论讲授 讨论 多媒体演示	2	0
	第三章　生物药物的质量标准和质量控制 1. 药典与生物药物的质量标准 2. 生物药物的质量控制	掌握 掌握	理论讲授 讨论 多媒体演示	2	0
第二篇 生物药物 的检查	第四章　生物药物的杂质 1. 生物药物杂质的概念和来源 2. 生物药物中杂质检查的要求及限量计算	掌握 掌握	理论讲授 讨论 多媒体演示	2	0

续表

篇	教学内容	教学要求	教学活动建议	参考学时	
				理论	实践
	第五章　限量检查				
	1. 氯化物检查法	掌握			
	2. 硫酸盐检查法	掌握			
	3. 铁盐检查法	掌握			
	4. 重金属检查法	掌握			
	5. 砷盐检查法	掌握			
	6. 干燥失重检查法	掌握	理论讲授		
	7. 水分测定法	熟悉	讨论		
	8. 炽灼残渣检查法	熟悉	示教	6	4
	9. 残留溶剂测定法	熟悉	多媒体演示		
	10. 溶液颜色检查法	熟悉			
	11. pH 测定法	熟悉			
	12. 氟检查法	熟悉			
	13. 合成多肽中的醋酸测定法	熟悉			
	14. 2-乙基己酸测定法	熟悉			
	实训一　丙氨酸的限量检查	学会	技能实践		
第二篇 生物药物 的检查	第六章　无菌检查法		理论讲授		
	1. 概述	掌握	讨论		
	2. 无菌检查法的基本步骤	掌握	示教	4	4
	实训二　注射用青霉素钠的无菌检查	学会	多媒体演示 技能实践		
	第七章　微生物限度检查法		理论讲授		
	1. 概述	掌握	讨论		
	2. 微生物限度检查的基本步骤	掌握	示教	6	4
	实训三　葡萄糖酸钙颗粒的微生物限度检查	学会	多媒体演示 技能实践		
	第八章　热原及细菌内毒素检查				
	1. 概述	掌握	理论讲授		
	2. 热原检查法（家兔升温法）	掌握	讨论	6	4
	3. 细菌内毒素检查法	掌握	示教		
	实训四　5%葡萄糖注射液的细菌内毒素检查	学会	多媒体演示 技能实践		
	第九章　异常毒性检查		理论讲授		
	1. 概述	掌握	讨论	2	0
	2. 药品异常毒性检查的方法	掌握	多媒体演示		
	第十章　其他杂质检查法		理论讲授		
	1. 生物测定法	掌握	讨论	2	0
	2. 生物检查法	掌握	多媒体演示		
	3. 含量测定法和化学残留物测定法	掌握			
第三篇 各类生物 药物 的分析	第十一章　抗生素类药物的分析		理论讲授		
	1. 概述	熟悉	讨论		
	2. 管碟法	掌握	示教	4	4
	3. 浊度法	掌握	多媒体演示		
	4. 生物检定统计法	了解			

篇	教学内容	教学要求	教学活动建议	参考学时	
				理论	实践
	实训五　管碟法测定硫酸庆大霉素片的效价	学会	技能实践		
	第十二章　氨基酸及蛋白质类药物的分析		理论讲授 讨论 示教 多媒体演示	4	4
	1. 概述	掌握			
	2. 鉴别与检查	熟悉			
	3. 氨基酸的含量测定	掌握			
	4. 多肽、蛋白质类药物的含量测定及效价测定	掌握			
	5. 几种氨基酸、多肽、蛋白质类药物的含质量分析	了解			
	实训六　考马斯亮蓝染色法测定人血白蛋白的含量	学会	技能实践		
	第十三章　酶类药物的分析		理论讲授 讨论 示教 多媒体演示	2	4
	1. 概述	掌握			
	2. 酶类药物的鉴别、检查和含量测定	掌握			
	3. 几种常见药用酶的质量分析	熟悉			
	实训七　胃蛋白酶的效价测定	学会	技能实践		
第三篇各类生物药物的分析	第十四章　核酸类药物的分析		理论讲授 讨论 多媒体演示	2	0
	1. 概述	掌握			
	2. 嘌呤类核苷酸药物分析	掌握			
	3. 嘧啶类核苷酸药物分析	掌握			
	4. 反义寡核苷酸药物分析	了解			
	第十五章　多糖类药物的分析		理论讲授 讨论 示教 多媒体演示	2	4
	1. 概述	掌握			
	2. 黏多糖	掌握			
	3. 细菌多糖	熟悉			
	4. 真菌多糖	熟悉			
	实训八　右旋糖酐20氯化钠注射液中右旋糖酐20含量的测定	学会	技能实践		
	第十六章　维生素及辅酶类药物的分析		理论讲授 讨论 示教 多媒体演示 技能实践	2	4
	1. 概述	了解			
	2. 维生素类药物的分析	掌握			
	3. 辅酶类药物的分析	了解			
	实训九　维生素C片的含量测定	学会			
	第十七章　甾体激素类药物的分析		理论讲授 讨论 多媒体演示	2	0
	1. 概述	掌握			
	2. 甾体激素类药物的鉴别、检查和含量测定	掌握			
	3. 常见甾体激素类药物的质量分析	了解			

篇	教学内容	教学要求	教学活动建议	参考学时 理论	参考学时 实践
第三篇 各类生物 药物 的分析	第十八章　基因工程药物的分析 1. 概述 2. 基因工程类药物的鉴别、检查、含量测定和活性测定 3. 几种常见基因工程药物的分析	掌握 掌握 了解	理论讲授 讨论 多媒体演示	2	0
	第十九章　其他常见生物药物的分析 1. 预防类生物药物的分析 2. 治疗类生物药物的分析 3. 体内外诊断类生物药物的分析	 熟悉 熟悉 了解	理论讲授 讨论 多媒体演示	2	0
第四篇 制剂 分析	第二十章　片剂分析 1. 概述 2. 片剂的常规检查 3. 片剂的含量（效价）测定 实训十　阿司匹林片的质量分析	掌握 熟悉 掌握 学会	理论讲授 讨论 示教 多媒体演示 技能实践	4	4
	第二十一章　注射液分析 1. 概述 2. 注射剂的制剂常规检查 3. 注射剂的含量/效价测定 实训十一　维生素 B_{12} 注射液的质量分析	掌握 掌握 掌握 学会	理论讲授 讨论 示教 多媒体演示 技能实践	4	4

五、大纲说明

（一）适用对象与参考学时

本教学大纲主要供高职高专职业教育药品生产技术（生物制药方向）、药品生物技术专业及相关专业教学使用，总学时 108 学时，其中理论教学 64 学时，实践教学 44 学时。各学校可根据专业培养目标、专业知识结构需要、职业技能要求及学校实践条件自行调整学时。

（二）教学要求

1. 本教学大纲对理论部分教学要求分为掌握、熟悉、了解 3 个层次。掌握：指学生对所学的知识和技能能熟练应用，能综合分析和解决生物药物检测过程中的实际问题，做到学以致用、融会贯通；熟悉：指学生对所学的知识基本掌握和会应用所学的技能；了解：指对学过的知识点能记忆和理解。

2. 本教学大纲重点突出以能力为本位的教学理念，在实践技能方面设计了熟练掌握和学会两个层次。熟练掌握：指学生能正确理解实验原理，独立、正确、规范地完成各项实验操作。学会：指学生能根据实验原理，能按照各种实验项目进行正确操作。

（三）教学建议

1. 本教学大纲从药品生产技术（生物制药方向）专业的实际情况出发，力求以能力为本位、以职业实践为主线。教材以工作任务为引领，内容与实际岗位工作相结合，实现"教材与岗位操作规范一体化"。在教学内容安排上，特别注重增加新版《中国药典》更新的部分。

2. 本课程技术性强、综合性强，而课时有限，教学难度大，教学中应注意理论联系实践，由浅入深，循序渐进，激发学生的学习兴趣，调动学生积极主动的学习热情，注意根据生物药物检测技术的发展调整教学内容。

3. 课堂教学采用灵活多样的教学方法，可多采用参观教学、多媒体教学等方式，启迪学生的思维，重点培养学生分析问题和解决问题的能力，减少知识的抽象性，增加学生的感性认识，提高课堂教学效果。注重培养学生的思维能力、观察能力、分析归纳能力和动手能力。

4. 本课程实践性强，实践教学应注重培养学生的良好习惯，加强基本操作技能训练。实践训练时多给学生动手的机会，提高学生实际动手的能力和分析问题、解决问题及独立工作的能力。各学校和各专业可根据实际需要对大纲中所列出的实训项目做适当的调整。本教材第五篇为综合实训，是对某个药品的全面检查，各学校和各专业可根据实际需要选择开设。